纵横《伤寒论》

——《伤寒论》释义与方证比较及应用

吴潜智 著

U0335043

全国百佳图书出版单位

中国中医药出版社

·北 京·

图书在版编目（CIP）数据

纵横《伤寒论》:《伤寒论》释义与方证比较及应用 / 吴潜智著 . —北京：
中国中医药出版社，2023.3
ISBN 978-7-5132-8029-7

Ⅰ . ①纵… Ⅱ . ①吴… Ⅲ . ①《伤寒论》—研究 Ⅳ . ① R222.29

中国国家版本馆 CIP 数据核字（2023）第 020435 号

中国中医药出版社出版

北京经济技术开发区科创十三街 31 号院二区 8 号楼
邮政编码 100176
传真 010-64405721
三河市同力彩印有限公司印刷
各地新华书店经销

开本 710×1000 1/16 印张 43.5 字数 668 千字
2023 年 3 月第 1 版 2023 年 3 月第 1 次印刷
书号 ISBN 978 – 7 – 5132 – 8029 – 7

定价 178.00 元
网址 www.cptcm.com

服 务 热 线 010-64405510
购 书 热 线 010-89535836
维 权 打 假 010-64405753

微信服务号 zgzyycbs
微商城网址 https://kdt.im/LIdUGr
官 方 微 博 http://e.weibo.com/cptcm
天猫旗舰店网址 https://zgzyycbs.tmall.com

如有印装质量问题请与本社出版部联系（010-64405510）

自　序

　　《伤寒论》之所重者，重在"辨"也，是故六经咸以"辨某某病脉证并治"名篇。辨者，区分，比较，鉴别也。其辨之对象，或为病，或为证，或为脉，或为法，或为方；其辨之目的，或定病性，或探病位，或审病势，或寻传变，或测预后，或究方药，或权药量。试以辨寒热为例：寒热乃《伤寒论》之第一大症，六经可见，不可不辨。病有发热恶寒者，发于阳也，无热恶寒者，发于阴也，此寒热之表里也；发热，不恶寒，反恶热者，乃阳明病外证也。往来寒热者，少阳半表半里证是也，此寒热之病位也；病人身大热，反欲得衣者，热在皮肤，寒在骨髓也；身大寒，反不欲近衣者，寒在皮肤，热在骨髓，此寒热之虚实真假也；及至桂麻与青龙、白虎诸方，寒热之证治也。再有厥深者热亦深，厥微者热亦微，乃寒热之因果也；复有寒多热少，阳气衰，主病进；厥少热多，阳气复，为病退，此寒热之病势和预后者也。及至辨汗，有蒸蒸汗出，漐然汗出，或汗出恶风，汗出而喘，汗出短气，汗出谵语，汗出不彻，或漏不止，或头汗出，或盗汗出。汗出不同，病机迥异。更有辨下利，辨呕哕，辨除中，辨结胸脏结，辨手足厥逆诸条。理法方药，悉于辨证论治中求之。

　　拙著秉承仲景"辨"之精义，以伤寒六经传变为经，各主兼证和变证为纬，对条文、脉证、病机、治法与方药等竭尽比较和鉴别之能事，条分缕析，合纵连横；释义发微，推陈出新，撮其要者，凡五百三十六处。诸经条文，皆辅以摘要，尽彰旨趣。其附录索引，探寻仲景脉证方药之规律，亦为研究、检索《伤寒论》之工具也。虽未能穷尽其源，庶可以见微知著，举一反三。若能循此演绎，则事半功倍，善莫大焉。是为序。

井研吴潜智于壬寅年仲春

编写说明

东汉著名医学家张仲景的《伤寒论》是中国四大医学经典之一，也是医学院校学生和中医临床工作者的必备书籍。它对于学习中医理论思维方法、提高临床辨证施治能力及掌握经方的制方理论等具有非常重要的意义。笔者总结几十年《伤寒论》的中外教学和临床经验，突出条文、脉证、诊法、治则和方药的析义、辨别与比较，著成是书。笔者现对编写的有关问题说明如下：

一、是书以明代赵开美复刻宋本《伤寒论》为蓝本，自"辨太阳病脉证并治"至"辨阴阳易差后劳复病脉证并治"共计八篇。"辨太阳病脉证并治"篇内容繁杂，宋本分为上、中、下三部分。是书遵循先例，并按照太阳病病机分类将其编为两章，即"辨太阳病主兼证脉证并治"和"辨太阳病变证、坏病和夹杂证脉证并治"，使之与各章篇幅大抵相当，更趋均衡。其余条文字句，均依从宋本。

二、是书的条文号码依宋本《伤寒论》不变，但条文的前后顺序根据各章节内容分类的需要进行了调整。附录一的"《伤寒论》条文和内容摘要索引"提供了每段条文的核心内容，方便快速搜索《伤寒论》条文，并有助于理解宋本《伤寒论》上下条文之间的内在联系。

三、是书的表格和导图较多，均按照双节排序，如图 1-1、图 1-2、图 1-3 以及表 1-1、表 1-2、表 1-3 等。表序和表题置于表格的上方，图序和图题放在图的下方，以示区别。

四、是书在条文释义的方解部分列出药物的中文和拉丁名，使药名更加规范化，并方便海内外教学。药物按照汉今剂量"一两约等于十五克"进行换算，并依据该方的煎服法（如顿服、再服、三服、四服等）进行再换算，即顿服 1 两等于 15 克，三服 1 两等于 5 克，以此类推，最后列出药物的现代剂量，使其一目了然，便于临床参考使用。

五、是书的索引统一按照汉语拼音音节索引表进行排列，并将同一个字开头的字或词放在一起，便于检索。同音节的字其第二字或词亦按照汉语拼音音节索引表进行排列，以此类推。括号内的数字是宋本《伤寒论》的条文号码，括号外的数字是本书的页码数。括号内数字重复者代表此内容（如脉证、药物、治则等）在该条文中多次出现。诸索引中顶格的为基本内容，退格的为下一级内容。

六、是书所有的文字和图表信息仅供参考，不作为临床诊断、辨证和用药的依据，不能代替临床医生的经验和医务人员的建议。若自行使用本书资料发生与医疗和健康相关的问题，笔者概不承担任何法律责任。笔者郑重建议：如有身体不适，一定要及时就医，并在医生的专业指导下安全地用药。

感谢成都中医药大学余曙光教授的热情推荐；感谢中国中医药出版社张伏震编审的精心指导，她为是书的编辑和出版倾注了大量的心血。

是书遗漏和错误之处，恳请广大读者原谅。谢谢！

吴潜智

2022 年 5 月

目　录

第一章　绪论

纵横《伤寒论》——《伤寒论》释义与方证比较及应用

第四章　辨太阳病变证、坏病和夹杂证脉证并治

目
录

第五章　辨阳明病脉证并治

纵横《伤寒论》
——《伤寒论》释义与方证比较及应用

第九章　辨厥阴病脉证并治

第十章　辨霍乱病脉证并治

第十一章　辨阴阳易差后劳复病脉证并治

附录

第一章

绪 论

一、《伤寒杂病论》的作者

张仲景，名机，字仲景，是东汉时期著名的中医药学家。他生于约公元150年，卒于约公元219年，是东汉末年河南南阳郡（今河南南阳）人。据史书记载，张仲景从小天资聪慧，勤奋好学，幼年时拜他的叔父，当地的一位名医张伯祖学习医学。他遵照其叔父"勤求古训，博采众方"的教诲，研读《素问》《难经》《阴阳大论》等医学著作，也经常随他的叔父治疗病人，观摩临床治疗，张仲景的医学理论和临床经验突飞猛进，他很快便成为一方名医。

西晋时期的著名学者、医学家和史学家皇甫谧在其著作《针灸甲乙经》的序中记载了一则关于张仲景的故事："仲景见侍中王仲宣，时年二十余，谓曰：君有病，四十当眉落，眉落半年而死，令服五石汤可免。"王仲宣那时才二十来岁，正是身强力壮的时候。他不以为意，没有相信张仲景的预言，也没有服用张仲景的药物。"仲宣嫌其言忤，受汤而勿服。居三日，见仲宣，谓曰：服汤否？仲宣曰：已服。仲景曰：色候固非服汤之诊，君何轻命也！仲宣犹不言。"过了二十年，王仲宣果然如张仲景所预言的那样，先掉光眉毛，半年之后命丧黄泉，"后二十年果眉落，后一百八十七日而死。终如其言。"皇甫谧感叹道："此二事虽扁鹊、仓公无以加也。"由于皇甫谧生活的时期只比张仲景晚几十年，其记载的内容虽似趣闻野史，但可信度仍然很高，说明当时人们对仲景的医术非常佩服。

根据唐代医学家甘伯宗在其著作《名医录》（又称《名医传》）中的一段记载"张仲景，南阳人，名机，仲景乃其字也，举孝廉，官至长沙太守"来看，似乎张仲景还曾经在当时的政府里做过官。公元1632年，有人在南阳城的东面挖出一通石碑，上面写着"汉长沙太守医圣张仲景墓"。北宋的林亿、高保衡、孙奇等人在校定《伤寒论》的时候，亦说张仲景"举孝廉，官至长沙太守"。至于张仲景是否曾经当过太守，惜无更多直接的资料加以佐证。《汉书》中没有关于张仲景的传，《三国志》的作者陈寿为华佗立传，也未提及张仲景。

尽管张仲景《伤寒杂病论》的原书已经佚失，但其内容经晋代太医令王叔和整理和撰次，更名为《伤寒论》，受到历代医家的竭力推崇。晋代医家皇甫谧说："仲景论广伊尹《汤液》为数十卷，用之多验；近世太医令王叔和撰次仲景遗论甚精，指事施用。"虽然《脉经》和《针灸甲乙经》的作者都十分褒扬张仲景，但尚未称他为"医圣"。南北朝时期的著名医学家和炼丹学家陶弘景提出："惟张仲景一部，最为众方之祖。"唐代医家孙思邈说："江南诸师秘仲景药方不传。"孙思邈将传抄中的《伤寒论》全文摘录于《千金翼方》之中，并在篇首曰："伤寒热病，自古有之，明贤睿哲，多所防御；至于仲景，特有神功，寻其旨趣，莫测其致，所以后人未能钻仰。"金代的刘完素在《素问玄机原病式》中明确提出："仲景者，亚圣也。虽仲景之书未备圣人之教，亦几于圣人。"明确尊张仲景为"医圣"的是明代伤寒学家方有执，他在《伤寒论条辨》中说："夫扁鹊、仓公，神医也，神尚矣。人以为无以加于仲景，而称仲景曰圣。"从此，"医圣"逐渐成为明清及近现代人们对张仲景的尊称。

二、《伤寒杂病论》的成书

任何著作和学术理论的产生都会受到当时的社会、经济和人民生活的影响，并被烙上时代的印记。不同时期和不同学派的中医学家的诞生，也受当时社会、经济、地理、文化、气候和自然环境的必然影响，绝不会凭空产生。在中国几千年的历史长河中发生过许多次瘟疫大流行，给当时人民的生活和健康带来了极大的影响。同时，这些瘟疫也给当时的医学家们带来了挑战和医学实践的机会，新的理论和治疗方法应运而生，并在实践中得到应用和推广，挽救了无数人的生命。可以说，中国医学史就是一部历代中医学家抗击时令邪气和瘟疫毒邪、挽救民众生命的斗争史。关于中国历史上瘟疫流行的时间和次数，笔者综合《后汉书》《新唐书》《清史稿》等古代文献进行了粗略的统计，请见表1-1。

表 1-1　中国历史上瘟疫流行的主要朝代及次数统计

朝代	瘟疫次数
从西汉元始二年（公元 2 年）到建安二十二年（公元 217 年）的 215 年中。诞生张仲景的《伤寒杂病论》，奠定了伤寒学基础。	17
三国（公元 220—265 年），共 45 年。	5
唐代（公元 618—907 年），共 289 年。	6
宋代（公元 960—1279 年），共 319 年。	7
明代（公元 1368—1644 年），共 276 年，其间诞生了吴有性的《温疫论》。	16
清代（公元 1644—1912 年），共 268 年，其间诞生了叶天士的《温热论》、吴鞠通的《温病条辨》等著作，奠定了温病学基础。	22

注：资料来源于《后汉书》《新唐书》《清史稿》等。

　　从表 1-1 中可以看出，瘟疫发生次数最多的汉代、明代和清代，也是著名的伤寒和温病学家以及他们的不朽著作诞生的时期，这绝非巧合，而是古代医学家们在应对瘟疫的医疗实践中积累和总结经验，并上升为医学理论和著述的时期。从汉代的伤寒到明清的温病，一两千年以来，随着气候变迁的影响，外感致病因素经历了一个"由寒到热"的演变，这其实可以看作是"温室效应"经历上千年历史变化的具体反映，而近百年来变化更加显著。

　　从史书上看，在张仲景生活过的七十多年中，发生过大大小小 10 余次瘟疫的流行。如公元 151 年（元嘉元年）"正月，京都大疫。二月，九江，庐江大疫"；公元 161 年（延熹四年）"正月大疫"；公元 169 年（建宁二年）"疫气流行，死者极众"；两年之后的公元 171 年（建宁四年）"三月，大疫"；又隔两年，即公元 173 年（熹平二年）"正月，大疫"。公元 179 年（光和二年）"春，大疫"；三年之后的公元 182 年（光和五年）"二月，大疫"；又是三年之后的公元 185 年（中平二年）"正月，大疫"。到了公元 208 年（建安十三年），又发生疫情，"时又疾疫，北军多死，曹公引归。"汉代最严重的瘟疫，应该是发生在公元 217 年（建安二十二年）冬天流行的一场疫病，当时的建安七子中竟有四人死于瘟疫。曹植在《说疫气》中描述当时疫病流行的惨烈状况：

"建安二十二年，疠气流行，家家有僵尸之痛，室室有嚎泣之哀。或阖门而殪，或覆族而丧。"

张仲景在《伤寒杂病论》序中描述了当时流行的瘟疫对他家族的毁灭性打击："余宗族素多，向余二百，建安纪年以来，犹未十稔，其死亡者，三分有二，伤寒十居其七。"北京中医药大学教授刘渡舟先生认为：序中的"建安"可能是"建宁"的误写。"建宁"是汉灵帝的年号，在建安之前。据《后汉书》记载，自汉灵帝建宁四年到光和二年，时间相去近九年，就有三次大的瘟疫流行，导致不少人死亡。刘渡舟教授推测张仲景是在建安之时回忆建宁年间大疫流行的情况，这个推测合乎逻辑，可以作为参考。

建安元年（公元196年），张仲景大约四十五六岁。中年的张仲景在看到家族和乡里人民被突如其来的瘟疫夺走生命的惨状后，便更加勤奋地研习医学经典，他熟读《素问》《九卷》《八十一难》《阴阳大论》《胎胪药录》等书，并结合辨别脉象和证候的体会，以及临床治疗伤寒疾病的经验，写成《伤寒杂病论》一书。张仲景的时代医学非常不发达，卫生条件极其简陋，人们一旦生病，只有草药和一些简单的物理外治疗法。因此，当时的医家们有机会观察到疾病从发生、发展、传变到后期痊愈或恶化的全过程。同时由于当时医疗水平的低下，加上医者对疾病的认识非常肤浅，出现了许多误诊和误治的病例，这为张仲景创作《伤寒杂病论》提供了重要的理论依据、临床病例与创作素材。

任何中医理论的创立都不是一蹴而就的，必须有一个承前启后的学术渊源、长期临床实践和经验的积累，张仲景本人在《伤寒杂病论》的序言里面将这种医学传承叙述得非常详细："感往昔之沦丧，伤横夭之莫救，乃勤求古训，博采众方，撰用《素问》《九卷》《八十一难》《阴阳大论》《胎胪药录》，并《平脉辨证》，为《伤寒杂病论》合十六卷。"诚如清代医家吴谦在《医宗金鉴》的"伤寒论注序"中所说："《伤寒论》后汉张机所著，发明《内经》奥旨者也。并不引古经一语，皆出心裁，理无不该，法无不备。盖古经皆有法无方，自此始有法有方。启万世之法程，诚医门之圣书。"

据史书记载，张仲景的著述除《伤寒杂病论》之外，还有《辨伤寒》十卷、《评病药方》一卷、《疗妇人方》二卷、《五脏论》一卷及

《口齿论》一卷，可惜已经散失不存。惟《伤寒杂病论》成为千古不朽的医学名著。

三、《伤寒论》的流传与版本比较

张仲景在《伤寒论》的序言中提到"为《伤寒杂病论》合十六卷"，因此《伤寒论》最初的书名应当是《伤寒杂病论》。《唐书·艺文志》称《伤寒卒病论》，一些伤寒注家认为"卒"是"杂"字的误写，也有的伤寒大家认为"卒"字是"卒然"的意思。可惜由于战乱的原因，原书已经散佚不全。几十年后，晋代太医令王叔和在一个偶然的机会中见到已是断简残章的十卷文字，他悉心加以整理，将其重新命名为《伤寒论》，但《伤寒杂病论》中的杂病部分却不见踪迹。《伤寒论》全书 10 卷，共22 篇，论述了 398 条治法，载方 113 首，应用药物 92 种（请参见本书附录）。此后在南北朝、隋唐时期人们见到的《伤寒论》应该是经王叔和整理之后的版本。宋代的翰林学士王洙在翰林院的书库里偶然发现一本"蛀简"，书名为《金匮玉函要略方论》，其中的一部分内容与《伤寒论》相似，另一部分是论述杂病的内容。后来宋代名医林亿、高保衡、孙奇等人奉朝廷之命校刊《伤寒论》，将其与《金匮玉函要略方论》进行对照，认定确为张仲景所著，于是将杂病部分更名为《金匮要略》刊行于世。笔者撮其要，将历代《伤寒论》的几个重要的版本介绍于后。

（一）王叔和脉经本《伤寒论》

《伤寒杂病论》成书之后，由于战乱频仍，该书散失不全。曾任魏、晋两朝太医令的王叔和搜集该书残卷共十卷，将其整理，重新编次。因其内容多为伤寒疾病的辨证论治，故更名为《伤寒论》，共 10 卷 22 篇，悉收入其所著的《脉经》一书中，后人称其为王叔和"脉经本《伤寒论》"。由于王叔和整理《伤寒论》的时间距张仲景去世不过二三十年，所以这个版本无论从时间上还是内容上都应该是最接近《伤寒杂病论》原始版本的。近现代语言学家、目录学家和古文献学家余嘉锡在《四库提要辨证》中认为王叔和"与仲景弟子卫汛交游，当可亲见仲景"，说明王叔和有条件和机会接触到《伤寒杂病论》。清代名医徐大椿说"苟无叔和，焉有此书"，说明王叔和确实为《伤寒论》的存世作出了重要的贡献。

（二）千金本《伤寒论》

唐代医家孙思邈在公元 7 世纪中期撰写《备急千金要方》的时候仅仅引述了《伤寒论》中的少量内容，并没有将全书收录。从他提到"江南诸师秘仲景要方不传"的"诸师"来看，说明当时《伤寒论》一书的确在民间广为流传。到了公元 7 世纪末，孙思邈在撰写《千金翼方》的时候将《伤寒论》的全部内容收载于卷九、卷十当中，后世称其为"千金本《伤寒论》"或"唐本《伤寒论》"。该书约成书于永淳二年（公元 682 年）。北京中医药大学钱超尘教授于 1993 年对唐本《伤寒论》和《金匮玉函经》进行了互校对比，认为"《玉函》《唐本》《宋本》关系十分密切，其中《唐本》与《玉函》相近更多，此 3 种版本均传自一个共同的《伤寒论》祖本"。

（三）外台本《伤寒论》

唐代医家王焘在天宝十一年（公元 752 年）著《外台秘要》的时候收录了《伤寒论》的大部分内容，同时也收入了可以在今本《金匮要略》中见到的一些内容。人们因此推测王焘辑录的可能是与王叔和、孙思邈的《伤寒论》都不同的另外一个版本，世称"外台本《伤寒论》"，又称"唐本"。

（四）康平本《伤寒论》

康平本《伤寒论》是日本后冷泉天皇康平三年（公元 1061 年）侍医丹波雅忠据家传本抄写的。由于该版本比宋本早了三年，因此该书具有很高的文献价值。与宋本比较，康平本《伤寒论》缺少《辨脉法》《平脉法》及"可"与"不可"诸篇。其最大的特点是：宋本中的一些原文，在康平本中是以注解、注文的形式出现的。康平本抄录的时候，有顶格、退一格、退二格的格式。顶格为原《伤寒论》张仲景的原文，退一格和退二格均为疏注，这对后世研究《伤寒论》具有非常重要的价值。因此不少《伤寒论》注家认为，康平本《伤寒论》比较接近原型版本。

（五）宋本《伤寒论》

宋代校正医书局林亿、高保衡、孙奇等人校订了《伤寒论》，并在宋治平二年（公元 1065 年）刊行。《伤寒论》自此方有定本，即宋本《伤寒论》（又称治平本）。初刻是装订精良的大字本，后刻为小字本，但均佚，今人不可见。现今学术界所指的宋本《伤寒论》，当为明万历年间由常熟赵开美刊刻的宋本《伤寒论》。

（六）《金匮玉函经》《金匮要略》

宋代校正医书局除刊刻宋本《伤寒论》之外，还刻印了《金匮玉函经》八卷。《金匮玉函经》和《伤寒论》同体而别名，前六卷均为《伤寒论》原文，后两卷收录方剂，人称"玉函本"或"别本"。后经清代陈世杰复刻，流传至今。

此外，北宋年间（一说 1063 年），大宋校正医书局还刊印了《金匮要略方论》。据高保衡、孙奇和林亿在《金匮要略方论序》中说："翰林学士王洙在馆阁日，于蠹简中得仲景《金匮玉函要略方》三卷：上则辨伤寒，中则论杂病，下则载其方，并疗妇人，乃录而传之士流，才数家耳""以其伤寒文多节略，故断自杂病以下，终于饮食禁忌，凡二十五篇，除重复合二百六十二方，勒成上、中、下三卷，依旧名曰：《金匮方论》。"从此之后，《金匮要略》开始有定本。王洙所见的蠹简，可能是《伤寒杂病论》的另一个传本，高保衡、孙奇和林亿等人将其杂病以下的部分校勘刻印，自此《伤寒杂病论》被正式分成《伤寒论》和《金匮要略》两部著作。

（七）成本《注解伤寒论》

金代成无己在宋版《伤寒论》的基础上进行详细和全面的注释，著成《注解伤寒论》一书，在金皇统四年（公元 1144 年）刊行，这是第一个系统注解《伤寒论》的版本，世称"成注本"或"成本"，也是现存《伤寒论》注本中最早的全注本。该版本既有原文又有注释，便于学习，经明代汪济川校勘，又几经翻印，流传较广。但成本在注解的时候，删去了宋本《伤寒论》的子目，并对后 8 篇的原文进行了一定的删减和改编，所以人们看不到宋本《伤寒论》的原貌。但是成本《注解伤寒论》对于《伤寒论》的传播、推广和研究作出了不可磨灭的贡献。

（八）赵刻本《伤寒论》

明代赵开美在万历二十七年（公元 1599 年）出资刊刻《仲景全书》，收录了张仲景《伤寒论》十卷、成无己《注解伤寒论》十卷、宋云公《伤寒类证》三卷、张仲景《金匮要略方论》三卷。该书的第一部分便是《翻刻宋版伤寒论》，此版本依照小字版宋本《伤寒论》摹刻。据考证，其字体、字形均类似于原版，非常接近宋版《伤寒论》。今人称这个版本的《伤寒论》为"赵刻本《伤寒论》"或者"仲景全书本《伤寒论》"。此版本在中国尚存五部原本。目前中国各高等中医院校使用的《伤寒论》教材，基本上都以此版《伤寒论》为底本。本书所依据的版本，也是以赵开美复刻宋本《伤寒论》为蓝本。

四、《伤寒论》的基本内容

《伤寒论》是一部集先秦以来中医药理论之大成，将医学经典理论广泛应用于医疗实践的专著，是中国医学史上影响最大的古典医学著作之一，被归入中医学四大经典著作之中，也是中国医学史上第一部临床治疗学方面的巨著。清代医家张志聪曰"不明四书者不可以为儒，不明本论（即《伤寒论》）者不可以为医"，学习中医者必研读《伤寒论》。

《伤寒论》以六经统病证，在每篇的篇首提出各经病证的提纲，即典型症状表现及其特点，然后提出兼夹证、变证、坏病和类似证的辨别和治疗等。例如太阳病的提纲是"太阳之为病，脉浮，头项强痛而恶寒"，然后太阳病按照有汗与无汗、脉缓与脉紧被分为中风与伤寒。其中发热，汗出，恶风，脉缓者，是太阳中风的桂枝汤表虚证；而发热，恶寒，头痛，体痛，无汗而喘，脉浮紧者，属于太阳伤寒的麻黄汤表实证；此外，"太阳病，得之八九日，如疟状，发热恶寒，热多寒少，其人不呕，清便欲自可……面色反有热色者，未欲解也，以其不能得小汗出，身必痒"者，是表郁轻证的桂枝麻黄各半汤证。其精当的辨证、分类及配方用药，让初学者一目了然，起到执简驭繁，纲举目张的作用，便于分析和归纳各种复杂纷繁的疾病和症状。

（一）"伤寒"的概念

"伤寒"的概念，有广义伤寒和狭义伤寒的区别。《难经·五十八难》曰："伤寒有五，有中风，有伤寒，有湿温，有热病，有温病。"经文中的前一个"伤寒"是广义的"伤寒"，泛指一切外感疾病；后一个"伤寒"则是"狭义"的伤寒，是指外受风寒，感而即发的一类疾病。广义的"伤寒"是疾病的名称，而狭义的伤寒则兼具病因学的意义。《伤寒论》条文中提到的"伤寒"，比较通行的理解是指狭义的"伤寒"，如条文第3条说："太阳病，或已发热，或未发热，必恶寒，体痛，呕逆，脉阴阳俱紧者，名为伤寒。"张仲景在《伤寒论》条文的第6条特意将其与温病进行比较："太阳病，发热而渴，不恶寒者，为温病。"不必讳言，学术界对《伤寒论》中的"伤寒"究竟属于广义或狭义伤寒尚有争议，如有的《伤寒论》教材指出：《伤寒论》主要是讨论广义伤寒的，以六淫为病因，并结合内外致病因素来讨论病机、病证、治则。"

外感致病因素包括风、寒、暑、湿、燥、火等六淫邪气，为什么张仲景单单提出伤于"寒"，而且将本书命名为《伤寒杂病论》？不少人从直觉上认为：这可能是因为张仲景是北方人，北方气候寒冷，多出现感受寒邪而致的疾病。其实，张仲景所处的河南省位于中国的中部，又称"中原"。张仲景的家乡南阳位于河南省的最西南部，属于中国中部偏南方的位置，地处亚热带向温带的过渡地带，属于季风大陆湿润和半湿润气候，四季分明，年平均气温为14.4～15.7℃。七月的平均气温是26.9～28℃，冬季的平均温度是1～10℃。

那么，伤寒疾病的"寒邪"从何而来呢？答案蕴含在中国过去几千年的气温变化特征中。中国著名科学家竺可桢教授对中国近5000年来的气候变迁做过权威性的研究，结合考古资料、物候资料、地方志资料、仪器观察等多种手段，初步恢复了中国近5000年来的气候变化信息。在竺可桢温度变化曲线的基础上，龚高法等人将中国过去3000年划分为11个气候适宜期（暖期和变暖期）和气候非宜期（冷期和变冷期）。根据关中地区考古发掘、孢粉分析研究成果以及丰富的史籍文献，以及对地方志等资料的收集和整理，科学家们提出：从西周初期开始气温逐渐变冷，进入晚全新世后平均气温比现今低 1～2℃。春秋、战国、秦代及西汉（公元前 770 年—公元初）气候温暖湿润；东汉时期至三国、南北朝时期（公元初—600 年）为寒冷时期。隋唐（公元 600—1000 年），气温高于现今 1℃ 左右。北宋、金、元（公元 960—1368 年）等时期气候以温凉为主；明、清（公元 1400—1900 年）以后，进入小冰期，尤以 17 世纪及 19 世纪后半叶最为寒冷（见竺可桢．中国近五千年来气候变迁的初步研究 // 朱述斌、朱红跟．新兴经济学系列丛书《气候变迁经济学》北京：清华大学出版社，2015）。从古代气温变迁的资料可以看出：张仲景所处的时代，正值寒冷的时期，属于气候非宜期，人类容易感受寒邪而生病。

然后，笔者又对西汉元始二年（公元 2 年）到建安二十二年（公元 217 年）的 215 年中出现的 17 次瘟疫的发生时间进行了统计：除了 5 次没有明确的时间之外（仅提到壬午、己酉、青周大疫等），在正月、元月、冬月和二月间发生的瘟疫共有 9 次。发生在建安二十二年的那次瘟疫大流行也是发生在冬月份，而明确提到在三月、春、夏发生的瘟疫仅有 3 次。从上述瘟疫发生的时间来看，这类外感热性疾病主要发生在冬季寒气当令的季节里。冬三月气候寒冷，人体正气闭藏，抵抗力下降，容易感受寒邪而生病。有意思的是，笔者顺便对发生在清代的 22 次瘟疫的发病时间进行统计，除 4 次没有具体的时间之外，发生在春季的瘟疫有 5 次，夏季 7 次，秋季 4 次，冬季出现的瘟疫仅有 2 次，全年分布总体上比较平均，这与张仲景时期的伤寒疾病主要发生在冬季相比有较大的差异，这或许可以解释为什么温病有春温、湿温、暑温，还有秋燥等不同类型病变的原因。这也充分说明中医理论与学术观点的建立，以及治则和治法的创新与突破必须受当时的疾病流行特点和与之相适应的医疗实践的影响，绝不可能凭空想象出来。理论的产生是对临床实践经验的总结和归纳，它反过来又指导实践，进一步提高临床疗效。

（二）伤寒与温病的区别

作为受气候、季节和环境因素影响的外感疾病，伤寒和温病都属于广义"伤寒"疾病的范畴，但它们分属两个不同类型的外感疾病，临床上鉴别伤寒和温病在避免误诊、误治等方面具有非常重要的意义。清代瘟疫学家吴鞠通说："若真能识得伤寒，断不致疑麻桂之法不可用；若真能识得温病，断不致以辛温治伤寒之法治温病。"清代的著名温病学家叶天士也说："辨营卫气血虽与伤寒同，若论治法则与伤寒大异也。"关于伤寒与温病的区别，请见表1-2。

表1-2　伤寒与温病的区别

类别	伤寒	温病
病因	感受风邪和寒邪为病。	感受温热和湿温邪气发病。
途径	寒邪从肌肤、皮毛等肌表部位侵入人体。	温邪上受，自口、鼻而入，首先犯肺，逆传心包。
病位	始于足太阳经，按六经传变。	始于手太阴经，按卫气营血传变。
病机	寒束肌表，易郁遏卫阳，致营卫不和。后期以阳虚为主，或寒热错杂，以及真寒假热等。	热易伤阴，气血两燔。后期多出现津液亏损，真阴耗伤，产生虚风内动等。
症状	恶寒重，发热轻，无汗，身重，头项强痛，口不渴，小便清长。无咽喉疼痛。	发热重，微恶寒或者不恶寒，心烦，口渴喜冷饮，汗出，尿微黄。常兼咽喉疼痛。
舌脉	舌质淡，苔薄白，脉浮缓或浮紧。	舌尖红，苔薄黄，脉浮数。
治法	初期辛温散寒，发汗解表；后期温阳散寒，回阳救逆。	初期辛凉疏表，轻宣透邪；后期益气生津，养阴扶正。
治则	伤寒汗不厌早，下不厌迟。发汗意在祛太阳之邪。误治多见于下法当中，下之太早易导致邪气内陷。必须待表证全无，一下即止，下法不可常用、久用，以免徒伤正气。	温病汗不厌迟，下不厌早。温热邪气从口鼻而入，传变迅速，较早出现里证，下之令邪热毒气从肠道而出。误治多见于汗法当中。下法不必等表证全无，一见里证即可用下法，直至病退，以阻断传变。

（三）外感伤寒与内伤杂病

"伤寒"属于外感疾病，具有发病急、病情相对单一等特点，其发生与发展有一定的规律可循，具有一个由表到里的传变过程。而"杂病"则属于内伤疾病，多因饮食、情志、劳伤以及先天体质及后天环境因素所引起，是阴阳失调，脏腑功能失司，气血津液失常的结果，涉及多系统和多脏器，病机错综复杂，其发生、发展与变化没有规律可循，常因情志劳倦出现虚实相兼、寒热错杂和形神失调。

从另一个角度来看，由于人体是一个统一的有机整体，临床上很难将"伤寒"和"杂病"截然区分开来，因此张仲景将原书命名为《伤寒杂病论》是有非常深刻道理的。所有的外感疾病发展到一定的阶段，都会导致阴阳失调、脏腑功能失司和气血津液失常，进而成为内伤杂病；同理，情志内伤，饮食失调，起居失常，导致人体抵抗力下降，也容易使外邪入侵，引起外感疾病。尽管后世将"伤寒"和"杂病"人为地区别开来，将《伤寒杂病论》分成《伤寒论》和《金匮要略》两部著作，但《伤寒论》里面有"杂病"，《金匮要略》里面也有"伤寒"，不能将二者断然割裂开来。任何疾病都是一个动态发展和变化的过程，譬如"伤寒"疾病，当其发展到三阴经的时候，出现脾肾阳气受损，导致大便溏泻，小便清长，色白，以及四肢厥逆等，其实已经具备了"杂病"的主要特征，更何况还有久病或体虚的人从伤寒疾病感受风寒邪气之初，便兼有虚劳内伤等夹杂证，如仲景在太阳病中提到的"酒客""喘家""淋家""疮家""衄家""汗家""亡血家""虚弱家及产妇"以及"病人旧微溏""病胁下素有痞"等。因此，张仲景将其著作命名为《伤寒杂病论》，反映出外感疾病的发生和发展具有由表到里，由热到寒，由实及虚，由阳入阴，以及由经络到脏腑的普遍规律。

（四）病、症和证的概念与关系

《伤寒论》的六经病证皆以"辨太阳病脉证并治""辨阳明病脉证并治""辨太阴病脉证并治"等名篇，因此我们有必要在此讨论一下"病""症"和"证"的区别。

顾名思义，"病"是指疾病，如伤寒病、温病、哮喘病、消渴病，等等，是疾病从发生、发展到结束的整个过程。不同的人罹患同一个疾病，因为体质和先天禀赋的个体差异，以及感邪的种类和邪气停留的部位深浅不同等原因，会出现不同的症状表现。比如同样是患感冒，有的人头痛，有的人咳嗽，有的人咽喉疼痛；反过来，患不同疾病的人在疾病发生和发展的不同时期，有可能出现相同的症状，比如罹患肺结核的人与患绝经期综合征的人，都有可能出现口干，潮热，盗汗，手足心发热等阴虚内热的症状。中医治疗疾病，主要是根据疾病在不同时期所出现的不同症状表现，并参考病人的体质和兼夹的其他病证做出综合分析和判断，然后进行辨证治疗。所以有人说：中医不是治疗人患的病，而是治疗患病的人，非常重视个体差异在疾病发生发展过程中的作用和影响，也尤其重视因地、因时和因人制宜，根据个体的差异制定不同的治疗方案，用现代的时髦语言来说，中医是一种个性化定制的医疗服务。

"症"，即"症状"，是疾病在发生发展过程中所出现的单一的症状或体征，如"太阳病"表证出现发热，头痛，恶寒，苔薄，脉浮，等等。这是通过中医四诊的方法收集到的第一手临床资料，代表病人的主观和客观的临床症状表现和体征。这些症状和体征通常是杂乱无序和自然存在的，从表面上看，症状之间没有多大的联系。

"证"是指疾病的证候，是对病人的若干症状和体征属性的概括，如发热，恶寒，头痛，苔薄，脉浮等一组症状合称为表证；潮热，谵语，不恶寒反恶热，口渴欲饮，腹满而痛，大便难，脉沉实等症状合称为里证。"证"是在各种致病因素与人体防御功能相互斗争的过程中所出现的一组病理体征和主、客观症状的综合判断。"证"是在疾病传变过程中的某一时间点上对病人症状、体征和舌脉进行分析所做出的总结和概括，也是前人临床诊断和辨证经验的积累和结晶。"证"是一个相对固定的概念，在掌握疾病的基本证型后，人们可以按图索骥，对号入座，进行诊断、辨证和治疗，即所谓"辨证施治"。

"证"包括三个方面的要素：其一是时间要素。物理学上常常提到"时间"和"空间"的概念以及二者的关系，即随着时间的变化，空间也随之发生改变。疾病亦一样。譬如《伤寒论》的六经分别代表了伤寒疾病的六个阶段，而这六个阶段与时间因素紧密相关，如"伤寒一日，太阳受之""伤寒三日，阳明脉大"等。许多《伤寒论》条文提供了时间的线索，如"伤寒二三日，阳明、少阳证不见者，为不传也"，这里的二三日，是判断疾病传变的重要时间因素。其二是空间要素。在中医学中，"空间"代表疾病的位置，如"伤寒一日，太阳受之"，这里的"太阳"就是疾病所处的位置和阶段。历代医家在临床实践中经过长期观察，总结出来在疾病发展的不同阶段其病位具有规律性的变化，这为临床诊断提供了一种可预期的判断。当然临床上绝不会拘泥于一天、二天的时间变化，而是综合临床的症状和体征来进行判断。临床辨证和诊断的重要内容之一就是找到确切的病位，否则治疗便会无的放矢。

除了物理学上的"时空"要素之外，从中医的角度来看，"证"还包括正邪消长的态势，代表人体对疾病的反应以及医者对疾病性质的判断。在疾病的初期，正气强盛而邪气未衰，正邪相争，疾病多表现为实证；在疾病的后期，正邪斗争的结果出现正气已虚而邪气也大势已去，或者有时尽管邪气仍然强盛，但因为正气虚弱，已经不能对邪气产生强烈的对抗性反应，表现为虚证，即《素问·通评虚实论篇》所说："邪气盛则实，精气夺则虚。"临床治疗疾病，医者必须明确疾病的虚实，才能正确地选择治则和治法。因此，证的"时空观"和病证正邪相争的"虚实"状态是三位一体的，代表了"证"的主要内容。证是在收集疾病各种症状和体征的基础上，进行综合分析和判断的结果。如果说"症"是病人客观存在的表现，看得见摸得着，那么"证"则是医者主观思辨的结果，是对症状的搜集、分析、归纳和判断所得出的结论。

关于症、证和病三者的关系，从局部与整体的角度看，症状是组成疾病的最小单位，是病人的主观感觉和外在表现；证是无数的症状根据一定的原则组合在一起所形成的症候群，还包括体征与舌脉。病则是症状和证候的总称。比如《伤寒论》第一条："太阳之为病，脉浮，头项强痛而恶寒。"凡是具有"脉浮，头项强痛而恶寒"的症状特点的都可以称为"太阳病"。太阳病包括太阳经证和太阳腑证，太阳经证又包括中风表虚、伤寒表实等不同的证型。其中，以发热、汗出、恶风、脉缓为主症的，名为中风表虚证；以发热，恶寒，无汗，头痛，体痛，呕逆，脉阴阳俱紧为主症的，称为伤寒表实证。证是按不同的病机规律所组合起来的症候群。若干症状和体征组成一个证，若干个证组成一个病，它们之间具有集散的关系。

从时间的角度看，病代表一个疾病从发生、发展、传变到结束的整个过程，具有完整的病史，其时间跨度可以短则几天，长则若干年，具有急性、慢性或迁延性等特征。证是疾病发展到某一个阶段的症候群，包含时间、空间和正邪斗争态势等基本要素，如桂枝汤证、小柴胡汤证、大承气汤证等。症状则是在某一个时间段里出现的主观或客观症状。症状的出现可以是持续性的，也可以是间断性的或反复发作的，比如《伤寒论》第 23 条"太阳病，得之八九日，如疟状，发热恶寒，热多寒少，其人不呕，清便欲自可，一日二三度发"，症状反复出现，发如疟状。

五、《伤寒论》六经的概念

（一）六经的生理与病理

《伤寒论》并无"六经"的称谓。"六经"一词最早见于《黄帝内经》，如《素问·阴阳应象大论篇》说"六经为川，肠胃为海，九窍为水注之气"。将六经与《伤寒论》联系起来，将三阴三阳合称为"六经"的，首推宋代中医学家朱肱。与经络六经所不同的是，伤寒六经是一个非常复杂的概念，它承载了经络、人体分部、脏腑、气化、疾病证型与传变等生理、病理的内涵，以及辨证、诊断和治疗等方面的内容。

张仲景为什么在《伤寒杂病论》中将伤寒疾病的病理阶段冠以太阳、阳明、少阳、太阴、少阴和厥阴等经络的名称？除了《素问·热论篇》的理论渊源之外，更深层的原因涉及病邪入侵人体的路径和方式，以及人体经络、脏腑的表里、上下结构和深浅层次。外感病邪入侵人体，必须经历一个由表到里、由浅入深、由经络及脏腑的过程。中医的经络系统包含了多个层次，最外层是皮肤，即经络系统中的十二皮部，然后是代表肌肉和软组织的十二经筋，以及十五络脉，然后是十二正经；更深层的是十二经别和奇经八脉，经络之后才是六腑和五脏。当自然界的致病邪气侵犯人体的时候，也必然经过这样的一个由浅入深和由经络到脏腑的疾病传播途径，所以《素问·热论篇》在提出"伤寒一日，巨阳受之""二日阳明受之""三日少阳受之"后紧接着说："三阳经络皆受其病，而未入于脏者，故可汗而已"；然后在提出"四日太阴受之""五日少阴受之""六日厥阴受之"后又说"三阴三阳，五脏六腑皆受病，营卫不行，五脏不通，则死矣"，体现出外感疾病传变的浅深层次。除了以六经代表六个层次之外，以经络名称命名伤寒疾病的六个病理阶段还有一个更重要的原因：经络不仅仅具有运行气血的功能，同时也是邪气侵犯人体的通道，以此揭示伤寒疾病的传变途径。

《灵枢·经别》曰:"夫十二经脉者,人之所以生,病之所以成,人之所以治,病之所以起,学之所始,工之所止也,粗之所易,上之所难矣。"说明疾病的发生、发展和疾病的治疗及身体的康复都关乎经络,所以《灵枢·经脉》总结道:"经脉者,所以能决死生,处百病,调虚实,不可不通。"《伤寒论》以六经作为辨证的物质基础,揭示疾病入侵和传变的基本途径,突出了外邪在致病过程中的作用和经络在外感疾病传变中的重要意义,所以宋代中医学家朱肱在《活人书》中说:"治伤寒,先须识经络。不识经络,触途冥行,不知邪气之所在。往往病在太阳,反攻少阴,证是厥阴,乃和少阳,寒邪未除,真气受毙。"被誉为《伤寒论》注解第一家的金元时期医家成无己亦认为《伤寒论》的六经病变就是经络的病变。

如果伤寒六经是以经络系统作为物质基础,而十二条经脉包括手足三阴经和手足三阳经,那么张仲景在《伤寒论》中提出的六经究竟是指手六经还是足六经呢?诚然,人体是一个有机的统一整体,言六经则十二经亦囊括其中。然而在手足六经之间必定有主次之分。笔者认为:伤寒六经主要是指足三阳经和足三阴经。从经络循行的规律和穴位的分布特点来看,第一,所有分布于下肢的经脉都比上肢的经脉长,覆盖面也更宽、更广;第二,分布在下肢各条阴经和阳经上的穴位比上肢同名经脉上的穴位总体上多两倍以上,意味着治疗机会更多;第三,最为重要的是,足三阳和足三阴经主要循行于躯干的前面、侧面和后面,即胸、腹、胁肋和背部,与脏腑的联系比主要循行于上肢的手三阳和手三阴经更多、更广泛和更加直接。请见表1–3。

表1–3　十二经脉长度、循行分布和穴位总数比较

经脉名称	经脉长度（单位：尺）	循行分布	穴位总数（单位：个）
手三阳经	5×6=30	从手走头	62
手三阴经	3.5×6=21	从胸走手	29
足三阳经	8×6=48	从头走足	156
足三阴经	6.5×6=39	从足走腹胸	62

注:源自《灵枢·经脉》《灵枢·脉度》等。

最直接的答案来自《素问·热论篇》: "伤寒一日, 巨阳受之, 故头项痛, 腰脊强。二日阳明受之, 阳明主肉, 其脉侠鼻络于目, 故身热目疼而鼻干, 不得卧也。三日少阳受之, 少阳主骨, 其脉循胁络于耳, 故胸胁痛而耳聋。三阳经络皆受其病, 而未入于脏者, 故可汗而已。四日太阴受之, 太阴脉布胃中络于嗌, 故腹满而嗌干。五日少阴受之, 少阴脉贯肾络于肺, 系舌本, 故口燥舌干而渴。六日厥阴受之, 厥阴脉循阴器而络于肝, 故烦满而囊缩。三阴三阳、五脏六腑皆受病, 荣卫不行, 五脏不通, 则死矣。"这里的巨阳、阳明、少阳、太阴、少阴和厥阴的循行和分布都是足的阴阳经脉。张仲景在《伤寒杂病论》序言中曾说"撰用《素问》《九卷》《八十一难》《阴阳大论》《胎胪药录》, 并《平脉辨证》, 为《伤寒杂病论》合十六卷", 说明他的六经辨证继承了《素问·热论篇》的理论, 二者之间具有直接的理论渊源。可以肯定地说, 张仲景的伤寒六经辨证继承了《内经》关于外感热病的理论, 并将其发扬光大, 应用于伤寒疾病的临床辨证和治疗, 开创了中医经络辨证的先河。

当然, 《伤寒论》中提到的每一条经, 并不仅仅局限于经络实体上的概念, 尤其是不仅仅局限于足三阳和足三阴的概念, 而是包含时间、空间和正邪斗争态势在内的"证"的要素, 以及气血津液、气机和气化的理论, 具有整体观的含义。

既然张仲景将伤寒疾病不同阶段的六个症候群冠以六经的名称, 说明伤寒六经首先应当具有经络学的概念和意义。经络不仅是气血运行的通道, 也是邪气入侵人体的重要途径, 所以伤寒六经能够解释外感疾病的发病途径; 经络具有表里经与层次的划分, 所以伤寒六经能够解释疾病由表及里, 由浅入深以及表里经相传的传变过程; 经络具有阴阳的特性, 太阳为巨阳, 阳气最旺, 又称三阳, 阳明为二阳, 少阳为一阳。与之相对应的, 太阴为三阴, 少阴为二阴, 厥阴为一阴, 所以伤寒六经能够解释疾病由阳及阴, 由热变寒, 以及由实变虚的疾病发展过程。经络还具有开、阖、枢的特性, 《素问·阴阳离合论篇》曰"太阳为开, 阳明为阖, 少阳为枢""太阴为开, 厥阴为阖, 少阴为枢", 所以伤寒六经还能够阐释六经的气机和气化原理。

综上所述, 伤寒六经是张仲景用以解释伤寒疾病的理论工具, 离开了经络理论去侈谈六经辨证，那么伤寒外感疾病的发生、发展和传变便是无源之水和无本之木，就像一座抽去地基的高楼大厦，岌岌可危也。

（二）六经病的范围

伤寒的六经辨证，主要是依据临床的症状、体征和脉象，对疾病在不同阶段的病位、病性、病机、病势以及发展演变等加以分析、归纳和总结，并根据分析和判断的结果进行辨证治疗，所以每篇的篇首都冠以"辨某某病脉证并治"，《伤寒论》是中医"辨证论治"理论体系的起源。

足太阳膀胱经是人体最长的一条经脉，从头贯足，行于人身属阳的部位，包括肌表、头部和背部，具有统摄营卫，保护全身体表的作用，为诸经之藩篱。当外邪入侵人体的时候，首先侵犯太阳经脉，所以太阳经又是邪气侵入人体的门户和疾病传变之首经，因此太阳表证经常出现在外感疾病的初期阶段。图1-1简单明了地说明太阳病的范围和基本证型。

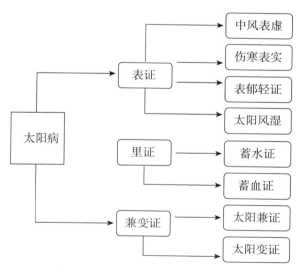

图1-1 太阳病的范围和基本证型

太阳病包括表证、里证、兼证和变证等几大类。太阳表证，又称太阳经证或外证，是指邪气在表，正气奋起抗邪的一类病证。根据外感邪气种类的不同以及人体体质的差异和对病邪的不同反应，分为中风和伤寒两种类型。太阳中风的主要临床表现包括恶寒或恶风，发热，头项强痛，自汗，鼻鸣，干呕，脉象浮缓，其基本病机是卫强营弱，营卫不和。因为有自汗、脉缓等症，所以太阳中风按照八纲辨证体系又称表虚证。太阳伤寒的临床特征包括恶寒，发热，头项强痛，周身骨节疼痛，无汗而喘，呕逆，脉浮紧等，其病机为卫阳郁遏，营阴凝滞。由于有无汗、脉浮紧的症状和体征，所以太阳伤寒又称表实证。张仲景执简驭繁，非常巧妙地将有汗与无汗、脉浮缓和浮紧作为临床鉴别太阳中风与伤寒的最关键的症状和体征。太阳表证还包括太阳风湿证，其条文和方药亦见于《金匮要略》中。

太阳里证有蓄水和蓄血两种证候。蓄水证是表邪不解，内入于足太阳之腑膀胱，阳气不得温煦，气化失司，水气不行，症见发热，汗出，烦渴，或渴欲饮水，水入即吐，小便不利，少腹满，脉浮数等。蓄血证是邪热深入下焦，与血相结，或结于小肠，或结于膀胱，症见少腹急结，或少腹硬满，如狂或发狂，小便自利等症状。小便利与不利是鉴别蓄水和蓄血证的关键症状。

此外，太阳病还可兼项背强、咳喘、水饮、里热等；还有因汗下及火法误治之后所引起的变证，如阳虚、火逆、结胸以及痞证等。这类变证没有规律可循，所以张仲景提出"观其脉证，知犯何逆，随证治之"。

阳明病的成因是多方面的，常由太阳经证不解，表邪内传阳明，入里化热而成；或由少阳病失治，邪热传入阳明；亦可在三阴病正气恢复，阳盛阴退的过程中，由三阴（尤其是太阴）转出阳明。阳明病以"胃家实"为提纲，分为热证与实证两大类型，或称阳明经证与阳明腑证。阳明热证或阳明经证多因外邪入里化热，胃中燥热炽盛，消烁津液，热从燥化，症见身热，汗自出，或汗出濈濈然，不恶寒，反恶热，脉浮滑数或大脉等。阳明经证或热证是无形的，以"热"为特点；而阳明实证或腑证是有形的，以"实"为特点，主要是由外邪入里化热化燥，与肠中秽浊和糟粕之物相结，积聚而成，导致腑气不通，热结成实。其症状除了可有阳明经证的主要症状之外，还有腹胀满疼痛，拒按或按之痛甚，便秘或大便硬结，以及午后潮热，谵语，手足濈然汗出，脉沉实滑数或迟等脉证，严重者还可见神昏，直视，循衣摸床等神志症状。脾弱胃强，津液亏耗导致大便秘结的脾约证也属于阳明病。此外阳明病还有兼夹证，如湿热发黄、血热致衄、蓄血，以及阳明中寒等。

少阳病的病位在半表半里。少阳病的发生可由他经传来，如从太阳或阳明传入，亦可从厥阴外传，当然亦可本经自发受病。

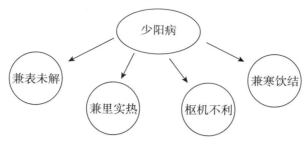

图1-2 少阳病的兼变证辨析

少阳病的提纲是"口苦，咽干，目眩"，其主症还包括寒热往来，胸胁苦满，默默不欲饮食，心烦喜呕，舌苔白，脉弦细。少阳病的基本病机是邪入少阳，枢机不利，正邪分争，中焦气化失司，脾胃功能失常，具有热、郁、虚的病机特点。少阳病可以兼表，出现发热，微恶寒，肢节烦疼，微呕，心下支结；也可以兼里实热证，出现往来寒热，郁郁微烦，潮热，不大便等；甚至表里相兼，虚实夹杂，出现伤寒八九日，下之，胸满烦惊，小便不利，谵语，一身尽重，不可转侧等症状。另外，还有少阳病兼寒饮内结，症见往来寒热，心烦，胸胁满微结，小便不利，渴而不呕等（图1-2）。张仲景提出对于少阳病的辨证应当"但见一症便是，不必悉具"，因为少阳是枢机，也是伤寒疾病从三阳病转为三阴病的重要病理节点，病情变化复杂多变，治疗时机转瞬即逝，需要当机立断，及时采取应对措施。

太阴病以脾阳虚弱，寒湿内阻，运化失司为基本病机，一般是由三阳病治疗失当，损伤脾阳而发病，或由风寒外邪直接侵入而发病。太阴病以"腹满而吐，食不下，自利益甚，时腹自痛"为提纲。其腹虽满，但喜温喜按，食前尤甚，腹痛也总以虚痛为体征，非阳明实痛拒按可比。如果病情进一步发展，可以出现少阴虚寒证。

少阴病是伤寒六经病变过程发展到后期比较危重的阶段，故少阴病多死证。少阴病既可以由表证失治或误治转变而来，也可以由外邪经由表里经直接侵入而发病，即所谓"直中"的传变过程。少阴病有寒化和热化两大类型，但均属里虚证或本虚标实证。少阴寒化证是心肾阳虚，气化失司，水液停聚，属于少阴病的本证，以"脉微细，但欲寐"为提纲，还可有无热恶寒，蜷卧，心烦，吐利，口中和或渴喜热饮，饮亦不多，小便清利，手足厥冷等症状，严重时出现真寒假热，阳气被阴寒所格拒的情况，症见不恶寒，发热，面赤，烦躁，咽喉疼痛等假热的征象，临床需要仔细地加以鉴别。少阴热化证的基本病机是少阴阴虚，或心肾不交，出现心烦，不得卧，咽干，咽痛，或下利口渴，脉细数等。总之，肾为人身阴阳之根本，少阴病为疾病发展的危重和复杂的阶段，可见阳虚、阴虚、阴阳两虚、真寒假热以及阴竭阳亡等病情演变，治疗以温补脾肾，回阳救逆为主。

厥阴病是伤寒疾病的末期，也是六经辨证的最后一个阶段，因此病情更加错综复杂，常寒热相兼，虚实交错，临床上将其归纳为上热下寒证、寒热格拒证、厥热胜复证，以及厥逆、下利、呕哕等病证。厥阴病以"消渴，气上撞心，心中疼热，饥而不欲食，食则吐蛔，下之利不止"为主症。厥热胜复证的临床特点，一般以厥逆与发热交错出现，厥逆为阴胜，发热为阳复。根据厥逆和发热分别出现的时间长短，推测厥热的消长、阴阳的盛衰、邪正的胜负，及其相互演变的趋势。比如厥热相等，或热多于厥，表示正能胜邪，阳复阴消，是病退的表现，有向愈的趋势；反之，若厥多于热，则是邪胜正衰，阴盛阳弱，是病进的征兆和疾病恶化的标志；也有阳复太过形成热化，出现喉痹或下利便脓血的情况。厥逆证是厥阴篇的主要证候之一，厥逆代表的是手足逆冷的一类证候，是阴阳之气不相顺接的结果。厥阴篇讨论了脏厥、寒厥、蛔厥、热厥、水停致厥、血虚寒凝致厥以及痰食致厥等；厥阴下利有寒利、热利、寒热错杂的下利；呕有下焦阴寒或浊阴上逆的寒呕，亦有转出少阳之热呕；哕证可由虚寒所致，也有因实热引起，提示临床诊断和鉴别诊断的重要性，开创了临床症状鉴别诊断的先河。

总之，六经辨证是经络和脏腑病理变化的反映。三阳病证以阳经和六腑的病变为基础，三阴病证以阴经和五脏的病变为基础，体现了外感疾病由浅入深、由经到腑、由腑入脏和由阳入阴、由实变虚以及由伤寒到杂病的病变过程以及经络与脏腑之间的有机联系。六经辨证既是经络辨证，又是脏腑辨证，更包括了表里、寒热、虚实、阴阳的八纲辨证，是各种辨证方法的完美统一。

六、伤寒疾病的传变

伤寒疾病按六经进行传变，由阳经到阴经，由腑及脏，所以又称六经传变。经者，径也。经络是气血运行的通道，同时也是邪气侵犯人体的路径，还是伤寒疾病传变的途径。传者，传递、传输、传播的意思。变，指变化，是疾病在传递和传输过程中所发生的变化。具体而言，这种变化既包括病位的改变，也包括病邪的变化，以及病性、病情、病势等的改变。伤寒疾病的传变理论是伤寒类外感疾病的发生、发展、变化以及预后的规律性总结。

疾病的传变规律是前人对某一类疾病的发生、发展和演变的规律性的认识，具有动态变化的特征，是临床经验和人类智慧的结晶。中医非常重视对疾病发生和发展规律的认识。《灵枢经》专设一篇"病传"讨论疾病的传变，认为"诸病以次相传"，如"病先发于心，一日而之肺，三日而之肝，五日而之脾，三日不已，死。冬，夜半；夏，日中"。《灵枢·病传》还将疾病的传变规律形容为"道"，"道，昭乎其如日醒，窘乎其如夜瞑"。大凡取得非凡成就的中医学家，都十分重视对疾病发生、发展及传变规律的认识，而且他们敢于创新，在充分认识疾病发生发展和传变规律的基础上，提出一整套理法方药的治疗手段和措施，极大地提高了对疾病的整体认识水平和临床疗效。凡研习中医者，对疾病的传变规律多有涉猎，伤寒六经传变自不待言，温病的疾病传变规律也耳熟能详，"温邪上受，首先犯肺，逆传心包……大凡看法，卫之后方言气，营之后方言血。在卫汗之可也；到气才宜清气；乍入营分，犹可透热，仍转气分而解，如犀角、玄参、羚羊等物是也；至于入血，则恐耗血动血，直须凉血散血"，这是临床治疗温热类疾病所必须遵循的法则。此外，张仲景在《金匮要略》的首篇中也提出"见肝之病，知肝传脾，当先实脾"，提出肝胆疾病的五行传变规律和防治原则。这些关于疾病传变规律的精辟总结和著名论断脍炙人口，让后学认识到古代医家的伟大之处体现在不仅精于辨证论治，而且深刻认识和准确地把握疾病的传变规律。

《伤寒论》固然重视"辨证施治"，但《伤寒论》也十分注重"辨传防变"。"辨传",是在搜集和分析病人症状体征的基础上,结合疾病变化规律,预测疾病的发展变化趋势,这是对疾病的本质、核心和全过程的认识,是对规律的总结和预测。辨传是对全局的把握,它是建立在经验的积累和总结的基础之上,由此做到知己知彼,知常达变。"防变"是在预测疾病发展变化趋势的基础上,采取相应的针药治疗手段和方法,阻止疾病的传变。比如张仲景在《伤寒论》第 8 条中说"太阳病,头痛至七日已上自愈者,以行其经尽故也。若欲作再经者,针足阳明,使经不传则愈",这是"辨传防变"的具体应用。

辨证和辨传两者密不可分,不能偏废。临床治疗针对的是证,只有辨证准确,方能有的放矢,获得预期的效果。而辨传则让我们对疾病的整体态势和发展变化有一个前瞻性的认识,做到对疾病的发展趋势了然于胸。同时,辨传还是我们在临床上采用预防性治疗和"治未病"的先决条件。因此,笔者在临床和教学中倡导在表里、寒热、虚实、阴阳"八纲辨证"的基础上再加"传变",成为"十纲辨证",从而将局部与整体、症状与疾病、治疗与预防有机地统一起来。

（一）伤寒疾病传变的原因

伤寒疾病的传变,首先有时间的因素。如《伤寒论》第 4 条曰"伤寒一日,太阳受之",第 5 条说"伤寒二三日,阳明、少阳证不见者,为不传也",再如第 186 条说"伤寒三日,阳明脉大",等等。笔者对《伤寒论》条文中明确提到日期的条文进行了一个统计,请见表 1-4。

表 1-4 《伤寒论》涉及疾病时间的条文统计

太阳病	阳明病	少阳病	太阴病	少阴病	厥阴病	霍乱病	总计
39	18	3	1	14	15	1	91

在《伤寒论》398 条经文中,明确提到时间（如伤寒二三日、伤寒五六日等）的条文有 91 条,约占所有条文的百分之二十三,这还不包括其他许多隐含时间因素的条文,如"下后""吐后""大汗后",等等。这充分说明,时间是导致疾病传变的一个非常重要的因素。《伤寒论》也沿袭《内经》"计日传经"的理论,将其作为判断伤寒疾病传变的方

法之一。当然，我们在学习《伤寒论》的时候，不必拘泥于具体的时间数字，因为临床症状的变化多种多样，受许多因素的共同影响，时间因素只是其中之一。

疾病的传变与病邪的性质也有关系。阳邪容易传变，而且传变速度比较快，如风为阳邪，善行而数变，所以传变速度也快；阴邪相对于阳邪来说传变速度较慢，如寒性凝滞，寒主收引，容易阻遏气血的运行，影响传变的速度；而湿性黏滞，湿邪重浊，容易导致邪气羁留，也易妨碍病邪的传变，且迁延日久，缠绵难愈。当两种或两种以上的邪气相合侵犯人体的时候，其传变速度还与主邪的阴阳特性相关。以黄疸（病毒性肝炎）为例，其潜伏期的长短、发病方式，以及是否转为慢性等与辨属湿重于热、热重于湿，或湿热并重等因素相关，详见表1-5。

表1-5 黄疸（病毒性肝炎）的潜伏期、发病及传变与感邪的关系

类型	潜伏期	传播途径	发病方式	传变	中医病因
甲肝	15～50天	粪口	突发	不转慢性。	热重于湿
乙肝	45～160天	血液	缓慢	成人5%～10%转慢性，儿童更高。	湿热并重
丙肝	14～180天	血液	缓慢	75%～85%转慢性。	湿重于热
丁肝	不详	皮肤或黏膜接触及血液。	缓慢	不详。	不详
戊肝	15～60天	粪口	突发	不转慢性。	热重于湿

热为阳邪，湿为阴邪。辨属热毒重于湿毒的甲肝和戊肝具有潜伏期短和突然暴发的特点，其病情重，预后差，且不转为慢性，这符合阳邪发病迅速，传变容易的特点；辨属湿重于热和湿热并重的乙肝和丙肝则潜伏期长，缓慢发病，病变容易迁延日久转为慢性，这与湿为阴邪，其性黏滞和重浊，致病多缓慢发生，病情缠绵，容易反复，以及多转成慢性的致病规律相吻合。掌握病邪的致病特点，对临床有的放矢地进行治疗具有重要的意义。

体质因素和正邪的强弱是六经传变的内因和起决定作用的因素，它们最终决定病邪传与不传，以及传变的速度和趋势。如《伤寒论》第23条关于"表郁轻证"的条文即是一例："太阳病，得之八九日，如疟状，发热恶寒，热多寒少，其人不呕，清便欲自可，一日二三度发。脉微缓者，为欲愈也；脉微而恶寒者，此阴阳俱虚，不可更发汗、更下、更吐也。面色反有热色者，未欲解也，以其不能得小汗出，身必痒，宜桂枝麻黄各半汤。"仲景在条文中提出：根据患者正气的强弱和正邪斗争的胜负，疾病的传变会出现三种不同的转归：第一种，脉微缓而不浮，是邪气已去，正气来复，所以为欲愈；第二种是脉微而恶寒，说明表里阳气虚弱，正气不足，阴阳俱虚，所以不能使用汗吐下等峻猛攻逐之法，否则将导致正气更加虚弱；第三种情况，病人出现面红，是太阳病得之八九日之后，由于寒邪收引，汗不得出，而致阳气郁遏，邪气羁留，正邪交争，故身痒，面有热色，应当发散表邪，通阳解郁。

（二）伤寒疾病传变的类型

由于体质因素和感邪种类不同等原因，六经病的传变具有多种类型。

1. 第一型：太阳阳明少阳型传变模式（图1-3）

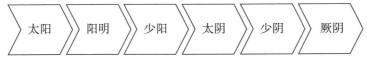

图1-3　太阳阳明少阳型传变模式

这个传变类型的特点是：罹患太阳病之后，病人随即出现阳胜则热的阳明经证或腑实热结的阳明腑证，疾病由太阳迅速转入阳明。这个传变类型主要见于体质强盛的青壮年和少年及儿童，其病机特点是"胃家实"。由于小儿为"稚阴稚阳"之体，青壮年阳气旺盛，当风寒之邪入侵人体，体内旺盛的正气亟起抗邪，邪从热化和燥化，导致阳明经腑证。这种从感受外邪到高热烦渴和阳明腑实的传变速度一般较快，出现不恶寒，反恶热或阳明腑实。

2. 第二型：太阳少阳阳明型传变模式（图1-4）

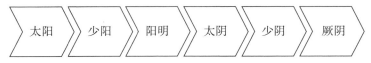

图1-4 太阳少阳阳明型传变模式

该传变类型是当外邪传入太阳之后，首现太阳表证，继而出现寒热往来，口苦，咽干，目眩，默默不欲饮食等症状，这是正邪交争于半表半里的少阳证，而非出现不恶寒，反恶热，汗自出，或濈然汗出的阳明实热证。这个证型多见于年老体虚，反应迟钝，或素体羸弱，阴邪积聚，以及情志抑郁及久病之人。由于身体抵抗力相对较弱，或气机郁结，外邪入侵，导致"虚、郁、热"的少阳病特点。一俟气机调畅，正气强盛，奋起抗邪，则重回阳明实热的证候。

3. 第三型：伤寒直中型传变模式（图1-5）

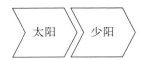

图1-5 伤寒直中型传变模式

如果说"太阳少阳阳明型"的传变模式是受年龄、体质、久病等因素影响导致全身抵抗力减退所致的话，那么"伤寒直中型"传变则由于某条经脉或某个脏腑出现局部的虚弱状态，导致邪气直达病所，出现《内经》所说"邪之所凑，其气必虚"的传变模式。如素体脾胃虚弱，外感邪气容易从太阳直中太阴脾胃，造成脾胃运化失司，气机失常，饮食不调；或妇女正值经期，胞脉空虚，肾气不足，外邪长驱直入，侵犯少阴肾脏和奇恒之腑胞宫，即狭义概念上的"血室"。从病因学的角度看，伤寒"直中"还有可能与外邪"同气相求"的致病特点有关，如湿邪易犯脾胃，寒邪多易入肾等。

4. 第四型：表里经受邪型传变模式（图1-6）

在经络的循行分布上，阳明经和太阴经行于手足前线（桡部）的内外侧，少阳和厥阴经行于中线的内外侧，太阳和少阴行于后线（尺部）的内外侧，它们经络相连，脏腑相配，内外相对，表里呼应，维持阴阳动态平衡的状态。比如，太阳经阳气最盛，故与少阴经相配；太阴经阴气最盛，故与阳明经相配，以维持阳消阴长、阴消阳长的动态平衡。表里两经及其所属的脏腑之间具有更加密切的生理和病理联系。在伤寒疾病中，表里两经常常互相影响，互为传变。这种传变常受阴阳虚实的影响，如"实则太阳，虚则少阴""实则阳明，虚则太阴""实则少阳，虚则厥阴"等。而当阳气来复，"三阴"疾病转出"三阳"疾病的时候，也多按表里经的传变规律反向进行。

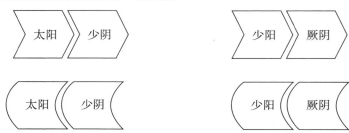

图1-6 表里经受邪型传变模式

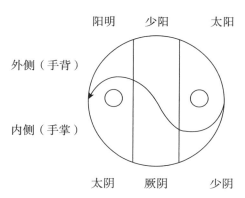

图1-7 太极图与经脉的阴阳动态平衡

从《伤寒论》的角度来看，导致上述传变的原因主要还是由医者失治、误治所造成。以上讨论的四型伤寒疾病传变都有一个共同的特点，即当病变从一经传入另一经之后，原来那条经的症状随之而消失。下面两种传变模式更加复杂，与上述各型都不一样。

5. 第五型传变模式：并病

在伤寒疾病中，一经的证候未解，又出现另一经的证候，两经的证候并存，这叫作"并病"。《伤寒论》中有太阳阳明并病和太阳少阳并病等。并病多出现在疾病的传变当中，如先有太阳病，然后由太阳传入阳明或少阳，出现阳明证或少阳病证。在其传变的过程中，原有的太阳病症状仍然部分存在，而新出现阳明证或少阳病证的部分症状，故而出现两经证候同时并存的病理状态。并病具有明显的时间先后顺序和主客关系，治疗中须分清先后主次和轻重缓急并掌握疾病的发展演变趋势。

6. 第六型传变模式：合病

合病是指在伤寒疾病中，两经或三经同时发病，起病即同时出现各经主证的一类临床病证。数经的病证同时并见，包括太阳阳明合病、太阳少阳合病、阳明少阳合病、太阳与阳明和少阳三阳合病、太阳少阴合病，以及太阳太阴合病等。合病多见于病邪鸱张、阳气较盛之时，故三阳经的合病最多。合病和并病会出现一种疾病影响另一种疾病的情况，使病情更加复杂，治疗更为棘手。

《伤寒论》中只提到三阳经的并病和合病，而三阴经没有并病和合病。清代伤寒大家柯韵伯认为，在三阴病之间，以及在三阴病与三阳病之间也广泛存在合病和并病，这是非常独到的见解，符合临床实际。

（三）伤寒疾病传变的诊断

掌握六经疾病的传变规律，可以尽早地判断疾病的转归，采取必要的治疗和预防措施，阻断疾病的继续传变，减少对身体的伤害，避免疾病的严重化和复杂化，达到"治未病"的目的。但临床上如何判断疾病是否已经发生传变，这是中医诊断学上的一个非常重要的课题。《伤寒论》关于六经疾病传变与否的诊断，大体上依据以下几个方面：

一是按照疾病持续的时间进行判断：按照《素问·热论篇》的理论，外感病邪在六经的停留时间各为一天，病邪传遍六经大概需要六天左右的时间，从第七天开始，症状开始得到缓解，病人逐渐趋于康复。这与流行性感冒的症状通常持续一周到十天左右的时间长度是基本吻合的。按照这样的时间判断，伤寒发病后的第二、三天，当见阳明和少阳的症状，如果逾期不见该经的症状，则可判断疾病尚未发生传变，例如《伤寒论》第 5 条曰"伤寒二三日，阳明、少阳证不见者，为不传也"，即采用的是《内经》"计日传经"的理论进行判断。当然以时间因素来判断疾病是否发生传变，仅仅是作为一个参考，因为疾病的传变受许多因素的影响，与体质、正邪胜负等有更加直接的关系，千万不可拘泥，以免犯刻舟求剑的错误。

二是根据临床症状的有无进行诊断：中医学是一门循证医学，必须根据临床症状和体征才能进行疾病的辨证和诊断。比如，见到病人出现阳明病的主证，大家便知道疾病已经传到阳明阶段，所以临床症状是帮助我们判断疾病是否已经发生传变的非常客观的依据。这类病例在《伤寒论》中比比皆是。如第23条说："太阳病，得之八九日，如疟状，发热恶寒，热多寒少，其人不呕，清便欲自可，一日二三度发。"病人患太阳病八九日，按伤寒疾病的传变规律，疾病早就已经发生传变，但本条因为有"发热恶寒"的症状，故而仍属表证无疑。这是根据病人的临床表现而不是病程的长短所做出的疾病诊断。

三是根据脉象进行判断。如第37条说："太阳病，十日以去，脉浮细而嗜卧者，外已解也。设胸满胁痛者，与小柴胡汤；脉但浮者，与麻黄汤。"这段指出，虽然患伤寒疾病十日有余，如果脉浮，则提示表证仍在，可以继续使用麻黄汤一类的发汗剂散寒解表。假设胸满胁痛，这是少阳病，应当使用小柴胡汤和解少阳。《伤寒论》对脉诊极其重视，故有人说伤寒重脉诊，温病重舌诊，此话有一定的道理。脉象通常反映人体正邪交争和寒热虚实的情况，是判断疾病传变的重要依据。再如《伤寒论》第4条说："伤寒一日，太阳受之。脉若静者，为不传。颇欲吐，若燥烦，脉数急者，为传也。"这类以脉测变、脉证合参的诊断方法，大大增加了判断疾病传变的准确率。

四是根据临床误治的线索对疾病的传变进行判断。《伤寒论》中有大量关于误治的论述。对具体的误治进行分析判断，不但可以帮助了解传变，同时对判断疾病的转归具有重要的临床意义。如太阳中风发汗太多，病人出现汗出不止，恶风加重，小便困难等阳虚之象的时候，应当迅速采用桂枝加附子汤以扶阳解表，避免疾病发生表里经的传变，由太阳传入少阴。再如太阳病误下后腹满时痛，知病有传入太阴之势，这时可以选用桂枝加芍药汤温通气血，缓急止痛，避免病邪传入太阴。又如少阴热化证误汗，容易伤阴动血，出现风动的症状；少阴寒化证误汗，则容易导致虚阳外脱，等等。伤寒疾病发汗太过或误用汗法，既可伤阴，又可伤阳，导致疾病迅速传变。

（四）伤寒疾病传变的预防

疾病发生发展的过程也是正邪斗争的过程。疾病之所以发生传变，归根结底是在正邪斗争的过程中出现邪气亢盛，正不胜邪所造成的。从《伤寒论》的条文来看，正衰的原因既有正气在与外邪作斗争的过程中为邪气所伤，正不胜邪，导致邪气深入；也有因为误诊误治，汗吐下攻伐太过，或误用火疗、水疗等，耗伤气血津液等人体的精微物质，导致正气不足所致，而且后者在《伤寒论》的条文中占有非常高的比例。因此对六经疾病传变的预防，从病体的方面来说，应当扶助正气，提高机体的抗邪能力，以抵御疾病的传变。正气即阳气，扶助正气亦即扶阳助阳，这也是伤寒学派通常被称为"扶阳学派"的原因。从医生的角度来看，一定要提高疾病诊断的正确率，采用"四诊合参"的方法进行准确辨证，减少和避免误诊和误治，以免徒伤病人的气血津液，庶几可以减缓或阻断疾病的传变。此外仲景还提出：针刺足阳明经的穴位，可以预防伤寒疾病的传变。如第 8 条说："若欲作再经者，针足阳明，使经不传则愈。"后世认为针刺足阳明胃经上的足三里穴具有预防疾病和防止疾病传变的功效，现代研究也证实了足三里在疾病预防中的重要作用，这与古人总结出来的经验是高度吻合的。

七、六经疾病的主证、兼证、变证和夹杂证

（一）主证

主证，顾名思义就是主要的、基本的和占主导性的病证，是六经疾病的基础和提纲，也是临床辨证治疗的主要依据。比如，《伤寒论》第 1 条曰"太阳之为病，脉浮，头项强痛而恶寒"，这是太阳病的主证。其他各经疾病的主证包括：

阳明病：胃家实。（180）身热，汗自出，不恶寒，反恶热。（182）

少阳病：口苦，咽干，目眩。（263）

太阴病：腹满而吐，食不下，自利益甚，时腹自痛。若下之，必胸下结硬。（273）

少阴病：脉微细，但欲寐。（281）

厥阴病：消渴，气上撞心，心中疼热，饥而不欲食，食则吐蛔。下之利不止。（326）

（二）兼证

兼证，是在主证的基础上兼有其他的症状和体征。其中主证是居主导地位的，而兼证处于从属的地位，而且主证和兼证之间存在一定的内在联系。比如太阳病兼项背强痛，这是发生在太阳经脉所过的身体部位的症状，是由于太阳中风或伤寒之后，太阳经络受阻，经气不畅的表现，因此治疗仍须以解表散寒的桂枝汤或麻黄汤为主，兼疏表解肌的葛根，以疏通太阳经气。再比如，太阳经主一身之表，包括皮肤、汗孔、皮毛等，由于风寒之邪侵犯太阳经，导致皮毛受邪。肺外应于皮毛，皮毛受邪，肺气不宣，所以出现太阳病兼咳嗽和喘促的症状，治疗应当以桂枝汤或麻黄汤为基础方，加厚朴、杏仁、细辛等药物开宣和发散肺气，止咳平喘。

（三）变证和坏病

变证是在疾病发生发展的过程中，由于体质的因素，或病邪的属性发生改变，特别是由于误诊误治导致疾病的性质和病位发生改变，由原来的疾病变成一个新的疾病，且新的疾病与原来的疾病之间没有关联和从属的关系。变证的讨论和治疗在《伤寒论》里面占了很大的篇幅，多是因为汗、吐、下、火疗或水疗不当所引起，是《伤寒论》的重要组成部分。当然有的变证是仲景为讨论病机或疾病的传变而设，并非临床上出现的病例，此类变证可以帮助后学更好地理解伤寒疾病的病机和传变规律。仲景在这一类的条文中通常都会有一个假设性的前置词"设"加以区别，如第37条："太阳病，十日以去，脉浮细而嗜卧者，外已解也。设胸满胁痛者，与小柴胡汤；（设）脉但浮者，与麻黄汤。"此处的"胸满胁痛"以及"脉但浮者"，便是这类假设的脉证；第48条曰："二阳并病，太阳初得病时，发其汗，汗先出不彻，因转属阳明，续自微汗出，不恶寒。若太阳病证不罢者，不可下，下之为逆，如此可小发汗。设面色缘缘正赤者，阳气怫郁在表，当解之、熏之。"此处的"面色缘缘正赤"也是仲景假设的症状，用以说明阳气怫郁在表，正气与之抗争的临床表现。

在《伤寒论》中，张仲景将因误治所产生的一类变证称为"坏病"。所谓坏病，即治坏了的病，属于一类特殊的变证。柯韵伯说："坏病者，变证也，若误汗则有遂漏不止，心下悸，脐下悸等症；妄吐则有饥不能食，朝食暮吐，不欲近衣等症；妄下则有结胸痞硬，协热下利，胀满清谷等症；火逆则有发黄圊血，亡阳奔豚等症。"与自然发生的变证相比，坏病往往更加错综复杂，治疗更加棘手，这是因为先前应用攻伐和偏性药物使然，所以仲景使用"坏病"的名称，以示区别。《伤寒论》太阳病篇几乎有一半以上的篇幅都是关于误治后的变证（即坏病）及其证治。

（四）夹杂证

与变证是由同一个疾病发展变化而来的情况不一样，夹杂证从一开始就是两个或若干个不相同的疾病夹杂在一起，既有新感，又有旧疾，增加了疾病的复杂性和辨证治疗的难度。比如第 18 条"喘家作，桂枝汤加厚朴、杏子佳"，这就是一个久患哮喘的人因外感风寒而引发宿疾，病人既有伤寒的表证，同时也有肺气上逆的里证。又如第 102 条"伤寒二三日，心中悸而烦者，小建中汤主之"，这也是先有心脾两虚，气血不足的旧疾，复受伤寒所累的夹杂证。在临床上，对于夹杂证需要辨明标与本、虚与实，以及轻重缓急，才能在治疗上做到有的放矢。譬如有的先治新感，有的先疗旧疾，有的先补后泻，有的先攻后补，等等，不一而足，只有抓住疾病的核心，才能取得满意的疗效。

八、《伤寒论》的辨证论治

《伤寒论》发展并确立了中医辨证论治的基本法则，张仲景在讨论三阴三阳疾病的时候，开宗明义地提出"辨某某病脉证并治"，这说明"辨证论治"是《伤寒论》的灵魂和精髓，也是中医循证医学的核心内容。张仲景将疾病发生、发展过程中所出现的各种症状，根据病邪入侵的经络层次、脏腑的深浅程度、患者体质的强弱、正邪的盛衰，以及病势的进退缓急和有无宿疾等情况，加以综合分析，总结发病的规律，以确定不同情况下的治疗原则。在此基础上，仲景创造性地将外感热性病的症状归纳为六个证候群，以六经来分析和归纳疾病在发展过程中的演变和转归，以阴阳、表里、寒热和虚实来辨别疾病的属性、病位、邪正消长和病理表现。由于确立了分析病情、认识证候及临床治疗的法度，因此辨证论治不仅为诊疗一切外感热病提出了纲领性的法则，同时也为中医临床治疗外感和内伤疾病总结出规律，成为指导后世临床实践的证治准绳，直到今天仍然具有十分重要的临床意义。

目前临床上最常使用的中医辨证方法是"八纲辨证"。八纲辨证是近现代医家祝味菊在《伤寒质难》中总结出来的。他说："夫仲景《伤寒论》者，证候疗法也；叶、吴温热病者，亦证候疗法也。有错综之证候，乃有错综之疗法。前人观察疾病之趋势，不外阴阳、虚实、寒热、表里八种类别。"

表里、虚实、寒热、阴阳等证名散见于《伤寒论》六经疾病中。本书附录四，"《伤寒论》病证、病机与辨证索引"对上述八纲病证进行了详细的统计。比如，条文第46、61、124和170条明确提出了"表证"一词，另外还有19条与"表证"有关的条文。有时，表证又称为"外证"，如第42、44、146、148和163条，具有与桂枝汤证或表证同样的含义。第182条虽言"外证"，却是指阳明病的外在表现，与表证无关。《伤寒论》还提出"表里证"一词，如第74、252和257条。其他还有表里实、表里不解、表里俱热、表里俱虚、表虚里实、表热里寒，甚至半里半外等证名。关于里证，有里虚、里热或里寒外热等。有时，"里"也用"内"来表示，如内实、内寒等。条文第141条也明确提出了"热证"一词，还有"热实"，与现在使用的"实热"一词用义。关于"虚证"，除了有十来条条文提出"虚"之外，还有下虚、内外俱虚、虚寒、虚冷等证。至于阴证，包括阴虚、阴结、独阴等证；阳证也包括阳盛、阳结、阳微和阳虚等。"亡阳"一词出现的频率更高，分别见于第30、38、112、211、283和286等条文中。另外还有阴阳俱虚、阴阳气竭以及有阴无阳等病机诊断。

《伤寒论》中的阴阳、虚实、寒热、表里等证是临床辨证论治的重要依据，而六经理论是张仲景对伤寒外感疾病传变规律的认识和总结，是古代医家临床宝贵经验的结晶。辨证和辨传的有机结合能够对疾病进行整体的认识和把握，从而既见到树木，又见到森林。

九、《伤寒论》的治则、治法和方药

张仲景对于中医治则、治法和方药的贡献尤为突出。《伤寒论》提出了汗、吐、下、和、温、清、消、补等八法，并通过条文和临床病例阐述其应用以及治疗禁忌，后世伤寒学家甚至将398条条文称为398条治法。以此为基础，仲景创立了许多直到今天仍然行之有效并广泛应用的方剂。这些方剂均有严密而精妙的配伍，许多药物的配伍成为十分经典的对药，被后世奉为圭臬，比如桂枝与芍药、麻黄与桂枝、石膏与知母、大黄与芒硝、柴胡与黄芩、干姜与白术、干姜与附子、半夏与黄芩、芍药与甘草、栀子与淡豆豉，等等。有些药对随着剂量的变化，还具有治表与治里、补虚和泻实的转换。例如，桂枝与芍药配伍，如果用量相同，即为桂枝汤中的君臣之药，具有调和营卫的功用；若桂枝加倍，则成为桂枝加桂汤，具有温通心阳，平冲降逆的功效，用于治疗奔豚气上冲；若芍药加倍，即成为小建中汤，具有温中健脾，益气养血，滋养化源，调和阴阳的作用，治疗腹中急痛，心中悸而烦等症，后世用于治疗虚劳内伤的慢性疾病。桂枝与甘草合用，为桂枝甘草汤，具有补益心阳的作用；芍药配甘草，为芍药甘草汤，具有益阴养血，和中缓急的作用。这两个方剂也见于《伤寒论》的其他条文中。虽为小方，但益阴补阳，相得益彰，加姜枣即成为著名的桂枝汤。桂枝加不同的药物还可以衍化出几十个不同治疗作用的方剂，其变化之妙，疗效之佳，有如鬼斧神工，令人叹服。《伤寒论》中的很多处方今天依然发挥着重要的临床治疗作用，如白虎汤治疗乙型脑炎，麻杏石甘汤治疗肺炎，大黄牡丹皮汤治疗急慢性阑尾炎，乌梅丸治疗胆道蛔虫，茵陈蒿汤治疗急性黄疸型肝炎，白头翁汤治疗痢疾，炙甘草汤治疗心律不齐，瓜蒌薤白白酒汤治疗冠心病心绞痛，等等，都是目前临床上常用的良方。

纵观《伤寒论》113方，许多都属于"合方"。所谓"合方"，即将两个或两个以上的经方，按照一定的组方原则组成一个新方，方与方之间保持平行、上下、内外、轻重、寒热或主次的任一或多重关系。如桂枝麻黄各半汤、大承气汤、大柴胡汤等都是合方，具有更广泛的主治和功效。在目前抗击新冠疫情中获得奇效的清肺排毒汤，也是将麻黄杏仁甘草石膏汤方、射干麻黄汤、小柴胡汤和五苓散等《伤寒》和《金匮》方组成合方，多管齐下，协同作用，发挥经方抗击疫情的重要疗效。如果说"药对"是 1+1 大于 2，追求功效的增强，那么"合方"则是 A+B 等于 C，获得既包括 A 又包括 B 的新功效 C，达到功效的扩展。对《伤寒论》的合方及其组方技术进行研究，是经方应用的重要内容。

《素问·病能论篇》和《素问·五常政大论篇》均提到"同病异治"的治法，张仲景不但继承了这一理论，而且将其扩展为"异病同治"。仲景根据中医整体观和辨证论治的思想，将同一个方剂应用于治疗不同疾病。这类条文和方剂在《伤寒论》中比比皆是，如猪苓汤利水渗湿，清热养阴，具有利水而不伤阴，滋阴而不碍湿的配伍特点，仲景将其用于治疗阳明病的水热互结，热伤阴津以及少阴病热化证以阴虚为主的证候，症见咳而呕渴，心烦不得眠。再如吴茱萸汤具有温中补虚，降逆止呕的功效，治疗肝胃虚寒，浊阴上逆。张仲景在《伤寒论》中既用它治疗阳明经的呕吐和治疗少阴病的吐利，还用于治疗厥阴经的头痛。有的方剂不仅应用于治疗伤寒疾病，而且还在《金匮要略》中用于治疗内伤杂病。《伤寒论》和《金匮要略》的共用方达到四十七首，这极大地拓宽了经方的应用范围，对后世的辨证论治和"异病同治"产生了非常重要的影响。张仲景开创了"异病同治"的先河，并将之应用于伤寒疾病和内伤杂病的临床治疗。

在药物的应用上，《伤寒论》和《金匮要略》集剂型之大成，创制了不少药物的使用方法，其种类之多，应用之广，远远超出了汉代以前的各种方书，后世称《伤寒杂病论》是"方书之祖"，实非谬赞。这些剂型包括汤剂、散剂、丸剂、膏剂、酒剂、洗剂、浴剂、熏剂、灌肠剂、阴道栓剂、肛门栓剂，以及滴耳剂、灌鼻剂、吹鼻剂，等等。极其难得的是，《伤寒论》和《金匮要略》还详细记载了各种剂型的制作方法。对汤剂的煎煮方法、服法和禁忌也非常详尽。比如，在《伤寒论》第一方"桂枝汤"的方后，仲景对于煎煮和服用方法，以及饮食宜忌等方面有非常详细的叙述"上五味，㕮咀三味，以水七升，微火煮取三升，去滓。适寒温，服一升。服已须臾，啜热稀粥一升余，以助药力。

温覆令一时许，遍身漐漐微似有汗者益佳，不可令如水流漓，病必不除。若一服汗出病差，停后服，不必尽剂。若不汗，更服依前法。又不汗，服后小促其间，半日许，令三服尽。若病重者，一日一夜服，周时观之。服一剂尽，病证犹在者，更作服。若汗不出，乃服至二三剂。禁生冷、黏滑、肉面、五辛、酒酪、臭恶等物"，指出是否应当停药、续服或加倍使用桂枝汤，必须根据病人服用汤剂后的反应而定。而在另外一个处方"大青龙汤"中，麻黄的用量在麻黄汤的基础上加倍，成为发汗重剂，因此仲景尤为注重煎煮和服法："上七味，以水九升，先煮麻黄，减二升，去上沫，内诸药，煮取三升，去滓。温服一升。取微似汗。汗出多者，温粉扑之。一服汗者，停后服。若复服，汗多亡阳，遂虚，恶风，烦躁，不得眠也。"在制备时，将麻黄去节，减轻其毒副作用；在配伍中，将麻黄与姜、枣、草合用，制约麻黄的峻烈之性；在煎煮时，先煎麻黄，去上沫，然后加入诸药继续煎煮，以减弱麻黄的峻猛发汗的功力，等等。不仅如此，仲景还对服用大青龙汤之后可能出现的大汗淋漓提出应对措施，比如使用温粉扑于皮肤表面达到止汗的目的。另外仲景还列出误服"大青龙汤"后病人可能出现的药物反应，作为使用发汗峻剂的警示，谆谆告诫，不可谓不详尽。

在本书的附录六"《伤寒论》药物与剂量索引"中，我们可以非常直观地看到药物在经方中的使用频率与药物的常用剂量。经方中最常见的剂量是三两，包括桂枝、麻黄、芍药、生姜、干姜、人参、白术、黄芩等，甘草、大黄和白术为二两（白术也常使用三两的剂量），黄连最常见的剂量是一两，附子为一枚，大枣常用十二枚，半夏半升，等等。这为我们掌握《伤寒论》的用药规律提供了第一手的资料。

张仲景还在《伤寒论》中首创"试药法"，用于测试阳明腑实的严重程度，以之作为是否使用攻下峻剂的重要参考依据。如第 209 条曰："阳明病，潮热，大便微硬者，可与大承气汤，不硬者，不可与之。若不大便六七日，恐有燥屎，欲知之法，少与小承气汤，汤入腹中，转矢气者，此有燥屎也，乃可攻之。若不转矢气者，此但初头硬，后必溏，不可攻之，攻之必胀满不能食也。"这对选择峻下法以及峻下方药的安全应用具有重要的借鉴意义。在"辨厥阴病脉证并治"篇中，张仲景还通过喂食病人"索饼"的食物，观察病人进食之后的反应，用以诊断

"除中"证，协助判断病势的进退、正气的强弱和预后的好坏等。

十、《伤寒论》的学习方法

作为中医四大经典著作之一，张仲景的《伤寒论》距今已经有1800多年的历史，因其年代久远，词义殊异，语法结构与现代不同，再加上许多的古代病名，增加了学习《伤寒论》的难度。笔者结合《伤寒论》的教学体会，介绍如何学好《伤寒论》。

（一）掌握各经疾病的纲目结构

《伤寒论》的内容十分丰富，既涉及外感疾病，又涉及内伤杂证；既有各经的本证，也有兼证和变证；其传变途径非常复杂，症状所代表的意义在不同条文中大相径庭，这些都给学习《伤寒论》增加了难度。初学者常常抱着一部《伤寒论》，不知从何入手。这其实是初学者，尤其是自学《伤寒论》等经典著作的人的共同的问题。笔者的建议是：学习《伤寒论》，应该首先明了各经疾病的纲目结构，把握其内在的联系。以太阳病为例，请见图1-8。

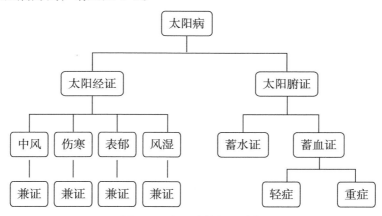

图1-8 太阳病的纲目结构

宋本《伤寒论》共有398条条文，其中太阳病占178条，接近一半的篇幅，而且太阳病中还讨论了阳明病、少阳病、太阴病等其他各经的疾病，以及变证和坏病，等等，内容十分繁杂。因此，笔者建议在研读的时候应该首先厘清各经的内容结构，以各经疾病的主证为纲，其余证为目，做到纲举目张，一目了然。本书以及其他研究《伤寒论》著作的"目录"是非常有用的导读工具，它能提供《伤寒论》的整体框架线索，并将各经的疾病整理出非常清晰的纲目结构。在纲目的引导之下学习《伤寒论》，能够理清线索，抓住头绪，条分缕析，不至于面对众多的条文无从下手，正如《灵枢·九针十二原》所说"知其要者，一言而终，不知其要，流散无穷"，此之谓也。

（二）运用"整体观"的方法研读条文

《伤寒论》是一部讨论伤寒外感疾病的临床诊断和治疗的鸿篇巨制，前后篇章之间和条文之间有许多内在的联系。如前所述，太阳病篇中涉及了阳明、少阳、太阴、少阴等各经疾病的内容，在阳明、少阳和太阴病等篇中也有关于中风和伤寒的讨论；伤寒之中有杂病，杂病之中兼伤寒，它们交织在一起，很难完全区别开来。因此应当将张仲景的前后条文和前后章节当作一个整体来看待，这样才能体会到张仲景的排篇布局和写作意图。比如，《伤寒论》第1条将发热恶寒作为外感表证的主要症状和太阳病的总纲；第6条提出"发热而渴，不恶寒者，为温病"；第7条提出："病有发热恶寒者，发于阳也；无热恶寒者，发于阴也"，指出表证和里证的区别。第11条同样以发热和恶寒为基本线索，提出真寒假热和真热假寒的鉴别："病人身大热，反欲得衣者，热在皮肤，寒在骨髓也；身大寒，反不欲近衣者，寒在皮肤，热在骨髓也。"这些条文围绕外感病的核心症状"发热"和"恶寒"展开论述，或用于鉴别伤寒和温病，或用于判断表证或里证，或用于区分真寒假热或真热假寒的虚实病证，具有重要的临床诊断和鉴别诊断的意义，因此必须用整体观的方法，将条文结合起来进行研读，方能获得对条文及其前后联系的整体理解和把握，领会仲景的创作意旨，提高临床辨证诊断的能力。

不仅如此，笔者还建议采用整体观的方法，将《伤寒论》和《金匮要略》的相关条文结合起来研读，从而得到《伤寒杂病论》的全貌。《伤寒论》和《金匮要略》共有四十七首药物组成完全相同的方剂，大部分方剂的方名在两书中保持一致，如大小承气汤、大小青龙汤、半夏泻心汤、十枣汤等，也有若干方剂在两方中的名称各不相同，如《伤寒论》的理中汤在《金匮要略》中称为"人参汤"，《伤寒论》的麻黄附子甘草汤在《金匮要略》中称为"麻黄附子汤"，等等。它们虽然具有相同的药物组成，但具有不同的临床适应证。对两部经典著作的共用方和相关条文进行系统和全面的比较与鉴别，具有非常重要的理论和临床意义：

其一，有助于理解如何将治疗伤寒外感的方剂用于治疗内伤杂病；如《金匮要略》将大小青龙汤用于治疗杂病的溢饮，用大承气汤治疗刚痉等。

其二，帮助拓宽伤寒经方的临床应用范围，如白虎加人参汤治疗暑热病；大承气汤治疗宿食、妇人病，等等。

其三，有助于深入地理解中医"同病异治"和"异病同治"的精髓。

其四，还可以利用两部经典著作对两书共用的经方进行互勘互校，纠正错讹。比如在两书的"茯苓桂枝甘草大枣汤"方后都有关于甘澜水的制作方法，但用水量不同。宋代林亿等诠次、明代赵开美校刻的《金匮要略方论》中"奔豚气病脉证治第八"在方后的"甘澜水法"中提出"取水两斗"，而宋本《伤寒论》提出"取水两升"。考虑到本方的煎煮方法是"以甘澜水一斗，先煮茯苓，减二升，内诸药，煮取三升，去滓。温服一升，日三服"，笔者认为应以《金匮要略》提出的"取水两斗"为是。盖一斗为十升，若仿《伤寒论》每次仅取两升制作甘澜水，需要重复五次才能完成制备煎煮一次方剂的甘澜水，这显然与实际不符，宜依从《金匮要略》"取水两斗"为是。

再如《金匮要略·痰饮咳嗽病脉证并治第十二》使用小青龙汤发汗解表，温肺下气，化气行水，治疗溢饮。方中半夏的用量为"半斤"，约125克，而《伤寒论》中半夏的用量为"半升"。考半夏一升在110～130克，半升为55～65克，即《伤寒论》中半夏用量仅为《金匮要略》半夏用量的一半。之所以出现这样的差异，是因为《伤寒论》使用重量单位，而《金匮要略》使用容量单位，一个半升，一个半斤，一字之差，悬殊大矣。

（三）对条文和方证进行比较和鉴别

中医的辨证本质上是一个运用已经掌握的理论知识和临床经验对疾病的症状和体征进行比较、甄别和判断的过程。中医的论治也是一个在辨证诊断的基础上，对众多的方剂和药物进行分析、比较和鉴别，找出最佳的治疗方案，遴选出最佳的处方和加减化裁的过程。这其中处处涉及比较和辨别的方法。证与证之间进行比较，脉与脉之间进行比较，方与方之间进行比较，条文与条文之间进行比较，这些内容贯穿在《伤寒论》的全书。比如张仲景在厥阴病中讨论了"四肢厥逆"的病因和病机，并对蛔厥、寒厥、热厥、气厥、血厥以及水气和痰食致厥等进行鉴别比较，这是中国医学最早的症状鉴别诊断学。

正是基于这个原因，笔者将本书定名为《纵横＜伤寒论＞——＜伤寒论＞释义与方证比较及应用》，将重要的方剂、病证和条文进行比较和鉴别，以加深对《伤寒论》脉证方药的理解，有助于我们在临床上对伤寒病证的鉴别和对方剂的选择。仲景创制的诸多方剂方名相同，以"大""小"示其区别，如大小青龙汤、大小柴胡汤、大小承气汤、大小陷胸汤、大小建中汤，以及抵当丸和汤、大陷胸丸和汤、理中丸和汤、四逆散和汤，等等。仲景对《伤寒论》方剂独特的命名方法本身就含有相互比较和鉴别的意图，提示我们在临床应用中注意比较和区别它们的组成、功效、剂量和临床适应证。

在研读《伤寒论》的时候，笔者建议对《伤寒论》中最基本的和经常、反复出现的一些临床症状进行症状的鉴别诊断和整体分析，如"出汗"应比较出汗的时间、部位及量；"胀满"应区别胀满的部位、性质、时间、喜按或拒按，以及减轻或加重的因素等；"小便不利"应鉴别小便的颜色、量、频率、是否疼痛，以及其他兼症等，以便提高临床诊断和鉴别诊断的能力。关于若干伤寒症状的鉴别诊断，请参阅本书第二章《伤寒论》条文解读方法与中医病案分析技巧"中的"常见伤寒症状的鉴别"一节。

（四）运用拼图的方法补齐条文脉证

"省文"的写作方法常常见于许多中医经典著作中，是古代流行的一种写作方式，即不重复已知的内容、信息和常识，当然也与古代书写工具和印刷方法落后等客观条件的限制有关。《伤寒论》中这类"省文"的笔法比比皆是，仲景甚至在许多条文中还"以脉代证"，省去许多基本的症状，这就要求我们在阅读中将前后的条文进行比较和对照，像做拼图一样，通过合乎逻辑的推理，找齐病证的所有症状。

比如，《伤寒论》第1条关于"太阳病"的提纲：太阳之为病，脉浮，头项强痛而恶寒。这一段经文就省略了"发热"这一非常重要的基本症状，因为"发热和恶寒"并见是外感表证的基本症状，如果只有恶寒而没有发热，则病位就不在表而在里，因此应根据第2条太阳中风和第3条太阳伤寒的脉证将"发热"症状加入第1条中，补齐"太阳病"提纲的主证。又如第51条："脉浮者，病在表，可发汗，宜麻黄汤。"这条经文也是省文。浮脉仅仅代表外感表证，但尚不能区分是表虚证还是表实证，临床上只有在伤寒表实的情况之下才能使用麻黄汤，不能仅仅根据脉浮主表而贸然使用发汗峻剂，必须结合第35条关于"麻黄汤"的条文，补齐表实证的其他症状，如"头痛，发热，身疼，腰痛，骨节疼痛，恶风，无汗而喘，脉浮紧"，等等，这类通过其方药来推测疾病的病机和治则，称作"以方测证"。这些类似于逻辑推理的学习方法，会增加研读《伤寒论》的趣味性。

如果说中国医药学是一个伟大的宝库，那么《伤寒论》就是这座宝库里面的一颗非常璀璨的明珠。《伤寒论》就像一只百宝箱，喜欢基础理论的人从中获得"六经气化"的灵感；酷爱诊法的人从中探寻脉学的奥秘；究太阳阳明治法诞生汗吐下的"攻邪学派"；研三阴脾肾虚寒而有"易水"和"温补"学派的崛起；偏重循证的人从中明了症状鉴别的技巧；珍爱经方的人发掘仲景组方理论，创立无数新方。经典著作总是常学常新，理论知识的理解总是随着临床经验的积累而增加，反过来又促进临床实践的进步，这正是我们今天学习《伤寒论》的意义所在。

第二章

《伤寒论》条文解读方法与中医病案分析技巧

一、《伤寒论》与中医临床病案

中医学术界公认最早的医案是汉初著名医学家淳于意的《诊籍》，它创造性地记录了经过淳于意治疗的 25 例医案，包括患者的姓名、籍贯、职业、病名、病因、辨证、诊断、治疗以及预后等内容，开创了中医病案记录的先河。《史记·扁鹊仓公列传》完整地记载了这些医案，其中治愈 15 例，不治 10 例，涉及临床各科的疾病。后世医家纷纷效仿，产生了诸如明·江瓘《名医类案》、清·俞震的《古今医案按》等杰出的医案著作。在淳于意的《诊籍》问世三百多年后的东汉末年，医圣张仲景留下了不朽名著《伤寒论》。张仲景在自序中说："上古有神农、黄帝、岐伯、伯高、雷公、少俞、少师、仲文，中世有长桑、扁鹊，汉有公乘阳庆及仓公，下此以往，未之闻也。"淳于意因曾任齐太仓长，人们尊称他为"仓公"或"太仓公"。仲景在《伤寒论》序中将仓公与神农、黄帝、扁鹊等相提并论，足见他对淳于意的敬重。笔者在研习《伤寒论》的时候，常常掩卷感叹：《伤寒论》398 段条文，犹如上百个栩栩如生的古代医案，条文既有从发病到现症的时间线索，也有病机发展演变的过程，还有四诊的信息，以及辨证、诊断和方药等，各种正治、误治以及误治后的坏病及其治疗记录都跃然于书简之上，《伤寒论》何尝不可以看作是一部古代医案著作呢。今以《伤寒论》第 23 条为例，试从中医病案分析的角度加以解读。

第 23 条：太阳病，得之八九日，如疟状，发热恶寒，热多寒少，其人不呕，清便欲自可，一日二三度发。脉微缓者，为欲愈也；脉微而恶寒者，此阴阳俱虚，不可更发汗、更下、更吐也。面色反有热色者，未欲解也，以其不能得小汗出，身必痒，宜桂枝麻黄各半汤。

桂枝麻黄各半汤方

桂枝一两十六铢（去皮）　芍药　生姜（切）　甘草（炙）　麻黄（去节）各一两　大枣四枚（擘）　杏仁二十四枚（汤浸，去皮尖及两

仁者）

上七味，以水五升，先煮麻黄一二沸，去上沫，内诸药，煮取一升八合，去滓。温服六合。

条文的病案化解读如下：

患者：其人。有的条文也称"病人"，如第 11 条；或"病患"，如 54、75、81、89、239、240、242、244、257、283、355、366、398 等；病者，如 338、340 等；或"妇人"，如 143、144、145、392 等，以及"风家""喘家""汗家""酒客""疮家""淋家""衄家""亡血家"等。

主诉：发热恶寒，如疟状。

病史：太阳病，得之八九日。

现症：发热恶寒，热多寒少。

望诊：面色反有热色。

分析：面色反有热色者，未欲解也。

问诊：一日二三度发。不呕，清便欲自可。

分析：其人不呕，提示没有少阳病；清便欲自可，排除阳明病的可能性。阳明病和少阳病是太阳病最常见的两个传变途径，仲景以两个"未见症"提示本病未发生传变。虽寥寥数语，但信息量大，尤其对诊断和辨证的意义重大。

切诊：脉微缓或脉微。

分析：脉微缓者，为欲愈也；脉微而恶寒者，此阴阳俱虚。

诊断：表未解，辨属表郁轻证。

病机：脉微缓者，为欲愈也；脉微而恶寒者，此阴阳俱虚；面色反有热色者，未欲解也。

预后：以其不能得小汗出，身必痒。

治疗：令小汗出。治法当祛风散寒，发郁解表。

方药：桂枝麻黄各半汤。

组成：桂枝一两十六铢（去皮），芍药生姜（切）、甘草（炙）、麻黄（去节）各一两，大枣四枚（擘），杏仁二十四枚（汤浸，去皮尖及两仁者）。

方解：取麻黄汤和桂枝汤各约三分之一的等分剂量，合在一起煎煮。桂枝麻黄各半汤为发汗轻剂，既祛风又散寒，解表而不伤正，所以称为"小汗之法"。

煎服：上七味，以水五升，先煮麻黄一二沸，去上沫，内诸药，煮取一升八合，去滓。温服六合。

治忌：此阴阳俱虚，不可更发汗、更下、更吐也。

中医临床病案分析是以中医学理论为基础，运用各种中医诊断方法和工具，对临床病案进行逻辑分析和中医辨证，判断疾病的病名、病因、病机、病位、病性和病势，进而提出治则、治法以及护理和预防方面的措施与方案。病人的个人信息、疾病发生、发展和演变的病史以及医者四诊、辨证和治疗过程的记录是中医病案的基本要素。根据笔者的粗略统计，在宋本《伤寒论》的398条条文中，明确提到日期（如"伤寒十三日不解""不大便五六日，上至十余日"等）的条文达九十多条，占所有条文的约百分之二十三左右，如果加上其他隐含时间因素的条文，如"下后""吐后""大汗后"，以及"合病""并病"等条文，则占到《伤寒论》条文的一半以上。

《伤寒论》条文的解读与中医病案分析有许多的共通之处。本章希冀用解读《伤寒论》条文的方法去分析中医临床病案；用临床病案分析的技巧去学习《伤寒论》条文，使二者互为补充，相得益彰。通过对《伤寒论》条文和若干临床病案的讨论，找出《伤寒论》条文的解读与中医病案分析之间具有规律性和共通性的方法和技巧，从而加深对《伤寒论》条文的理解，使之成为解读《伤寒论》和临床病案的一把重要的钥匙，为接下来各章的学习提供方法论指导。

二、中医临床病案的结构

中医病案或医案是医生在临床治疗疾病时关于疾病的诊断、辨证、病机分析、治则和治法以及处方用药的连续记录。完整的中医临床病案应该包括以下几个部分。

（一）病人的基本信息

一份用于病案分析和讨论的完整医案，通常包括病人的年龄、性别、主诉、病史、现症、舌脉等基本信息，以及辨证、诊断和治疗等方面的记录。

中医的病案一般都不长，从几十个字到几百个字，每条信息都包含重要的内容，具有很高的价值。因此在进行病案分析的时候，一定要充分利用病案提供的每一条信息，然后进行认真、仔细和全面的分析。比如年龄，假若一位女性患者的年龄介于 48～52 岁，出现潮热、盗汗、失眠、烦躁、易怒等症状，首先应当考虑这是绝经前后综合征，因为亚洲妇女的平均绝经年龄是 49 岁前后，西方国家妇女的平均绝经年龄是 51 岁左右。如果是儿童，中医认为儿童为稚阴稚阳之体，容易受到外邪的侵犯，其发病迅速，传变容易，恢复起来也很快，不轻易留下后遗症。医者应在充分考虑儿童疾病发病特点的基础上，提前做好各种应变的方案。《伤寒论》条文中常有"风家""喘家""汗家""酒客""疮家""淋家""衄家""亡血家"等称谓，与病人素体以及既往所患的疾病有关。如"风家""汗家"，多指素体阳虚，或表卫不固，易患风邪，或经常出汗之人；"酒客"之人，多湿热内蕴，脾胃失调；"亡血家"多身体羸瘦，精血不足，元气虚弱等。这对于了解病人体质，判断疾病的发展和传变，指导正确用药具有重要的意义。

性别中包含了很多重要的信息。女性病人必须考虑经、带、胎、产方面的疾患，老年男性则不能忽视糖尿病、高血压、心血管疾病和前列腺等方面的疾病。

有的病案还提供病人的职业和就诊时间。这些也都是非常重要的信息。比如从事脑力劳动的人常常会有精神和情志方面的疾病，如失眠、焦虑、抑郁，以及肝脾不和与肝胃不和所产生的胃肠疾病；从事体力劳动的人常常会出现腰痛，肩背痛和皮肤、肌肉、关节、筋骨的疾病等。商店售货员常会罹患脚底和脚踝关节的疼痛，这是因为"五劳"所伤的缘故，如《素问·宣明五气篇》所说："久视伤血，久卧伤气，久坐伤肉，久立伤骨，久行伤筋，是谓五劳所伤。"

千万不能忽视病人就诊的时间，因为就诊的时间和季节可能为寻找和确定病因提供重要的线索。如果是十月或十一月就诊，病人感受燥邪，出现肺系疾患或者出现季节性抑郁证的可能性很大。如果病人夏天就诊，易出现高热，大汗出和烦渴等症，这多为中暑所致。《素问·热论篇》曰"先夏至日为病温，后夏至日为病暑"，春天多温病，夏日多暑温。有的中医病例还提供天干地支等信息，这可为从五运六气理论分析疾病的病因、病机和治疗提供帮助。

（二）中医四诊记录

中医的四诊包括望诊、闻诊、问诊和切诊。我国古代名医扁鹊在总结前人诊病经验的基础上提出"望色、听声、写影和切脉"等四种疾病诊断方法，这是中医"四诊"的雏形。"四诊"的提法最早见于《难经·六十一难》："曰：经言，望而知之谓之神，闻而知之谓之圣，问而知之谓之工，切脉而知之谓之巧。何谓也？然：望而知之者，望见其五色，以知其病。闻而知之者，闻其五音，以别其病。问而知之者，问其所欲五味，以知其病所起所在也。切脉而知之者，诊其寸口，视其虚实，以知其病，病在何脏腑也。经言，以外知之曰圣，以内知之曰神，此之谓也。"

张仲景非常重视四诊信息的收集和分析。在《金匮要略·脏腑经络先后病脉证第一》中，张仲景阐述了四诊对临床诊断的重要意义。关于望诊，该篇第3条说："问曰：病人有气色见于面部，愿闻其说。师曰：鼻头色青，腹中痛，苦冷者死；鼻头色微黑者，有水气；色黄者，胸上有寒；色白者，亡血也，设微赤非时者死；其目正圆者痉，不治。又色青为痛，色黑为劳，色赤为风，色黄者便难，色鲜明者有留饮。"中医有"鼻为面王"的理论，故通过鼻部望诊可以诊断寒热虚实的疾病。

仲景认为人与自然相应，四时气候和季节的变化也从色脉上反映出来。色脉与之相合的为顺，反之为逆。如第7条说："寸口脉动者，因其旺时而动，假令肝旺色青，四时各随其色。肝色青而反色白，非其时色脉，皆当病。"

望诊还包括望形体。仲景在同篇的第5条曰："息摇肩者，心中坚；息引胸中上气者，咳；息张口短气者，肺痿唾沫。"第6条还说："吸而微数，其病在中焦，实也，当下之即愈；虚者不治。在上焦者，其吸促，在下焦者，其吸远，此皆难治。呼吸动摇振振者，不治。"

关于脉诊，仲景在该篇第9条曰："病人脉浮者在前，其病在表；浮者在后，其病在里，腰痛背强不能行，必短气而极也。"《伤寒论》共记载二十六种脉象，其中二十四种与目前临床使用的二十八脉中的脉象相同。

听声音是闻诊的重要内容。仲景在同一篇的第 4 条中说："病人语声寂然喜惊呼者，骨节间病；语声暗暗然不彻者，心膈间病；语声啾啾然细而长者，头中病。"《伤寒论》第 75 条还记录了一个关于闻诊的病案："未持脉时，病人手叉自冒心。师因教试令咳而不咳者，此必两耳聋无闻也。""病人手叉自冒心"是心悸的典型症状，"两耳聋无闻"则是肾气不足的表现。仲景指出这是因为医者重发汗，导致心肾阳气不足所致。现代诊断学认为，如果病人出现心悸，突然双耳聋无所闻，这常常是心脏病发作的早期症状。所有这些都是四诊经验的积累和结晶。

回到中医病案上来。主诉是问诊的重要内容，一般出现在医案的年龄和性别之后。主诉通常为一句话，是病人就诊的原因和主要目的，包含一个或多个症状、症状出现的部位，以及症状出现或加重的时间等基本要素，比如"急性右下腹疼痛六小时""慢性持续性腰痛三年，加重一个月"等。当然，一些病案中没有明确的主诉，需要医者通过对病史和现症进行归纳和概括，提炼出主诉。

病史是对疾病发生、发展和变化过程的记载。病史一般从病因开始，描述疾病发生的过程，如"三天前病人淋雨感寒，开始出现下述症状"或"病人两周前在家中搬动沙发，忽闻腰部有异常声响，随即发生腰部剧痛，活动受限"，或"病人两天前食生冷食物，当晚开始出现腹痛及腹泻"，等等。病史中一般还包括症状的性质、严重程度、缓解和加重的因素，是否经过治疗以及兼证等。一些比较详细和全面的病案还包括既往史、家族史，以及过敏史，等等。

请看《伤寒论》中的一则病案：

第 244 条： 太阳病，寸缓，关浮，尺弱，其人发热汗出，复恶寒，不呕，但心下痞者，此以医下之也。如其不下者，病人不恶寒而渴者，此转属阳明也。小便数者，大便必硬，不更衣十日，无所苦也。渴欲饮水，少少与之，但以法救之。渴者，宜五苓散。

在本案中病人初为太阳病，医误下，邪气内陷，成为痞证。若未下，邪气当传入阳明，成为"脾约"证。渴欲饮水，饮入即吐者，为太阳蓄水证。整个医案揭示了太阳病的传变途径及其治法与方药。

现症之后是舌脉的信息，通常出现在病案偏后的部分。在大多数的病案中舌脉与现证相吻合，共同协助疾病的辨证和诊断。在正邪斗争十分剧烈的时候或疾病发展到危重的阶段，或病人使用抗生素和激素类化学药物的情况下，会出现舌脉与症状不相吻合的情况。这给诊断与辨证带来难度和挑战。《伤寒论》重视脉象的辨析，对舌诊着墨不多。论中有一系列舍脉从证或舍证从脉的规律和经验，值得医者借鉴。

现代中医病案普遍附有临床医学的检查结果，如体格检查、生命体征数据，包括心率、血压、体温和呼吸、实验室检查（包括血液、唾液、尿液、粪便等）以及各种影像学结果，它们对疾病的现代医学诊断以及判断疾病的性质和预后，确定是否结合现代医学治疗等都具有重要的医学意义。

（三）诊断和治疗记录

《伤寒论》中的很大一部分内容涉及临床误治和救误，不少条文就是完整的关于误诊、误治的医疗记录。对这类条文进行认真的解读，能够提高医者的辨证水平和避免及处理误诊误治的能力。请看下面两则医案：

第29条： 伤寒脉浮，自汗出，小便数，心烦，微恶寒，脚挛急，反与桂枝汤，欲攻其表，此误也。得之便厥，咽中干，烦躁吐逆者，作甘草干姜汤与之，以复其阳。若厥愈足温者，更作芍药甘草汤与之，其脚即伸。若胃气不和，谵语者，少与调胃承气汤。若重发汗，复加烧针者，四逆汤主之。

第30条： 问曰：证象阳旦，按法治之而增剧，厥逆，咽中干，两胫拘急而谵语。师曰：言夜半手足当温，两脚当伸，后如师言。何以知此？答曰：寸口脉浮而大，浮为风，大为虚，风则生微热，虚则两胫挛。病证象桂枝，因加附子参其间，增桂令汗出，附子温经，亡阳故也。厥逆，咽中干，烦躁，阳明内结，谵语，烦乱，更饮甘草干姜汤。夜半阳气还，两足当热，胫尚微拘急，重与芍药甘草汤，尔乃胫伸，以承气汤微溏，则止其谵语，故知病可愈。

上述两段条文具有关联性，可以合并为一则医案。病人脉浮大，恶寒，自汗出，具有太阳中风表虚证的临床表现。但病人还有小便数、心烦、脚挛急等，这是表里俱病，阴阳皆虚。医者按常法施以桂枝汤加附子，并增加桂枝的用量，结果病人出现厥逆，咽中干，烦躁吐逆，两胫拘急，甚而谵语等症，产生阳虚、阴竭、液燥和阳明内结、虚实相兼的复杂病机。病人在阴阳两虚之间以阳虚为主，故以甘草干姜汤复其阳，则厥愈足温；待夜半阴尽阳生，两足热还。然后更与芍药甘草汤养阴和营，柔筋缓急，腿脚即伸。针对胃气不和的谵语，少与调胃承气汤收其尾，则病当痊愈。疾病的传变与发展与仲景的预后判断非常吻合，故而"观其脉证，知犯何逆，随证治之"。

一份完整的医案是记载临床医生对病人进行诊断，辨证，病机分析，制订治则、治法、处方用药和病人每次复诊时医生根据病情变化对原方进行加减变化，以及对原治疗方法进行调整的文字记录，必须做到尽可能的详细和完整。这既便于对治疗效果进行分析研究，有助于总结临床治疗效果和临床科研的资料收集、经验总结以及论文撰写，更是涉及医患纠纷和医疗事故的第一手资料，具有不可替代的法律效力。这部分内容将在接下来的"中医病案分析报告的基本要素"中介绍。

三、中医病案分析报告的基本要素

一份完整的中医病案分析报告应当包括以下几个方面的内容。

（一）病名诊断

1. 中医病名诊断

中医的病名诊断常直接将病人的主诉作为病名。比如病人的主诉是头痛，那么头痛便可作为病名诊断。这类病名诊断相对比较简单，与此类似的病名还包括咳嗽，哮喘，心悸，胃脘痛，自汗，盗汗，泄泻，腹痛，便秘，水肿，腰痛等。《伤寒论》中的大部分病名至今仍在沿用，请参见附录四"《伤寒论》病证、病机与辨证索引"。《伤寒论》中还有一些古病名，如"水逆""阳结""阴结""关格""除中"等，目前已经用得不多或基本不用。关于目前临床常见的中医内科学病名，请见表2-1。

如果病人除"头痛"外还有若干主诉，头痛仅仅是疾病的一个症状而已，那么在作出病名诊断之前，医者应当将所有的症状综合起来进行

表 2-1　常见的中医内科学病名

系统	疾病名称
肺与呼吸	感冒，咳嗽，肺痿，肺痈，哮证，喘证，肺胀，肺痨，痰饮
心与血脉	心悸，怔忡，胸痹
脾与胃肠	胃痛，吐酸，嘈杂，噎膈，反胃，呕吐，呃逆，泄泻，痢疾，霍乱，腹痛，便秘，积聚，臌胀，虫证，蛔厥，消渴
精神情志	不寐，厥证，郁证，癫狂，痫证
肾与膀胱	水肿，淋证，尿浊，癃闭，腰痛，遗精，阳痿
肝胆头窍	头痛，眩晕，中风，痉证，耳鸣，耳聋，胁痛，黄疸，瘿证
其他疾病	自汗，盗汗，血证，疟疾，痹证，痿证，内伤发热，虚劳

来源：《中医内科学》

分析，提出一个新的病名诊断。调整后的病名诊断方能准确反映患者的整体状况。比如一位病人因为头痛的症状到中医诊所就诊。除头痛外，病人还有恶寒，发热，无汗，体痛，肢节痛，呕逆，脉浮紧等，那么这位病人的病名诊断应当是太阳病，辨属伤寒表实证，头痛仅是太阳病中的一个症状。这类情况在综合征中比较常见。再比如一位 49 岁的中年妇女，主诉是失眠，焦虑，伴有月经不调，先后不定期，或每月行经两次，淋漓不尽，潮热，盗汗，口干，烦躁易怒，头痛，血压起伏不定，还有肩关节疼痛，皮肤干痒等。如果仅仅以主诉中的"失眠""月经不调"或"头痛"作为病名诊断，不能反映病人年龄和体质变化与该疾病的关系，也不能把握疾病的整体病理变化特点。从病人的性别、年龄和临床症状进行辨证，该名妇女存在阴阳失调（心肾不交、肝肾阴虚和肝阳上亢）的基本病机，诊断为"绝经前后诸症（更年期综合征）"能够比较准确地概括她目前所有的症状，为中医运用"整体观"进行治疗提供依据。

2. 现代医学的病名诊断

现代医学的病名诊断以生命体征、查体、病史、实验室化验检查结果，以及影像学报告等作为诊断的依据。在一些西方国家和地区，中医针灸师不能进行现代医学的疾病诊断，必须遵守当地的医学法律和法规。当然仅仅以教学为目的的课堂讨论和模拟诊断不在此列。

（二）病证诊断

中医对疾病的治疗是以辨证作为依据的。证包含了时间和空间，以及正邪斗争的胜负态势等要素，是非常动态和个性化的。证因人而异，也因时而变。不同的人患相同的病，常常会有不同的证；而罹患不同疾病的人，却常常具有相同的证。这是因时、因地、因人制宜的具体体现，也是中医治疗疾病的一大优势，使用今天的时髦语言来说，中医治疗疾病是"个性化定制"。中医不是治疗人患的病，而是治疗患病的人。这是中医强调"以人为本"的哲学思想的体现。《伤寒杂病论》在《内经》"同病异治"的基础上开创了"异病同治"的先河。不少治疗伤寒疾病的经方也见于《金匮要略》中，被用于治疗内伤杂病，比如"吴茱萸汤"用于治疗阳明病（243）、少阴病（309）和厥阴病（378），虽然病名不同，但证却相同，从而拓展了经方的临床应用范围。

中医的辨证诊断包括一些基本的要素：一是病位，二是病性，以及引起疾病的原因和疾病发生发展的机理。比如伤寒的六经辨证中，有中风表虚证和伤寒表实证，其中中风和伤寒分别代表两种不同的外感致病邪气，表证是病变部位，虚和实则代表疾病的性质。疾病的态势和发展传变，以及疾病的预后等也是中医辨证诊断的重要组成部分。关于如何区别应用不同的临床辨证方法和工具，本章第六部分有详细的介绍。

（三）病机分析

病机分析包括病位、病性和病势、传变以及预后等。只有确定病位才能够做到有的放矢地进行治疗，同时避免误治。以《伤寒论》为例，如果辨证属于太阳表证，应当采用汗法治疗，而吐下的方法则不适宜。如果是阳明腑实证，泻下的方法是为正治。如果是少阳病，则汗吐下和利尿逐水的方法都不适合，唯有采取和解少阳的方法治疗。所有的中药都有脏腑归经，如麻黄归肺和膀胱经，桂枝归肺、心和膀胱经等。中药的归经与疾病的病位结合起来，才能更加具有针对性，让药物发挥充分的治疗效果。

病位可以按照部位进行划分，分为表里、上下、内外、半表半里等，确定其属于表证、里证或半表半里证，然后根据相关的治疗原则进行治疗。这种人体部位的粗放式划分适用于外感一类的疾病，如《伤寒论》中的表证、里证和半表半里证。《伤寒论》还提出外证与内证，与表证和里证的含义基本相同。对于杂病和虚劳内伤，应当厘定受累及的脏腑，如心、肝、脾、肺、肾、或胆、胃、大小肠、三焦和膀胱等，再进一步确定是该脏腑的精、气、血和津液哪一部分的病变。当然外感与内伤疾病的联系也是十分紧密的，如伤寒三阳证就与膀胱、胃、大肠、小肠、三焦和胆等阳腑相关；三阴证则与脾、心、肾和肝等阴脏相关联。总的来说，从表证到里证，由三阳到三阴，病变的部位有进一步深入，同时更加局限化的趋势。

《素问·通评虚实论篇》曰："邪气盛则实，精气夺则虚。"分清疾病的虚实对于判断正邪斗争的胜负，尤其是制定补泻的治疗原则具有重要的意义。临床上，单纯的虚证和实证比较少见，最常见到的是虚实夹杂证。所以还有必要进一步弄清是虚多实少，还是实多虚少；是因虚致实，还是因实致虚；是真实假虚，还是真虚假实，等等。

此外，掌握疾病传变规律，把握疾病发展的大局，是病案分析和临床治疗非常重要的一环。仅仅掌握具体证候的辨证远远不够，还缺乏对疾病的发生、发展和预后及疾病传变规律的认识，容易陷入"只见树木，不见森林"的困境。大凡在中医学上取得非凡成就的中医学家都十分重视对疾病发生、发展及传变规律的认识。《伤寒论》《金匮要略》《温热论》《温病条辨》等经典著作莫不如此。古代中医学家的伟大之处，在于他们对疾病本质及传变规律的认识和把握，敢于创新，通过对疾病传变规律的认识，提出一整套的理法方药、治疗原则和方法，并创制出许多行之有效的经方，极大地提高了对疾病的整体认识水平和治疗水平，挽救了无数的生命。

辨证与辨传密不可分。"辨证"是截取疾病发生和发展过程中的某一时间段（通常为患者就诊的时间），收集和分析疾病在这个时间节点的症状和体征，然后做出诊断，并拟定治则、治法和方药，所以"辨证"包括时空要素，具有相对静止和相对片面的特征。"辨传"则是对某一种或某一类疾病的本质、核心和全过程的认识，是对规律的总结和预测。"辨传"是对全局的把握，具有动态观、整体性和前瞻性的特征，它是建立在经验的积累和总结的基础之上，是对无数个体的疾病进行溯源和全过程的观察所总结出来的关于疾病的规律性的认识。掌握疾病传变规律，可以做到知己知彼，胸有成竹，胜券在握，对疾病的治疗、预防以及"治未病"都具有十分重要的意义。

（四）治则和治法

治则是在辨证的基础上提出的治疗原则，如《素问·至真要大论篇》曰："寒者热之，热者寒之，微者逆之，甚者从之，坚者削之，客者除之，劳者温之，结者散之，留者攻之，燥者濡之，急者缓之，散者收之，损者温之，逸者行之，惊者平之，上之下之，摩之浴之，薄之劫之，开之发之，适事为故。"治法是在治则指导下确立的治疗大法，是对治则的具体实施和体现。如"客者除之"是治疗原则，医者根据邪气停留的不同部位，在临床上采取不同的治疗方法。邪气停留在太阳经络和体表，适合使用发汗的治法，祛邪解表；邪气停留在上焦，可以用涌吐的治法，升宣发越；邪气在胃肠，腑气不通，则采取泻下的治法，通腑泻实。这些都是"客者除之"的具体方法。再如"虚则补之"，根据不同的虚证，分别有补气、养血、温阳、滋阴、填精、生津等具体的治法。仲景在《伤寒论》中对伤寒病误治所提出的救误原则是"观其脉证，知犯何逆，随证治之"，这正是辨证施治的具体体现。

在治法确定下来之后，临床上再选择实现治法的最佳治疗手段，如中药、针刺、灸法、熏法、推拿、刮痧、拔罐、气功、太极拳、水疗、浴疗、食疗等。其中，中药和食疗是内治法，具有调整脏腑功能，补充气血津液等精微物质的作用，适用于部位较深，病程较久以及脏腑器官的病变；针灸、推拿、刮痧、拔罐、水疗、浴疗等属于外治法，治疗经络、皮肤、肌肉、关节等部位较浅表以及功能性的病变；气功和太极拳等属于传统体育锻炼方法，适合疾病恢复期的辅助锻炼以及健康保健和养生治疗。在《伤寒论》中，张仲景不但使用中药治疗伤寒疾病，而且还使用针刺和灸法，甚至火疗、水疗、熨法等其他外治方法，如《伤寒论》第 24 条曰："太阳病，初服桂枝汤，反烦不解者，先刺风池、风府，却与桂枝汤则愈。"这种针药结合，多管齐下的整体治疗方法提高了临床治疗的效果。

（五）治疗与护理方案

中医传统上认为：疾病应当三分治疗，七分调养。对病人来说，护理和调养甚至比药物治疗更重要。大病初愈，正气未复，气血虚弱，余邪未尽，身体处在非常虚弱的阶段，如果稍有疏忽，如饮食失节，起居失常，都会引起疾病的复发。张仲景在《伤寒论》的六经辨证治疗之后，专辟"辨阴阳易差后劳复病脉证并治"一章，详细讨论伤寒和其他疾病瘥后劳复、食复的治疗、调理和预防，以辨证论治为原则指导疾病的康复治疗，具有重要的意义。

（六）疾病的预后与转归

除了提出完整的诊断、治疗和护理的应对方案之外，医者还应该对疾病的发展趋势、预后与转归提出前瞻性的意见，尤其是在疾病发展的中、后期阶段。比如在少阳病三阳将尽，三阴欲始的重要阶段，仲景连续用三条条文提出少阳病的转归。如第 269 条曰"伤寒六七日，无大热，其人躁烦者，此为阳去入阴故也"；第 270 条曰"伤寒三日，三阳为尽，三阴当受邪。其人反能食而不呕，此为三阴不受邪也"；第 271 条"伤寒三日，少阳脉小者，欲已也"。张仲景在《伤寒论》的少阴和厥阴病脉证并治两章中，涉及疾病预后的条文几乎占两章所有条文的三分之一到二分之一，这说明疾病的预后在疾病的诊断和治疗中占据非常重要的地位。

在伤寒疾病的各个发展阶段中，太阳病重传变，少阳病重转归，少阴、厥阴病重预后，这是在掌握伤寒疾病发展变化规律的基础上所提出来的不同疾病阶段的辨证施治的重心。推而广之，伤寒疾病如此，其他疾病亦然。

四、临床症状和体征的分类

作为疾病的最小单位，症状和体征是临床辨证的重要依据。病人就诊时不一定按照症状出现的时间先后顺序来叙述病史，症状也可能杂乱无章、分散且不完整。因此病案分析必须注重解读每一个症状所包含的信息，和这些信息所代表的意义，找出症状之间的关联，并对散乱的症状进行归类，总结症状之间的规律和联系，以及症状出现的时间先后顺序，组成证候群，形成证的辨证诊断。

中医是一门循证医学，辨证和诊断必须以临床症状和体征作为依据。在进行条文解读和病案分析的时候，我们既要从每个症状中获得尽量多的信息以帮助诊断，但又必须避免对症状的误读和过度解读。对症状的误读和过度解读是临床诊断错误和辨证不准确的根本原因。接下来我们将通过"临床症状和体征的分类"讨论关于如何正确解读和采纳临床症状和体征。

（一）提示部位的症状和体征

临床上有一类症状和体征主要提供关于病位的信息，不包含寒热虚实等病性的诊断内容。这类信息对确定疾病的病位具有重要价值。比如咳嗽，这是肺气不利的表现，是人体的一种保护性的反应。从中医理论分析，肺为娇脏，不耐寒热，喜清肃而恶燥湿，当感受外邪或痰湿阻肺的时候，易导致肺气失宣，或者肺失肃降，因而引起咳嗽。尽管《素问·咳论篇》提出"五脏六腑皆令人咳，非独肺也"的著名论断，但与咳嗽最直接和最相关的脏器还是肺脏。这类提示病位诊断的症状还包括：哮证，喘证（肺），心悸，胸痹（心），胃痛，呕吐，吐酸，嘈杂，呃逆（胃），胁痛，黄疸（肝胆），等等。《伤寒论》中的发热恶寒（表证），不恶寒、反恶热（里证），以及寒热往来（半表半里证）等也属于这一类病位的信息。这些症状的出现仅提示病变的部位，但不能提示寒热虚实的病性，比如不能仅仅凭着"心悸"一症便诊断为"心血虚"，或者仅仅凭借"胃痛"一症诊断为"胃中有寒"，因为心气虚、心阴虚、心阳虚和水气凌心等也可以引起心悸；胃热、肝胃不和以及饮食积滞等也可导致胃痛。超过这个界限便是对症状的主观判断和过度解读。"主观推论"是我们在临床辨证中最易犯的错误。

古往今来，中医临床医学家们一直致力于寻找疾病定位的各种方法。比如舌诊与脏腑的定位、脉诊与脏腑的定位、面诊与脏腑的定位、眼诊与五轮八廓学说等，旨在通过搜寻临床体征，确定疾病所处的位置。又比如，弦脉代表肝胆的疾病，如果在右手的关部出现弦脉，这代表肝气横逆，侵犯中焦脾胃的病机。张仲景在《伤寒论》的各经疾病中，都有以脉代证和以脉定脏的病位判断方法。

需要着重强调的是，这里讨论的症状分类，纯粹是从《伤寒论》条文分析和临床病案讨论的角度提出来的，与其他的症状分类方法，如主、客观症状分类等不同，其目的是培养"有是症定是位"的判断疾病部位的科学方法，从而避免主观推论和过度解读。

（二）提示性质的症状和体征

临床病案分析中还有一类症状和体征，代表疾病寒热虚实的病性，但与病位没有多大关系，比如潮热，盗汗，五心烦热，两颧发红，舌红少苔，脉细数这一组症状，代表阴虚火旺的基本病机。至于这是肺结核后期出现的肺阴虚，还是绝经前后综合症由肾阴虚引起的阴虚火旺，还是肝硬化所表现出来的肝阴虚，以及心神经官能症的心阴虚，均无法确定，只提示"阴虚内热"的基本病机。如果此时将其归属于任何一个或多个脏腑，也是过度解读，容易导致误诊。必须将其与提示病位的症状和体征结合起来，才可以进行辨证。这类症状大多是全身性的，比如面色苍白，疲倦乏力，形体羸瘦，或全身浮肿，或声高气粗，高热烦躁，渴喜冷饮，小便短赤，大便秘结，舌红苔黄，脉洪大滑数等，以及《伤寒论》中的疼痛、下利、呕逆、肢冷等。

不少的中医诊断方法也是为确定疾病的性质而专门创立的。比如，通过对皮肤颜色及其排泄物的颜色观察来确定疾病的性质。请见表2-2。

表 2-2　五色与疾病性质的关系

颜色	实证	虚证
白色	感受寒邪，或突受惊吓，或水肿，经络不通，营卫运行不畅。	面色淡白无华，或苍白微肿，提示气血虚弱，脏腑功能衰退。
红色	鲜红提示阳明热盛，深红多为阳气上亢，如痤疮，太阳晒伤等。	两颧潮红多为阴虚内热；淡红如妆提示真寒假热的戴阳证。
黄色	鲜明如橘子色，光彩明亮，提示阳黄证，为湿热所困。	面色萎黄，黯淡，无色彩，提示阴黄证，为血虚，阳虚，瘀血及寒湿。

颜色	实证	虚证
青色	面部出现青色，多为寒凝，气滞，血瘀，剧痛，惊风。	面带青色，青而晦暗，提示血虚、虚寒、瘀血与寒湿等。
黑色	面色黧黑，肌肤错杂，属于瘀血；黑而浅淡，多为水气停聚。	面黑而干焦，为精亏液耗，虚火灼伤阴精；黑而黯淡，属阳气不振。

在病案分析中，一定要充分留意皮肤、舌苔以及分泌物的颜色等记录。比如，浓稠的黄痰表示痰热；小便黄或深黄代表热或湿热；小便清长色白量多是阳虚的表现；舌苔黄腻也是痰热或湿热的表现。《伤寒论》第129条的"舌上白苔滑"提示脏结病阳气虚衰，阴寒内结。鼻腔的分泌物、各种出血症状、大小便、白带，等等，均需注意其颜色，以帮助确定病性。

（三）提示病位与病性的症状和体征

在一份病案中，还有不少症状和体征具备提示病位和病性的双重功能，比如腰膝和下肢酸软，这是肾气亏虚，肾精不足的表现。腰为肾之府，肾主骨生髓，肾的精气不足，故腰膝和下肢疲软无力。声音低微和细弱，这是肺气虚，宗气不足的表现，因为声音为肺所主，声音洪亮是肺气充实和宗气足的表现，而声音微弱提示金破不鸣，肺气虚弱，等等。

舌脉的主病也一样。比如舌尖红，舌尖溃疡，有涩痛感，这是心火盛的表现。如果舌边出现瘀斑或瘀点，或瘀斑带，这是肝血瘀阻的表现。左手的寸关尺分别与心、肝、肾相对应，右手的脉与肺、脾、命门相对应，如果左手的关部脉弦细，这是肝阴或肝血不足的表现。如果右手的尺脉弱，这是肾阳虚，命门火衰的征候。

下面我们用一个病案作为范例，将症状按上面三种类型进行分类（表2-3）。

李，女，50岁，家庭妇女。病人在一年半以前开始出现月经先后不定期，有时每月两次月经，或淋漓不尽，有时三个月才行一次月经；月经量多少不一，有时量大，有时量少，持续仅一两天，类似崩漏。在过去的半年中，病人还有潮热，低烧，盗汗，手足心出汗，夜间常因出汗太多而更换内衣裤。病人经常无故生气，发怒，无端地责备家人，时时头晕，视物昏花，精神不集中，健忘，心悸，失眠多梦。病人常感到腰酸腿软，耳鸣，夜间尤甚。听力检测证实，病人有轻度听力下降。病人舌质红，有花剥苔，脉弦细数。血压间于 170～175/95～100 毫米汞柱。

表 2-3　症状和体征分类的临床意义

症状和体征分类	临床意义
代表病位的症状和体征	心悸（心）；弦脉（肝）腰酸腿软（肾）；月经先后不定期，有时每月两次月经，或淋漓不尽，有时三个月才行一次月经，且月经量多少不一，有时量大，有时量少，持续仅仅一两天，类似崩漏（冲任不调）。
代表病性的症状和体征	潮热，低烧，盗汗，手足心出汗，夜间常因出汗太多而更换内衣裤（阴虚内热）；失眠多梦（阴虚或血虚）舌质红，有花剥苔，脉细数（阴虚内热）。
代表病性和病位的症状和体征	经常无故生气，发怒，责备家人（肝火上炎）；时时头晕，视物昏花（肝血不足）；精神不集中，健忘（心血虚弱）；耳鸣，夜间尤甚，听力检测证实，病人有轻度听力下降（肾阴精不足）；血压间于 170～175/95～100 毫米汞柱（肝阴不足，肝阳上亢）。

对于上面的病例，在病名诊断方面，如果以病人的主诉作为病名诊断，可诊断为"月经先后不定期""月经过多""崩漏"等，但是结合病人的年龄、症状和体征，本病应当诊断为"绝经前后诸症（更年期综合征）"，从而反映疾病的全貌，有利于把握全局，治病求本。

从辨证来看，本证是由肾阴虚为主导所引起的心肾不交，阴虚火旺，以及水不涵木，肝肾阴虚所致的肝阳上亢。除此之外，因为病人有"月经过多"的症状，导致失血太多，因此病人也有"心血亏虚"和"肝血不足"的表现。因此本病的辨证是：心肝血虚，心肾不交，肝阳上亢。

从症状分类看：心悸、弦脉和腰痛提示心、肝、肾三脏受累。其余的症状分别从病性上提示阴虚和血虚以及阴虚阳亢的辨证。这是对病位和病性的归纳和总结。

治疗应当采用"虚则补之"的原则。具体的治法包括养阴补血，交通心肾，泻肝潜阳。中药可以使用知柏地黄丸合天麻钩藤饮加减。针刺可选泻太冲、内关、劳宫，补太溪、三阴交、心俞、肝俞、膈俞、肾俞，平补平泻照海、神门等穴。

从生活调养和疾病预防方面来看，病人忌情绪波动，应放松心情；饮食宜清淡，多食块根类食物和坚果。

从中医整体观的角度来看，人体存在气血阴阳轴。请见图2-1：

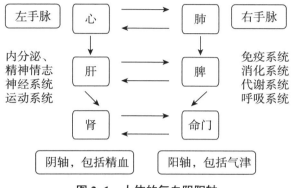

图2-1 人体的气血阴阳轴

心、肝、肾三脏通过精、血、津液等属阴的物质相连，在内分泌、精神情志活动、神经系统以及运动系统方面的联系更为紧密。肝为肾之子，又为心之母，像一座桥梁将心肾二脏紧密地联系在一起。因此在讨论心肾不交的病机和证治的时候，一定要考虑到肝与二者之间的病理联系。这也是为什么心肾不交的病人常常有情志症状的原因。本案"病人经常无故生气，发怒，无端地责备家人"，也属肝火上炎的表现。

肺、脾和命门通过气、津（相对于液来说）等属阳的物质相连，在免疫、消化、代谢和呼吸系统方面有更加密切的联系。临床上气虚、阳虚、水液代谢失调、免疫功能低下、消化功能障碍，以及呼吸方面的疾患主要从这三脏入手进行治疗。

五、常见伤寒症状的鉴别

在《伤寒论》条文解读和临床病案分析中，对每个症状所代表的病理意义进行正确的解读，这对准确地诊断和辨证至关重要。《伤寒论》的重要贡献不仅仅在于张仲景提出了理、法、方、药的一整套辨证论治的方法，还在于仲景在临床症状的鉴别诊断方面做出了非常重要的贡献。整部《伤寒论》自始至终贯穿着症状的鉴别诊断，如辨发热恶寒、辨结胸与脏结、辨渴、辨汗，尤其是厥阴病中的"辨厥""辨下利""辨呕"以及"辨哕"等，丰富了我们对临床症状鉴别诊断的认识。我们举例讨论《伤寒论》的常见症状鉴别诊断。

（一）发热的症状鉴别

发热是临床上常见的症状之一，尤其见于外伤和感染性疾病中。在《伤寒论》中，单"发热"一词，便出现了71次之多，这还不包括其他不同类型的发热。关于《伤寒论》中涉及各类发热症状的条文统计，请见表2-4。

表 2-4 《伤寒论》发热症状的统计

症状	所在条文	总计
发热	2、3、6、7、12、13、16、23、27、28、35、38、40、41、46、47、54、74、82、92、95、101、109、113、120、134、143、145、146、149、153、165、170、185、189、192、206、208、209、212、221、223、227、236、240、242、244、248、253、257、261、265、292、301、331、332、334、335、341、344、345、346、348、360、361、365、379、383、386、388、394	71
微热	30、71、96、242、252、360、361、366、377	9
翕翕发热	12、28、192	3
往来寒热	96、97、136、147、266	5
蒸蒸发热	101、149、248	3
烦热	77、240	2
大热	11、61、63、169、269	5
潮热	104、137、201、208、209、212、214、215、220、229、231、240	12
厥热胜复	331、332、334、335、336、341、342	7
其他	恶热182，灼热6，热自发12，手足温、足心热30、110，一身手足尽热293	6

微热：是一种程度较轻的发热，可见于疾病之初，也可以见于疾病的慢性阶段，既可代表表证，也可代表里证。在虚寒证和实热证中都可见到，是一种最常见的临床症状。

翕翕发热：这是一种表浅的热，病人感到皮肤微发热，好似在皮肤表面盖上一层羽毛一样的柔软暖和的感觉。其热止于浅表的部位，是正气抵御邪气的一种反应。通常外感发热，尤其是太阳病的发热大多属于这类发热。

恶热：其热位于身体肌肉之间，病人常因恶热而欲去衣被，这是邪热从太阳经传到阳明经的表现，提示病已不在表而在里。

蒸蒸发热：这是气分有热，见于太阳病传入阳明经的阶段。这是一种由内向外透出的热，似上笼的蒸汽向四周散发。其出汗并不明显，但发热比较持久和连绵。常见于里热证。

潮热：犹如潮水一样定时而至。日晡所发潮热是阳明证的里实热证，代表阳明腑实和燥屎已成。夜间潮热属于阴虚的表现，常见于绝经前后综合症、肺结核等疾病。

往来寒热：是发热与恶寒交替出现，代表邪在半表半里。正气胜，邪出于阳则发热；邪气胜，邪入于阴则恶寒，多见于少阳证。宋·朱肱《类证活人书》曰："往来寒热者，阴阳相胜也。阳不足则先寒后热，阴不足则先热后寒。"这与恶寒发热的寒热并见完全不同，代表病位的改变。

灼热：是高热的一种，用手触摸有灼手的感觉。在《伤寒论》中，这是温病误治后的变证，提示正邪斗争十分激烈。

烦热：无形的邪热袭扰胸膈，气机运行不畅。除了发热之外，还见热扰心神的心烦。其基本病机除了"热"之外，还包括"郁"。此外阴虚火旺亦可出现烦热。

厥热胜复：这是《伤寒论》中厥阴病的一种特殊的发热类型。厥阴病常出现厥热的胜复，厥为阴胜，热为阳复。张仲景根据厥热出现的先后顺序和时间的长短判断疾病的预后。先厥后发热，是阴退阳进，预后良好；先发热而后厥，是阴进阳退，预后不佳。如果说少阳病的寒热往来和厥阴病的上热下寒是寒热在空间上的概念的话，厥热胜复则是寒热在时间上的概念，都是正邪斗争的结果。

（二）出汗的症状鉴别

出汗是人体生理活动和病理变化的表现，《素问·阴阳别论篇》说："阳加于阴谓之汗。"病理出汗是阴阳之间关系失调的表现。作为一个临床症状，出汗的症状对于分析病机，辨别证候，指导治疗，以及判断预后都具有十分重要的意义。

张仲景对出汗症状的分析和认识非常深入且系统化，将有汗与无汗作为鉴别中风和伤寒的主要症状，将战汗作为判断正邪斗争，正胜邪退的标志，以及将微汗作为观察药物治疗反应的主要依据等，因此鉴别不同类型的出汗对于深入研究《伤寒论》具有重要的意义。

《伤寒论》中的出汗可按出汗与否、出汗程度（微汗、多汗、大汗出）、部位（全身出汗、头汗出、手足濈然汗出、额上生汗、从腰以下不得汗）、时间（盗汗、目闭则汗）、出汗原因（自汗、覆取微似汗）以及汗后反应（汗出愈、汗出表和、汗出而解、汗出不止、汗出不解）等进行分类。请见表2-5。

表 2-5 《伤寒论》出汗症状的统计

症状	条文	总计
无汗/汗不出/不汗出/不得汗	16，28，31，35，38，46，47，110，114，170，185，196，197，199，231，235，236，294，334	19
出汗/汗出	2，6，12，13，14，20，25，26，29，30，31，33，34，35，38，42，43，48，49，53，54，63，71，73，82，85，86，93，94，95，96，101，109，110，111，113，116，120，134，136，141，147，148，149，152，155，157，162，165，175，182，183，185，188，191，192，196，200，201，203，208，213，216，217，219，220，221，224，228，230，233，234，236，240，244，245，253，268，283，284，300，325，334，346，353，354，357，361，364，366，370，386，388，389，390	95
微汗/微似汗	12，14，31，33，35，38，42，43，48，96，175，188，200	13
自汗/汗自出	6，12，29，49，53，54，109，120，182，203，219，233	12

症状	条文	总计
战汗	94，101，149	3
大汗	25，26，71，110，353，354，389	7
汗多	38，196，208，213，224，234，245，253	8
头汗	111，134，136，147，148，216，228，236	8
漏汗	20，346	2
盗汗	134，201，268	3
红汗	47，55	2

无汗：在伤寒疾病发生和发展的过程中，病人没有汗出的临床表现。这种情况有虚实之分。实证是由于风寒之邪束表，腠理闭塞，卫阳郁遏，津液不能外泄，这是太阳伤寒表实的典型症状。虚证是由于素体津液亏虚，无汗可出。如第 196 条所说："阳明病，法多汗，反无汗，其身如虫行皮中状者，此以久虚故也。"

出汗：《伤寒论》条文中关于"出汗"或"汗出"的症状有近一百处，其中大部分的出汗症状是身体对外感病邪的反应，是正气祛邪外出的一种病理性出汗。机体通过出汗的方式将病邪和病理产物从汗孔排出体外，邪去身凉，阴阳恢复平衡状态。正是由于观察到出汗、呕吐和泄泻等对于人体的保护和治疗作用，所以古代医家发明了汗、吐、下和利小便等治疗方法，协助祛除邪气。这是借助津液对病邪的排泄和对人体的保护作用来实现的。津液作为载体和工具，能够将体内的代谢产物和病邪排出体外；津液也是人体气化过程中必不可少的媒介，对维持人体的生命活动和健康状态十分重要。因此，无论是《伤寒论》还是温病学说都十分重视津液在疾病治疗过程中的重要作用。

微汗：汗出缓慢且量少称为微汗。微汗常见于疾病的初期，或邪热初入阳明，邪热不盛。微汗也见于服药之后的正常反应，如第 12 条提出服用桂枝汤之后，"遍身漐漐微似有汗者益佳。不可令如水流漓，病必不除。"他如第 31、33、35、43、96 等条皆提出"覆取微似汗""温服微汗愈"等。

自汗：这是病人体表不自觉的出汗。其病机是营卫不和，表卫不固，常见于太阳中风证。风邪具有外泄的特点，风邪入侵人体，卫气不能固表，营阴不能内守，营卫不和故自汗出。阳明病阳气外越，也偶有自汗出的情况。如《伤寒论》第219条曰："三阳合病，腹满，身重，难以转侧，口不仁，面垢，谵语，遗尿。发汗则谵语，下之则额上生汗，手足逆冷。若自汗出者，白虎汤主之。"若内伤杂病出现自汗，多是因为心肺气虚，气不摄津所致。

战汗：在病变过程中先出现全身战栗，继而汗出，邪随汗解，称为战汗。这是正邪交争剧烈，正气战胜邪气所出现的机体反应。有时在服药之后机体得到药物的帮助，正气振奋，抗邪于外，也会出现战汗而愈，这种情况多见于误治之后，如第101条"若柴胡证不罢者，复与柴胡汤，必蒸蒸而振，却复发热汗出而解"和149条"伤寒五六日，呕而发热者，柴胡汤证具，而以他药下之，柴胡证仍在者，复与柴胡汤。此虽已下之，不为逆，必蒸蒸而振，却发热汗出而解"。

大汗：汗出速度快且量多称为大汗。大汗有虚实之分，阳明病邪热亢盛，阳气外越，常常可见大汗出。大汗出也可由误治所引起，尤其是火疗胁迫大量津液外泄，导致大汗出。从虚证来看，误治导致阳虚，表卫不固，可见大汗；或疾病处于少阴病及厥阴病阶段，阴盛于内，阳脱于外，可见大汗淋漓，这是阴阳离决的征兆。

局部出汗：这是身体某一部位出汗，包括头汗、额汗、手足出汗，或腰以下出汗，等等。头汗、额汗多为湿邪内阻，或营卫不和；"从腰以下不得汗"是下肢阳气不通的表现；"手足濈然汗出"是指从腕关节到五指端和踝关节到五趾端的出汗，四肢禀气于阳明，如果阳明病里热内盛，燥结成实，可以见到迫津外出的手足汗出。这些局部出汗都具有特定的病理意义。

漏汗（汗出不止）：汗出如水，漏泄不止称为漏汗。这是卫阳虚弱，表卫不固的表现，多见于发汗太多，腠理开泄的虚证，如第20条所述："太阳病，发汗，遂漏不止，其人恶风，小便难，四支微急，难以屈伸者，桂枝加附子汤主之。"也可见于疾病后期，阳气衰竭，不能固护阴液，故汗出不止，如第346条所述"伤寒六七日不利，便发热而利，其人汗出不止者，死。有阴无阳故也"，其预后多不佳。

盗汗：是指人体在入睡的时候出汗，犹如强盗乘人不备，偷盗财物。一般多见于阴虚，或邪气入于阴分或邪气停于阴分。如第 134 条，"头痛，发热，微盗汗出，而反恶寒者，表未解也"，这里的盗汗是邪气入里的表现。

红汗：从严格的意义上讲，这并非汗证，而是阳气闭郁所致的鼻衄。中医将这类外感寒邪导致阳气郁遏，本当发汗而解，但未及发汗或汗不如法，导致鼻衄的症状称为"红汗"，好似机体以鼻衄代替发汗，使邪有出路，起到祛邪和解郁的作用。这是由于阳邪郁闭，邪热太盛，灼伤脉络，迫血妄行所致，如第 47 条曰："太阳病，脉浮紧，发热，身无汗，自衄者愈。"如果病人本有津液不足，若医者发汗太过，也可导致服药之后病人出现鼻衄的症状，属于误治的范畴，所谓"夺血者无汗，夺汗者无血"是也。

（三）疼痛的症状鉴别

痛症是《伤寒论》所述疾病的主要症状之一，在伤寒六经疾病各篇中都可见到。全书中提到"痛"或"疼"的条文达近百条之多。《伤寒论》中对痛症的分类可以按部位分为头痛（包括头项强痛）、咽痛、胸痛、心下痛、腹痛、胁痛、身痛（身疼）、骨节疼痛、腰痛、阴痛等；按其性质和兼证分为烦痛、满痛、结痛、急痛、硬痛、大实痛、时痛、疼热、疼烦、卓然而痛，等等。请见表 2-6。

表 2-6 《伤寒论》疼痛症状的统计

症状	所在条文	总计
头痛	8，13，35，56，92，110，134，140，152，197，265，378，383，386	14
头项强痛	1，28，142	3
咽喉痛	140，198，283，310，311，313，317，334	8
胸痛，心下痛	28，78，123，128，134，135，137，138，149，231，321，326	12

症状	所在条文	总计
腹痛（绕脐痛、小腹痛、少腹痛、痛引少腹）	96，100，137，141，167，168，173，239，241，254，273，279，307，316，317，318，340，358，386	19
胁痛	37，98，152，160，167，231	6
身痛，身疼，体痛	3，35，38，46，50，62，85，91，92，174，305，372，383，386，387	15
肢节、骨节痛	35，146，175，192，274，305，316，353	8
其他类型的疼痛	腰痛35；不知痛处，乍在腹中，乍在四肢，按之不可得48	2

头痛（包括头项强痛）：头为诸阳之会，手足三阳经在头面部交会；足厥阴肝经到达颠顶与督脉相会，故肝"体阴而用阳"。六经皆有头痛，其中三阳经的头痛临床较为多见，如第56条提出："伤寒不大便六七日，头痛有热者，与承气汤。"而三阳经中，又以太阳经的头痛最为常见。太阳经脉起于目内眦，经头顶下项，统领诸表，外感风寒之邪，导致太阳经脉不利，寒主收引，寒气凝滞，容易造成气血阻滞，经络不通，经气不畅，出现头痛、项背强几几等。关于经脉与头痛部位的关系，请见表2-7。

表 2-7　伤寒六经头痛比较

头痛类型	部位	引经药
太阳头痛	后头及头枕部疼痛，颈项强痛，背痛。	葛根，麻黄，羌活
阳明头痛	额部疼痛，鼻窦痛，两颧及两颊疼痛。	白芷，知母，升麻
少阳头痛	侧头部、头颞部疼痛，耳痛，偏头痛。	黄芩，柴胡，川芎
太阴头痛	头部沉重如裹，闷或胀痛，昏蒙不清。	天麻，苍术，石菖蒲
少阴头痛	后头痛，兼局部有热感。	独活，细辛，蔓荆子
厥阴头痛	颠顶痛，或全头痛，或痛无定处，干呕，吐涎沫，疼痛可放射到眼眶周围。	藁本，细辛，吴茱萸

咽喉痛：咽喉疼痛大多见于外感风热和温病中。由于伤寒邪气的致

病特点和途径不同，所以在太阳病阶段几乎见不到咽喉肿痛。第 140 条是太阳病唯一提到的一条咽痛，但其病机是阴虚所致。第 198 条的咽痛是阳明病胃热上冲，灼伤咽喉。其余讨论咽喉痛的条文主要见于三阴病，尤其是少阴病中（第 310 ～ 313 条）。这是因为足少阴肾经的经脉循咽喉而上，但凡少阴热化或咽部创伤，以及寒痰或痰热客于少阴等都可以导致咽痛。此外，厥阴病阳复太过导致喉痹也可引起咽痛。总之，《伤寒论》的太阳表证无咽喉痛，这与寒邪致病而非热邪侵袭，以及邪气入侵足太阳而非手太阴经络有关。

胸痛（心中痛、心下痛）：在《伤寒论》中，胸痛是结胸证的代表症状。结胸证常因误治导致邪气内陷，与有形的邪气如痰浊、水饮相结于胸膈脘腹，阻碍气机，引起疼痛。其疼痛的性质通常以按压痛为主。结胸证又分热实结胸和寒实结胸，以及大、小结胸。大结胸证水热互结于胸中，病位偏上；小结胸证痛在心下胸膈和胃脘部，也有从心下至少腹硬满而痛不可近者。《伤寒论》中的胸痛与现代医学的心绞痛无关，多见于现代医学的急慢性胃炎、胆道系统疾患、慢性肝炎、结核性胸膜炎、肺炎、支气管炎，等等。

腹痛：是《伤寒论》中出现频率最高的一种疼痛。阳明腑实，燥屎内结，腑气不通，常会出现属热属实的腹满痛；少阳气机不畅，肝木乘脾，也可出现腹满而痛；太阴病的腹痛表现为时腹自痛，这是脾阳虚，阴寒内盛，寒湿壅遏，气机不畅所致；少阴病的腹痛则喜温喜按，疼痛不甚，这是脾肾阳虚，阴寒内盛，寒凝气滞，筋脉失养所致；厥阴病上热下寒，其"小腹满，按之痛"（第 340 条）也和厥阴肝寒有关。此外在厥阴病的蛔厥证的条文中，虽然未见"腹痛"的字眼，但既然为蛔厥，病人肠中有蛔上下窜动，阻遏气机，当出现阵发性腹痛。发作之时，腹痛剧烈或绞痛，甚至伴手足厥冷。

太阳病的蓄血证有"少腹急结""少腹硬满""少腹满"等症状，虽然条文没有明确提出腹痛，但根据临床观察多伴有腹痛一症。此外太阳病误治，邪气内陷，与有形的痰浊和水饮相结而形成的大结胸证，也可出现腹痛拒按。

由此可见，《伤寒论》中的腹痛有寒热虚实之分，见于伤寒六经疾病之中，应当注意鉴别。腹部触诊对辨别腹痛的寒热虚实、区分阳明病和太阴病等具有非常重要的价值。

胁痛： 胁肋为足厥阴肝经和足少阳胆经所经过的部位，因此胁痛是肝气不舒，少阳经气不利的表现，多见于少阳病。此外水饮之邪停聚于胸膈及心下，气机不利，出现胀满痞硬的症状，常牵引胸胁胀满疼痛。

身痛（身疼）： 《伤寒论》中的身疼或身痛多见于太阳病中，尤其是太阳表证中。寒为阴邪，其性凝滞和收引；风寒外袭，经气不利，卫气运行不畅，故引起疼痛，如第35条麻黄汤证曰："太阳病，头痛，发热，身疼，腰痛，骨节疼痛，恶风，无汗而喘者，麻黄汤主之。"三阴证中亦有身痛，多为寒湿留于体表，或肾阳虚衰，阴寒内盛，阳虚寒凝所致。在既有表证又有里证的时候，身痛常常作为表证的代表性症状被用来指代表证，如第372条所说："下利，腹胀满，身体疼痛者，先温其里，乃攻其表。温里宜四逆汤，攻表宜桂枝汤。"总之《伤寒论》中的疼痛多责之于寒，包括实寒和虚寒，正如《素问·痹论篇》所说："痛者，寒气多也，有寒故痛也。"

肢节、骨节痛： 肢节、骨节疼痛多与寒、湿和阳虚有关，具有虚实的不同。实证多因外感寒邪，闭阻关节和四肢所致，虚证多因脾肾阳虚，命门火衰，阴寒内盛，或水饮内停，导致四肢骨节沉重疼痛。如第305条说："少阴病，身体痛，手足寒，骨节痛，脉沉者，附子汤主之。"

疼和痛的病机与症状鉴别： 关于疼痛一症，《伤寒论》中有时称"疼"，有时称"痛"，有时合称"疼痛"，它们具有不同的病机特点和临床意义。早在甲骨文中就已经出现了"疼""痛"二字，《说文解字》用互训的方法解释："疼者，痛也""痛者，疼也"，似乎区别不大，可以互换。但中医学认为，"疼"和"痛"是具有不同阴阳和寒热属性的两个症状。由阳气炽盛所造成的不舒适感，称为"疼"，比如皮肤烫伤，引起皮肤疼；肝火上炎导致眼睛疼。生活中凡是具有外延和扩散性质的疼痛，甚至与情感因素有关的情绪变化，都可称"疼"，如心疼，疼爱、疼惜等。从字形上看，"疼"字外边是"病"的偏旁部首，里面是一个"冬"字，让人意会"疼"属热，应当采用"热者寒之"的治则，用寒凉的药物外敷或内治。"痛"是病的偏旁部首加一个"甬"字。"甬"即通道的意思，说明痛是由于寒邪的凝滞和收引导致气血经脉不通引起的症状，如《素问·痹论篇》："痛者，寒气多也，有寒故痛也。"根据寒者热之的治疗原则，这类因寒邪而引起的痛症，应当使用附子、肉桂、干姜、桂枝等温通的药物祛除寒邪，通络止痛。伤寒疾病以痛为主。

从与脏腑和形体的关系来看，疼与心有关，常见"疼烦"或"烦疼"连在一起使用。心藏神，所以疼与神志活动和情绪变化有关，如"心疼""疼爱"等。痛是身体、肌肉、四肢、关节、筋骨的一种保护性的疼痛反应，与其他脏腑尤其与肾有关。此外，从程度和持续时间上看，疼较轻，持续时间较短；痛较重，持续时间长；疼的部位比较浅，而痛的部位则比较深；功能性的病变以疼为主，器质性的病变以痛为主，疼常常可以自行消失，痛在多数情况下只有当病理因素得到解除的时候痛的症状才能消除。当然，疼痛的症状相互关联，所以疼痛也经常合在一起，相提并论。

（四）烦躁的症状鉴别

"烦"是烦闷、心烦意乱，是内在情志状态的反映。"躁"是躁动不宁的意思，是外在动作状态的表现。"烦"是一个自我感觉的主观症状，而"躁"则是客观存在，能够为他人所目睹和察觉。从病机上看，烦属阳，躁属阴；烦而不躁者属热，躁而不烦者属寒。在程度上，烦比较轻微，而躁更加严重。在病位上，烦属于心的症状，躁属于肾的体征。临床上可以根据其阴阳属性和脏腑定位，对疾病做出诊断，甚至用于判断疾病的预后。如第 289 条："少阴病，恶寒而蜷，时自烦，欲去衣被者，可治。""时自烦"表述少阴病虽阴盛阳衰，但机体的阳气仍然能够与邪气抗争，有阳回邪去的趋势，故心烦，且预后良好。第 298 条："少阴病，四逆，恶寒而身蜷，脉不至，不烦而躁者，死。"这里的"不烦而躁"是指病人循衣摸床，撮空理线，躁动不宁的一系列症状表现，说明疾病处在阴阳离决的危重阶段，预后不佳。

在《伤寒论》中，"烦"作为症状出现的概率远远大于"躁"，而且"烦"常常还和其他的症状联系在一起，如"虚烦""烦惊""烦逆"等。有的症状还直接道出"烦"的原因，如"烦渴"，指渴极而烦；又如"疼烦""烦疼"，是因为疼痛的原因导致心烦意乱和情绪变化。关于《伤寒论》"烦"与"躁"出现频率的统计请见表 2-8。

表 2-8 "烦"与"躁"在《伤寒论》中出现频率的统计

症状	条文	总计
烦	24，26，29，30，46，57，72，74，76，77，79，80，96，96，102，103，107，116，121，123，141，146，147，150，153，156，158，160，168，169，174，175，175，179，195，203，207，238，240，241，250，264，265，274，278，282，287，289，303，310，315，319，338，339，355，375，391，398	58
心烦	29，79，96，102，47，150，158，169，207，238，282，303，310，319，355	15
胸中烦	96，153，264	3
虚烦	76，160，375	3
烦渴	26，72	2
烦热	77，240	2
烦惊	107	1
烦逆	116	1
烦疼	146，274	2
疼烦	174，175	2
烦满	339	
暴烦	278	1
躁	110，111，114，221，298，338，344	7

从《伤寒论》中"烦""躁"出现频率的统计结果可以看出："烦"在条文中共出现 58 次，而"躁"仅出现 7 次，且近一半的"躁"症都出现在三阴病的条文中。这说明"烦"作为一个普通的自我感觉症状，常见于疾病的各个阶段，如实烦、虚烦等，多与热和郁有关；而躁却仅见于少阴和厥阴等疾病的危重阶段。因此当"躁"症出现时，必须引起医者足够的重视，无论从病机还是疾病的预后上看，都是"烦"轻而"躁"重。

最能比较和辨别"烦"与"躁"的不同病机与预后的是《伤寒论》第 338 条："伤寒，脉微而厥，至七八日，肤冷，其人躁无暂安时者，此为脏厥，非蛔厥也。蛔厥者，其人当吐蛔。令病者静而复时烦者，此为脏寒。蛔上入膈，故烦，须臾复止，得食而呕，又烦者，蛔闻食臭出，其人常自吐蛔。"脏厥是少阴病肾阳虚衰的表现。病人通常还有下利，蜷卧，但欲寐等症状。疾病发展到七八日，元阳虚弱，命门火衰，病人脏气垂危，躁扰不休，没有片刻的安宁，这是病情恶化，阴阳离决的危候。与此相反，由蛔虫在肠中窜动而致的蛔厥，是由"脏寒"所引起，与"脏厥"的轻重程度有很大的差异。蛔厥虽然也可有脉微和四肢厥冷，但是病人只有烦而没有躁，而且"烦"的症状可随蛔虫在肠道中的活动而反复出现，所以由脏厥引起的"躁"和由脏寒蛔厥所致的"烦"能够代表疾病的轻重和预后的好坏。

除了使用"烦"和"躁"作为两个独立的症状之外，"烦""躁"这两个字还常作为一个词组合用，其顺序也常互相颠倒，有的时候称"烦躁"，有的时候称"躁烦"，用以代表不同的病理状态和疾病的严重程度。关于《伤寒论》中"烦躁"与"躁烦"出现频率的统计，请见表2-9。

表2-9 "烦躁"与"躁烦"在《伤寒论》中出现频率的统计

症状	条文	总计
烦躁	29，30，38，61，69，71，118，133，221，239，251，300，309，339，343	15
躁烦	4，48，110，134，269，296	6

从构词法的角度来看，"烦躁"以"烦"为主，而"躁烦"以"躁"为主。从对《伤寒论》条文的分析和症状在条文中的语境来看，与"烦"一样，"烦躁"通常是作为一个平常而普通的症状出现，与条文中的其他症状是平等的关系，不存在孰轻孰重的区别。而当"躁烦"出现在《伤寒论》条文中的时候，常常具有递进或转折的意义。从病理上看，"躁烦"大多代表疾病传变或者疾病恶化。如第4条讨论太阳病的传变"颇欲吐，若躁烦，脉数急，为传也"，说明疾病发生传变。第110条"胃中水竭，躁烦，必发谵语"，这是根据"躁烦"的症状判断"必发谵语"，提示阳明腑实已成。第269条"其人躁烦者，此为阳去入阴故也"亦如此。《伤寒论》第296条更以"躁烦"作为少阴病死候

的重要依据:"少阴病,吐,利,躁烦,四逆者,死。"上述若干条文揭示:当"躁烦"一词出现在条文中的时候,代表疾病加重,或疾病发生传变,或病情恶化,处于危急的关头。总之,"烦躁"和"躁烦"二症在《伤寒论》病机分析和疾病预后中具有不同的临床意义,不能替换使用。

六、中医辨证方法的适应证和应用范围

中国医学在几千年的临床实践中总结出不少实用的辨证方法和工具,如八纲辨证、阴阳辨证、五行辨证、六经辨证、卫气营血辨证、三焦辨证、病因辨证、经络辨证等,但在面对一个具体的临床病例的时候,到底应该选择哪一种辨证工具和方法进行辨证和诊断? 首先请看图2-2。

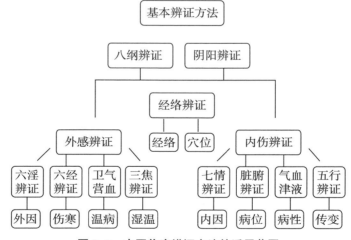

图 2-2 中医临床辨证方法的适用范围

接下来我们分别讨论各种辨证方法的内容、适用范围,以及和其他辨证方法的区别和比较。

(一)基本的辨证方法

1. 八纲辨证

八纲辨证是由近代医家祝味菊在《伤寒质难》中提出来的,它是以脏腑、经络、气血津液、病因等理论为依据,对四诊所搜集到的症状和

体征进行综合分析和判断，然后提出辨证诊断。八纲辨证包括表里、寒热、虚实和阴阳等八个疾病的基本证型，它们广泛存在于《伤寒论》的相关条文中。请见表2-10。

表 2-10   八纲辨证与《伤寒论》的渊源

证	条文
表、表证 / 外、外证	10、29、34、43、44、46、51、56、91、124、134、148、152、164、170、176、234、372/42、44、45、106、148、163
里 / 内	91、92、93、148、151、152、153、168、218、285、372/105、181、352
寒	41、166、277、380、386、396
热、热证	105、122、141、173、293、367、373
虚	30、38、68、70、75、116、134、196、210、282、380
实	70、104、115、116、179、180、210、216、252、324
阴	7、111、131、148、153、178、269
阳	7、111、122、131、141、148、286

八纲辨证是中医辨证的总纲，是临床应用最基本、最广泛的一种辨证方法。它以表里定部位，寒热定病性，虚实定病态，最后用阴阳进行归纳和概括。表证、热证和实证为阳证，里证、寒证和虚证为阴证。不管多么复杂易变的病证，最后都归纳为阴阳两证。八纲辨证既可以应用于外感疾病，也适用于内伤杂病以及内外妇儿临床各科疾病的辨证诊断，应用范围极其广泛。

更加重要的是，其他各种中医辨证方法都可以转换为八纲辨证的证型，比如，太阳中风和伤寒，可以分别用八纲辨证归纳概括为表虚证和表实证；少阴病可以被归纳为里虚寒证（少阴寒化证）和里虚热证（少阴热化证）等。八纲辨证的不足之处是对于疾病的定位和定性过于宽泛，尚需结合脏腑辨证和气血津液辨证等进行辨证论治。

总的来说，八纲辨证是中医临床辨证诊断方法中最基本、最常用的辨证诊断方法，其应用十分广泛。临床上若不能判断应该选择何种辨证和诊断方法和工具的时候，可将八纲辨证作为首选。

八纲辨证截取病人就诊时的症状和体征进行辨证诊断，对疾病的整个进程来说，具有相对静止、局部和片面的特征，笔者倡议在辨表里、寒热、虚实和阴阳之外，加上辨病传，成为"十纲辨证"，使局部与整体、静态与动态有机地结合起来，既见树木，又见森林，有助于更好地把握疾病发展的趋势，更加有效地治疗和预防疾病。

2. 阴阳辨证

阴阳辨证诊断方法是将阴阳学说与虚实理论相结合，用以判断临床寒热虚实变化的一种诊断方法。阴阳学说的基本内容包括阴阳的相互对立、依存互根、消长平衡和相互转化；阴阳辨证包括阴阳盛衰，即阳胜则热，阴胜则寒，阳虚则寒，阴虚则热，以及阴阳互损（阳损及阴和阴损及阳）、阴阳格拒（阳盛格阴和阴盛格阳、真热假寒和真寒假热）、阴阳离决（亡阴和亡阳）等临床病证。张仲景在《伤寒论》中还讨论了"阴阳郁遏"和"厥热胜复"的病理变化和辨证治疗，丰富了阴阳辨证的内容。

《素问·调经论篇》曰："阳虚则外寒，阴虚则内热，阳盛则外热，阴盛则内寒。"临床上无论外感疾病或是内伤杂病，只要病人出现寒热的临床症状，皆可使用阴阳辨证的方法进行辨证诊断。阴阳辨证方法着重于对病性的判断和分析，对病位的诊断还需结合脏腑辨证等诊断方法。

（二）外感疾病的辨证方法

1. 六淫辨证

六淫辨证是病因辨证的重要组成部分，是运用中医病因和发病理论，对中医四诊所收集到的症状和体征进行综合分析，进而推断疾病发生的基本原因，为病机、病位分析和临床治疗提供依据。这种辨证方法又称"辨证求因"或"审证求因"。六淫辨证是采用中医"取象比类"的研究方法，通过对自然界风、寒、暑、湿、燥、火等六种气候及其异常变化的认识，分析异常气候变化的致病特点和对人体的影响，进而确定引起疾病的某一类外感病因，并选择治疗方法，进行针对性的治疗，如祛风、散寒、消暑、利湿、清燥、解热、泻火等，消除引起疾病的基本原因。

六淫病因诊断方法适用于所有外感疾病，包括伤寒、温病等。如太阳中风、太阳伤寒、阳明中风、阳明中寒、少阴中风、厥阴中风等。温病则有风温、暑温、伏暑、湿温、秋燥、温毒等感受不同六淫邪气或疫疠之气所引起的急性热病。

《伤寒论》中关于六淫辨证的条文比比皆是，如第2条：太阳病，发热、汗出、恶风、脉缓者，名为中风；第3条：太阳病，或已发热，或未发热，必恶寒，体痛，呕逆，脉阴阳俱紧者，名为伤寒。不仅如此，张仲景认为，六经均可感受外邪，六经皆有"中风"和"伤寒"，它们在症状上各有特点，在病机上各有不同，丰富了对中医病因学和发病学的认识。

2. 六经辨证

六经辨证是张仲景在继承《内经》关于六经与热性疾病的相关理论的基础上，创造性地运用太阳、阳明、少阳、太阴、少阴和厥阴等六条经脉来命名伤寒疾病的六个疾病阶段和六大证候群，以表里、寒热、虚实和阴阳对病位和病性进行分析、辨证、诊断及治疗，并总结出疾病沿六经进行传变的伤寒疾病传变规律，预测疾病的发展和变化。《伤寒论》的精髓是辨证论治，张仲景将理法方药贯穿在临床诊断和治疗的始终。

风寒之邪的致病途径多从皮毛而入，影响肌肤和腠理的功能，导致营卫不和，太阳经气不利，津液气化失常。病邪传变，进而由表入里，由阳入阴，由热转寒，由实到虚，影响其他各经（如手足同名经或阴阳表里经等）以及相联系的脏腑。太阳、阳明和少阳疾病多为热证和实证，太阴、少阴和厥阴病多为寒证和虚证以及虚实夹杂证。太阳主表，阳明和三阴主里，少阳主半表半里，因此六经辨证与八纲辨证具有非常密切的联系，同时六经辨证也与病因辨证关系密切，是八纲辨证、病因辨证与经络辨证的完美结合。

六经辨证在临床上适用于由风寒邪气所引起的一类外感疾病的辨证诊断和治疗。

3. 卫气营血辨证

卫气营血辨证是清代医家叶天士根据《内经》和前人有关营卫气血的论述，结合自己对温热疾病的临床实践经验，在《温热论》中提出来的温病辨证纲领和治疗方法。卫气营血辨证纲领代表温热邪气侵犯人体所出现的四个不同的阶段和证候群，概括为卫分证、气分证、营分证和血分证，用以分析温病的病位、病性、病变轻重以及温病的传变规律和治疗等。温病与伤寒的不同之处在于温病由温热邪气所引起，甫一发病便出现发热重，恶寒轻，口渴，头痛咳嗽，咽喉疼痛，舌边尖红，脉浮数等症状。温病的致病途径也与伤寒不同，病邪多从口鼻而入，侵犯手太阴肺经，即"温邪上受，首先犯肺，逆传心包"等。

卫气营血辨证适用于外感疾病中由温热邪气所引起的一类发热性疾病的辨证、诊断与治疗。

4. 三焦辨证

三焦辨证由清代温病学家吴鞠通所创立，见于《温病条辨》。吴鞠通根据《内经》有关三焦部位的划分，结合温病尤其是湿热和湿温病证的发生、发展和疾病传变规律，以上、中、下三焦为纲，以温病的病名为目，将六经、脏腑和卫气营血的辨证理论贯穿其中，论述上中下三焦及所在脏腑在温病过程中的病机变化，概括温病各阶段的证候群，形成三焦辨证的温病诊断方法和治疗。三焦辨证与卫气营血辨证虽然都属于温病辨证纲领，但卫气营血反映温病由表入里的发展和传变过程，而三焦辨证体现温病从上到下的疾病传变规律，二者既有区别也有联系，丰富和完善了卫气营血的辨证方法。

临床上习惯将三焦辨证应用于湿热和湿温病的辨证论证。此外一些内伤杂病也可以使用三焦辨证方法进行辨证、诊断和治疗。

综上，六淫辨证是所有外感疾病辨证的基础。外感疾病中由风寒邪气引起的疾病，可使用伤寒六经辨证方法；由温热之邪引起的疾病，可使用温病卫气营血辨证方法；由湿热和湿温邪气引起的疾病，则使用三焦辨证的方法。感邪不一，疾病的症状不同，传变方式各异，因此应当采用相应的辨证诊断方法。

（三）内伤杂病的辨证方法

1. 七情辨证

与六淫辨证一样，七情辨证也属于病因辨证的范畴。七情致病属于中医病因学中的内因致病，最早见于《内经》。情志异常直接损伤脏腑功能，导致脏腑和气机的病变。如喜伤心。喜则气缓，导致心气的涣散，使血脉壅塞；怒伤肝。怒则气上，引起肝气上逆，迫使气血上犯头目，或肝气横逆，侵犯脾胃；思伤脾。思则气结，导致中焦气机壅滞，脾失健运，食少纳呆；恐伤肾。恐则气下，容易导致小便频多，大便失禁，甚至滑胎或早产；悲忧伤肺。悲则气消，导致营卫失常，肺气消散；惊伤心与肾。惊则气散，导致心无所主，神无所依，肾中精气耗散。所有七情致病都与对应的脏腑相关，导致气虚、气滞、气逆、气陷、气闭、气脱等气的失常，尤其是气机失调的病变。

七情辨证适用于由情志异常所引起的内伤杂病的辨证诊断。由于其与脏腑和气的密切关系，临床上常将七情辨证与脏腑辨证和气血津液辨证结合起来，使辨证的内容更加丰富，辨证更加准确。

2. 脏腑辨证

中医理论重视以五脏为中心的整体观，认为人的各种生理活动依赖于五脏和六腑，同时各种病理变化也与脏腑功能活动的失常有关。因此脏腑辨证就是根据五脏六腑的生理功能和病理变化，通过对脏腑功能失常所反映于体表的症状、体征、分泌物及排泄废物进行分析、比较和归纳，从而推断出疾病所在的病位，以及脏腑的阴阳寒热虚实等病理变化。人体的精微物质，如气血津液等都是脏腑功能活动的产物，脏腑功能活动的失常必然引起气血津液的失调，因而脏腑辨证与气血津液辨证密不可分，如肺气上逆、肝气郁结、心血虚亏、脾气下陷、肝肾阴虚、胃津不足，等等。

脏腑辨证适用于对内伤杂病和外感疾病中后期病变影响到脏腑功能的辨证，是中医临床各科辨证诊断的基础。临床上只有将内伤杂病的脏腑病位和虚实病性确定下来，才能够有的放矢地进行治疗。《伤寒论》的太阳腑证、阳明腑证、少阳病以及三阴疾病已经影响到脏腑功能，临床上亦可使用脏腑辨证进行归纳和概括。

3. 气血津液辨证

精和气血津液是构成人体和维持人体生命活动最基本的物质，由五脏六腑所化生。精和气血津液的虚实变化和相互影响通过临床症状和体征表现出来。气血津液辨证是对疾病病性的诊断，如气虚、血虚、津亏、精气不足属于虚证，气滞、气逆、气闭、血瘀、痰饮、湿浊、水饮等属于实证。同时，气血津液辨证常与脏腑辨证结合起来，用以确定疾病的病位和病性，如心血瘀阻、肝气郁结、胃气上逆、肝血不足、肾不纳气、肺脾气虚等。

气血津液沿三焦和经络运行全身，循环往复，提供四肢百骸和五官九窍所需的精微物质，具有沟通表里上下，联系脏腑内外的作用，同时气血津液还是疾病传变的重要媒介。气病导致血病，津病累及液病等在临床上十分常见，因此气血津液辨证还关乎病变部位的深浅，以及疾病的传变规律等。气血津液辨证也与卫气营血辨证具有一定的内在联系。

内伤杂病没有外感疾病那样有规律可循，主要涉及脏腑、气血津液的变化。其中脏腑辨证用于对病位的判断，气血津液辨证是对病变性质和深浅层次的判断。这两种辨证方法常常结合使用，使中医定位和定性的诊断更加准确。

4. 五行辨证

五行辨证诊断方法主要用于对脏腑疾病的传变进行分析和判断。这屡屡出现在《伤寒论》的一些条文中。如第108条："伤寒，腹满，谵语，寸口脉浮而紧，此肝乘脾也，名曰纵，刺期门。"第109条："伤寒发热，啬啬恶寒，大渴欲饮水，其腹必满，自汗出，小便利，其病欲解，此肝乘肺也，名曰横，刺期门。"《金匮要略》还将五行疾病传变理论应用于预防疾病的传变和治未病，如《金匮要略·脏腑经络先后病脉证第一》说："问曰：上工治未病，何也？师曰：夫治未病者，见肝之病，知肝传脾，当先实脾，四季脾旺不受邪，即勿补之；中工不晓相传，见肝之病，不解实脾，惟治肝也。"

疾病既可按相生的关系进行传变，如母病及子，或子病犯母；也可按相克的关系进行传变，如相乘、相侮等，或按相生、相克的关系同时传变，导致病证更加错综复杂。试举一病例加以说明：

中美洲移民，女，56岁，腹水，胁痛，水肿三年，伴咳嗽、咯血六个月。病人十多年前在当地医院诊断为乙型肝炎。病人初期具有不明原因的腹泻，腹胀，恶心，食欲减退，厌油腻食物，嗳气，易饱胀，舌苔厚腻等症状和体征，每天需使用刮舌板刮除腻苔。八年前病人开始出现右上腹疼痛，喜按压和击打，症状时好时坏，肝区疼痛时隐时现。疼痛以刺痛和胀痛为主，夜间尤甚。病人五年前移民美国，居住在美墨边境城市。由于体力劳动繁重，饮食无规律，病人的上述症状恶化，经常感到疲倦乏力，肝区疼痛加重。病人接受针灸和中药治疗，使用四逆散、柴胡疏肝散、逍遥散和参苓白术散加减。开始时效果很好，疼痛减轻，食欲增强，但病人因经济和交通等原因未遵医嘱积极治疗。

三年前病人被诊断为肝硬化，开始出现腹水。二年前下肢和踝关节水肿，足部肿大，病人只能穿特大号鞋，并出现小便困难。半年前病人出现呛咳，咳出大量暗褐色浓痰，痰中带血。其家人担心她罹患肺结核，遂将她送往医院检查。经过影像学和血液学检查，排除肺结核，诊断为肝硬化及门脉高压症。病人继续到中医针灸诊所治疗。就诊时病人腹部隆起，触诊有腹水。小腿和踝关节水肿，按之有凹陷。病人精神萎靡不振，疲乏无力，纳呆食少，时有恶心，腹满腹胀。病人咳嗽痰中带血，呈褐色，量多少不等。病人舌体胖大，有齿痕，舌色紫黯，边有瘀点。苔白厚腻。

该病人的整个疾病过程可按五行的生克传变规律进行归纳和概括，见图2-3。

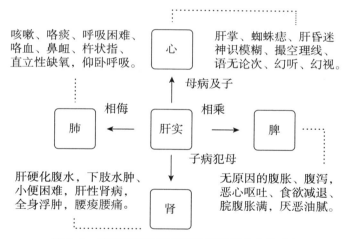

咳嗽、咯痰、呼吸困难、咯血、鼻衄、杵状指、直立性缺氧，仰卧呼吸。

肝掌、蜘蛛痣、肝昏迷神识模糊、撮空理线、语无论次、幻听、幻视。

心

母病及子

相侮 肺 ← 肝实 → 脾 相乘

子病犯母

肝硬化腹水，下肢水肿、小便困难，肝性肾病，全身浮肿，腰痠腰痛。

肾

无原因的腹胀、腹泻、恶心呕吐、食欲减退、脘腹胀满，厌恶油腻。

图2-3 疾病按相生和相克关系进行传变的途径

如果肝有实证，它与其他各脏的病理关系如箭头所指。按横向的传变，向右是肝气犯脾或肝乘脾，向左是木火刑金或肝侮肺。按纵向的传变，上为母病及子，下为子盗母气。根据照五行疾病的传变规律，本例病案初期为肝乘脾，出现脾胃运化失常的症状；继之出现子病犯母，肾不主水的水液代谢失调的疾患；当病人出现呛咳，且痰中带血的症状时，提示肝侮肺。临床上一个个看似毫无关联的症状通过五行疾病传变规律相互串联起来，用以揭示疾病的传变规律、发展趋势以及预后等。该病人目前尚未出现由肝病引起的肝昏迷和神识模糊等症状，但根据疾病的五行传变规律，如果疾病继续传变，这将是疾病发展的最后阶段。这与张仲景关于六经传变规律的认识相类似。张仲景所处的时代由于公共卫生医疗条件相对落后，许多疾病不能得到有效的治疗，所以仲景在临床上有机会观察到患伤寒疾病的病人从疾病的发生、发展、恶化，直至生命垂危的各个阶段，也有幸治疗同时代的其他医生误诊、误治后的病例，所以张仲景的伤寒六经辨证是临床治疗经验的结晶。

在运用五行辨证方法进行病案分析的时候需要遵循几个步骤：首先，归纳出病变的脏腑；其次，弄清病变脏腑之间属于相生还是相克的传变关系；第三，根据病史得出脏腑病变的先后顺序和因果关系，最后得出辨证和诊断的结论。

5. **经络辨证**

经络分布于人体的四肢百骸、上下左右和身体内外，具有沟通表里，联系内外，运行气血的生理功能。经络也是邪气出入的通道，如伤寒邪气侵犯太阳经，温热之邪上犯肺经，等等。经络还是疾病传变的重要途径，当外感邪气内传脏腑的时候，通过经络进行传变，而内伤疾病外传体表肌腠的时候，也以经络作为通道，因此经络系统的疾病既可以见于外感疾病，也可以见于内伤杂病。经络是连接外感疾病和内伤杂症的纽带和桥梁，也是疾病传变的物质基础。

通过沿经络循行路线上出现的症状和体征，以及穴位的颜色、结节、压痛等特殊变化进行分析，对于疾病的早期诊断和治疗具有重要的意义。古代医家对经络辨证诊断的认识非常丰富，比如内经所阐述的"是动病"和"所生病"等。张仲景的"伤寒六经辨证"是将经络辨证应用于外感疾病的诊断和治疗的典范，扩大了经络辨证的应用范围。

七、《伤寒论》条文解读方法

《伤寒论》的条文与中医病案有许多共通之处，不少条文具备作为中医临床病案的基本要素。首先是时间因素。大约一半以上的《伤寒论》条文具有隐性或显性的时间因素。所谓显性时间因素是条文中有具体的天数；隐形时间因素通常是含有"汗后""大下之后"等表述时间的副词。其次，许多《伤寒论》的条文具有治疗过程的详细描述，尤以误治的治疗记录最多。患病时间、治疗过程以及病史等三大因素构成《伤寒论》条文作为中医病案的最基本的特征。以第251条为例：

> 得病二三日，脉弱，无太阳柴胡证，烦躁，心下硬，至四五日，虽能食，以小承气汤，少少与，微和之，令小安。至六日，与承气汤一升。若不大便六七日，小便少者，虽不受食，但初头硬，后必溏，未定成硬，攻之必溏，须小便利，屎定硬，乃可攻之，宜大承气汤。

本条的时间脉络极其清晰。从患病二三日至四五日，到第六日，再到不大便六七日，大部分的时间点都有问诊、望诊以及触诊记录和医者的诊断、辨证与治疗，是一份非常完整的病案记录。

毫不讳言，由于《伤寒论》重在辨证，故而一些条文已经有疾病的病名诊断，如"太阳病，发热、汗出者，此为荣弱卫强，故使汗出""阳明病，脉浮而紧，咽燥，口苦，腹满而喘，发热汗出，不恶寒反恶热，身重""少阴病，得之一二日，口中和，其背恶寒者"，等等。这些条文的目的重在辨证或讨论治法以及救误等。当然大部分的条文还是以辨证和辨病并重。

《伤寒论》条文的解读除了应当具备古文学的基础知识，了解"省文""倒装句"以及"条文与自注参杂"等句法特点之外，还有一些基本的解读方法。《伤寒论》条文的解读方法也适用于中医临床病案的分析，故笔者在本章里集中讨论。

（一）排除法

排除法是在众多复杂纷繁的症状和体征中通过推理的方法将其一个个地进行排除，最后得出合乎逻辑的结论。以第251条为例，说明如何使用排除法进行诊断和辨证："得病二三日，脉弱，无太阳柴胡证，烦躁，心下硬。"首先，根据《内经》和《伤寒论》"计日传经"的理论，"得病二三日"提示病变仍在三阳经，明确排除三阴经的可能。笔者一再强调临床辨证不可拘泥于"计日传经"，所以接下来必须结合临床症状才能确诊。"无太阳柴胡证"排除了太阳病和少阳病的可能性。此处"柴胡证"是"以方代证"。排除太阳病和少阳病后，剩下就是阳明病，而“烦躁，心下硬”的症状证实本条属于阳明实热证。

《伤寒论》第394条曰：“伤寒差以后，更发热，小柴胡汤主之。脉浮者，以汗解之；脉沉实者，以下解之。”尽管仲景有“伤寒中风，有柴胡证，但见一证便是，不必悉具”的告诫，但毕竟“发热”不是柴胡证的典型症状，更未见诸于少阳病的提纲中，单凭“更发热”便使用小柴胡汤，似乎失之武断。但后一句“脉浮者，以汗解之”提出伤寒瘥后太阳发热的治法；“脉沉实者，以下解之”为伤寒瘥后阳明发热的治法。通过使用排除法除外太阳病和阳明病，本条“伤寒差以后，更发热”当属少阳病瘥后发热。非常重要的一点是：既为瘥后症，则不再有少阳病“寒热往来”“口苦咽干目眩”的典型症状，合情合理，符合临床实际。此外，“发热”为阳症，多见于三阳经，这也间接地排除三阴经病证。通过使用“排除法”，最后得出的结论是：本条为少阳瘥后发热，属于少阳病的“非典型症状”，使用小柴胡汤治疗是方证合拍。

《伤寒论》第270条曰：“伤寒三日，三阳为尽，三阴当受邪。其人反能食而不呕，此为三阴不受邪也。”本条先是根据“计日传经”的理论，提出伤寒三日，三阳为尽，疾病可能传入三阴经。究竟传或未传，此时的临床症状非常关键。若见心烦，发热，大便秘结或往来寒热等症，提示病变仍在阳明或少阳阶段。如果疾病进入太阴，则当见“腹满而吐，食不下，自利益甚，时腹自痛”；病入少阴，亦当见“欲吐不吐，心烦，但欲寐，五六日自利而渴者”；病入厥阴，还可见“消渴，气上撞心，心中疼热，饥而不欲食，食则吐蛔”等症，但本条“能食而不呕”排外了三阴病的基本症状。鉴于仲景是在少阳病中讨论本条文，且伤寒三日邪在少阳，因此邪气羁留少阳的可能性最大。

排除法是《伤寒论》条文解读和临床病案分析中最基本和使用最广泛的辨证诊断方法。

（二）比较法

有比较才有鉴别，有鉴别才有判断。中医辨证诊断的过程就是一个对疾病的症状和体征进行分析、比较、鉴别和判断的过程。“比较法”在《伤寒论》条文解读和临床病案分析中的使用十分普遍，广泛地应用于症状的鉴别诊断中。试举几段条文为例加以说明。

《伤寒论》第 71 条曰："太阳病，发汗后，大汗出，胃中干，烦躁不得眠，欲得饮水者，少少与饮之，令胃气和则愈。若脉浮，小便不利，微热消渴者，五苓散主之。"前半段"欲得饮水"是大汗出后损伤津液，导致胃中干，如果不救助胃中津液，将会转成阳明病，故"少少与饮之，令胃气和则愈"。后半段的"消渴"为水停下焦所致，如果不及时恢复膀胱的气化功能，化气行水，将发展为水逆和其他变证。同为口渴，但病机不同，所以张仲景特地将二者放在同一条条文中进行症状比较和鉴别。

《伤寒论》第 73 条曰："伤寒，汗出而渴者，五苓散主之；不渴者，茯苓甘草汤主之。"本条"口渴"一症是因为水蓄下焦，气化不利，水不化津，津不上承所致。"口不渴"提示水蓄中焦，水津尚能敷布全身，故不渴。张仲景将口渴与口不渴作为比较和鉴别水停中焦或者水蓄下焦的重要依据。

《伤寒论》第 125 条曰："太阳病，身黄，脉沉结，少腹硬，小便不利者，为无血也。小便自利，其人如狂者，血证谛也，抵当汤主之。"仲景将小便利与不利作为鉴别"无血"和"血证谛也"的主要依据。《伤寒论》还有辨结胸与脏结、辨厥、辨下利、辨厥热胜复、辨呕、辨哕逆等，都是关于症状和疾病的比较与鉴别。

不仅如此，《伤寒论》的不少方剂均以大小命名，如太阳病有大、小青龙汤，太阳病变证有大、小陷胸汤，阳明病有大、小承气汤，少阳病有大、小柴胡汤，以及大陷胸汤与丸、抵当汤与丸、四逆汤与散等，均含有比较和鉴别的意图。运用比较的方法解读《伤寒论》条文，容易抓住疾病的核心和实质，避免产生混淆和模糊。

（三）逆推法

逆推法，是一种颠倒因果关系的逆向思维，即从结果推导原因，或从临床出现的反常症状和体征推论引起这类反常症状和体征的原因，从而达到认识疾病的目的。这种条文的解读方式尤其适合对伤寒疾病因失治或误治，从而导致疾病不按伤寒六经传变规律进行传变的一类坏病和变证的认识。试举例说明：

节选《伤寒论》第 104 条："伤寒十三日不解，胸胁满而呕，日晡所发潮热，已而微利。此本柴胡证，下之以不得利，今反利者，知医以丸药下之，此非其治也。"伤寒病十三日不解，疾病发生传变应在意料之中。采用"捉证"的辨证方法，"胸胁满而呕"属少阳证，"日晡所发潮热"是阳明腑实证，二者结合，辨属"少阳兼里实"或"少阳阳明合病"当无歧义。然而病人"已而微利"却属反常，令人费解。本条阳明病仅潮热一症，尚未达到热结旁流的严重程度。因此用逆向法推测：前医单纯使用下法治疗少阳阳明合病，从而导致误治。

第105看似与第104条类似，但更为复杂："伤寒十三日不解，过经，谵语者，以有热也，当以汤下之。若小便利者，大便当硬，而反下利，脉调和者，知医以丸药下之，非其治也。若自下利者，脉当微厥，今反和者，此为内实也，调胃承气汤主之。"病人患伤寒十三日，"谵语""有热"，这是阳明腑实无疑，患者还应有燥屎内结，大便难等症，应当采用泻下的方法荡涤腑实。然而病人却出现"小便利"和"下利"等反常症状。如果小便利是津液偏渗引起的，那么病人应该大便难才对，但病人却出现下利；察病人脉象调和，当不属于脾胃虚寒的下利。唯一的可能性是前医曾经使用过泻下的误治方法，导致目前矛盾和复杂的症状。

《伤寒论》第123条也是逆向推理的典型条文。该条曰："太阳病，过经十余日，心下温温欲吐，而胸中痛，大便反溏，腹微满，郁郁微烦。先此时，自极吐下者，与调胃承气汤。若不尔者，不可与。"太阳病过经十余日，病邪传入阳明，腑气不通，气机逆乱，但尚未化燥，病人仅腹部轻微胀满，郁郁寡欢，微烦。仲景连用两个"微"字说明症状尚轻。大便反溏的"反"字提醒出现了与疾病本身发展所不同的病机。若病人先前服过峻下药物，"自极吐下"伤伐胃津，津伤胃燥，可让病人服用调胃承气汤。其目的是调和胃气，和畅气机，使恶心、便溏、腹胀、心烦等症状得到缓解，以免往阳明腑实的方向发展。如果之前未经峻下，胃中津液未受损伤，则不能使用调胃承气汤治疗。

"逆推法"是中医临床病案分析中广泛使用的一种辨证方法。从广义的角度看，中医通过搜集病人的四诊信息，从病人出现的症状和体征推测导致疾病的病因和病机，即"审证求因"的过程也属于逆推法，在此基础上"审因论治"，提出治法和方药。比如《伤寒论》第75条：

"未持脉时，病人手又自冒心，师因教试令咳而不咳者，此必两耳聋无闻也。所以然者，以重发汗，虚故如此。"在诊脉之前，医者见病人双手护在胸前，出现明显的心前区不适的症状。医者让病人咳嗽，病人居然毫无反应，这是病人出现突发性耳聋（为心肌梗死的先兆症状之一）。仲景逆推这是前医反复发汗，导致心肾阳气不足所致。

（四）考证法

考证法是对条文中有疑难问题的内容，通过考证该条文其他部分的内容，或借助《伤寒论》甚至《金匮要略》的其他条文进行解读。比如《伤寒论》第126条曰："伤寒有热，少腹满，应小便不利；今反利者，为有血也，当下之，不可余药，宜抵当丸。"关于条文中的"不可余药"一词，有的《伤寒论》注家和教材认为解释为"不可剩余药渣，即连汤带渣一并服下"，这种解释有些望文生义，牵强附会。笔者认为原文称"当下之，不可余药，宜抵当丸"，是指对本证的治疗必须采用下法治疗，应当使用抵当丸，不可使用其他的方药。这样的解释似乎最符合原意。关键的佐证是张仲景在本方的服法中提出"以水一升，煮一丸。取七合服之。晬时当下血；若不下者，更服"，即药物煎好之后，只须服三分之二的汤药，还剩下部分药液；病人服药后在24小时内应下血。否则再按此法重服。既然仲景提出"取七合服之"，而非"煎七合服之"，或"尽服""顿服"，则知当剩下部分药液。以经解经，当无歧义。

又如《伤寒论》第65条对"脐下悸，欲作奔豚"的病人使用茯苓桂枝甘草大枣汤治疗。其方后提出"以甘澜水一斗，先煮茯苓，减二升，内诸药，煮取三升，去滓。温服一升，日三服"。在甘澜水的制作方法中，宋本条文称："取水二升，置大盆内，以杓扬之，水上有珠子五六千颗相逐，取用之。"煎煮药物需甘澜水一斗，但制作甘澜水却仅取二升，即需要重复五次才能完成制备煎煮一次药物的量，既费时也费力，有些不可思议，不符合惯例。经与《金匮要略》"奔豚气病脉证治第八"中的同条条文进行比对，发现彼条在制备甘澜水时"取水两斗"，多出十倍，这更符合生活实际和讲求方便的原则，因此应以《金匮要略》所载的"取水两斗"为宜，疑团也随之而解开。

再如《伤寒论》和《金匮要略》都有小承气汤，其药物组成为大黄四两，厚朴二两，枳实大者三枚，用于治疗多汗伤津，胃燥肠实的阳明腑实证。考《金匮要略·腹满寒疝宿食病脉证治第十》厚朴三物汤与小承气汤的药物组成相同，但厚朴为八两，大黄四两，枳实五枚。此方重用厚朴，意在行气除满，用于治疗"痛而闭"，胀重于积滞的腹满之症，故以"厚朴三物汤"命名。又《金匮要略·痰饮咳嗽病脉证并治第十二》的厚朴大黄汤与小承气汤的药物组成亦完全相同，其中厚朴一尺，大黄六两，枳实四枚。该方重用厚朴和大黄开痞满，通大便，用于治疗支饮兼胃家实的腹痛腹满之症，乃以"厚朴大黄汤"命名此方。回过头再来看《伤寒论》小承气汤的命名，小承气汤通腑泻实的作用间于大承气汤和调胃承气汤之间，故尔得名。可见仲景对方剂的命名绝非随意而起，而是根据各方剂的功效和主治病证来确定，包含辨证施治和比较鉴别的深刻内涵。通过考证同一首方剂在《伤寒论》和《金匮要略》中的不同剂量的变化和方名的异同，可以加深对经方的认识，有助于经方的临床应用。

（五）以方测证

"以方测证法"属于"逆推法"条文解读的范畴，局限于方证之间使用，即通过对方药的适应证和应用范围的认识，反推该条文所应具备的症状和体征。比如《伤寒论》第51条曰："脉浮者，病在表，可发汗，宜麻黄汤。"从脉象上知道，该证属表证，但仅凭浮脉和"病在表"不能判断为太阳中风表虚证还是太阳伤寒表实证，或是太阳表郁轻证，还应当结合其他的脉证方可判断。然而"脉浮者，病在表"是本条唯一的症状和体征。好在仲景指出"可发汗，宜麻黄汤"。麻黄汤是治疗太阳伤寒表实证的代表方剂，以方测证，当知本条"病在表"实为太阳伤寒表实证。既为麻黄汤证，病人当有第35条的其他症状，如头痛，发热，身疼，腰痛，骨节疼痛，恶风，无汗而喘，以及脉浮紧诸脉症，因此据方补齐本条麻黄汤证的其他症状和体征。下两条的解读方法亦与本条同："太阳病，十日以去，脉浮细而嗜卧者，外已解也。设胸满胁痛者，与小柴胡汤；脉但浮者，与麻黄汤。"（37）"脉但浮，无余证者，与麻黄汤。"（232）

再看第 222 条："若渴欲饮水，口干舌燥者，白虎加人参汤主之。"口渴一症，既可见于三阳经，也可见于三阴经病证，如第 71 条有膀胱气化不利，津不上承的"微热消渴"；第 137 条有邪热与水饮互结于胸膈的"舌上燥而渴"；第 223 条有水热互结所致的"渴欲饮水"；以及少阴病的"咳而呕渴"和厥阴病上热下寒的消渴，等等。仅凭"渴欲饮水，口干舌燥者"实难判断其病机。仲景提出"白虎加人参汤主之"，以方测证，知本条"渴欲饮水，口干舌燥"为邪热炽盛，耗气伤津所致。同时从白虎加人参汤证的其他条文可以补齐本条条文的脉证，如"大汗出后，大烦渴不解，脉洪大者"（26）；"伤寒若吐、若下后，七八日不解，热结在里，表里俱热，时时恶风，大渴，舌上干燥而烦，欲饮水数升者，白虎加人参汤主之"（168）。

《伤寒论》第 243 条曰："食谷欲呕，属阳明也，吴茱萸汤主之。得汤反剧者，属上焦也。"单凭"食谷欲呕"很难断定属于胃阳不足的阳明中寒证，因为少阴病也有"饮食入口则吐，心中温温欲吐，复不能吐"（324）的症状。但仲景使用吴茱萸汤治疗此证，坐实了本证胃阳虚，不能受纳和腐熟水谷的病机。寒饮内停，胃气上逆，故使用吴茱萸汤温中和胃，降逆止呕。本条使用吴茱萸汤还具有试药鉴别的意义："得汤反剧者，属上焦也"，提示邪热若在上焦或半表半里，服用吴茱萸汤后，其辛热之性，会以热助热，加重胃气上逆的病机。根据"得汤反剧"的表现，可以逆推服药后症状加重是热在上焦，属于太阳或少阳病，而非阳明中寒证。

（六）以脉测证

脉诊是通过触按人体不同部位的脉搏，以了解脉象的变化。脉象出现的部位、脉搏的快慢以及脉搏的强弱等反映脏腑和气血津液的盛衰，以及疾病的病位和病性，脉诊以浮沉定表里，迟数定寒热，强弱定虚实，达到辨证诊断的目的。《伤寒论》十分重视脉象在疾病诊断中的重要意义，常以脉代证。因此在条文的解读中，以脉测证或以脉定证是非常重要的一种辨证诊断方法。如第 51 条："脉浮者，病在表，可发汗，宜麻黄汤。"此处以脉浮指代表证。当然麻黄汤证的典型脉象是浮紧，单是浮脉还不能确定属于麻黄汤证，还必须结合第三条"脉阴阳俱紧者，名为伤寒"进一步确定属于表虚还是表实。

第52条曰："脉浮而数者，可发汗，宜麻黄汤。"这是非典型的麻黄汤脉象。在脉诊中脉象浮而数提示表热证，但表热证不可使用辛温发汗的方药。既然仲景提出"可发汗，宜麻黄汤"，则说明本证仍然是太阳伤寒表实证。也就是说太阳伤寒表实证以脉浮紧为主，但有时也可见到脉浮数。伤寒何时出现脉浮紧和脉浮数的答案见于《伤寒论》第3条中："太阳病，或已发热，或未发热，必恶寒，体痛，呕逆，脉阴阳俱紧者，名为伤寒。"太阳病未发热，但恶寒，其脉当浮紧；太阳病已发热，且恶寒，其脉可浮而数。

《伤寒论》第132条曰："结胸证，其脉浮大者，不可下，下之则死。"这是根据脉象确定治则的一个范例。结胸证的典型脉象是寸脉浮，关脉沉。本条脉浮，说明表邪尚未完全入里，脉大提示里实尚未完全形成。这时纵然有心下硬满疼痛，假若脉象不沉紧，则尚未形成使用大陷胸汤攻逐里实的必要条件。否则误下必伤里气，导致邪气内陷，变证丛生，甚至出现危象，所以仲景提出"下之则死"作为警示。

第134条曰："太阳病，脉浮而动数，浮则为风，数则为热，动则为痛，数则为虚，头痛，发热，微盗汗出，而反恶寒者，表未解也。"仲景在本段直接使用脉象解释疾病的病因病机。脉浮为风邪入侵，主表证，与头痛，发热，恶寒等症吻合，故仲景判断"表未解也"；"动数"之脉非太阳中风表虚证之脉，而与仲景在第4条中提到"脉数急者，为传也"具有相同的意义，代表病邪有内传的倾向，不过尚未与有形之邪如痰水相结合，所以"数则为虚"。"微盗汗出"是邪欲入阴的表现，与疾病内传的趋势相吻合。因此，"浮而动数"的脉象准确地反映了疾病内传的动态变化以及疾病目前的病位。

《伤寒论》第140条曰："太阳病，下之，其脉促，不结胸者，此为欲解也。脉浮者，必结胸；脉紧者，必咽痛；脉弦者，必两胁拘急；脉细数者，头痛未止；脉沉紧者，必欲呕；脉沉滑者，协热利；脉浮滑者，必下血。"本条通过脉象预测病人的临床症状。清代医家吴谦在《医宗金鉴》中将脉象的先后顺序做过一些调整，首句中"其脉促"应为"其脉浮"。次句"脉浮者，必结胸"，应当为"脉促者，必结胸"，下一句"脉紧者"与"脉细数者"也互换顺序，以符合临床实际。调整之后本条中的脉象所代表的病机和症状分别是：

脉浮：邪在肌表，为表证。

脉促：邪气内陷，入里化热，欲与有形邪气相合，必结胸。

脉细数：阴虚有热，必咽痛。

脉弦：少阳肝胆不和，必两胁拘急。

脉紧：寒邪束缚，表证未去，头痛未止。

脉沉紧：寒邪犯胃，胃气不和，必欲呕。

脉沉滑：表邪入里化热，协热利。

脉浮滑：热邪炽盛，灼伤脉络，必下血。

《伤寒论》是学习脉诊的重要参考书，全书共记载二十六种脉象，其中二十四种脉象与现代二十八脉中的内容相同。《伤寒论》重脉诊，这应该也是西晋医学家王叔和将《伤寒论》收入《脉经》的重要原因。

（七）留意条文自注

《伤寒论》的一些条文包含张仲景的自注。这些自注对理解疾病的病机和传变，尤其是揣摩仲景的原意具有不可替代的作用。仲景通常将自注置于方药之前，使条文形成"倒装"的句式。这种"倒装法"让人们在接触到方药之前首先看到自注，从而加深对该病证的认识，也说明仲景对自注的重视程度。

比如《伤寒论》第 27 条："太阳病，发热恶寒，热多寒少，脉微弱者，此无阳也，不可发汗，宜桂枝二越婢一汤方。"此条既言"不可发汗"，缘何又使用发汗剂"桂枝二越婢一汤方"，岂非自相矛盾？其实这是将正文与仲景自注混淆在一起了。本条"宜桂枝二越婢一汤方"是倒装句，应接在"热多寒少"之后。"脉微弱者，此无阳也，不可发汗"是仲景的自注。"脉微弱者，此无阳也"是少阴病阴寒内盛的脉证，仲景这句自注一方面说明太阳病若阳气虚弱，可内传少阴，即"实则太阳，虚则少阴"的病传规律，另一方面提示少阴病不可发汗。这也与第 38 条"若脉微弱，汗出恶风者，不可服之"以及第 39 条"无少阴证者，大青龙汤发之"相呼应。

再看第 46 条："太阳病，脉浮紧，无汗，发热，身疼痛，八九日不解，表证仍在，此当发其汗。服药已，微除，其人发烦目瞑，剧者必衄，衄乃解。所以然者，阳气重故也。麻黄汤主之。"本段条文也是倒装句，"麻黄汤主之"应接在"此当发其汗"之后，这样上下文的意思才连贯。"服药已，微除，其人发烦目瞑，剧者必衄，衄乃解。所以然者，阳气重故也"是仲景自注，因太阳病八九日不解，阳气郁遏日久，故阳气重。仲景此注既是对本证病机的解释，其中"衄乃解"也是对病势做出的预测。

第 56 条曰："伤寒不大便六七日，头痛有热者，与承气汤。其小便清者，知不在里，仍在表也，当须发汗。若头痛者，必衄。宜桂枝汤。"条文的后半句也是倒装句，"宜桂枝汤"应接在"当须发汗"之后，语意才连贯。"若头痛者，必衄"也是仲景的自注，提示如果不及时使用桂枝汤发汗解表，就会导致邪郁伤络，进而在头痛的同时出现鼻衄，强调发散表郁之邪的必要性和紧迫性。

总之，凡条文中出现仲景的自注都应该倍加珍惜，仔细揣摩，它们提供了比后世伤寒注家更原始、更直接和更准确的解释。即便有人认为这些自注并非全都出自仲景，但至少从内容和年代上看也是更加接近原文的注释，仍然具有重要的参考价值。

（八）重视"未见症"

在《伤寒论》条文中，经常有"不恶寒""不汗出""不渴""不呕""不下利""不咳"等"未见症"。既然是不存在和没有发生过的症状，仲景为何仍然在条文中提出来，它们有什么临床意义和价值？实际上，《伤寒论》条文中的"未见症"比"已见症"具有更加重要的辨证和诊断意义，它们对于判断病因病机和疾病的寒热虚实，以及掌握疾病的传变都具有重要的价值，千万不可忽视。试举几则《伤寒论》的条文和病例加以说明：

第 39 条曰："伤寒脉浮缓，身不疼，但重，乍有轻时，无少阴证者，大青龙汤发之。"仲景提出"无少阴证"是使用大青龙汤的先决条件，因为少阴证是脾肾阳虚的里虚寒证，大青龙汤治疗伤寒外寒里热实证，方中麻黄的用量是麻黄汤中麻黄用量的两倍，因此必须确认在没有阳虚证的情况下才能使用，否则极易导致大汗出而亡阳的危象。"无少阴证"是正确和安全用药的关键要点。

第54条曰："病人脏无他病，时发热，自汗出而不愈者，此卫气不和也。先其时发汗则愈，宜桂枝汤主之。"病人脏无他病，提示病变部位较浅，病情较轻，排除脏腑和营气方面的疾患。"自汗出"是卫气不和所致，因此只需使用桂枝汤调和营卫即可。

第61条曰："下之后，复发汗，昼日烦躁，不得眠，夜而安静，不呕、不渴、无表证，脉沉微，身无大热者，干姜附子汤主之。"本条中的"不呕"提示无少阳证；"不渴"是无阳明证；"无表证"是没有太阳证。病人没有三阳经的疾病，说明疾病已经离阳入阴。病人脉沉微，这是少阴病的脉证，倘若阴寒内盛，格阳于外，则可见身热。而本条"身无大热"，说明病人虽然阳气虚弱，但尚未达到亡阳和真寒假热的程度，尚不需要使用通脉四逆汤或白通汤等。仲景通过上述几个"未见症"排外阳经的疾病，也排除少阴病亡阳和真寒假热的危候，从而将病证牢牢地锁定在干姜附子汤证上。

（九）细辨"反常症"

在《伤寒论》中，除了"未见症"之外还有一类"反常症"。"反常症"包括"反见症"和"反不见症"两类。按照疾病的病机发展和传变规律，病人本当出现某些症状和体征，却反未出现，这称为"反不见症"；还有一类症状，按照疾病的病机和传变规律，不应该在某阶段出现却反而出现，这类症状称为"反见症"。"反见症"和"反不见症"通常提示与疾病病机和传变规律不相吻合的症状和体征，是导致伤寒六经疾病出现"非典型症状"的基本原因，这对病机的分析和辨证诊断具有非常重要的意义。以下试举例予以说明。

第14条曰："太阳病，项背强几几，反汗出恶风者，桂枝加葛根汤主之。"欲理解本条"反汗出恶风"的"反见症"，让我们首先看看与本条相对应的第31条，"太阳病，项背强几几，无汗，恶风，葛根汤主之。"第31条为太阳伤寒表实证，寒为阴邪，主凝滞和收引，导致太阳经络拘急不利，经气不畅，所以出现"项背强几几"的症状，本条"无汗"点明这是寒邪入侵，寒气收引的结果。回过头来看第14条，"太阳病，项背强几几"，若按第31条的病机接下来当"无汗，恶风"，却"反汗出恶风"，这与太阳伤寒表实证的基本病机不合，故仲景在"汗出恶风"之前加一"反"字，以期引起重视。究其原因，原来第14条属于太阳中风表虚证，故汗出，恶风。汗出之后，太阳经脉失于滋养和濡润，经气不利，也出现项背强几几的症状。这说明无论是伤寒还是中风均可引起"项背强几几"，与《金匮要略》的"刚痉""柔痉"的病机类似。不过由于第14条感受的邪气仅为风邪，所以其"项背强几几"的症状应比第31条轻浅。本条的"反见症"加深了我们对太阳中风和太阳伤寒的理解，由于"项背强几几"在两段条文中的病机不一，故症状轻重以及治法和方药也不同。

《伤寒论》第23条曰："太阳病，得之八九日，如疟状，发热恶寒，热多寒少，其人不呕，清便欲自可，一日二三度发。脉微缓者，为欲愈也；脉微而恶寒者，此阴阳俱虚，不可更发汗、更下、更吐也。面色反有热色者，未欲解也，以其不能得小汗出，身必痒，宜桂枝麻黄各半汤。"本条提出太阳病八九日后的三种转归。第一种，脉微缓者，为欲愈；第二种，脉微而恶寒者，为阴阳俱虚。无论脉微缓还是脉微恶寒者，邪气皆已去。唯有第三种情况，病人"面色反有热色"，这里一个"反见症"，道出与前两种转归不一样的病机，这是邪正相争，阳气怫郁，未得发散的缘故。身痒是邪欲外透，证实了邪气外束阳气郁遏的基本病机。

《伤寒论》第24条曰："太阳病，初服桂枝汤，反烦不解者，先刺风池、风府，却与桂枝汤则愈。"太阳表虚证服桂枝汤后，病人症状应该得到缓解，但"反烦不解"。这个"反见症"引起诸多的思考：究竟是辨证不准确，还是汗不如法，或是疾病发生传变？排除各种可能性后，判断是感受风邪太重，需针药结合才能激发经气，祛邪外出。一个"却"字，道出妙用桂枝汤的窍门。

"反常症"除了"反见症"之外，还包括"反不见症"，对分析病机和掌握传变也有重要的帮助，不可因"反不见"而忽视其重要的临床价值。如第124条曰："太阳病六七日，表证仍在，脉微而沉，反不结胸，其人发狂者，以热在下焦，少腹当硬满，小便自利者，下血乃愈。所以然者，以太阳随经，瘀热在里故也。抵当汤主之。"太阳病六七日，虽然表证仍在，但脉象沉而微，说明疾病已经发生传变。按照伤寒疾病的传变规律，病邪内陷，首先与有形之邪结于胸中，导致结胸证。本条提出"反不结胸"，提示病变部位不在胸部。既然不在上焦，且病人少腹硬满，小便自利，则当按下焦蓄血证辨治。

第120条曰："太阳病，当恶寒、发热，今自汗出，反不恶寒、发热，关上脉细数者，以医吐之过也。"既为太阳病，当有恶寒、发热等表证的临床症状，但病人自汗出，反不恶寒发热，且脉细数，这说明病机和病变部位已然发生变化。本条"反不恶寒、发热"是由于前医误治，使用吐法治疗太阳表证，导致脾胃受损，里气不和。中气不足，难以亟起抗邪，故反不恶寒和发热。

再看下一条。第196条曰："阳明病，法多汗，反无汗，其身如虫行皮中状者，此以久虚故也。"阳明病阳气外越，法当多汗，病人反无汗，这是典型的"反常症"，与阳明病实热的病证不符，预示病机的重大变化。本条的"反无汗"是胃气虚弱的表现，胃虚则化源不足，所以无汗。病人皮下的虫行感提示胃气虚，中气不足，津伤血燥，故不可采用通腑泄热的治法。

第197条曰："阳明病，反无汗，而小便利，二三日呕而咳，手足厥者，必苦头痛；若不咳、不呕、手足不厥者，头不痛。"本条"反无汗"的病机与上条相同，属于中焦虚寒，因此没有阳明病表里俱热，阳气外越的汗出症。句尾的"未见症"不咳、不呕、手足不厥提示若没有寒水上逆，冒犯清阳，则头亦不痛。

（十）深究"非典型症"

所谓"非典型症"，是在伤寒疾病发生和传变的过程中，由于感邪的轻重、病传的深浅、疾病所处的阶段不同，以及正气的多寡和个体的差异等因素，导致临床表现与六经疾病的提纲不相吻合，甚至互为矛盾的一类症状。由于症状不典型，难以进行归纳和概括，给辨证和诊断带来不小的挑战。因此，对"非典型症"的诊断和治疗是对医者临床技能的挑战和考验。

各经疾病都有"非典型症"。比如《伤寒论》第3条："太阳病，或已发热，或未发热，必恶寒，体痛，呕逆，脉阴阳俱紧者，名为伤寒。"表证以恶寒，发热和脉浮作为基本的症状和体征，以区别于里证和其他病证。如果病人患恶寒，但尚未发热，这便属于表证的非典型症状，

"恶寒"容易被当成"畏寒"。这时必须通过其他的症状和脉象协助判断。此处的"未发热"并非"不发热",而是一个可以期待且即将到来的症状。随着时间的推移,发热的症状很快就会出现。又如,第49条曰:"脉浮数者,法当汗出而愈。"脉浮而数,通常见于风温初起,仲景却称"法当汗出而愈",即采用辛温发汗的方法治疗。如果辨证错误,会导致如第6条所说"太阳病,发热而渴,不恶寒者,为温病。若发汗已,身灼热者,名风温"的变证。一些《伤寒论》注家倾向于认为此处的"脉浮数"为讹字,当为"脉浮紧",即太阳伤寒表实证,这样"法当汗出而愈"则能解释得通。但接下来的第52条"脉浮而数者,可发汗,宜麻黄汤"再次表明麻黄汤证可见"脉浮数",很难再用讹字来解释,此条仲景不但提出可发汗,更明确提出宜麻黄汤。究其原因,伤寒表实脉浮紧是典型脉象,脉浮数则属于非典型脉象,必须探寻导致脉浮数的病机。其实答案就藏在第3条"太阳病或已发热,或未发热"这句话中:其已发热者,脉浮而数;其未发热者,脉浮而紧。证诸临床,诚不我欺。

阳明病也有"非典型症"。《伤寒论》第183条说:"问曰:病有得之一日,不发热而恶寒者,何也? 答曰:虽得之一日,恶寒将自罢,即自汗出而恶热也。"这是因为邪气正传入阳明,尚在化热或化燥的过程之中,寒邪未尽;或者虽阳气内郁,但热势未盛,故出现不发热而恶寒。仲景提示"恶寒将自罢,即自汗出而恶热也",代表疾病发展的规律和趋势。又如第169条曰:"伤寒无大热,口燥渴,心烦,背微恶寒者,白虎加人参汤主之。"这是阳明热盛伤津的白虎加人参汤证,本当出现"大汗出后,大烦渴不解,脉洪大"的典型阳明证,但病人却出现"背微恶寒"的非典型症状,容易与第304条"少阴病,得之一二日,口中和,其背恶寒者,当灸之,附子汤主之"发生混淆,必须探明究竟。其实白虎加人参汤症的"背微恶寒"是大汗之后恶风的表现,提示表虚不固,方中的人参正可益气固表,治疗此"非典型症状"。

总之"非典型症状"的诊断和治疗是对医者临床技能的挑战和考验,每遇此类条文或临床症状,不能轻轻带过,必须深究导致这类症状的病因和病机,找到圆满的答案。通过对"非典型症状"的学习,临床辨证诊断的能力会得到极大的提高。

（十一）掌握时间线索

带显性和隐性时间因素的条文是《伤寒论》的重要组成部分，不可或缺，这也是《伤寒论》的不少条文被当作医案进行解读的缘由。它们对分析疾病的病机和传变起到不可替代的作用。《伤寒论》条文中最常见到的是"计日传经"。"计日传经"理论虽然源自《素问·热论篇》，但在临床中的实际应用肇始于张仲景。如《伤寒论》第 5 条称"伤寒二三日，阳明、少阳证不见者，为不传也"；第 8 条曰"太阳病，头痛至七日以上自愈者，以行其经尽故也"，都与时间相关。第 10 条还称："风家，表解而不了了者，十二日愈。"仲景以时间为线索勾画出伤寒疾病大体的病程，并使用"计日传经"的方法辨病传规律。

恶寒和发热是太阳表证的基本症状。恶寒和发热之间具有因果的关系，恶寒为因，发热是果。通常恶寒在先，发热在后，在恶寒和发热之间有一个症状上的时间差。这个时间差随体质、年龄、性别，以及正邪的强弱而有长短的不同。这个时间差也与寒邪入侵人体的部位深浅有关。部位越深，人体做出反应所需要的时间亦越长。引入"时间差"的概念，为正确理解《伤寒论》第 3 条"太阳病，或已发热，或未发热，必恶寒"奠定了基础。

不仅如此，张仲景还引入时间因素辨厥热的胜复。少阳病往来寒热和厥阴病上热下寒是寒热阴阳在空间上的病机变化，而厥热胜复是寒热阴阳在时间上的病机变化。如第 341 条曰："伤寒发热四日，厥反三日，复热四日，厥少热多者，其病当愈。四日至七日，热不除者，必便脓血。"发热八日，厥仅三日，这是厥少热多，阳复病退，预后良好。若"热不除"，则阳复太过，灼伤脉络，可致便脓血。第 342 条曰："伤寒厥四日，热反三日，复厥五日，其病为进。寒多热少，阳气退，故为进也。"厥九日，热仅三日，寒多热少，阳气退，故为病进。这是以厥热的时间长短和厥热出现的先后顺序判断正邪斗争的态势和疾病的预后。

时间因素对于判断疾病所处的阶段和症状的轻重具有重要的意义。如第 301 条曰："少阴病始得之，反发热，脉沉者，麻黄细辛附子汤主之。"首先，三阴病在一般情况下无发热症状，故仲景通过一个"反见症"，提示病机的异常变化。少阴病发热最常见的情况是真寒假热证，出现在疾病的危重阶段，如第 317 条曰："少阴病，下利清谷，里寒外热，手足厥逆，脉微欲绝，身反不恶寒，其人面赤色，或腹痛，或干呕，或咽痛，或利止脉不出者，通脉四逆汤主之。"欲判断第 301 条的发热是否属于真寒假热的危证，发病时间的长短是尤为重要的参考因素。本条称"少阴病始得之"，说明本条为初患少阴病，尚未发展到真寒假热的阶段，此发热属少阴病兼表证，又称"太少两感"证。太阳与少阴相表里，故使用麻黄细辛附子汤温阳解表。

妇人患伤寒疾病，"经水适来"与"经水适断"的时间因素也是判断疾病轻重和预后的重要依据。"经水适来"者，提示邪热尚有出路，纵然邪热陷入血室，但经水未断，邪气尚有出路，所以无需药物治疗，或仅需使用针刺期门，则痊愈可期。而经水适断者则邪出无门，热入血室，邪热与血相结，需使用小柴胡汤的药物治疗，开郁解结，和解少阳。与经水适来者相比，经水适断者症状更加严重，更容易产生变证，预后也更差。

八、中医临床病案分析技巧

显而易见，《伤寒论》条文解读的方法也适用于中医临床病案的分析，二者之间有许多共通性的方法和技巧。本节从中医临床病案的角度出发，提出临床病案分析的技巧，以羽翼《伤寒论》条文解读的方法。若能够将两部分的方法和技巧结合起来，则更加全面和系统。

（一）勿将病因当病机

在中医临床病案分析和讨论中，笔者经常遇到将病因与病机、病因与辨证混为一谈的情况。比如在讨论导致"郁证"的病因时，常得到"肝气郁结""脾胃虚弱""心血不足"等答案。上述答案实际上都属于病机和辨证的概念。引起肝气郁结的病因通常是情绪因素，如与配偶、上司或同事吵架、辅导孩子作业时生气等是最常见的原因。脾胃虚弱可能是受体质因素的影响，先天脾胃功能不强，或者是后天饮食不节所引起，这是导致脾胃虚弱的病因。至于心血不足，既有可能是因为思虑太多，脑力劳动太过，或者是饮食失调，脾胃生化无源所致；对女性患者来说，还可能是月经量多，引起心肝血虚，等等。因此，情志失调，饮食不节，起居失常，以及先后天不足等因素才是导致临床上出现肝气郁结、脾胃虚弱和心血不足的病因。

诚然，此处的心血不足也许是脾胃虚弱的结果，脾胃虚弱也许是由于肝气郁结，肝郁脾虚所致，但这关乎脏腑之间的病理影响和疾病的传变，不应当归入病因的范畴。否则如果没有找出引起疾病的真正原因，并采取正确的措施消除引起这些病证的基本病因，其结果既会影响到治疗的效果，还容易导致疾病的复发。

（二）从病因辨病位

大部分的临床病案都会叙述疾病发生的过程和引起疾病的原因，比如"三天前不慎受凉感寒，出现鼻塞，头痛，流清涕"，或者"一周前搬家，在用力移动沙发的时候，突然听到腰部出现轻微的'咔嚓'声响，随后出现腰痛"，等等。

在中医的病因学里，各种致病因素都有与它们相对应的脏腑器官和形体组织，它们通过五行理论联系在一起，这对于临床上判断疾病的位置和受累及的脏腑组织器官有很大的帮助。请见表2–11。

表2–11　季节、气候、情志和饮食因素与人体部位的对应关系

五季	五邪	五色	五味	五体	五官	五华	五液	五腑	五脏	五情
春	风	青	酸	筋	眼	指甲	泪	胆	肝	怒
夏	热	红	苦	脉	舌	面	汗	小肠	心	喜
长夏	湿	黄	甘	肉	口	唇	唾	胃	脾	忧
秋	燥	白	辛	皮	鼻	皮毛	涕	大肠	肺	悲
冬	寒	黑	咸	骨	耳	发	溺	膀胱	肾	恐

同时，弄清楚疾病是由外感或七情内伤所致，不但对于辨别表证和里证非常有帮助，而且对于采用何种辨证诊断方法也具有重要的指导意义。

（三）勾画疾病时间轴

疾病发生、发展的先后顺序对于分析病机，尤其是掌握所涉及的脏

腑和气血津液的病理变化，以及相互之间的关系尤为重要。对于一个病程迁延持续若干年，病理变化错综复杂的病例来说，理出时间顺序，并找出它们之间的病理联系的确需要一定的功力。对于复杂的病例不妨先按时间先后的顺序列出一个时间表和所对应的症状体征，便于分析和理解。下面通过一个病例加以说明。

约翰，男，42岁，患抑郁症十余年，加重一年。约翰有一位管教极其严厉的父亲，在青春期之前他经常受到父亲的体罚和羞辱，养成了胆小怯懦的性格。哥哥和姐姐也经常在父母面前告他的状，让他非常生气，并感到十分孤单。在28岁的时候，他发生了一场严重的车祸，出现脑震荡，此后一直头部疼痛，部位固定，如针刺状，反复发作。

在约翰35岁的时候，他患了一次致命的流感，出现咳嗽，胸痛，吐黄痰，经过CT电脑断层扫描被确诊为肺炎，经抗生素治疗，咳嗽和胸痛消失，但在接下来的几个月中他低烧不退，体重下降，形体消瘦。

一年前，因为公司裁员，约翰的工作量突然增加，除了完成自己的工作之外，他还必须完成被裁掉的同事的一部分工作，他感到很大的精神压力，开始出现失眠、焦虑和烦躁的症状。约翰经常感到腹胀，反复交替出现腹泻和便秘，伴有不消化的食物残渣。他常觉得自己筋疲力尽，精神濒于崩溃。家庭医生根据他的症状，诊断为抑郁症，建议他采用中药和针灸治疗，调理身心健康。

今天约翰请假到中医针灸诊所就诊。他的主诉包括焦虑，失眠，头痛，长期交替发作的腹泻和便秘，疲乏气短，注意力不集中，健忘，情绪低落。其他症状还包括脘腹和胁肋部位胀满，胸闷痰多，色黄难咯。约翰的舌体淡胖，有齿痕，舌苔黄厚而腻，舌底静脉瘀血严重。他的脉象为弦细而数。

疾病按时间顺序出现的症状和体征，请见表2-12。

表2-12 疾病按时间顺序出现的症状和体征

时间	症状	病机
青春期前	经常受到父亲的体罚和羞辱，养成胆小怯懦的性格。哥哥和姐姐也经常向父母告他的状，让约翰非常生气，并感到十分孤单。	肝气郁结，胆气虚弱。

时间	症状	病机
28 岁时	发生了一场严重的车祸，出现脑震荡，从此开始头部疼痛，疼痛固定，如针刺状。	脑部外伤，心血瘀阻。
35 岁时	患严重流感，咳嗽、胸痛，吐黄痰，被确诊为肺炎，经抗生素治疗，咳嗽和胸痛消失，但低烧不退，体重下降，形体消瘦。	火郁痰凝，肺阴受损。
1 年前	感到很大的精神压力，出现失眠、焦虑和烦躁。经常感到腹胀，反复、交替出现腹泻和便秘，伴不消化的食物残渣。感到筋疲力尽，精神濒于崩溃。	肝郁脾虚，饮食积滞，湿浊内生，心神不守。
当前情志症状	焦虑，失眠，注意力不集中，健忘。	肝气郁结，心神不宁。
当前形体症状	头痛，反复、交替发作的腹泻和便秘，疲乏气短，脘腹和胁肋胀满，胸闷痰多，色黄难咯。	肝郁脾虚，气机不利，痰热阻肺。
当前舌脉体征	舌体淡胖，有齿痕，舌苔黄厚而腻，舌底静脉瘀血严重。脉象弦细而数。	脾气虚弱，痰热壅肺，心脉瘀阻，肝气郁结。

这是一个典型的郁证，包括气滞、血瘀、痰凝、火郁、湿停、食积等方面的病机变化，属于实证的范畴，同时也有脾气虚弱，心血不足，气阴两亏等虚证，整个病证呈现出虚实夹杂的复杂病机，其涉及的脏腑以心、肝、脾和肺为主。

从时间脉络上进行分析，该病从少年时期的气郁开始，到青壮年时期的血郁，再到成年时期的痰湿郁阻，在每一个时间节点出现的临床表现都非常清晰明了，其所涉及的脏腑如肝、心、脾、肺等与各阶段的郁证病机相对应，也与朱丹溪在《丹溪心法·六郁》中提出的六郁致病理论十分吻合。

（四）善抓关键脉证

张仲景在《伤寒论》中善于抓住关键的脉证进行辨证分析，如以恶寒发热辨表证；以有汗与无汗辨太阳中风和伤寒；以小便利与不利辨蓄水与蓄血；以渴与不渴辨水停中焦和下焦；以寒热往来辨少阳半表半里；以不恶寒反恶热辨阳明里热证；以能食不能食辨阳明病的寒热虚实，等等。在第 101 条，仲景将抓关键脉证说得更加明白，他说"伤寒中风，有柴胡证，但见一证便是，不必悉具"，一些伤寒学家将其形象地称为"捉证"。这不仅有助于《伤寒论》条文的解读，也有助于中医病案的分析和临床思维模式的建立。请看《伤寒论》第 244 条的病例：

太阳病，寸缓，关浮，尺弱，其人发热汗出，复恶寒，不呕，但心下痞者，此以医下之也。如其不下者，病人不恶寒而渴者，此转属阳明也。小便数者，大便必硬，不更衣十日，无所苦也。渴欲饮水，少少与之，但以法救之。渴者，宜五苓散。

这段条文非常精彩，不但提出太阳病的传变途径，也提出太阳病误治的变证和阳明经腑证，以及口渴的症状鉴别。整段条文重在"捉证"："太阳病，寸缓，关浮，尺弱，其人发热汗出，复恶寒，不呕"，这是典型的太阳中风表虚证，桂枝汤主之。"不呕"作为"未见证"提示疾病尚未传入少阳，是本条鉴别太阳病尚未发生传变的关键症状。

"但心下痞者，此以医下之也"，是太阳表证误下，导致邪气内陷，气机阻滞，形成"痞证"，治当以半夏泻心汤一类调畅气机，和中消痞。"心下痞"作为关键症状，提示太阳病误治，邪气内陷，酿为坏病。

"如其不下者，病人不恶寒而渴者，此转属阳明也"，提出假若太阳表证未经误下，传入阳明，病人不恶寒，反恶热，且口渴喜饮，出现内外皆热的阳明热证，"不恶寒而渴"也是阳明经证的关键症状之一。当视其汗出口渴的程度使用白虎汤或白虎加人参汤治疗。

"小便数者，大便必硬，不更衣十日，无所苦也"，这是太阳阳明的"脾约"证。由于胃中燥热，津液不能进入胃肠，转而渗入膀胱，因此出现小便频数，大便坚硬，但其程度比阳明腑实的燥屎内结轻微，所以病人十余日不大便仍无痛苦，方用泻下的轻剂和缓剂麻子仁丸。本条抓住津液在大小肠的分布情况辨"脾约"证。

"渴欲饮水，少少与之，但以法救之"，这是胃中津液耗伤，欲饮水自救的征兆，应少少与之，使胃气调和，气化有度，津液自还，病人渐渐康复。

"渴者，宜五苓散"，预示太阳经的邪气传入太阳膀胱腑，导致蓄水证。此非阳明病实热伤耗津液，而是由于膀胱气化失司，水道失调，水邪积聚于内，不能化津上承所致，故口渴。虽然都有"渴"症，但病机迥异。仲景抓住两个"渴"症，辨阳明与太阳蓄水证的传变。

再举一临床病例说明善抓关键脉证的重要性。

健身教练，男，35岁。病人主诉每日就餐头汗如雨，余处无汗，症状持续半年多。病人身体硕壮，精力充沛，酷爱体育锻炼，性格活泼开朗，饮食起居有规律，唯不堪为出汗所扰。就诊时病人舌脉正常，无余证。

根据《伤寒论》第54曰："病人脏无他病，时发热，自汗出而不愈者，此卫气不和也。先其时发汗则愈，宜桂枝汤主之。"由于病人体格健壮，无其他症状，于是笔者采用"捉证"的辨证方法，抓住病人就餐时头汗如雨的关键症状，辨属"营卫不和"，且以"卫强营弱"为基本病机。《素问·阴阳别论篇》曰"阳加于阴谓之汗"，病人进餐时全身阳气调动，卫气处于旺盛和亢奋的状态；又头为诸阳之会，故汗出仅限于头面的部位。该病人经过服用桂枝汤六剂，无加减化裁，其头汗的症状完全消除。方证相合，效若桴鼓相应。

（五）循证推论

中医是一门循证医学，辨证和诊断必须以症状和体征作为依据。在病案分析中，任何带有主观臆测的分析和判断都应竭力避免，否则易犯错误。请看下面的病例：

刘姓患者，男，50岁，患乙型肝炎15年。患者最近被诊断出肝硬化腹水，目前的主要症状包括疲乏无力，腹满腹胀，肝区疼痛。病人食欲尚可，无恶心呕逆，查体见双下肢水肿，按之凹陷明显，尤以踝关节处肿胀更甚，伴尿少，腰部酸痛，膝关节和小腿沉重，疲乏无力以及耳鸣等。检查发现肝脾肿大，肝功能异常，转氨酶和胆红素升高，腹腔积液等。舌质淡胖，舌苔白厚滑腻，左脉弦细，右脉沉弱，双手尺部脉沉而微。

问题：根据五行学说关于疾病传变的理论，试分析该病的五行传变模式。

标准答案是子病犯母（肝病及肾），疾病按照相生的关系传变，病人预后较差。但在讨论中有人提出异议，认为这是疾病按照相克的关系进行传变，即肝木乘脾土，然后脾土乘肾水，导致下肢水肿，出现尿少、腹水等水液代谢失常的症状。为了支持其观点，他还用"经过查体，发现该病人有肝脾肿大，这是肝脾不和的明证"来支持其论点，从表面上看似乎也有道理。其实之所以发生辨证上的歧异，主要是主观上对现代医学的肝脾与中医的肝脾在概念上的理解不一致所造成的。中医的脏腑具有整体观的意义，不能与西医脏腑直接画等号。更加重要的是，该病案目前没有脾胃运化失常的客观临床症状。胃主受纳而脾主运化，二者参与水谷的运化、腐熟、吸收和转输。如果脾胃的运化失常，病人当有食欲减退，恶心，呕吐，腹泻等症状。该病人目前食欲尚可，无恶心呕逆，其腹满腹胀是因为肝硬化腹水所致，因此该病案目前主要涉及肝与肾，其传变模式为子病犯母，肝病累及肾脏。当然，丝毫不排除该疾病在今后的某一阶段出现"木乘土"及"土乘水"的病理传变，但目前未涉及脾，治当疏肝理气，温肾化气，行水消满。这说明临床辨证必须以症状和体征为依据，只有辨证准确，治疗才能够收到预期的效果。

（六）重视脉证相合

与舌脉相关的信息通常出现在中医病案分析的最后，与四诊的其他内容和现代医学的实验室检查结果一并呈现，这与《伤寒论》的舌脉描述不同。《伤寒论》的舌脉往往出现在条文之首或条文中。

在大多数情况下，根据主证、疾病发生发展的演变（病史），以及目前的症状，病案分析者对于疾病的诊断和辨证已经形成了一个整体的和大致的印象和判断。病案结尾部分的舌脉信息是对预期诊断和辨证的一个确认，证实判断的正确性和准确度，这无疑对于增强病案分析的自信心大有裨益。如果一个病案分析需要依靠舌脉的信息才能最终确诊，这说明病案比较复杂，诊断和辨证存在一定的难度。

当然，临床上也存在舌脉信息与症状体征不相符合的情况，这就要求病案分析者找出脉证不相吻合的原因，不能轻易地采信或否定。

（七）脉证不合的取舍

如前所述，在某些特殊的情况下，病人的主诉、病史和现症与舌脉信息不相吻合。病案分析者必须找出导致异常情况发生的原因，辨明疾病的真相。一般的规律是：疾病越是到了最严重的阶段，就越容易出现症状和体征的假象，也最容易出现脉证不合，这是中医学关于"大实有羸状，至虚有盛候"，以及"真寒假热，真热假寒"的临床经验积累。《伤寒论》中的一些条文也存在脉证不合的情况，研习者面临"舍证从脉"，或"舍脉从证"的取舍难题。比如第 132 条"结胸证，其脉浮大者，不可下，下之则死"，这是根据脉象，而不是结胸证来确定治疗原则和治法。再比如迟脉通常见于少阴病中，是脾肾阳虚的表现，如果在阳明腑实证中也出现迟脉，但病人有阳明腑实的症状，包括不恶寒反恶热，身濈然汗出，大便秘结，这是热邪郁结，秽浊闭阻，腑气不通所致，因此应当舍脉从证，使用承气汤一类的方剂通腑泄热，而不能根据迟脉主虚主寒而采取温补的治法。

关于脉证取舍的规律可以总结为：证有余而脉不足者应当舍证从脉，如阳证见阴脉，表证见沉脉，以及证实脉虚等。如《伤寒论》第92 条"病发热，头痛，脉反沉，若不瘥，身体疼痛，当救其里，宜四逆汤"即属此类。相反，如果证不足而脉有余，如阴证见阳脉，里证见浮脉或证虚脉实，提示表证未解，或病邪有向表和出阳的趋势，则宜舍脉从证。简言之，《伤寒论》脉证取舍的要点是从"虚"字着眼：即证实脉虚者从脉，证虚脉实者从证。这为临床的诊断，特别是脉象的取舍提供了实践性非常强的法纲。这也体现出顾护正气，以人为本的原则，强调补虚在治疗中的重要作用。

导致脉证不合的另外一个原因是药物的因素。曾有一位患红斑性狼疮自体免疫性疾病的中年女性患者，其指间小关节严重变形，骨瘦如柴，体重只有八十多磅，行走困难，就诊时她的丈夫从出租车里将她抱进中医诊所。笔者主观判断病人的脉象当沉细且微弱无力，然而触诊时发现她的寸关尺三部脉俱滑实有力，脉象表现为阳脉和实脉，这与她的主诉、体征和临床症状完全不相吻合。经过问诊方知她目前正使用大剂量的激素类药物，从而导致这位病人脉证不合。其他如安装心脏起搏器的病人也常出现脉证不合的情况。

对《伤寒论》的条文和既往的病案进行讨论和分析与临床上实际诊治病人不同，不可能通过补充询问病人获得更多的信息，因此必须充分利用已知的资料，进行深入的分析，在脉证之间做出取舍。

（八）理法方药相一致

《伤寒论》对中医临床诊断和治疗的最大的贡献之一便是理法方药紧密结合，丝丝入扣。诊断和辨证以脉证为基础，治则和治法以诊断和辨证为依据，方剂和药物的选择又以治则和治法为指导。这是在临床诊断和治疗中必须遵循的基本原则。治则和治法须与诊断和辨证吻合一致，不能脱节，也不能随意地增删。比如，对于一个辨证为肝郁脾虚，心肾不交的病例，治疗的原则应当是舒肝健脾，交通心肾，而非仅仅疏肝，或仅仅健脾，而只字不提交通心肾。诚然，有的时候需要根据疾病的轻重缓急来确定治疗原则，不可能面面俱到，比如根据病人的症状表现，在目前的阶段只需要疏肝健脾，待症状缓解之后再交通心肾，那就必须在治疗的方案和计划中加以说明。治疗原则和治法必须与诊断和辨证环环相扣，不可平添任何不相关的内容。如果在肝郁脾虚，心肾不交的病机诊断下提出"疏肝健脾，祛痰除湿"的治法，这就违背了"诊断和治疗相吻合"的原则，因为痰湿为患并没有出现在诊断与辨证当中，尽管从理论上分析病人在脾虚的同时可能出现因脾虚失运而导致痰湿内生的病机，但必须具备痰湿的脉证。总之，一切皆以症状及体征为依据和准绳，不可主观臆测。

强调理法方药前后吻合，丝丝入扣，保持连贯性和一致性，除了有培养正确的病案分析的方法和习惯的原因之外，还有法律层面的因素。临床医生在任何时候、任何情况下所制定的治疗方案，必须与诊断和辨证相吻合，这不仅是对病人的治疗负责，也是对其所从事的职业负责，更是对自己负责，因为在临床治疗期间所有的病历书写和记录的内容都具有法律的效力。因此，医者应当进一步提升专业素质，谨慎和认真地对待诊断、治疗和病案记录。在这一点上，医圣张仲景和他的《伤寒论》为我们树立了榜样和原则。

辨太阳病主兼证脉证并治

一、太阳病概述

（一）足太阳膀胱经的经络循行

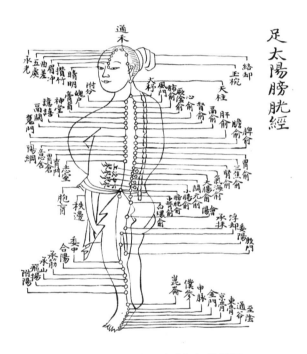

图 3-1　足太阳膀胱经经脉循行

注：本图及本书的其他经络图均引自明代杨继洲所著《针灸大成》。

足太阳膀胱经起于目内眦，上额到达颠顶，交会于督脉百会穴。

头顶的支脉：从头顶到颞颥部，即头部两侧靠近耳部上方的部位。

头顶直行的经脉：从头顶入里与大脑相连。回出分成两支下行项后，一支沿脊柱旁开 1.5 寸下行到达腰部。从脊柱旁的肌肉进入体腔，联络肾脏，属于膀胱。然后腰部的支脉向下通过臀部，进入腘窝中。

后项的支脉：通过肩胛骨内缘直下，经臀部下行，沿大腿后外侧与腰部下行进入腘窝的支脉会合，由此下行通过腓肠肌，出于外踝的后面。沿着第五跖骨粗隆至小趾外侧端，与足少阴肾经相交接。

本经所联络的脏腑器官和身体部位：眼、头、脑、项、背、腰、肾、膀胱、臀部、膝关节后侧、小腿后侧、外踝、足外侧、足小趾。

主要证候：小便不通，遗尿，癫狂，疟疾，目痛，迎风流泪，鼻塞多涕，鼻衄，头痛，项、背、腰、臀部以及下肢后侧沿本经循行部位的疼痛等。

（二）膀胱与足太阳经的生理病理特点

膀胱又称"净腑""水府""玉海"等。《素问·灵兰秘典论篇》曰"膀胱者，州都之官，津液藏焉，气化则能出矣"，指出膀胱的主要生理功能是贮藏津液和排泄尿液。同时《内经》明确提出，膀胱是人体气化的场所。通过气化的作用，多余的津液以尿液的形式排出体外，从而维持人体水液代谢的平衡。小便从膀胱排出是通过气化的作用实现的。如果气化失司，则会导致小便困难，水液潴留，出现癃闭等症；气不固摄，则小便清长，尿频，甚至尿失禁。膀胱的气化功能必须依靠肾中阳气的温煦作用才能完成，因此膀胱和肾在生理病理上具有非常密切的关系。

足太阳膀胱经的循行始于头止于足，经过人体的躯干部位，属于膀胱，内联肾脏，是人体经脉系统中长度最长、分布最广、穴位最多的一条经脉，被称为"十二经脉之长"。《灵枢·营卫生会》曰"太阴主内，太阳主外"，这里的外即人体的体表，包括皮肤、汗孔、腠理、肌肉等部位。足太阳膀胱经和三焦将肾、膀胱与体表的肌肤和皮毛联系起来，组成人体津液的贮存、运输、敷布、气化和排泄系统，以维持人体津液代谢的协调和平衡，正如《灵枢·本脏》所说："肾合三焦膀胱。三焦膀胱者，腠理毫毛其应。"肾中的阳气与温煦肌表的卫气，通过人体气化的作用随津液源源不断地通过膀胱的经脉和三焦敷布全身，所以卫气的运行也是从足太阳膀胱经分布到全身，如《灵枢·卫气行》曰"是故平旦阴尽，阳气出于目。目张则气上行于头，循项下足太阳，循背下至小趾之端。其散者，别于目锐眦，下手太阳"，卫气依次布散于太阳、少阳和阳明经，发挥"温分肉，充皮肤，肥腠理，司开合"的作用，保护机体免受外邪侵犯。也正是因为卫气与肾和膀胱之间的密切联系，《灵枢·营卫生会》说："营出于中焦，卫出于下焦。"

太阳经脉被历代医家称为人身之"藩篱"，并非仅仅是因为太阳经脉循行于表的部位分布使然，而是包括了肾与膀胱、营卫与津液、阴精与阳气等脏腑器官和气血津液等精微物质，以及这些精微物质的气机运动和气化作用，具有非常广泛的物质基础和生理、病理联系。准确地说，太阳病是外邪（尤其是风寒之邪）侵入人体之后，导致位于太阳肌表的营气、卫气和津液等物质的气化失调，以及相互之间协调平衡的关系受到破坏所引起的多种病理变化和症状表现。这是太阳病变的物质基础，对于理解太阳病风寒外邪导致营卫失调、气津失常、气化失司的病理特点具有非常重要的意义。若太阳病继续发展，还可以由经及腑，由腑及脏，出现太阳腑证和太阳病直中少阴等传变模式。

（三）太阳病的范围

太阳病是伤寒疾病的第一个阶段。当外邪侵犯人体，首先侵犯人体的肌表、皮毛、五官和九窍，卫气亟起抵抗，并通过津液的排泄作用将病邪排出体外。太阳经为十二经之首，主表主外，是人身的藩篱，因此当外邪入侵时，足太阳经脉首当其冲，感受邪气并出现皮肤和肌表的症状，这与温邪主要从口鼻等窍道而入，出现"温邪上受，首先犯肺，逆传心包"的致病途径是不一样的。温邪首先侵犯手太阴肺经，甫一发病便有咽喉疼痛的表现，而伤寒疾病鲜少在太阳病阶段出现咽喉疼痛的症状。

由于六淫邪气具有各自的致病特点，所以当不同的病邪侵犯肌表，常常引起各种症状表现。其中以发热，汗出，恶风和脉缓为主要临床特征的是太阳中风表虚证；以恶寒，发热，无汗，头痛，体痛，肢节痛，呕逆，脉浮紧为特征的是太阳伤寒表实证；如果感受风寒外邪，邪气郁遏，日久不去，也可出现表郁轻证；还有风湿邪气相搏，出现骨节疼烦，不能自转侧，或掣痛不得屈伸，近之则痛剧，恶风不欲去衣，小便不利等，辨为太阳风湿证。

太阳经证常常伴随不同的兼证，比如太阳中风与太阳伤寒都会因经气不利，沿太阳经脉循行的部位出现项背疼痛强急的兼证；或因皮毛与肺和三焦的联系，出现喘咳的太阳中风兼证；或外感寒邪，内有水饮，出现喘咳、渴利、呕逆的太阳伤寒兼证等。这些兼证的出现增加了太阳病的复杂性和辨证难度。

随着疾病的进一步发展，太阳经证由经传腑，继而出现太阳病的腑证。膀胱的基本功能是贮存津液，并通过气化作用排出尿液，以维持人体水液代谢的平衡。如果病邪入腑，膀胱气化失司，则会导致小便不利的膀胱蓄水证。如果邪气由寒转热，瘀阻于下焦，则会出现蓄血证。由于蓄血证病位不在膀胱，所以病人小便如常。

太阳经脉处于人体表浅的部位，太阳疾病也处于伤寒疾病的初期阶段，所以太阳疾病的传变充满各种可能性和不确定性。太阳病既可以按六经进行传变，其传变具有一定的规律性可循；或因体质因素，或因医者的误治或失治等原因，导致疾病不循六经的传变规律进行传变，出现变证和坏病。这些变证和坏病更加错综复杂，无规律可循。由于这部分内容繁杂，本书专辟第四章对太阳病的变证、坏病和夹杂证进行深入的讨论。

宋本《伤寒论》共有398条条文，其中"辨太阳病脉证并治"上、中、下的条文共有178条，占到所有条文的几乎一半。许多条文不仅讨论太阳病，还涉及阳明、少阳和三阴的疾病。因此，掌握好太阳病的内容，对于理解其他各经疾病具有非常重要的意义。当然，其中涉及的阳明、少阳和三阴疾病的内容也为太阳病的研读带来一定的难度和挑战。

此外，"辨阳明病脉证并治"和"辨少阳病脉证并治"中也有涉及太阳病内容的条文，如"三阳合病""二阳并病"等，甚至若干条条文直接冠以"太阳病"，如244、248及250等条。

二、太阳病的基本内容

（一）太阳病提纲

第 1 条：太阳之为病，脉浮，头项强痛而恶寒。

【释义】本条为太阳病的提纲，提出太阳病的基本脉证。

在伤寒太阳疾病中，"脉浮"代表表证。浮脉是阳脉的一种，《脉经》曰："举之有余，按之不足。"其脉位浮浅，轻取即得，按之稍减而不空，举之泛泛而有余，指下的感觉像按压一段漂浮在水面上的木头，应指感非常明显，李时珍在《濒湖脉学》中称其"浮脉惟从肉上行，如循榆荚似毛轻"。

在诊断学上，脉诊的三要素包括脉象的部位（代表前后的寸、关、尺三部和代表上下的天、地、人三才）、脉搏的频率和节律以及脉搏的强弱和脉体等方面，传统上以胃、神、根来表示。将脉象部位（浮沉）、脉搏频率（迟数）以及脉搏态势（强弱）与八纲辨证的证型相对应，可以看出脉诊与辨证之间具有非常强的逻辑关系，请见图 3-2。

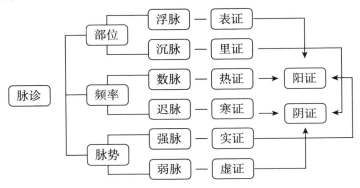

图 3-2　脉诊与八纲辨证的关系

"头项强痛"是太阳经气不利的表现。手足阳经在头部的循行和分布具有许多弯曲和转折，与四肢几乎直线循行分布的方式不同。外邪入侵容易导致这些部位的经气受阻，从而产生局部疼痛的症状。

足太阳膀胱经在头颈部的循行特点是：经脉在前额的眉冲和曲差穴处分别产生几乎直角 90°的转折，然后沿头颅划出一个弧型弯曲，到达后头部；膀胱经在颈部与督脉的横向距离仅有 1.3 寸，这比膀胱经在头部与督脉的横向距离 1.5 寸更窄；足太阳经脉在颈部一分为二，沿脊柱两侧各分为两支；足太阳膀胱经上的玉枕和天柱穴位于头枕部，这个部位在气功学上称作"玉枕关"，是背部三关之一。人体在睡眠的时候这个区域受到头部重力持续的压迫，若睡眠姿势不正确，容易引起落枕和疼痛。上述这些特点决定了足太阳膀胱经从前额到头枕和颈部的这一段经脉最容易产生气血运行受阻和经气不利的病理变化，出现头痛和项背强几几的症状。其他阳经在头部的分布也大抵如此，比如足少阳胆经在

纵横《伤寒论》
——《伤寒论》释义与方证比较及应用

听会、颔厌、曲鬓、完骨和阳白等穴位处都有类似锐角的转折，而这些转折处也正是少阳头痛最经常出现的痛点部位。手足三阳经的经气不利是头痛的基本病机。

临床上根据手足三阳经在头面部的循行分布规律，将阳经头痛按经脉名称进行分型，作为辨证治疗的依据。请见表 3-1。

表 3-1　阳经头痛的经脉分型和常用的引经药

部位	头痛类型	引经药物
后头、头枕部疼痛，项及上背痛	太阳头痛	葛根，麻黄，羌活
前额痛、鼻窦和颧弓疼痛	阳明头痛	白芷，知母，升麻
头颞和侧头部疼痛，耳前后疼痛	少阳头痛	黄芩，柴胡，川芎

"恶寒"是人体对于寒邪入侵所做出的反应。寒为阴邪，易伤阳气，所以当寒邪入侵的时候，由于寒主收引，人体皮肤收缩，汗孔闭合，表现为恶寒而无汗，在严重的情况下，人体还会瑟瑟发抖，四肢冰凉，面色苍白。可见此处的恶寒（以及无汗）实际上是人体感寒之后所做出的应急反应，以防止阳气的进一步损伤。

这段条文没有提到发热的症状，但发热是表证的基本症状之一，不可或缺。实际上中医对表证的诊断要点包括必须同时见到恶寒和发热，因为单纯的恶寒或发热是里寒或里热证的表现，寒热往来是邪在半表半里的典型症状。之所以仲景在这里没有将发热纳入太阳病提纲的基本症状中，笔者认为有三个方面的原因：第一是为了突出和强调在伤寒疾病中，"恶寒"是其最基本、最主要和最早出现的症状。第二，这是为了说明症状出现的先后顺序。人体感受外邪，最先出现恶寒，经过一定的时间之后人体才会出现发热的症状。这非常合理的解释了第 3 条："太阳病，或已发热，或未发热，必恶寒。"恶寒是人体对寒邪的一种本能的反应，而发热是人体对病邪所采取的应对措施，在恶寒和发热之间有一个时间差。第三，在太阳病提纲中不言"发热"，是为了接下来与第 6 条"太阳病，发热而渴，不恶寒"的温病相鉴别。对年老体弱或罹患慢性病的特定的人群来说，在太阳伤寒发病之初的一段时间里，发热可能属于"未见症"。这是太阳病提纲给我们的启示。

必须指出的是，伤寒表证的"未发热"不等于"不发热"，"发热"的症状终究会到来，只是迟早的时间问题。这和我们在临床上观察到的情况非常吻合，说明仲景对症状的观察和描述非常细致和准确。至于恶寒和发热之间的时间差究竟是多长，这应该根据感邪的多少、病邪的种类，尤其是病人的年龄、性别和体质等因素来决定。一般而言，感受风邪发热快，感受寒邪发热迟；儿童和青壮年发热快，老年体虚者发热迟；男性患者发热快，女性患者发热迟。

寒邪作为阴邪，引起阴性的症状如恶寒、怕冷等症状容易理解。但为什么病人继而出现属阳的发热症状呢？这是因为寒性凝滞，郁遏卫气，导致津液和血液郁滞；再加上寒主收引，引起经络、筋脉、血脉、肌肤、腠理，以及肢体关节的拘挛强急和汗孔闭合，使本应布散于体表的卫气运行受阻。卫为阳，阳气郁遏的结果出现发热的症状。这种发热与阳明疾病的发热具有完全不同的病理机制，断不可使用寒凉类的药物清泄邪热，否则容易导致邪气冰伏，加重病情，而必须采用发散的药物如桂枝、麻黄等辛温发汗，散寒解表，使邪随汗出，郁遏的卫阳得到宣畅，则发热的症状随之得到缓解。

（二）太阳病的分类

第2条：太阳病，发热，汗出，恶风，脉缓者，名为中风。

【释义】本条提出太阳中风表虚证的主要脉证。

太阳经证（或称太阳表证、外证）包括中风表虚、伤寒表实、表郁轻证及太阳风湿证。本条讨论外感风邪入侵人体的脉证特点。

风为春天的主气，广泛存在于自然界中。风邪为六淫之首邪，其致病特点请见表3-2。

表3-2　风邪的致病特点

风邪致病的特点	症状和病证
风为六淫邪气中的阳邪，易袭阳位，比如头面部、五官、上肢、背部和三阳经，尤其是三阳经之首的太阳经脉。	头痛，尤其是后头部和枕部疼痛，颈部和背部拘挛强急，活动受限。多见于伤寒太阳表证、感冒、流感、过敏性疾病、周围性面瘫等。

风邪致病的特点	症状和病证
风性主动，发病迅速，传变容易。	急性发作，邪易传变，症状具有游走不定的特点，比如风邪引起的行痹、荨麻疹以及感冒症状快速变化的特点等。
风邪其性开泄，易致腠理疏松，表卫不固，汗孔洞开，导致汗出。	汗出，恶风。但出汗量不大，仅皮肤表面感觉湿润，迥异于里热大汗出。
风性开泄，卫外不固；汗出伤津，导致气津两伤。太阳表虚，众多邪气容易随风邪侵入人体。故风为百病之长。	在中医病因学上，多见风寒、风热、风湿、风痹、风燥、风寒湿、风湿热等合邪，及风温、风水、头风等疾病。
风邪与卫阳之气在皮肤、肌腠间相搏，导致瘙痒的症状。	各类过敏性疾病、鼻痒、眼睛痒、耳中痒、咽喉痒、皮肤痒、荨麻疹等。

　　回到本条。《伤寒论》第 1 条没有提到发热，而本条太阳中风的第一个症状便是发热，补齐了外感表证发热和恶寒并见的基本症状。风为阳邪，肌表的卫气也属阳，二阳相合，同气相求，则容易产生发热，而且发热的症状通常会在感受风邪之后很快出现。这与下一条的寒邪入侵，"或已发热，或未发热"，具有症状先后的时间差是迥然不同的。紧随着发热之后出现的症状是"汗出"。《素问·阴阳别论篇》曰："阳加于阴谓之汗。"风为阳邪，鼓动津液的气化，津液乃化为汗液；风性开泄，为汗液的排泄提供了方便，因此"汗出"的症状紧随"发热"之后出现，说明发热与汗出之间具有因果的关系，发热是因，汗出是果。鉴于"发热"和"汗出"的因果关系，症状的出现也具有先后的顺序。其病理变化一方面是两阳相合，引起卫阳盛；另一方面，汗出导致营阴弱，形成"卫强营弱"的太阳中风证的基本病机。

　　"恶风"是比"恶寒"轻一些的临床症状。病人感受风邪，表卫不固，腠理疏松，汗孔洞开，所以肌表对空气的流动和温度的变化特别敏感，因而出现恶风的症状。病人站在靠近窗户的地方或空调的冷气出口处附近恶风的感觉尤其明显。恶风也是汗出之后表卫不固的表现。由此形成了太阳中风之后的一条完整的"症状链"：太阳中风导致发热；发热引起汗出；汗出产生恶风。症状之间具有因果的关系。

此条的脉象是"缓脉"，结合第 1 条太阳病提纲中的浮脉，太阳中风的脉象应当是浮缓脉。缓脉一息四至，具有来去松懈弛缓的指下感觉。如果单见缓脉，提示湿病及脾胃虚弱等。缓脉也是平脉的一种，可见于正常人，尤其是长期坚持体育锻炼之人。如果脉象既浮且缓，则是太阳中风的表现。由于风性开泄，肌肤腠理处于一个舒缓松弛的状态，故脉见浮缓。

太阳中风证又被称为"太阳中风表虚证"，体现了不同辨证方法的有机结合。"太阳"属于伤寒六经辨证体系；"中风"属于病因辨证的范畴；"表虚"则是八纲辨证中的"表证"和"虚证"的综合，中风是病因，表虚是结果，二者直接相关联。

太阳中风表虚与内伤杂病的表虚不同。内伤杂病的表虚一般没有邪气，是单纯的虚证，而太阳中风表虚兼有风邪入侵，必须祛风解表，调和营卫，才能固表止汗。内伤杂病的表虚常见到浮而细软的濡脉。浮主表，细为血虚或津伤，软是触指无力，正气虚弱的表现。濡脉与缓脉比较更具有虚的一面，临床上也常见于一年四季皆出现过敏症状的人。

第 3 条：太阳病，或已发热，或未发热，必恶寒，体痛，呕逆，脉阴阳俱紧者，名为伤寒。

【注释】脉阴阳俱紧：阴阳在这里指脉的部位。阴为尺部脉，阳为寸部脉。紧脉的特点是绷急弹指，状如牵绳转索，主寒证。脉阴阳俱紧是指寸、关、尺三部脉均为紧脉。

【释义】本条提出太阳伤寒表实证的主要脉证。

寒邪是伤寒类疾病的主要致病因素，仲景将其著作命名为《伤寒杂病论》，正是着眼于讨论寒邪入侵对人体造成的病理损伤。关于寒邪的致病特点，请见表 3-3。

表 3-3　寒邪的致病特点

特点	症状和病证
寒为阴邪，易伤阳气，初期导致阳气郁遏，日久引起阳气不足。	恶寒或畏寒，怕冷，瑟瑟发抖，面色苍白，四肢冷，多见于感冒、头痛等疾病。

特点	症状和病证
寒主凝滞，使气、血、津液运行受阻，气化失司，导致阳郁、血瘀、水气停于肌腠、三焦及膀胱。	身体沉重，疼痛，四肢骨节酸痛，小便不利，三焦水停，或咳，或呕逆。
寒主收引。除了导致气血郁阻之外，还会导致经气不利，脉道不通，肌肤、腠理致密，汗孔闭合，经络、血脉、筋骨、肌肉、关节和肢体拘急痉挛。	皮肤毛孔收缩，或起鸡皮疙瘩，导致无汗，肌肉、四肢拘急痉挛和疼痛，头痛，身痛，难以转侧，关节僵硬，沿经脉循行部位出现各种疼痛症状。

　　恶寒和发热是表证最基本的症状。本条提出"太阳病，或已发热，或未发热，必恶寒"，说明"恶寒"是太阳伤寒最基本、最重要、也是最早见到的症状。如得一分恶寒，便添一分表证。仲景一个"必"字，用十分确信、不容置疑和不可辩驳的语气提出此"必见症"。此处的"恶寒"与上一条"发热"是太阳中风的最基本、最重要和最早见到的症状类似。这说明太阳表证具有两种不同的证型，一为中风，一为伤寒；中风以发热为主，伤寒以恶寒为主。"必恶寒"，是因为寒邪入侵，阳气郁遏，所以出现畏寒怕冷，或瑟瑟发抖的症状。"或已发热，或未发热"是《伤寒论》的一个"或然症"，具有动态的特征，是寒邪收引，卫阳郁遏的病机所致，与感邪的时间长短和感邪的轻重程度有关；同时亦说明发热是一种必然的趋势和一个可以期待、已经或将要出现的临床症状。当然，"或已发热，或未发热"也提示：太阳伤寒表证在临床上存在非典型症状，当尚未出现"发热"的时候，必须通过收集其他的症状和体征协助辨证和诊断。

　　与太阳中风表虚证的"发热"和"汗出"具有因果关系和时间的先后顺序相类似，这里的"恶寒"和"发热"也具有因果的关系，恶寒为因，发热是恶寒的结果。从时间上看，恶寒在先，发热在后，在恶寒和发热之间有一个症状上的时间差。这个时间差随体质、年龄、性别，以及正邪的强弱而有长短的不同。这个时间差也与感邪的深浅有关。寒邪入侵人体的部位较风邪更深，人体需要更长的时间做出反应。卫气行于肌肤之间，而营气行于经脉之中，具有层次深浅的不同，所以有"风伤卫，寒伤营"之说。在恶寒和发热之后，并没有出汗的症状，一方面说明寒主收引，卫阳郁遏的病机，另一方面说明邪气未能随汗而解，接下来会导致更加严重的病理变化。寒邪有多重，卫阳郁遏就会有多重，发热也会有多重。体痛是寒伤阳气，筋脉、肌肉失养和寒主凝滞，导致气滞血瘀，不通则痛，以及寒主收引，经脉、骨节和肢体收缩牵引等多方面病理因素共同作用的结果，正如《素问·痹论篇》说："痛者，寒气多也，有寒故痛也。"由寒邪引起的疼痛症状在第35条麻黄汤证中尤为典型和突出："太阳病，头痛，发热，身疼，腰痛，骨节疼痛，恶风，无汗而喘者，麻黄汤主之。"两条宜互参，以补齐太阳伤寒的临床症状。本条"呕逆"是胃气上逆的表现，也是人体抵御外邪的一种保护性反应。卫气源自于中焦脾胃。肺气宣发，将之敷布于皮肤肌腠。因此，肺和脾胃都与人体的卫外功能有关。在脾胃之间，胃为阳腑，先于脾脏对外邪的入侵做出反应，故呕逆。

根据第1条《伤寒论》提纲的浮脉可知，此条中的紧脉也应当是浮紧。紧脉的脉象特点是脉势紧张有力，坚搏紧绷，左右弹指，状如牵绳转索。紧脉是寒主收引的症状表现。紧脉与弦脉都具有紧张的态势，其最大区别是，弦脉"端直以长"，而紧脉脉体较短。但在本条文中，仲景特意提出紧脉见于寸关尺三部脉中，类似于弦脉，这一方面说明寒邪已经导致全身性的症状反应，另一方面弦脉主痛，说明太阳伤寒的痛症比较突出。关于三部脉和所对应的脏腑，请见表3-4。

表3-4　寸关尺三部脉的定位及与内脏的对应关系

类别	寸口脉	关上脉	尺部脉
位置	食指按在关前一寸处取脉。	中指按在桡骨茎突内侧的桡动脉处取脉。	无名指按在关后一寸处取脉。三部脉的距离应根据人体的身高体型和年龄做适当的调整。
左手	心与小肠	肝与胆	肾与膀胱
右手	肺与大肠	脾与胃	命门与三焦

关于太阳中风证和太阳伤寒证的区别，请见表3-5。

表3-5　太阳中风证和太阳伤寒证的区别

类别	太阳中风证	太阳伤寒证
病因	外感风邪，袭扰卫气。	外感寒邪，壅遏营气。
病位	表浅，主要在肌肤皮毛。	稍深，主要在肌肉及脉络。
病机	卫强营弱，表卫不固。	营卫郁遏，经络不通。
病性	中风表虚证。	伤寒表实证。
主证	发热，汗出，但程度仅为肌肤湿润，而非大汗出，恶风。	恶寒，或已发热，或未发热，无汗，身痛，骨节痛。
脉象	脉浮缓。	脉浮紧。
治则	祛风解表，调和营卫。	发汗解表，宣肺平喘。
方药	桂枝汤。	麻黄汤。

第6条： 太阳病，发热而渴，不恶寒者，为温病。若发汗已，身灼热者，名风温。风温为病，脉阴阳俱浮，自汗出，身重，多眠睡，鼻息必鼾，语言难出。若被下者，小便不利，直视失溲。若被火者，微发黄色，剧则如惊痫，时瘛疭，若火熏之。一逆尚引日，再逆促命期。

【注释】

温病：外感热性病，属于广义伤寒的一种。

风温：本为温病中的一种。但此处的"风温"是温病误用辛温发汗剂引起的以全身高热为主要症状的一种变证。后世温病学说借用了"风温"这一概念，但二者属于不同的疾病。

脉阴阳俱浮：脉体前部为阳，后部为阴，"脉阴阳俱浮"指寸、关、尺三部脉皆浮。浮脉属于阳脉。此处的浮脉是邪热外透的表现，与表证无关。

溲：泛指大小便，尤其是小便。失溲，即二便失禁。

被火：被，动词，蒙受、遭受之意。"火"即火疗，是汉代非常流行的一种治疗方法，包括灸、熏、蒸、熨、烤和温针等。被火，指误用火疗。

惊痫：惊：情志病之一，《素问·举痛论篇》"惊则气乱"。痫：俗称羊痫风，为中医癫、狂、痫三大神志疾病之一。此处是指火疗导致精神情志症状。

瘛疭：音 chìzòng 赤纵，病证名，指手脚痉挛抽搐、口眼歪斜的症状，是热极生风的表现。《伤寒明理论》卷三："瘛者筋脉急也，疭者筋脉缓也。急者则引而缩，缓者则纵而伸。或缩或伸，动而不止者，名曰瘛疭。"

一逆尚引日：一逆，指犯一次失误，此处指误治。尚：犹，还，尚且之意。引日，《周书·文帝纪上》"众人思公，引日成岁"，指拖延时日，度日如年。"一逆尚引日"指偶尔一次误治尚未酿成大患。

再逆促命期：再逆，指再次误治。促：催促，缩短，结束的意思。命期：生命的期限。汉代王充《论衡·治期》："如实论之，命期自然，非德化也。"又称"期命"，即命尽之期，意思相同。"再逆促命期"指屡次误治会伤及性命。此句是张仲景对误治提出的警示。

【释义】

本条提出伤寒和温病的区别、风温的脉证以及误治产生的变证。

仲景在本条中讨论温病和风温，既有讨论伤寒分类的初衷，更多的缘由是讨论狭义伤寒与温病的区别，以及误治带来的变证。《难经·五十八难》曰："伤寒有五，有中风，有伤寒，有湿温，有热病，有温病，其所苦各不同。"伤寒有广义和狭义伤寒的不同，广义的伤寒是一切外感疾病的总称，《伤寒论》中的伤寒是狭义的伤寒。温病与狭义的伤寒在疾病的初期有类似的症状，属于太阳类似证，但在病因病机，尤其是治疗上具有很大的不同，必须加以鉴别，否则容易导致误治，引起诸多的变证。

太阳病，症见脉浮，头项强痛而恶寒，这是太阳病的主证，见于第 1 条太阳病提纲中，但此条并未提及发热。如果发病伊始即见"发热而渴，不恶寒者"，这不是太阳中风或伤寒，而是温病的表现。温热之邪入侵，导致邪热内蕴，故见发热；热甚伤津，病人饮水自救，故而口渴。当然，如果太阳病传入阳明，亦可见发热，口渴，不恶寒，反恶热，但这是寒邪化热，疾病发生传变，疾病的病位和病性发生变化的结果，且这类传变需要一定的时间，并非发病伊始即有口渴。因此，甫一发病即见"发热而渴"是非常关键的症状鉴别点。关于狭义伤寒和温病的区别，请见表 3-6。

表 3-6　狭义伤寒与温病的区别

类别	狭义伤寒	温病
病因	外感风邪或寒邪。	外感温热之邪。
涉及经络	足太阳膀胱经。	手太阴肺经。
传变	六经传变规律。	卫气营血传变规律。
病机	寒伤阳，疾病由三阳传三阴，疾病后期以阳虚为主。	热伤阴，出现阴津亏损，后期以阴津耗伤，虚风内动为特征。
症状体征	恶寒重，发热轻，口不渴，头项强痛，身疼，小便清长。	发热重，不恶寒，或仅有轻微的恶寒，且恶寒的时间短，烦躁，口渴喜饮，小便黄或短赤。
咽喉疼痛	基本无。	临床多见。
发热时间	或已发热，或未发热。	一发病即出现发热。
舌脉	舌质淡红，苔薄白，脉象浮缓或浮紧。	舌尖红，苔薄黄，脉浮数。
治疗原则	伤寒汗不厌早，下不厌迟。须待表证已解，方可使用下法。	温病下不厌早，汗不厌迟。下法不必等到所有表证解除才使用。
变证	伤寒疾病大部分的变证和坏病是因为过早使用泻下的方法，导致病邪内陷所造成的。	温热疾病的大部分变证都是因为误汗所致，导致阳热更甚，病情加重。
治法	伤寒重在解表祛寒，通阳、扶阳和温阳是其主治大法。伤寒病的后期多见阳虚，因此回阳救逆的治法在少阴和厥阴病中的使用非常广泛。	温病的治疗重在清热滋阴生津。这是由病邪性质决定的。津液和阴精的亏损常常见于温热疾病的后期，因此治疗常以生津止渴，养阴填精，或益气养阴为主。

　　如果将温病初期的症状误认为伤寒，而采用辛温发汗的治疗方法，则会因阳气过盛导致身体灼热，这是误治所引起的一种类似"风温"的变证，与后世温病学中的风温病不同。由误治引起的"风温"证寸关尺俱浮而有力，是阳热炽盛的表现。邪热迫津外出，故自汗出；邪热壅盛，气机不畅，故身重；上焦心肺热盛，故呼吸气粗，热扰心神，则多眠睡或语言难出，有神昏的表现，类似"温邪上受，首先犯肺，逆传心包"的病机特点。

出现上述阳热症状，本当使用辛凉之品清热宁心安神，若医者误下，则损伤阴液；阳盛亦伤阴，导致津液亏虚，真阴枯竭，出现小便短赤不利和虚风内动。失溲是神昏的表现。若采用火疗则火热燔灼，熏炙肝胆，轻则胆汁不循常道，外溢引起黄疸，重则出现惊痫等严重的神志疾病，甚至时发抽搐等危重证候。从将温病误辨为伤寒开始，医者误汗、误下和误用火疗，一误再误，以致病人出现生命危险，所以仲景告诫"一逆尚引日，再逆促命期"，这是仲景对误诊误治提出的警示。

仲景对伤寒与温病的鉴别不仅有助于伤寒疾病的辨证和治疗，而且对后世温病学说的发展也具有重要的启示作用。

（三）太阳病的传变

第4条：伤寒一日，太阳受之。脉若静者，为不传；颇欲吐，若躁烦，脉数急者，为传也。

【注释】

脉若静：静，静止，或与原来一样，未发生改变。这里指脉象与太阳病原有的脉象一致，未出现新的变化。

脉数急：原意为脉搏快而疾。此处"脉数急"是相对于"脉若静"而言，指脉象发生变化。

【释义】本条根据感邪时间的长短与脉证合参辨别太阳病的传变。

张仲景在《伤寒杂病论》的自序中明确指出：他在撰写《伤寒杂病论》的时候，参考了《素问》《九卷》《八十一难》《阴阳大论》《胎胪药录》等医学著作，因此张仲景的伤寒理论深受《素问·热论篇》的学术影响。《素问·热论篇》曰："伤寒一日，巨阳受之，故头项痛，腰脊强。二日阳明受之，阳明主肉，其脉挟鼻络于目，故身热目疼而鼻干，不得卧也。三日少阳受之，少阳主骨，其脉循胁络于耳，故胸胁痛而耳聋。三阳经络皆受其病，而未入于脏者，故可汗而已。四日太阴受之，太阴脉布胃中络于嗌，故腹满而嗌干。五日少阴受之，少阴脉贯肾络于肺，系舌本，故口燥舌干而渴。六日厥阴受之，厥阴脉循阴器而络于肝，故烦满而囊缩。三阴三阳，五脏六腑皆受病，荣卫不行，五脏不通，则死矣。"本条是伤寒病首日，根据"伤寒一日，太阳受之"的理论，从时间上推算病位仍在太阳经。

当然，患病时间的长短只是判断疾病传变的因素之一，疾病的传变还受许多其他因素的影响，如年龄、体质、邪气的性质和感邪的轻重程度等，千万不可拘泥。更重要的还是要根据病人的脉证来判断。如果病人的脉象没有变化，这是疾病未发生传变。此处的"脉静"有两层意思，一指平脉，第二层意思是指与原有的浮紧或浮缓相比没有发生变化。如果病人恶心欲吐，烦躁不安，且脉象数急，这是邪气由寒化热，病位由太阳传到少阳，出现与太阳病不相吻合的脉证，因此判断疾病已经发生传变。需要注意的是，这里的"颇欲吐，若燥烦，脉数急"仅仅是变化中的一种，症状当随所传病位而定，仲景只是举例而已，不可墨守成规。

由于这是伤寒初始的太阳表证，疾病的传变和病证的发展存在众多的可能性和不确定性，譬如病变可以传入阳明或三阴经等，凸显在临床上辨别病传的重要性。

第5条：伤寒二三日，阳明、少阳证不见者，为不传也。

【释义】本条提出当其时而未见其证，代表疾病未发生传变。

本条承上条，继续引用《素问·热论篇》"计日传经"的方法，提出如果伤寒第二日未见阳明病的症状，如身热，汗自出，不恶寒，反恶热等，或伤寒第三日未见少阳病的症状，如口苦，咽干，目眩，默默不欲饮食，心烦喜呕，往来寒热等，即可判断太阳病尚未发生传变。时间变化是外因，正邪交争是内因，脉证的变化才是判断疾病传变的最关键的因素。此条的头一句"伤寒二三日"是判断传变的参考因素，第二句"阳明、少阳证不见者"才是对判断疾病的传变起决定作用的因素，决不可本末倒置，否则就会犯"刻舟求剑"的错误。

张仲景在介绍完太阳病的提纲和中风与伤寒的主证后，随即在第4、5条中讨论太阳病的传变，足见仲景对疾病传变的重视程度。

第8条：太阳病，头痛至七日已上自愈者，以行其经尽故也。若欲作再经者，针足阳明，使经不传则愈。

【注释】

行其经尽：行：流通，传递之意。"行其经"的主语是"邪气"。行其经尽，是指邪气在太阳经中行尽而衰弱，正气来复，故而自愈。

再经：再，第二次，重复或继续，也指下一个。再经，指下一条经，即足阳明胃经。

【释义】本条提出太阳病自愈的时间和原因，以及预防传变的针灸治疗。

既然是太阳病，则应当不止头痛一症，还应当包括太阳病的其他症状和体征，如发热，恶寒，脉浮等，这是仲景的省文笔法，也是仲景遵从《内经》经旨的表现。《素问·热论篇》"其不两感于寒者，七日巨阳病衰，头痛少愈"，也只提到头痛一症。太阳病七日以上自愈，这是邪气在太阳经中行尽，正气来复的表现，故而自愈。这与临床上的普通感冒经历一周到十天左右痊愈的规律是基本相吻合的。当然，此处的"自愈"亦可当症状减轻理解，因为《素问·热论篇》提到"头痛少愈"，而非痊愈。

如果表证不解，邪气欲传往下一经，这时需要采用针刺足阳明经的针灸治疗方法预防疾病的传变。"针足阳明"，寥寥四字包含了很多的信息，值得仔细推敲。首先仲景为何采用针灸，而不是中药来预防传变？其根本原因在于：六经疾病是因感受外邪而起。经络受邪，其病变处于比较轻浅的阶段，因此针刺作为外治的重要手段和方法，能够通过调理经气，达到预防邪气在经络之间传变的目的，正如《灵枢·刺节真邪》所说："用针之类，在于调气。气积于胃，以通营卫，各行其道。"《灵枢·经脉》也说："经脉者，所以能决死生，处百病，调虚实，不可不通。"口服经方汤药能调理脏腑功能，适用于治疗邪气传变到更深部位的疾患。

其次，为什么仲景建议针刺阳明经，而且是足阳明经预防传变呢？足阳明者，胃也。胃为水谷之海，与脾同为营卫气血的生化之源，胃气的强弱直接关乎正气抵抗邪气的功能；阳明经的特点是多气多血，因此针刺阳明经的穴位能够补益气血，扶助正气，对预防疾病的传变起到事半功倍的作用。当然，由于足阳明经是太阳病传变的下一站，选择针刺阳明经也有防止病邪传变到下一条经的目的，类似于"截断疗法"。关于经脉的气血分布特点，请见表3-7。

纵横《伤寒论》
——《伤寒论》释义与方证比较及应用

表 3-7　经络的气血分布特点

经络名称	循行特点	气血分布特点
太阳经	行于四肢外侧后线和颈背部	常多血少气
阳明经	行于四肢外侧前线和胸腹部	常多气多血
少阳经	行于四肢外侧中线和胁肋部	常少血多气
太阴经	行于四肢内侧前线和胸腹外侧线	常多气少血
少阴经	行于四肢内侧后线和靠胸腹中线	常少血多气
厥阴经	行于四肢内侧中线和胸部乳中线	常多血少气

来源:《素问·血气形志篇》

　　张仲景并没有提出应该选取足阳明经上的具体穴位,以及应当采用针刺的补法还是泻法进行治疗。清代医家周扬俊说:"针足阳明者,谓太阳将传阳明,故于趺阳脉穴针之,以泄其邪,则邪散而自愈矣。"由于邪气尚未传入足阳明经,此时若选择泻足阳明的针刺方法,似乎于情理不合。从针灸临床和近年养生保健以及"治未病"的研究成果来看,在足三里穴行针刺补法,或艾灸足三里穴具有较强的补益和疾病预防的作用。也可采用手三里和足三里针灸对穴的配伍取穴,施以针刺补法,手足阳明经合治,以增强预防传变的效果。

（四）辨发热恶寒

第 7 条: *病有发热恶寒者,发于阳也;无热恶寒者,发于阴也。发于阳,七日愈,发于阴,六日愈。以阳数七,阴数六故也。*

【注释】

发于阳:阳,指体表的部位。"发于阳"即表证,泛指三阳经。

发于阴:阴,指脏腑和体内的部位。"发于阴"即里证,泛指三阴证。

阳数七,阴数六:7 为奇数,奇数属阳,如 1、3、5、7、9;6 为偶数,偶数属阴,如 2、4、6、8、10。这种预测疾病病程的方法是根据古人《河图》《洛书》有关阴阳五行术数进行理论推演的。其临床价值有待进一步的研究。

【释义】本条提出阳证和阴证的鉴别要点以及预后。

发热和恶寒同时并见，这是表证所具有的基础的和典型的症状，亦即太阳经证。单从发热症状的角度看，"发于阳"也可以扩大到三阳经的范畴，因为三阳经的病证都有发热，尤其以阳明病为甚，少阳则有寒热往来的症状。发热是正气亟起抗邪的表现，代表阳气亢盛，故发于阳。本条有"发热恶寒"，属表证无疑。无热恶寒，这是阴证，代表阳虚阴盛的里寒证，既可见于太阴，也可见于少阴和厥阴病，如第288、289、295、298等条文都提到"恶寒而蜷卧""恶寒而蜷""恶寒，身蜷而利""恶寒而身蜷"等。由于脾肾阳气虚弱，无力抗击邪气，因此出现畏寒和无热的症状。这里的发热与恶寒，实际上成为区分阳经病证和阴经病证、表证和里证、热证与寒证以及实证与虚证的标志性症状。

关于预后中提到"发于阳七日愈""发于阴六日愈"，这是根据河图"水火成数"的理论提出来的，因为阳之成数为七，阴之成数为六，单数为阳，双数为阴。其具体的日数，在治疗中不必拘泥。根据临床观察，一般的感冒症状通常持续大约一周左右，与七天之数吻合。至于为什么发于阳者比发于阴者需要更长的时间才得痊愈，答案来自《伤寒论》第8条"太阳病，头痛至七日已上自愈"，邪气通常需要七天才能"行其经尽"的缘故。

从狭义的角度和表里经的关系来看，此处的"发于阳"属足太阳经的表证，"发于阴"则为足少阴经的里证。这实际上寓含"实则太阳，虚则少阴"的原理。仲景没有出示方药，后世的伤寒论注家提出：发于阳者以解表为主，发于阴者以温里为主；解表宜桂枝汤，温里宜四逆汤。

关于恶寒和发热的症状与病位的关系，请见表3-8。

表3-8　恶寒发热与六经病的关系

六经病	临床症状
太阳病	发热，恶寒或恶风，有汗或无汗，脉浮缓或浮紧。
少阳病	寒热往来，口苦，咽干，目眩。

六经病	临床症状
阳明病	身热，汗自出，不恶寒，反恶热，脉浮大滑数。
太阴病	腹满时痛，吐利，食不下，口不渴，恶寒或畏寒，脉弱。
少阴病	脉微细，蜷卧欲寐，恶寒，四肢厥逆，下利清谷，小便色白。
厥阴病	消渴，气上撞心，心中疼热，饥而不欲食，四肢厥寒，上热下寒，或厥热胜复。

第 11 条：病人身大热，反欲得衣者，热在皮肤，寒在骨髓也；身大寒，反不欲近衣者，寒在皮肤，热在骨髓也。

【释义】本条以发热恶寒的矛盾症状辨寒热的真假。

发热和恶寒是太阳表证基本的和典型的症状，是人体对外感寒邪的反应，代表疾病的本质，属于实证的范畴。在本段条文中，仲景提出临床上的另一种情况，即发热和恶寒自相矛盾，其中一个症状代表疾病的本质，另一个症状代表疾病的假象，必须认真进行鉴别。比如身体出现大热的症状，病人却反而怕冷，欲增加衣物御寒，这是症状互相矛盾的情况，仲景指出这是"热在皮肤，寒在骨髓"，其病机是真寒假热，又称"格阳"证，盖因阴寒内盛，将阳气格拒于外所致，"身大热"是假象，"内寒"才是疾病的真相和本质。这类情况常见于少阴病中，仲景使用"通脉四逆汤"破阴回阳，通达内外。与之相对应的还有另外一种情况：病人身大寒，却反而不怕冷，不愿意增加衣物，这种反常的现象是因为阳盛格阴所出现的"真热假寒"证，多见于阳明病，为阳热盛极，格阴于外所致，"身大寒"是假象，而里热才是疾病的真相和本质，治疗应当清泻里热，方用白虎汤治疗。如第 350 条所说："伤寒脉滑而厥者，里有热，白虎汤主之。"

本段条文告诉我们：第一，当临床症状出现不相吻合，甚至互相矛盾的时候，一定要认真辨证，找出疾病的真相，针对疾病的本质进行治疗，否则就会出现诊断和治疗上的错误；第二，张仲景在此条提出辨别症状真假的基本方法。这里的"皮肤"和"骨髓"是举例，用以指代"表"和"里"的深浅关系。通常而言，假象多出现在浅表的皮肤、远离脏腑的四肢末端和头面等部位；而代表疾病本质的症状通常出现在身体较深的部位，以及距离脏腑较近的胸腹和躯干部位。此外，寒热真假的情况多出现在疾病的后期（如少阴和厥阴病）或邪气极盛的阶段（如阳明病），当然也不排除在太阳病的阶段，由于误诊误治，导致病情急剧恶化，出现寒热真假的情况。掌握辨别寒热真假的规律，可以帮助我们更好地认识疾病，判断症状的真假，抓住疾病的本质，避免误治或失治。仲景选择在此处提出寒热真假的问题，是围绕太阳表证发热和恶寒症状提出的鉴别诊断，饶有深意。

本条并未冠以"伤寒"或"太阳病"，说明其诊断和辨证的意义已经超出太阳病的范畴，也适用于阳明病或三阴病的辨证，甚至还超出外感病的范畴，适用于内伤杂病的辨证和诊断。

（五）太阳病欲解时

第9条：太阳病，欲解时，从巳至未上。

【注释】

欲解时：指症状缓解的时间，并不代表疾病的痊愈。

从巳至未上：巳至未，包括巳（上午9：00到11：00）、午（上午11：00到下午1：00）、未（下午1：00到下午3：00）三个时段。这是一日中阳气最旺、日照最多、温度也相对较高的时段。

【释义】此条提出太阳病的欲解时为上午9：00到下午3：00。

人生活在大自然中，日出而作，日入而卧，受宇宙规律和自然法则的左右，也受季节气候变化的影响。由于太阳病是感受风寒之邪而发病，因此受太阳日照和季节、气候以及温度变化的影响更加明显。《素问·生气通天论篇》说："阳气者，若天与日，失其所，则折寿而不彰，故天运当以日光明。是故阳因而上，卫外者也。""故阳气者，一日而主外，平旦人气生，日中而阳气隆，日西而阳气已虚，气门乃闭。"太阳病的病机是风寒入袭，阳气郁遏，营卫失调，气化失常。一天中阳气最旺盛的时间是上午9：00到下午3：00，此时人体的阳气得到自然界的阳气之助，寒气减弱，营卫通调，气血和畅，伤寒症状得到缓解。值得注意的是，症状缓解并不代表邪气已去和疾病自然消失，切不可消极等待，仍需要采取积极的治疗措施和方法。

中医"天人相应"的观点认为，人体内的脏腑功能和气血阴阳的变化受昼夜和四时阴阳变化的影响。《灵枢·顺气一日分为四时》曰："夫百病者，多以旦慧，昼安，夕加，夜甚，何也？岐伯曰：四时之气使然。"根据时间医学的观点，由外感寒邪引起的太阳疾病选择上午9：00到下午3：00进行治疗，药物可得到自然阳气之助，容易发挥更加良好的治疗效果。张仲景关于"六经疾病的欲解时"（表3-9）理论丰富了中医时间治疗医学的内容和医疗实践。

表3-9　伤寒六经病欲解时

《伤寒论》条文	六经病欲解时
太阳病，欲解时，从巳至未上。（9）	上午9：00到下午3：00
阳明病，欲解时，从申至戌上。（193）	下午3：00到晚上9：00
少阳病，欲解时，从寅至辰上。（272）	早上3：00到上午9：00
太阴病，欲解时，从亥至丑上。（275）	晚上9：00到早上3：00
少阴病，欲解时，从子至寅上。（291）	晚上11：00到早上5：00
厥阴病，欲解时，从丑至卯上。（328）	早上1：00到早上7：00

关于阴阳昼夜变化与伤寒疾病症状缓解的关系，请见图3-3：

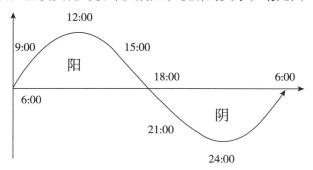

图3-3　阴阳昼夜变化图

阴阳昼夜变化图比较直观和形象地说明昼夜阴阳之气的变化对疾病症状轻重的影响，也为运用中医时间治疗学治疗伤寒疾病提供了参考。

第10条：风家，表解而不了了者，十二日愈。

【注释】

风家：指感受风邪，罹患太阳中风表证的人。

不了了者：了了，明白，清楚。晋·袁宏《后汉纪·献帝纪》："小时了了者，至大亦未能奇也。"不了了"的意思是身体欠安，莫可名状。

【释义】本条提出太阳病的痊愈时间。

"风家"是指罹患太阳病的人。患太阳病之后，如果表邪已去，但病人仍然觉得身体不舒服，没有完全康复，仲景预测疾病在十二日内可以痊愈。其理论依据仍然来自《素问·热论篇》："十二日，厥阴病衰，囊纵，少腹微下，大气皆去，病日已矣。"这充分说明张仲景的伤寒理论深受《内经》的影响，《内经》和当时的其他医学著作是《伤寒论》的理论渊源。

关于"十二日"的时间概念，只是一个大约之数。康复时间的长短主要受体质因素和感邪种类、病位深浅和病变轻重的影响。不过本条太阳病的痊愈时间说明：古人观察到在病邪被祛除之后，身体的五脏六腑和四肢百骸的确需要一定的时间才能彻底康复。在此期间，一定要防止劳复、食复等情况的发生，注意休息，注重起居和饮食的调理，方有助于病人及时康复。有关伤寒病康复期间容易出现的病证及治疗和调养，仲景专辟一章"辨阴阳易差后劳复病脉证并治"进行讨论。请见表3-10。

表3-10 伤寒疾病康复期间的常见症状及其治疗

症状	方药	条文
大病瘥后，劳复者。	枳实栀子豉汤主之。	393
伤寒瘥以后，更发热。	小柴胡汤主之；脉浮者，以汗解之；脉沉实者，以下解之。	394
大病瘥后，从腰以下有水气者。	牡蛎泽泻散主之。	395
大病瘥后，喜唾，久不了了，胸上有寒，	当以丸药温之，宜理中丸。	396
伤寒解后，虚羸少气，气逆欲吐。	竹叶石膏汤主之。	397
病人脉已解，而日暮微烦。以病新瘥，人强与谷，脾胃气尚弱，不能消谷，故令微烦。	损谷则愈。	398

三、太阳经证：中风表虚及兼证

（一）桂枝汤证

第 12 条：太阳中风，阳浮而阴弱，阳浮者，热自发，阴弱者，汗自出，啬啬恶寒，淅淅恶风，翕翕发热，鼻鸣干呕者，桂枝汤主之。

桂枝汤方

桂枝三两（去皮）　芍药三两　甘草二两（炙）　生姜三两（切）大枣十二枚（擘）

上五味，哎咀三味，以水七升，微火煮取三升，去滓。适寒温，服一升。服已须史，啜热稀粥一升馀，以助药力。温覆令一时许，遍身漐漐微似有汗者益佳，不可令如水流漓，病必不除。若一服汗出病差，停后服，不必尽剂。若不汗，更服依前法。又不汗，服后小促其间，半日许，令三服尽。若病重者，一日一夜服，周时观之。服一剂尽，病证犹在者，更作服。若汗不出，乃服至二三剂。禁生冷、黏滑、肉面、五辛、酒酪、臭恶等物。

【注释】

阳浮而阴弱：这里的阴阳是指取脉的浮、中、沉三个深浅的部位和层次，与取脉时的用力大小和举、按、寻的取脉手法相对应。轻按浮取为阳，重按沉取为阴。阳浮是指轻取为浮脉，代表卫气强；阴弱是指沉取为弱而缓，代表营阴弱。

啬啬恶寒：啬啬，音 sè 涩，即瑟瑟。《白虎通》云："瑟者，啬也。"形容身体因寒冷而发抖和战栗，常发生在感受寒邪严重的时候。

淅淅恶风：淅淅，音 xī 西，象声词，形容轻微的风雨声。《广雅》："淅，洒也。"犹如冷水洒身，产生寒冷的感觉，如"淅然寒凉"。形容邪风吹来，身体出现寒冷的感觉，犹如冷水洒身，产生一种本能的抗拒。

翕翕发热：翕翕，音 xī 西，《广雅》："翕翕，炽也。"《广韵》："火炙。"指一种发自皮肤的表浅而轻微的热感。

鼻鸣：原指牲畜嘘气或鼓鼻作响。这里是因鼻道阻塞，导致气道不畅的症状。

咬咀：将药物碎成小块，使有效成分更容易析出，溶解于水中。

须臾：片刻，一会儿，即很短的时间。《荀子·劝学》：吾尝终日而思矣，不如须臾之所学也。

啜：大口地喝下。

温覆：覆，遮盖，覆盖。指加盖衣被，保暖以助发汗。

漐漐：音 zhí 执。出汗貌。出汗量少，仅皮肤湿润而已。

小促其间：在同一时间内增加服药的次数。

周时：一昼夜，即二十四小时。

五辛：《本草纲目·菜部》曰："五荤即五辛，为其辛臭昏神伐性也。炼形家以小蒜、大蒜、韭、芸薹、胡荽为五荤；道家以韭、薤、蒜、芸薹、胡荽为五荤；佛家以大蒜、小蒜、兴渠、慈葱、葱为五荤。兴渠，即阿魏也。"这里泛指具有辛香走窜之性和刺激性强的一类药食植物。

酒酪：泛指酒类和肥甘厚味之品。酪，指半凝固状的动物乳制品。

臭恶：指有特殊气味或食物腐败之后发出令人难闻的气味的食品。

【释义】本条论述太阳中风证的病机、证治和方药。

太阳中风，阳浮而阴弱，这是中风表虚证的典型脉象。阳浮是指浮取应指有力，阴弱是沉取弱而无力。风邪属阳，卫气也属阳，二阳相合，导致表阳盛，故而发热；热迫津液外出，加之风邪其性开泄，二者作用的结果导致汗自出。这里的发热和汗出有一个先发热后汗出的顺序，但二者间隔的时间很短，所以是"热自发"和"汗自出"，发热和出汗相继发生，这与寒邪入侵之后，"或已发热，或未发热"的发病过程不同。"阳浮而阴弱"道出了太阳中风表虚证的基本病机是"卫强营弱"。"瑟瑟恶寒"是指身体畏缩怕冷的病理状态；"淅淅恶风"，形容对风邪的敏感程度就像将冷水泼洒在皮肤上一样；"翕翕发热"，形容在皮肤表层感觉到的一种浅表发热，似衣服穿得过多而发热，并非阳明病由里向外透出的"蒸蒸发热"。仲景在这里使用文学语言，将恶寒、恶风和发热等症状描述得栩栩如生，活灵活现，读起来朗朗上口。鼻鸣干呕是风邪侵入肺胃，肺气和胃气亟起抗邪，出现向上向外的气机运动特征，代表人体欲祛邪外出的一种自我保护性的反应。太阳中风表虚证应当使用桂枝汤祛风解表，调和营卫。

桂枝汤方

桂枝（去皮）Ramulus Cinnamomi ································ 15 克

芍药 Radix Paeoniae ····································· 15 克

甘草（炙）Radix Glycyrrhizae Praeparata ················· 10 克

生姜（切）Rhizoma Zingiberis Officinalis Recens ········· 15 克

大枣（掰）Fructus Ziziphi Jujubae ······················· 4 颗或 15 克

煎服方法：先将前三味破碎为小块，用水 7 杯（每杯 200 毫升，后同）将 5 味药共同煎煮，直到剩下 3 杯左右。过滤，温服 1 杯。服药片刻后，服食热稀粥 1 杯（200 毫升，后同），以助药力。盖上衣被休息 2 小时左右，让身体微微出汗，切不可大汗淋漓，否则病必不除。初服后若症状解除，不必续服。若无汗，按前法续服。若仍无汗，可缩短服药的间隔时间，半日内服 3 次。感邪较重者还可夜间加服，24 小时不间断地观察疗效。若一剂服完还未痊愈，可继续煎服，直到服完二至三剂。服药期间禁食生冷和黏滑的食物、肉面和葱、蒜、芸薹、韭菜、胡荽等辛香走窜之品，以及酒酪和具有特殊气味的食物。

桂枝汤是《伤寒论》的首方，被誉为"群方之冠"。方中桂枝辛温，祛风解表，发汗解肌，是方中的主药；芍药味酸，微寒，养血柔肝，益阴敛营，是方中的臣药。二者相合，辛甘发散通调卫气，酸苦收敛和养营阴，二药合用具有调和营卫的功效。桂枝和芍药的用量非常关键。在本方中，二者的比例 1：1，起到调和营卫的作用，如果改变这个比例，则不成其为桂枝汤，具有不同的功效。生姜辛温，既助桂枝通调营卫，又能和胃止呕；大枣益气补血，健脾生津。姜枣合用，调和中焦，补充营卫的生化之源，二者合为佐药。炙甘草在方中既为佐药，健脾益气，和中缓急，助桂枝辛甘化阳，助芍药酸甘化阴，又能调和诸药，缓解药性，成为方中的使药。

桂枝汤实为桂枝甘草汤和芍药甘草汤的合方。桂枝与甘草合为桂枝甘草汤，具有补益心阳，通阳化气的作用；芍药配甘草成为芍药甘草汤，具有益阴补血，和中缓急的功效，两方分别出现在本书第四章"辨太阳病变证、坏病和夹杂证脉证并治"的相关条文中，一阴一阳，相得益彰。本方虽然只有五味药，而且大部分都是在烹饪中所使用的调味品，看似十分平常，但配伍却极其严谨，本方既能发汗，也能止汗，散中有敛，补中有通，极尽调和营卫阴阳之能事，被尊为"天下第一方"，实不为过。关于桂枝汤的作用原理，请见图3-4：

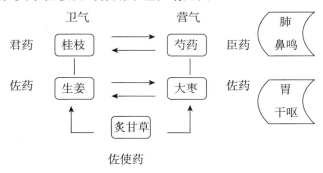

图 3-4 桂枝汤的作用机理

　　桂枝汤的煎煮和服用方法十分考究。首先将桂枝、芍药和炙甘草碎成小块，生姜切片，大枣掰开，以便于药物的分解和析出。以七杯水（每杯 200 毫升左右），微火煎取三杯，去滓，温服一杯。服药后片刻，病人须啜热稀粥一小碗补充化源，以助药力。太阳伤寒表实证的麻黄汤、大青龙汤等都无须服用热粥，这是因为本条为太阳中风表虚证的缘故。服药后病人还须加盖衣被取暖帮助发汗，以遍身湿润即可，微似有汗者最佳，但不可大汗淋漓，盖因大汗出伤阳气，损津液，会加重表虚证，所以必须把握发汗和出汗的度和量。如果服用一次之后，汗出脉静身凉而病瘥，病人不必续服余下的汤药；如果未出汗，则需要按照前述的方法继续服用；如果还未出汗，可以适当地缩短服药的间隔时间，甚至可以在半日内服完一剂。如果病情较重，则需要在二十四小时内不间断地服药，包括夜间服药。若一剂服完后，症状未解者，则应当再煎一剂。若仍不出汗，则可以服用二到三剂，总之以出汗为度，达到发汗以止汗的目的。张仲景不厌其烦地反复叮嘱，其中心意思只有一个：服用本方必须以出汗为法度，不出汗就达不到解肌祛风的目的，其着眼点在于通调卫气，解除"卫强"的病机；但又不能发汗太过，且服药之后须啜热稀粥，其目的是扶助"营弱"的机体状态。为达到出汗的目的，仲景提出缩短服药的时间、增加剂量，以及夜间加服，等等。作为《伤寒论》的首方，仲景还提出桂枝汤服药期间的禁忌，包括禁食生冷、黏滑之品和肉面、五辛、酒酪、臭恶等物，以免影响药效。在《伤寒论》的其余处方中，仲景均要求参照桂枝汤的注意事项和服药禁忌。

桂枝汤不但见于太阳病，而且见于阳明病、太阴病甚至霍乱病的治疗之中。关于《伤寒论》中涉及桂枝汤的条文，请见表 3-11。

表 3-11　桂枝汤的适应证

条文序号	适应证
12、13	太阳中风表虚证。
15	太阳病误下后，表证仍在，正气不虚，其气上冲，邪有外解之势。
24	太阳中风证，服桂枝汤反烦不解，针刺风池、风府后再服。
25	服桂枝汤，汗不如法，但未发生变证，表虚证仍在。
42、91、276	太阳中风兼里虚证。
44、234	太阳中风兼里实。
45	发汗之后表证仍在。
53	杂病。病常自汗出。
54	杂病。脏无他病，时发热，自汗出，而不愈者，卫气不和。
56	发热，头痛，便秘，小便清长，病仍在表。
57	伤寒发汗已解，半日许复烦，脉浮数。表证未去。
95	太阳病，发热、汗出者，此为荣弱卫强，故使汗出。
164	伤寒大下后，复发汗，心下痞，恶寒者，表未解也。不可攻痞，当先解表，表解乃可攻痞。解表宜桂枝汤。
240	病人烦热，汗出则解，又如疟状；脉浮虚者，宜发汗。
372	下利，腹胀满，身体疼痛者，先温其里，乃攻其表。温里宜四逆汤，攻表宜桂枝汤。
387	霍乱，吐利止而身痛不休，当消息和解其外。

桂枝汤不但能够调和营卫，发汗解肌，也能调和阴阳，通阳敛阴，健脾益胃，补气养血，其临床应用的范围远远超出了太阳中风证，广泛应用于内、外、妇、儿各科疾病以及各种杂病和疑难病证，具有非常好的疗效。以桂枝汤为基础方的各种类方，不但见于《伤寒论》当中，而

且后世还有不断的创新。关于《伤寒论》中的桂枝汤类方比较，请见表 3-12。

表 3-12 《伤寒论》中的桂枝汤类方比较

方剂名称	作用和功效
桂枝加葛根汤（14）	解肌祛风，升津舒经。
桂枝加厚朴杏子汤（18、43）	祛风解肌，降气平喘。
桂枝加附子汤（20）	助阳解表，固表敛汗。
桂枝去芍药汤（21）	解肌散邪，温通阳气。
桂枝去芍药加附子汤（22）	温补阳气，解肌散邪。
桂枝去桂加茯苓白术汤（28）	温阳利水，健脾益气。
桂枝加芍药生姜各一两人参三两新加汤（62）	调和营卫，益气和营。
桂枝甘草汤（64）	补益心阳，定悸扶脉。
茯苓桂枝甘草大枣汤（65）	温通心阳，化气行水。
茯苓桂枝白术甘草汤（67）	温阳化饮，健脾利湿。
小建中汤（100、102）	温中补虚，缓急止痛。
桂枝去芍药加蜀漆牡蛎龙骨救逆汤（112）	补益心阳，镇静安神。
桂枝加桂汤（117）	温补心阳，平冲降逆。
桂枝甘草龙骨牡蛎汤（118）	补益心阳，潜镇安神。
柴胡桂枝汤（146）	和解少阳，兼散表邪。
桂枝人参汤（163）	温里解表，健脾益气。
桂枝附子汤（174）	温阳散寒，祛风除湿，通络止痛。
炙甘草汤（177）	通阳复脉，滋阴养血。
桂枝加芍药汤（279）	滋阴健脾，通阳活络。
桂枝加大黄汤（279）	滋阴健脾，通阳活络，通腑止痛。
当归四逆汤（351）	温经散寒，养血通络。

纵横《伤寒论》
——《伤寒论》释义与方证比较及应用

此外，桂枝汤还见于《金匮要略·呕吐哕下利病脉证治第十七》，治疗虚寒下利兼有表证，其条文与《伤寒论》厥阴病辨下利之第 372 条相同，"下利，腹胀满，身体疼痛者，先温其里，乃攻其表。温里宜四逆汤，攻表宜桂枝汤"。由于该条文未冠以伤寒病，所以亦可用于治疗内伤杂病。此外，《金匮要略·妇人产后病脉证治第二十一》还使用桂枝汤治疗产后中风持续不愈，症见"产后风续之数十日不解，头微痛，恶寒，时时有热，心下闷，干呕，汗出，虽久，阳旦证续在耳，可与阳旦汤"，等等，足见桂枝汤的应用十分广泛。由此可见，无论外感伤寒还是内伤杂病，凡里虚兼外感者，必先温其里，后乃解其表，其治疗原则都是一致的。实际上，疾病传变到厥阴的阶段，其病机实与内伤杂病无异，故其治亦同。

（二）桂枝汤的适应证

第 13 条： 太阳病，头痛发热，汗出恶风，桂枝汤主之。

【释义】本条提出太阳中风证的主要表现及证治和方药。

上条提出"太阳中风……桂枝汤主之"，明确提出桂枝汤用于治疗太阳中风表虚证，而本条提出"太阳病……桂枝汤主之"，则将桂枝汤的适应证扩大到太阳病的范畴，不仅仅限于太阳中风证，即只要具备条文脉证的病患都可以使用桂枝汤，从而拓宽了桂枝汤的应用范围。头痛、发热和恶风是太阳病的基本症状，太阳伤寒表实证也可有头痛、发热和恶风。太阳中风表虚和太阳伤寒表实的最主要的区别在于有无出汗。汗出是太阳中风的表现，如果脉象浮缓，便可使用桂枝汤祛邪解肌，调和营卫。本条意欲将桂枝汤从"太阳中风"扩大应用到"太阳病""伤寒病"，以及后面的"霍乱病"甚至杂病之中，从而拓宽桂枝汤的应用范围，如第 53 条："病常自汗出者，此为荣气和。荣气和者，外不谐，以卫气不共荣气谐和故尔。以荣行脉中，卫行脉外。复发其汗，荣卫和则愈，宜桂枝汤。"这是使用桂枝汤治疗经常性自汗的例证。自汗属于内科疾病，归入杂病的范畴。

在后续的条文中仲景还提到：本是太阳伤寒证，经医者误下导致身体虚弱，但表证仍在。此时若再以麻黄汤治疗，恐病人因误下导致体虚而难以承受发汗峻剂，转而使用发汗轻剂的桂枝汤以解肌和表，调理营卫，说明只要符合营弱卫强，表卫不固的病机，无论何种疾病皆可使用桂枝汤。

第15条：太阳病，下之后，其气上冲者，可与桂枝汤，方用前法。若不上冲者，不得与之。

【释义】本条提出太阳病误下后，表证仍在，病势向上，正欲抗邪的证治和方药。

既为太阳病，本当发汗解表。若误用下法，则容易造成变证，尤其容易导致邪气内陷，引起结胸、痞证等。体质虚弱的人在误用下法之后，正气受损，导致病变趋势向内和向下，产生变证的可能性更大。体质强盛的人在使用下法之后，由于正气仍然壮盛，暂时未出现变证或坏病，表证仍然存在，病变的趋势仍然向上和向外，这时还可以使用桂枝汤发表解肌，调和营卫。

如何才能判断病人在误下之后正气受损的程度以及病变的发展趋势呢？张仲景以"气上冲"作为判断的依据。如果病人出现"气上冲"的症状，说明正气未衰，仍然能与邪气进行斗争，表证还有外解的机会，可以继续使用桂枝汤解表。如果没有出现"气上冲"的症状，说明此时病人的正气已经受到损害，病邪内陷，出现里虚或里虚夹实的情况，病位和病性已经发生变化，变证已经形成，因此不能再用桂枝汤解表。

那么，此条的上冲之气来自何处呢？最大的可能是来自中焦的胃气，因为胃气是人体正气的重要组成部分，营气和卫气皆来源于中焦脾胃所化生的饮食水谷，因此胃气是人体抵抗外邪的重要力量。第12条"干呕"一症已经为本证埋下了伏笔。另一方面，误下主要影响到阳明胃肠的功能，故胃气上冲应在意料之中。严重的时候，也不排除下焦的肾气受损，气从小腹往上冲。

在《伤寒论》涉及方剂的条文中，仲景对方剂的选择往往使用不同的措辞，用以表达对所选方剂的肯定程度和推荐级别。比如在第12和13条中，仲景提出"桂枝汤主之"，这是一种非常肯定的语气，不容丝毫置疑，体现出"有是证，用是方"的用药原则。《伤寒论》条文中使用"主之"的地方达142处之多。有的条文提出"宜桂枝汤"，这是一种建议和推荐的口吻，如第42条：太阳病，外证未解，脉浮弱者，当以汗解，宜桂枝汤。《伤寒论》中使用"宜"的地方共有67处。而本条"可与桂枝汤"，则带有商榷的成分，寓示除了汗法之外还有其他的治法可供选择。比如《内经》提出：其在上者，因而越之。本条误下之后，其气上冲，如兼有上逆之痰涎，也可以采用涌吐的治疗方法，因势利导，使病邪从上而出。由于桂枝汤具有发越和宣散的作用，故而也可以用于此证。

第24条：太阳病，初服桂枝汤，反烦不解者，先刺风池、风府，却与桂枝汤则愈。

【释义】本条提出针药并用，治疗太阳中风感邪甚，服桂枝汤后烦郁不解者。

太阳病首服桂枝汤之后，症状不但没有得到缓解，反而出现烦郁的新症状。作为医者必须找出其中的原因：比如是否因为诊断不正确导致误治？或是病性和病位发生改变？以及是否属于阳明病热扰胸膈的虚烦证，等等。如果没有出现其他的症状，脉象仍然浮缓，则说明疾病没有发生传变，仅仅是因为感邪较重，汤药未发挥出应有的疗效而已。譬如，服用桂枝汤后，病人本应微汗出，若汗不如法，则可出现心中郁烦的症状。

既然本证仍然属于太阳中风表证，基本病机未变，因此仍然应当使用桂枝汤进行治疗。所不同的是，仲景通过针药结合的方法，而不是依靠加大桂枝汤用量或增加服药的次数来增强治疗的效果。这是因为：本证为外感风邪而起，风邪除了从肌肤和口鼻侵袭人体外，还有一条特殊的侵犯人体的途径，即通过裸露于外，容易被外邪侵袭的一些穴位侵犯人体，这些穴位大多位于头枕部、颈部和肩背部，比如风池、风府、风门等。仲景提出先针刺风池、风府，祛邪外出，然后服用桂枝汤，这是外治和内治、局部和全身治疗的结合，所以能够共奏祛邪解表，调和营卫之功，比单纯增加桂枝汤的剂量更加直接、便捷和有效，且不用担心桂姜的温性会加重心烦的症状。除风池、风府之外，其他与风邪相关的穴位亦可选用，如风门、翳风、秉风等，具体请见表3-13。

表3-13　与风邪致病相关的人体穴位

穴名	穴位定位	功效
风池	胆经完骨穴与督脉风府穴连线的中点。	祛风解表，止头痛。

穴名	穴位定位	功效
风府	位于后正中线上，后发际上 1 寸。	祛风止痛，解诸痉。
风门	平第二胸椎下凹陷处，旁开 1.5 寸。	祛风止咳，治外感。
风市	下肢的外侧，腘横纹上 7 寸处。	祛风止痒，治腿痛。
秉风	肩胛冈上窝中，小肠经的天宗穴直上。	祛风活络，治肩痛。
翳风	乳突前下方，平耳垂后下缘凹陷中。	祛风通窍，治耳痛。

第 42 条：太阳病，外证未解，脉浮弱者，当以汗解，宜桂枝汤。

【释义】本条提出太阳表证的治则，以及脉浮弱的治法与方药。

从条文的文字排列顺序看，"脉浮弱者"应当接在"太阳病"之后。先有"浮弱"的脉象，才有"外证未解"的辨证；有"外证未解"的诊断，然后有"当以汗解"的治法，这样整个条文的意思就豁然开朗了。

在《伤寒论》中，仲景使用"表证"作为证名的条文包括第 46、61、124 和 170 条，而使用"外证"证名进行辨证的条文包括第 42、44、146、148、163 和 182（此"外证"非表证之意）等条。考其病证和治疗，"外证"具有和"表证"同样的含义，临床上可以混称。这条条文有几层意思：第一，外证当以汗解，这是治疗表证的基本原则。第二，对于表证中脉象浮弱的中风表虚证，应该使用发汗作用较弱的桂枝汤以调和营卫，解肌祛风。第三，将本条文与第 16 条结合起来看："桂枝本为解肌，若其人脉浮紧，发热，汗不出者，不可与之也。"桂枝汤是发汗轻剂，重在解肌，对脉浮紧，发热，汗不出的太阳表实证，桂枝汤则不适合。

本条是以脉象定治疗的经典条文。在太阳病的几大类型中，如果属太阳中风的表虚证，使用桂枝汤当无异议。但也有太阳伤寒证，经过误治之后，出现表虚脉弱的情况，亦可使用桂枝汤进行治疗。中医强调脉证合参，在误治后的特殊情况下，由于病机、病性发生了变化，诊断也应当随之而改变。这时，脉象最能反映出误治后的虚实变化。比如本条，"脉浮"说明病变仍然属于太阳表证，"脉弱"是太阳表虚，卫气不足的表现。"脉弱"而非中风引起的"脉缓"，说明表虚证更为严重。由于表虚的病机相同，故而可以使用桂枝汤治疗。太阳病误治后出现表虚脉弱，若表证仍在，仲景一般都会建议使用属于发汗轻剂的桂枝汤以调和营卫，发汗止汗，而不使用麻黄汤一类的发汗峻剂，这在太阳病的其他条文中屡见不鲜，由此扩展了桂枝汤的应用范围，即无论其诊断是太阳中风证或太阳伤寒误治以后，凡是目前脉浮弱，属于表证兼虚的病证都可以使用桂枝汤进行治疗，比如临床上常常使用桂枝汤治疗因免疫功能失调而对气候和花粉过敏的病人，其脉象大多表现为浮弱，或以浮而细软的濡脉为主。

第 44 条： 太阳病，外证未解，不可下也，下之为逆。欲解外者，宜桂枝汤。

【释义】本条提出太阳表证宜汗忌下的治疗原则和解外的证治与方药。

太阳病，外证未解表证未除者，当先解表。表证已解才可攻里。这是太阳病"汗不厌早，下不厌迟"治则的具体应用。如果表证未解，邪气未除，攻里会导致邪气因里虚而乘机内陷，产生各种变证。因此攻下的治法必须在表证完全解除之后才可使用，这是太阳表证治疗原则的铁律，不可违背，否则会导致病证的逆乱，出现坏病和变证。究其原因，至少有三"逆"。首先，需要使用下法进行治疗的是里证，而太阳病的外证是表证，病位不同，治法亦不同，这是第一逆；其次，攻下使用的药物一般其性寒凉，而散寒解表的药物其性辛温，药性不同，这是第二逆；再者，攻下的药物损阳伤阴，若表邪仍在，容易导致邪气乘虚而入，徒生变证，这是第三逆。以上三逆会导致疾病更加复杂化。

之所以医者在太阳病外证未解的情况下急于使用下法，不外乎病人有大便干结，排便困难的情况。考虑到这些因素，医者在使用解表药的时候必须注意药物不能太过辛温，也不能发汗太多，否则温药导致里热蕴积，发汗伤津还会产生或加重腑实证。因此在解表的同时应当注意护里，使用发汗轻剂的桂枝汤便可以避免发汗太过，徒伤津液的弊端。

第 45 条： 太阳病，先发汗不解，而复下之，脉浮者不愈。浮为在外，而反下之，故令不愈。今脉浮，故在外。当须解外则愈，宜桂枝汤。

【释义】本条提出太阳病汗下之后，若表证仍在，当须解表的证治与方药。

太阳病，若先发汗不解，医者应该首先找出发汗不解的原因，而不应该急于使用下法。本条是对上一条（第44条）表证治疗原则的进一步说明，即伤寒"汗不厌早，下不厌迟"。对于太阳表证来说，汗法是为正治，病证不解有多种原因，比如汗不如法：虽然使用桂枝汤，但未遵守须"微汗出"的告诫，汗出太多；或当汗不汗：如太阳伤寒，本当使用麻黄汤，反使用桂枝汤，药轻病重，发汗不及，寒邪因芍药和大枣的滋腻而滞留体内，等等。

本条在发汗之后患者表证未解的情况之下，医者复使用下法。下之后，如果病者脉浮，这是表证未去的征象。仲景自注说"浮为在外，而反下之，故令不愈"，浮为表证，而非里证，用治疗里证的攻下方法来治疗表证，岂有痊愈之理？此条犯了"外证未解，不可下也"的戒律。误治之后，必须判断疾病是否已经发生传变，成为坏病。所幸本条虽然采取了攻下的错误治疗，但"今脉浮，故在外"，说明表证仍在，正气未伤，疾病没有发生传变，所以仍然可以使用解表的方法治疗。这段条文特别强调浮脉在诊断外感疾病中的重要意义。不过，考虑到之前毕竟已经使用过汗法和下法，正气已然损伤，因此应当使用发汗轻剂的桂枝汤，以祛风解表，调和营卫。

本段条文应当与第15条结合起来分析。两条都是经过下法之后，正气未受到太大的伤害，没有出现变证的后续治法。第15条有"气上冲"，病势向上向外的特征，本条脉象浮，说明二者都没有产生变证，所以仍然应该解表。但病人经过误治之后，正气受到伤害，只能使用发汗作用较弱的桂枝汤。这再一次说明桂枝汤不仅用于治疗太阳表虚证，而且用于汗法和下法不当，正气受伤，表证仍在的变通治法。

第53条：病常自汗出者，此为荣气和，荣气和者，外不谐，以卫气不共荣气谐和故尔。以荣行脉中，卫行脉外。复发其汗，荣卫和则愈，宜桂枝汤。

【注释】

荣气和：和，平和，和谐。营气无病理改变。

外不谐：指浅表的卫气与在里的营气不相和谐。

【释义】本条使用桂枝汤治疗内伤杂病的自汗症，扩大桂枝汤的临床应用范围。

病人经常性地出现自汗，这不是感受外邪所致，而是内伤杂病的表现，其基本病机仍然是营卫不和。按照逻辑推理，营卫不和既可以是卫气的一方出现问题，也可以是营气的一方出现病变。张仲景在条文中开门见山地提出"荣气和"，那就点明这是卫气方面的问题，所以他指出这是"外不谐"，是在外的卫气不能与在里的营气保持和谐的状态所致。营气行于脉中，卫气行于脉外，二者有深浅和层次的不同。卫阳在外，具有固护营气的功能。由于卫气不能固护营气，营阴不能内守，所以出现营卫失调。既然问题的关键在卫气方面，所以采用微汗的方法，鼓舞卫气，补益营气，使二者重归于和谐，则阴阳和调，痊愈可期。这便是《素问·生气通天论篇》所说"阴者，藏精而起亟也；阳者，卫外而为固也"的阴平阳秘的生理关系。

仲景自注的"荣行脉中，卫行脉外"一句，来自《灵枢·营卫生会》："人受气于谷，谷入于胃，以传与肺，五脏六腑，皆以受气，其清者为营，浊者为卫，营在脉中，卫在脉外，营周不休，五十而复大会，阴阳相贯，如环无端。"这段经文原本是形容营卫的循行，仲景借以寓示营气和卫气的深浅部位。营气居于较深的部位，行于脉中，与血液相关；卫气分布于表浅的部位，行于脉外，与津液的关系更加密切。因此，当卫气不能正常行使"司开阖"的功能时，便应当使用调和营卫的桂枝汤，鼓舞卫阳，令腠理致密，营卫和谐，则自汗痊愈。

本条言"外不谐，以卫气不共荣气谐和故尔"，那么临床上是否有"内不谐，以荣气不共卫气谐和故尔"的情况发生呢？答案是肯定的，比如营血不足，或营血郁滞，进而导致营卫不和的病理状态，必须从营血的方面进行调理。这多见于内伤杂病中。中风和伤寒引起的营卫失调，多责之于在外的卫气失常；内伤杂病导致的营卫失调，则多由营血不足所致。表里之别，大抵如此。

仲景将桂枝汤的应用范围从太阳病扩大到内伤杂病，充分说明《伤寒论》中的方剂不仅能够治疗伤寒疾病，也广泛应用于内伤杂病的治疗，这让后世更好地理解了张仲景将该书称为《伤寒杂病论》的缘由。伤寒方可以治内伤杂病，杂病方亦可以治疗外感伤寒，二者间本没有严格区分。本段条文为后世使用桂枝汤治疗汗证，尤其是自汗和局部出汗的内伤疾病的治疗开创了先河。

另一方面，桂枝汤属于发汗轻剂，具有发汗解肌的作用，而仲景将其用来治疗自汗出的病证，说明桂枝汤除了发汗之外，也有止汗的功效，此所谓发汗以止汗。究其原理，盖因芍药味酸，具有收敛营阴的作用；大枣味甘，配芍药酸甘化阴，补充化源。发汗的目的在于抑制卫强，养阴的目的在于扶助营弱，通过调和营卫，使营卫阴阳达到和谐的状态，则自汗可止。

第 54 条：病人脏无他病，时发热，自汗出而不愈者，此卫气不和也。先其时发汗则愈，宜桂枝汤主之。

【注释】

脏无他病：指脏腑没有器质性的疾病。

先其时：在发热汗出的症状出现之前。

【释义】本条提出使用桂枝汤治疗和预防发热、自汗出的内伤杂病。

"病人脏无他病"，说明本条中的"发热"症状不是因脏腑疾病而起。"时发热，自汗出，而不愈者"提示本病是一个阵发性的、迁延日久的疾病。因为病人没有恶寒和恶风的表现，且迁延日久，排除外感风邪而发病。仲景指出病变的症结在于卫气不和。卫气属阳，具有温分肉，肥腠理，充皮肤，司开阖的作用，以调和、畅达为生理特点。卫气不能固外则出汗；卫强营弱，阴不敛阳则发热，故卫气不和导致发热汗出的症状，且发热在先，出汗在后，症状的出现具有先后的顺序和因果的关系。

仲景提出"先其时发汗则愈"是中医时间治疗学的体现，也包含中医"截断疗法"和"治未病"的治疗思想，饶有深意。尽管桂枝汤是发汗轻剂，并且具有以汗止汗的功效，但如果在病人出现发热、汗出之后才使用桂枝汤，则病人因汗出而营阴更弱，桂枝汤不能得到正气的充分帮助，实难发挥其应有的功效；倘若在汗出之时更行发汗，恐有如水淋漓之虞。仲景提出在症状出现之前使用桂枝汤调和营卫，小发其汗，方药得正气之助，能够充分发挥治疗效果，这是桂枝汤在疾病预防和"治未病"中的应用。

这段条文其实是对上一段条文的扩展和进一步的说明。第 53 条是"自汗出"，本条是"发热汗出"，都是因"卫气不和"所致。病机相同，故方药亦相同，扩展了桂枝汤的临床适应证，后世医家们将其用于治疗局部出汗的病证，如头面部出汗和身体的一侧出汗等症状。临床上对于植物神经功能紊乱，出现阵发性的发热，出汗，而没有其他的临床症状，使用桂枝汤调和营卫，常常可以收到很好的疗效。

从仲景上两条关于"卫气不共荣气谐和""此卫气不和"的论述可以看出，桂枝汤调和营卫，更偏重于从卫气的方面进行调理，这也是抓疾病的主要矛盾和治病求本的具体体现。

第 56 条：伤寒不大便六七日，头痛有热者，与承气汤。其小便清者，知不在里，仍在表也，当须发汗。若头痛者，必衄，宜桂枝汤。

【释义】本条以小便的颜色辨头痛的表里证，其属表证者，宜桂枝汤。

头痛一症，既可见于表证，如太阳头痛，也可见于里证，如阳明或厥阴头痛。如果患伤寒疾病，五六日不大便，一种可能是疾病已经从太阳传到阳明，热实内结，腑气不通。阳明经分布于面颊和前额，当秽浊的邪气随阳明经上扰头部，则出现头痛。阳明腑实，热邪炽盛，故不恶寒，反恶热，大汗出。热从燥化，燥屎内结，故不大便。这是阳明腑实已成，当用承气汤荡涤积滞，通腑泄热。阳明腑实之际，津液亏耗，里热炽盛，因此在大便燥结的同时，亦当见小便深黄或短赤，排尿困难。但是，如果此时小便清澈，排尿正常，则说明没有里实热之证。即便病人数日不大便，病变仍然属于太阳表证，当见头项强痛、发热、恶风或恶寒、汗出、脉浮缓等脉证。本证应当使用桂枝汤发汗解表，如若不然，这类由表证引起的头痛会继发鼻衄，这是邪郁不解，损伤阳络的结果。传统中医将这类鼻衄称为"红汗"，认为是阳郁过久，代汗自解，邪随血出。

条文的第二句是倒装句，正常的语序应该是："其小便清者，知不在里，仍在表也，当须发汗，宜桂枝汤。若头痛者，必衄"。文末的"若头痛者，必衄"是仲景对疾病发展的预测，即如果不及时使用桂枝汤发汗解表，就会导致邪郁伤络，出现鼻衄，以此告诫及时发散表郁之邪的必要性和紧迫性。

当然，在临床上如果仅仅根据小便颜色的正常与否判断表里证还是不够的，必须结合小便的量和是否有短赤涩痛等，以及其他的症状，如头痛的部位、性质和伴随的症状，尤其是舌脉进行综合辨证，确保辨证的准确性。太阳病的头痛是在头部后侧和枕部，牵连颈项和上背部，与阳明头痛的部位不同。关于太阳头痛与阳明头痛的区别，请见表3-14。

表3-14　太阳头痛与阳明头痛的区别

类别	太阳头痛	阳明头痛
病因	外感风寒之邪。	太阳传入阳明或秽浊积聚阳腑。
病机	风寒束缚太阳经脉，经气不利。	腑气不通，邪随阳明经上犯。
部位	后头部、枕部、颈部以及背部。	前额部、颞部以及面颊部位。
寒热	恶寒或恶风，发热。	不恶寒，反恶热。
二便	大便正常，小便清长。	燥屎、便秘，小便黄浊短赤灼痛。
脉象	浮缓或浮紧。	洪大滑数，沉而实。
舌象	舌质正常，苔薄白。	舌质红，苔黄厚腻或黄燥。
治法	发汗解表，通络止痛。	泄热通腑，降浊止痛。
方剂	桂枝汤、麻黄汤加减。	大、小承气汤加减。

第57条：伤寒发汗已解，半日许复烦，脉浮数者，可更发汗，宜桂枝汤。

【释义】本条提出伤寒病发汗后若余邪未尽，仍从汗解的证治与方药。

本条与第24条有相似之处，都有"烦"的症状表现。第24条曰："太阳病，初服桂枝汤，反烦不解者，先刺风池、风府，却与桂枝汤则愈。"而本条是"发汗已解，半日许复烦"，说明表证曾经得到过缓解。本条伤寒发汗，症状缓解半日后，病情反复，出现烦闷和脉浮数。"脉浮"在此处对于辨证尤为关键，表明邪气仍然在太阳经，表证未发生传变，说明"心烦"并非阳明经证热扰胸膈，而是余邪未尽，正邪交争的表现。只有祛除余邪，才能脉静身凉烦解，疾病痊愈。所以应当再次发汗，祛邪解表。张仲景并未说明先前使用的是麻黄汤还是其他发汗的处方，但不管如何，烦躁和脉数已经不允许再使用强力发汗的麻黄汤之类，所以宜选用发汗轻剂的桂枝汤，发汗解肌，调和营卫，祛邪而不伤正。

太阳病发汗之后，还可再汗；阳明病泻下之后，还可再下，直到邪气消除，这是伤寒疾病的治疗特点。当然，必须根据正气的强弱和病人的体质来决定。同时第二次发汗或泻下应当使用比第一次更加和缓的方药，避免伤伐太过，产生变证。

本条说明桂枝汤作为发汗轻剂，可用于治疗伤寒发汗之后需要再次发汗的临床病证。第24条使用针刺风池、风府，而非增加桂枝汤的剂量，是因为外感风邪重，表证依然如故，病变仍在太阳经络，故加针刺以祛风散邪。本条发汗后表证已然缓解，半日后复烦，脉象浮数，恐有传变之虞，故以汤药救治。这是两段条文的不同之处。

第95条：太阳病，发热汗出者，此为荣弱卫强，故使汗出，欲救邪风者，宜桂枝汤。

【注释】欲救邪风：救，《说文解字》："救，止也。"本义是给予帮助使脱离危险或解脱困难。邪风：即风邪。欲救邪风在这里是欲祛除风邪的意思。

【释义】本条再次论述太阳中风证的病因病机、证治和方药，并强调桂枝汤的祛风作用。

太阳中风表虚证的症状出现有先后的顺序，遵循一定的规律。外感风邪之后，首先出现发热，然后是出汗，接着是恶风。这个顺序符合临床实际，不能颠倒，因为它代表了机体对外邪入侵的一个反应过程，相当于太阳中风的完整"症状链"。当风邪入侵人体之后，处于肌肤腠理的卫气奋起抗邪；风邪属阳，卫气也属阳，两阳相合，阳盛则热，故出现发热之症；阳盛发热则蒸腾津液，迫津外泄而为汗，即"阳加于阴谓之汗"，所以发热之后，紧接着便是出汗；当汗孔因出汗而洞开，卫气随津液外泄，表卫不固，皮肤肌表和腠理对外界的虚邪贼风尤为敏感，随之而来的症状便是恶风，此时风邪容易乘虚而入，侵犯人体，形成因果循环。这也提示：病人在出汗期间一定要注意保暖，不要靠近窗户和空调的通风口，更不能因发热而贪凉，给风邪带来可乘之机，不管其出汗是由外感风邪所致，还是桂麻发汗所为，皆须谨记。

发热、汗出和恶风的症状按照先后顺序次第出现，环环相扣，互为因果。其症状出现的顺序在第2、12、13和本条中始终保持不变，形成一条完整的外感风邪致病的"症状链"。其基本的病机是营弱卫强，这和"阳浮而阴弱"是同一个道理。阳浮卫强是因，营阴虚弱是果。而导致所有的这些病理改变的病因，是外感六淫中的风邪。所以仲景提出：欲救邪风者，宜桂枝汤。

此处的"救"，不是"救助"和"援救"之意，而是"终止""纠正"和"停止"，含有禁止和阻止的意思。本条提示：桂枝汤除了具有调和营卫的作用之外，还有祛风散邪的功效。这与方中桂枝和生姜解表祛邪的作用是分不开的。

本条文还应该与第53、54条结合起来看。第53、54条都提到营卫不和的病机，但对究竟如何不和谐并没有做进一步的解释。这段条文明确地提出"荣弱卫强"的太阳中风证的病机，并点明卫强是因为感受风邪的缘故。营弱从理论上讲既有绝对的营气虚弱（如内伤杂病所致），也有如第53条提到的"荣气和"，即营气与感受风邪所致的卫强相比相对较弱的情况。因此治疗上有主次和轻重之分，祛外风，调卫气始终是主要的治疗手段和治疗的重点。

本段条文补充了桂枝汤的功效：桂枝汤除能发汗解肌，调和营卫之外，还具有祛风解表的重要作用。上述诸条互参，补全了桂枝汤的功效、适应证和应用范围。

（三）桂枝汤的使用禁忌

第16条：桂枝本为解肌，若其人脉浮紧，发热汗不出者，不可与之也。常须识此，勿令误也。

【注释】识：音 zhì 制。《论语·述而》："默而识之。"记忆、记住的意思。

【释义】本条提出桂枝汤属于发汗轻剂，不可用于太阳伤寒表实证。

桂枝汤具有解肌祛风，调和营卫的作用，其发汗的功力轻而缓。如果病人患太阳伤寒表实证，具有脉浮紧、发热、汗不出等伤寒表实证的主要症状，则不能使用桂枝汤，而应当使用麻黄汤，否则病人会因汗不如法，或汗出不彻而产生变证，甚至因药轻病重，药力不逮而耽误最佳的治疗时间。

本条虽然是关于桂枝汤的应用禁忌，其实也是告诫后世关于区分太阳表虚和表实证的重要性。辨证和施治是密不可分的两个环节，得出什么证，便用什么方。反过来，辨证再准确，但选方错误，同样达不到预期的治疗效果。因此我们在不断提高自己中医辨证诊断技能的基础上，对中药处方的主治和功效也必须了如指掌，做到准确地选方用药，二者密不可分。在张仲景的时代，由于医疗条件的落后和诊疗水平的低下，医者犯错误的情况比较常见，所以仲景说："常需识此，勿令误也。"其实，从某种角度看，《伤寒论》何尝不是一本纠正医疗失误的医学著作呢。在第四章关于变证和坏病的讨论中，我们还能看到更多误诊误治的情况。

根据宋本《伤寒论》，本条的前半段是："太阳病三日，已发汗，若吐、若下、若温针，仍不解者，此为坏病，桂枝不中与之也。观其脉证，知犯何逆，随证治之。"前半段的条文提出桂枝汤不能用于治疗经汗吐下和温针之后所出现的坏病和变证。由于其内容主要涉及坏病和变证的治疗原则，我们将在第四章对其进行释义和阐述。

第17条：若酒客病，不可与桂枝汤，得之则呕，以酒客不喜甘故也。

【注释】酒客：嗜酒之人。

【释义】本条以酒客为例，提出素有中焦湿热之人不可服用辛甘性温的桂枝汤。

酒客，指长期嗜酒之人。嗜酒者若患伤寒太阳病，不能使用桂枝汤治疗，因为他们长期饮酒，又惯食煎炒炙煿之品，素有湿热蕴积中焦脾胃。桂枝汤既有辛温助热之品，如桂枝、生姜，又有滋腻碍湿之物，如芍药、炙甘草、大枣等，而甘味药物能积热，生湿，酿痰，影响中焦脾胃的运化和气机的通畅，服之则热更炽，湿更盛。湿热蕴积中焦，脾胃气机逆乱，故"得汤则呕"，或出现胃脘痞满，腹胀，纳呆食减，以及烦热等症。这也是仲景在桂枝汤的服法中提出禁"酒酪"的原因。举一反三，饮酒者如是，他如酷爱黄油奶酪和鸡蛋牛奶的人，或喜欢食油炸快餐导致湿热蕴积中焦的人都不适宜辛甘温热之品。

如果辛甘温热的中药不可用，那么哪一类的中药适合湿热蕴积中焦脾胃的病人呢？清代医家喻昌提倡"用辛凉以彻其热，辛苦以消其满"。

柯韵伯建议："仲景用方非常慎重，不用桂枝汤，应该知道还有葛根、黄连、黄芩等苦寒的药物用于解肌。"这些都是非常有见地的观点，值得参考。

第19条：凡服桂枝汤吐者，其后必吐脓血也。

【释义】本条提出桂枝汤不能用于治疗里有实热之人。

桂枝汤是辛温助阳之剂，如果阳明热盛，或胃有蕴热之人服用桂枝汤，会导致胃热炽盛，气机逆乱。胃气上逆则吐，邪热灼伤胃络，则呕吐脓血。本条提出服用桂枝汤后"吐脓血"，只是误服桂枝汤之后产生的副作用的一部分，其实还可有更多的其他症状，如第26条所说"服桂枝汤，大汗出后，大烦渴不解，脉洪大"等，印证了"伤寒例"中所说的"桂枝下咽，阳盛则毙"这条警示。

将第17和19条结合起来看，凡体内有实热和湿热的人，都不宜服用桂枝汤。如果误服并出现燥热烦渴的症状，可考虑服用白虎加人参汤，清泄里热，养胃生津，保护正气。

（四）太阳中风兼证

第14条：太阳病，项背强几几，反汗出恶风者，桂枝加葛根汤主之。

桂枝加葛根汤方

葛根四两　桂枝二两（去皮）　芍药二两　生姜三两（切）　甘草二两（炙）　大枣十二枚（擘）　麻黄三两（去节）

上七味，以水一斗，先煮麻黄、葛根，减两升，去上沫，内诸药，煮取三升，去滓。温服一升。覆取微似汗，不须啜粥，余如桂枝法将息及禁忌。

【注释】

项背强几几：几几，《说文解字》音 shūshū 舒，"鸟之短羽飞几几也。象形。"《字汇部·几部》："几，病貌。"据钱超尘先生考证，应当读 jīnjīn 斤。根据对河南南阳人的发音考证，当音 jǐjǐ 挤，指颈项、背部牵强不舒，俯仰不能自如。四川方言亦念 jǐjǐ，如"酸几几"。

反汗出恶风：太阳病兼"项背强几几"多见于太阳伤寒表实证，此汗出恶风，为太阳中风表虚证，异于前证，故用"反"字。

内：音 nà 纳，同纳，加入的意思。

将息：调养、休息的意思，这里指服药之后的护理方法。

【释义】本条提出太阳中风兼项背强痛，经气不利的证治及方药。

太阳病出现沿足太阳膀胱经的经络所过之处的症状，包括颈项、背部牵强不舒，俯仰不能自如，这是太阳经气不利的表现。这类症状常常发生在感受风寒邪气之后。因为寒性凝滞和寒主收引，经络和筋脉收引的结果便会出现局部肌肉和肌腱的牵拉收引及功能活动受限的症状。本条有"汗出恶风"，属于太阳中风表虚无疑，为什么也出现"项背强几几"呢？似乎事出意外，所以仲景用"反汗出"一词指出症状的偶然性。偶然中存在着必然。究其原因，盖因颈项和上背部分布有诸多的与风邪致病相关的穴位，如风池、风府、风门、翳风、秉风等，这些穴位是风邪入侵人体的门户，风邪容易从上述部位侵入人体，引起局部经气不畅的症状。

问题的关键就在于汗出恶风。汗出之后，肌表的津液不足，经脉、肌肤和筋脉失于濡养，加上"淅淅恶风"，似冷水洒在肌肤的表面，所以会出现项背不舒的症状。当然这与寒邪入侵，导致经脉拘急挛缩的症状相比要轻许多。因此本证的基本病机是太阳经脉失养，应当使用桂枝加葛根汤疏风解表，舒筋解肌。

桂枝加葛根汤方

葛根 Radix Puerariae ·· 20 克

桂枝（去皮）Ramulus Cinnamomi ································· 10 克

芍药 Radix Paeoniae ·· 10 克

甘草（炙）Radix Glycyrrhizae Praeparata ···················· 15 克

生姜（切）Rhizoma Zingiberis Officinalis Recens ·········· 10 克

大枣（掰）Fructus Zizyphi Jujubae ·························· 4 颗或 15 克

煎服方法：先以 10 杯水煎煮葛根，直到剩下 8 杯左右，去沫，加入其余药物，继续煎煮，直到剩下 3 杯。过滤，温服 1 杯。盖上衣被取微汗。不需啜粥，其余调理方法和禁忌与桂枝汤同。

桂枝加葛根汤是桂枝汤加葛根。葛根是本方的主药，故用量最大。葛根具有解表退热的作用，与桂枝相合，增强解表散风的功效；其次，葛根具有较强的解肌的功效，能够疏通经气，治疗项背强几几的兼证；

再者，葛根还能生津止渴，濡养肌肉筋脉，与芍药相合，缓解痉挛的症状。最后，葛根具有升宣阳气的作用，一方面阳气得伸，全身舒畅；另一方面，葛根的升宣又具有引经药的作用，使药效集中在太阳经脉所过之处。这也是临床上使用葛根作为引经药治疗太阳头痛的缘由。葛根既治标又治本，理所当然地成为本方的主药。所以葛根在本方中的用量达到 20 克，桂枝和芍药的用量则从桂枝汤当中的 15 克减少到 10 克，以突出葛根作为本方君药的作用。全方起到祛风解表、舒经解肌、生津柔筋的作用。

宋本《伤寒论》中的桂枝加葛根汤方中有麻黄三两。方后有林亿等人的注："太阳中风自汗用桂枝汤，伤寒无汗用麻黄，今证云汗出恶风，而方中有麻黄，恐非本意也。第三卷有葛根汤证云，无汗恶风，证与方同，是合用麻黄也。此云桂枝加葛根汤，恐是桂枝中但加葛根耳。"从逻辑上看，葛根汤与加入麻黄的桂枝加葛根汤在配伍和剂量上完全相同，根本没有必要分为两方，因此可以断定桂枝加葛根汤中应当没有麻黄，只是桂枝汤加葛根，如此才与太阳中风表虚证相吻合，不致出现讹误。

第 18 条： 喘家作，桂枝汤加厚朴、杏子佳。

【注释】 喘家：素患喘促病证的人。

【释义】 本条提出风邪引发哮喘宿疾，导致喘促不宁的治法与方药。

在所有的脏腑器官当中，肺与自然界的联系最为密切。肺居于上焦，在十二脏腑中的位置最高，素有"肺为华盖"之称，再加上肺开窍于鼻，外合于皮毛，外邪容易通过每时每刻的呼吸侵入肺部，引发旧疾。素患哮喘之人，以痰为宿根，多肺气不畅，若逢风邪外袭，引发肺气上逆，故使喘息发作。本病既有太阳中风的表证，又有肺气上逆的痼疾，应该算是表里同病。单纯发表解肌的桂枝汤不敷使用，必须加上宣肺降逆平喘的厚朴和杏仁，做到标本兼顾，表里同治。方见第 43 条。

第 43 条： 太阳病，下之微喘者，表未解故也。桂枝加厚朴杏子汤主之。

桂枝加厚朴杏子汤方

桂枝三两（去皮） 甘草二两（炙） 生姜三两（切） 芍药三两

大枣十二枚（擘） 厚朴二两（炙，去皮） 杏仁五十枚（去皮尖）

上七味，以水七升，微火煮取三升，去滓。温服一升，覆取微似汗。

【释义】本条讨论太阳病误下，导致肺气上逆而表邪未解的证治与方药。

既然本条与第18条建议使用的处方都一样，说明二者的基本病机是一致的，都有表邪和肺气上逆的表里之证。所不同的是，第18条里的肺气上逆，是病人有慢性肺系疾病，适逢外感风邪所引发。而本条病人素无痼疾，微喘是因误下所致。幸而病人正气未伤，肺气尚能抵御病邪，所以出现肺气上逆，欲祛邪于外的症状，故而采用祛风解表，降逆平喘的同一治法。本条与第18条的病变具有新旧之分和内外之别，故仲景自注曰"表未解故也"。从"微喘"的症状可知本条的喘息似乎比第18条轻一些。由于表未解，因此使用桂枝汤祛风解表。微喘是误用下法导致肺胃气机上逆，故使用厚朴、杏仁降气祛痰，止咳平喘。

桂枝加厚朴杏子汤方

桂枝（去皮）Ramulus Cinnamomi	·············· 15 克
甘草（炙）Radix Glycyrrhizae Praeparata	·············· 10 克
生姜（切）Rhinoma Zingiberis Officinalis Recens	·············· 15 克
芍药 Radix Paeoniae	·············· 15 克
大枣（掰）Fructus Ziziphi Jujubae	·············· 4 颗或 15 克
厚朴（去皮）Cortex Magnoliae Officinalis	·············· 10 克
杏仁（去皮尖）Semen Pruni Armeniacae	·············· 16 粒或 6 克

煎服方法：用 7 杯水，以微火煎煮以上药物，直到剩下 3 杯。过滤，温服 1 杯。覆盖衣被取微汗。

表证误下之后，若正气损伤严重，邪气内陷，极易出现结胸一类的变证。张仲景提出此条，其实也含有警示的意思。好在本条病患虽经误下，但体质尚可，微喘也是气机向上向外的一种表现，与第15条"太阳病，下之后，其气上冲者，可与桂枝汤"具有类似的病机，故仍以桂枝汤为基础方加味治疗。彼条"若不上冲者，不得与之"，本条似可理解为"下之后，若不喘者，不得与之"，提示病邪已经内陷。

第20条：太阳病，发汗，遂漏不止，其人恶风，小便难，四支微急，难以屈伸者，桂枝加附子汤主之。

桂枝加附子汤方

桂枝三两（去皮）　芍药三两　甘草三两（炙）　生姜三两（切）大枣十二枚（擘）　附子一枚（炮，去皮，破八片）

上六味，以水七升，煮取三升，去滓。温服一升。本云：桂枝汤，今加附子。将息如前法。

【注释】

遂漏不止：遂，于是，因此。漏，漏汗症。指因阳气受损，卫外不固，汗液漏出不止的现象。

小便难：指量少，排尿艰涩，是津液亏损的结果。

急：紧，紧缩，拘急的意思。《三国志·吕布传》："缚太急，小缓之。"

【释义】本条提出发汗太过导致表卫不固，阳虚汗漏，表邪不解的证治与方药。

在本条中张仲景并未提及前医使用的是何种发汗方法，推测是辨证失误，将麻黄汤误用于治疗太阳中风表虚证，导致大汗不止，阳气外泄，表卫不固，阴津受损。因此症状中既包括津液不足所引起的小便困难，也包括阳气虚弱不能温煦四肢的肢体拘急和难以屈伸，但尚未出现四肢厥逆的少阴症状。同时汗后恶风，说明风邪未去，表证仍在，众多的病理变化交织在一起。因此亟须扶阳固表，兼散表邪。祛风解表用桂枝汤，固表扶阳用附子。如陈修园所说"方中取附子以固少阴之阳，固阳即所以止汗，止汗即所以救液，其理微也"，说明扶阳是本证治疗的关键和核心，这也是《内经》所说"阳者，卫外而为固也"之意。

发汗是治疗太阳表证的基本大法，但必须"汗如其法"，如果发汗不及，表邪不去；或发汗太过，亡阳伤津；或发汗不及时，病邪内传，都是"汗不如法"的种种表现，同样归于误治的范畴。如果病情进一步发展，则会出现少阴寒化的变证，此所谓"实则太阳，虚则少阴"之义。因此，治疗应当扶阳解表，调和营卫，方用桂枝加附子汤。作为少阴病主药之一的附子在本方中还具有未雨绸缪，预防疾病传变的作用和意义。

桂枝加附子汤方

桂枝（去皮）Ramulus Cinnamomi ·················· 15 克

白芍 Radix Paeoniae Lactiflorae ·················· 15 克

甘草（炙）Radix Glycyrhizae Praeparata ·················· 15 克

生姜（切）Rhinoma Zingiberis Officinalis Recens ·················· 15 克

大枣（掰）Fructus Zizyphi Jujubae ·················· 4 个或 15 克

附子（炮，去皮，碎成八片）Radix Aconiti Praeparata

·················· 1 枚或 15 克

煎服方法：用 7 杯水，煎煮以上药物，直到剩下 3 杯。过滤，温服 1 杯。覆盖衣被取微汗。其余调理方法和禁忌与桂枝汤同。附子有毒，须在医生指导下使用。

本方为桂枝汤加附子。桂枝汤调和营卫、祛风解表，制附子温经回阳、固表止汗。本方并未添加益气生津之品如人参等，体现出仲景针对主要矛盾，即阳气虚弱进行治疗，待邪去阳复，气化正常，则津液自然来复，津液亏损的次要矛盾则会迎刃而解。待营卫调畅，脉静身凉，则诸症皆除。当然从祛邪的角度来看，其人恶风，说明表证未除，此时若加入养阴生津的补益之品，则有碍邪、留邪之虞，恐非所宜。

第 21 条：太阳病，下之后，脉促胸满者，桂枝去芍药汤主之。

桂枝去芍药汤方

桂枝三两（去皮） 甘草二两（炙） 生姜三两（切） 大枣十二枚（擘）

上四味，以水七升，煮取三升，去滓，温服一升。本云：桂枝汤，今去芍药。将息如前法。

【注释】脉促：指脉来急促，触之有力，但是与脉学中的促脉不同。促脉是脉来急数而有不规则的间歇，多见于阳热亢盛而兼有气滞、血瘀、痰凝、食积以及心脏的疾患。本证中的脉促并无节律紊乱的情况。

【释义】本条提出太阳病误下后，表证未解，胸阳不振的证治与方药。

太阳病误下，伤伐正气，最容易出现邪气乘虚内陷，导致各种变证。如果邪气内陷，与痰饮水湿相合，则为结胸证；如果邪陷脘腹，则为痞证。但本条是太阳病误下之后，虽然有邪气内陷的胸满，但脉象急促有力，这是邪陷胸中，胸阳不振，正邪交争的表现，尚未出现结胸、痞证等变证。因此应当趁正气尚未大虚的时候，提振和鼓舞胸阳，兼解表邪，方用桂枝去芍药汤。

桂枝去芍药方

桂枝（去皮）Ramulus Cinnamomi ……………………………… 15 克

甘草（炙）Radix Glycyrrhizae Praeparata ……………………… 10 克

生姜（切）Rhizoma Zingiberis Officinalis Recens ……………… 15 克

大枣（掰）Fructus Ziziphi Jujubae ……………………… 4 个或 15 克

煎服方法：以水 7 杯，煎煮以上 4 味药物，直到剩下 3 杯。过滤，温服 1 杯。覆盖衣被取微汗。其余调理方法和禁忌与桂枝汤同。

本方是桂枝汤去芍药的桂枝汤类方。方中桂枝温阳化气，提振胸阳，温通血脉，同时还能解表祛风。芍药为阴药，性凉味酸，敛营补血，不适宜在胸阳不振的情况下使用，故删去不用，凸显本方温通血脉，提振胸阳，兼以祛风解表的功效。

太阳病误下，好似将抗邪的主战场从肌肤腠理转移到了胸廓。邪在肌肤腠理，好似敌人刚刚进犯边境，尚有广阔的疆域与之周旋，可闪转腾挪，排兵布阵，从容应对。邪入胸廓，就如城池将失，被逼到狭小的空间里，左支右绌，处处掣肘，因此必须放手一搏，背水而战。桂枝汤去芍药，犹如在战场上减少负重，扔掉羁绊，轻装上阵，从而让桂枝更好地发挥鼓舞和提振胸阳的作用。这好似清代医家徐大椿提出的"用药如用兵论"，排兵布阵与遣方用药皆依势而为，"孙武子十三篇，治病之法尽之矣。"

第 22 条：若微寒者，桂枝去芍药加附子汤主之。

桂枝去芍药加附子汤方

桂枝三两（去皮） 甘草二两（炙） 生姜三两（切） 大枣十二枚（擘） 附子一枚（炮，去皮，破八片）

上五味，以水七升，煮取三升，去滓，温服一升。本云：桂枝汤，今去芍药加附子。将息如前法。

【注释】若微寒：一些伤寒注家解释为"脉微恶寒"，强调阳虚的严重程度。

【释义】本条提出太阳病误下，表证未解，兼胸阳不足的证治与方药。

本条是上一条的延续，所以应当与上一条结合起来看，便于理解仲景的辨证和用药思路。第 21 条是太阳病误下之后，出现胸阳不振的情况，彼时脉象为急促有力之势，正气不虚，仅需使用桂枝汤去芍药，鼓舞和提振胸阳。本条是误下后，邪气内陷，表证未解，出现脉微恶寒或畏寒的情况。因此断定此为心阳虚衰，胸阳不足。在治疗上如果仅仅减去性凉味酸的芍药还不够，必须加炮附子温补心阳，温通血脉，助桂姜辛温发散之力，补助胸阳，方用桂枝去芍药加附子汤。

桂枝去芍药加附子汤方

桂枝（去皮）Ramulus Cinnamomi ·· 15 克
甘草（炙）Radix Glycyrhizae Praeparata ·························· 10 克
生姜（切）Rhinoma Zingiberis Officinalis Recens ·············· 15 克
大枣（掰）Fructus Ziziphi Jujubae ·················· 4 颗或 15 克
附子（炮，去皮，碎成八片）Radix Aconiti Praeparata ········ 1 枚或 15 克

煎服方法：以水 7 杯，煎煮以上 5 味药物，直到剩下 3 杯。过滤，温服 1 杯。覆盖衣被取微汗。其余调理方法和禁忌与桂枝汤同。附子有毒，须在医生的指导下使用。

本条和上一条的区别在于：上条是胸阳不振，正气尚存，本条心阳不足，正气已虚。因此，方中用大热有毒的附子温通散寒，扶助心阳，助桂枝通阳化气，宽胸除满。桂枝去芍药加附子汤除了温补心阳，祛邪解表之外，也含有助阳防变，阻止其成为结胸等变证的预防性治疗的用意。

桂枝加附子汤与桂枝去芍药加附子汤虽然药物只有一味之差，但主治和功效大不相同，请见表 3-15。

表 3-15 桂枝加附子汤与桂枝去芍药加附子汤的比较

类别	桂枝加附子汤	桂枝去芍药加附子汤
病因	太阳病，汗不如法。	太阳病，误下之后。
病机	阳气虚弱，表卫不固。	邪气内陷，胸阳不足。

类别	桂枝加附子汤	桂枝去芍药加附子汤
病位	肌肤腠理。	上焦胸膈。
症状	汗出不止，恶风，小便难，四肢微急，难以屈伸。	脉促胸满，微寒。
治法	祛风解表，调和营卫，扶助阳气。	祛风解肌，温通胸阳。
方义	桂枝汤加附子，调和营卫，扶阳固表，兼顾营阴，防太阳传往少阴。	桂枝汤减芍药加附子，振奋胸阳，温经散寒。

第62条： 发汗后，身疼痛，脉沉迟者，桂枝加芍药生姜各一两人参三两新加汤主之。

桂枝加芍药生姜各一两人参三两新加汤

桂枝三两（去皮）　芍药四两　甘草二两（炙）　人参三两　大枣十二枚（擘）　生姜四两

上六味，以水一斗二升，煮取三升，去滓。温服一升。本云：桂枝汤，今加芍药、生姜、人参。

【释义】本条提出太阳病发汗太过，营卫虚弱的证治与方药。

在正常情况下，发汗之后，脉静身和，表证得解，诸症皆除。但此条发汗之后，反而出现全身疼痛，说明汗不如法。此时的身疼痛既可是表邪未去的表现，也可有另外的原因。因此必须结合脉象或其他症状进行判断。脉象沉，说明表证已解；迟则是气血虚弱的表现，且当迟而无力。综合脉证，判断导致全身疼痛的病机是汗出太过，阴津受损，营血不足，全身肌肉、筋脉、关节失于濡养，故而疼痛，与风寒之邪束缚肌表，太阳经脉不利的疼痛完全不同。此处的脉沉迟是辨别表里虚实的关键。综上，本证的基本病机是：汗不如法导致阴津耗伤，营血不足，且气随津脱，卫气不足，因此治疗上须补卫气，益营血，方用桂枝加芍药生姜各一两人参三两新加汤方。

桂枝加芍药生姜各一两人参三两新加汤方

桂枝（去皮）Ramulus Cinnamomi ·····························15 克

芍药 Radix Paeoniae ·····································20 克

甘草（炙）Radix Glycyrhizae Praeparata ·················10 克

纵横《伤寒论》
——《伤寒论》释义与方证比较及应用

人参 Radix Ginseng ··· 15 克

大枣（掰）Fructus Zizyphi Jujubae ································ 4 颗或 15 克

生姜 Rhizoma Zingiberis Officinalis Recens ····························· 20 克

煎服方法：以水 12 杯，煎煮以上 6 味药物，直到剩下 3 杯药液。过滤，温服
1 杯。覆盖衣被取微汗。

在本方中，桂枝与芍药的比例是 3 : 4，这与桂枝汤中桂枝与芍药
1 : 1 的比例不同。仲景重用芍药养血和营，加人参补益卫气，滋养阴
津。同时，重用生姜宣通阳气，合桂枝解表散邪。全方既祛邪，又扶
正，且以扶正为主。

四、太阳经证：伤寒表实及兼证

（一）麻黄汤证

第 35 条：太阳病，头痛，发热，身疼，腰痛，骨节疼痛，恶风，
无汗而喘者，麻黄汤主之。

麻黄汤方

麻黄三两（去节） 桂枝二两（去皮） 甘草一两（炙） 杏仁七十
个（去皮尖）

上四味，以水九升，先煮麻黄，减二升，去上沫，内诸药，煮取二
升半，去滓，温服八合，覆取微似汗，不须啜粥，余如桂枝法将息。

【释义】本条提出太阳伤寒表实证的证治与方药。

但凡表证，当有发热、恶寒或恶风。从本条"无汗而喘"分析，这
是太阳伤寒表实证。结合第 1 条太阳病提纲和第 3 条太阳伤寒的脉证等
条文来看，太阳表实证必见恶寒，且恶寒先于发热的症状出现，即"太
阳病，或已发热，或未发热，必恶寒"。其规律是恶寒重而发热轻。本
条提出恶风，说明伤寒表实证亦可在初期见到恶风的表现，因为风为百
病之长和诸邪之首。根据第 3 条太阳伤寒的脉证，本条的脉象也应当
为浮紧。这是为什么一定要运用整体观的方法去解读《伤寒论》的原
因，只有将前后条文进行互参，才能够准确而全面地把握条文的内容和
要义。

寒为阴邪，其性凝滞和收引，容易导致经气受阻，阳气郁闭，气血瘀滞，引起各种疼痛的症状。其中头痛、腰痛为足太阳膀胱经的经脉受阻，经气不利所致。寒邪外束，阳气不伸，故一身尽疼；寒主收引，故骨节疼痛。本条的疼痛症状最多，疼痛出现的部位也最广泛，印证了《素问·痹论篇》所说："痛者，寒气多也，有寒故痛也。"

本条的"无汗"补齐了第3条太阳伤寒证的基本症状，也是鉴别太阳中风和太阳伤寒的最首要和最关键的症状。其病机是寒邪收引，肌肉和皮肤被束缚，汗孔闭合，阳气郁遏，故而无汗。当肌肉和皮肤受到束缚之后，肺气不能宣发和布散，故喘而气紧。因此，无汗与喘促也是具有因果关系的两个症状。肺气不宣和肺气不降都可以致喘，肺气不宣所致的喘证多见于外感，如太阳伤寒表实证；肺气不降引起的喘促不宁则多见于内伤杂病和情志疾患，其基本病机不一样，存在表里、上下和内外的不同，治疗也迥异。针对伤寒外袭，肺气不宣，当用麻黄汤发汗解表，宣肺平喘。

麻黄汤方

麻黄（去节）Herba Ephedrae····························· 15 克

桂枝（去皮）Ramulus Cinnamomi ···················· 10 克

甘草（炙）Radix Glycyrrhizae Praeparata ·············· 5 克

杏仁（去皮尖）Semen Pruni Armeniacae ············ 25 粒或 10 克

煎服方法：以水 9 杯，先煮麻黄，直到剩下 7 杯，去沫，加入剩下的 3 味药物，继续煎煮，直到剩下 2 杯半药液。过滤，温服 2/3 杯。覆盖衣被取微汗。不须服粥，其余的调理方法和饮食禁忌与桂枝汤同。

关于本方的方解，请见表 3-16。

表 3-16　麻黄汤的方解

药物	配伍	作用
麻黄	君药	辛温发汗，散寒解表，宣肺平喘。
桂枝	臣药	祛风解表，解肌通阳，助麻黄发汗。
杏仁	佐药	降气止咳，宣肺平喘，润肠通便，增强麻黄的平喘之力。
炙甘草	使药	止咳润肺，健脾和胃，保护中焦，调和诸药，防止大汗伤津。

麻黄和桂枝是中药学上的"对药"，二者合用，大大增强了本方发汗解表的功力，因此本方是辛温发汗的峻剂，成为治疗太阳伤寒表实证的基础方。太阳中风表虚和孕妇、素体虚弱及老年人须慎用。此外，现代药理学研究表明，麻黄含麻黄碱，具有兴奋中枢神经系统、强心、升高血压的作用，高血压辨属肝阳上亢者忌服。

（二）麻黄汤的适应证

第36条： 太阳与阳明合病，喘而胸满者，不可下，宜麻黄汤。

【注释】合病：两经或三经同时受邪，发病即同时出现各经的主证，症状的出现无先后顺序。如《景岳全书·伤寒典》曰："合病者，乃两经、三经同病也。如初起发热，恶寒，头痛者，此太阳之证，而更兼不眠，即太阳阳明合病也；若兼呕恶，即太阳少阳合病也；若发热不眠呕恶者，即阳明少阳合病也，若三者俱全，便是三阳合病。"合病多见于三阳经的疾病之中。

【释义】本条阐述太阳与阳明合病，以太阳为主，病位在上者，宜先解表。

合病是指两经或两经以上同时发病的伤寒疾病。张仲景提出太阳和阳明合病，则应该具备太阳表证和阳明里证的基本脉证。仲景未列出太阳和阳明的主证，却突出"喘而胸满"，说明太阳病比阳明病更加严重，邪困阳郁，肺失升宣。因此必须首先使用麻黄汤解表平喘，宣发肺气，待表证解除之后，再行下法。

仲景在本条中提出了一个伤寒疾病的非常重要的治疗法则：当表里同病的时候，应当先解表，后攻里。本条太阳和阳明合病，以太阳为主，理所当然地应当首先解表。这也是伤寒疾病"汗不厌早，下不厌迟"的具体体现。这是从邪正关系的分析和判断中提炼出来的治疗原则和临床经验的积累。如果先用下法攻里，就会耗伤正气，导致邪气内陷，产生结胸、痞证等变证，使疾病变得更加复杂，增加治疗的难度。

第37条： 太阳病，十日以去，脉浮细而嗜卧者，外已解也。设胸满胁痛者，与小柴胡汤；脉但浮者，与麻黄汤。

【注释】嗜卧：疾病后期，邪气已去，正气亦伤，体力不支，病人喜静卧休养，以恢复体力。

【释义】本条提出太阳病的三种转归及表证未解的证治与方药。

太阳病超过十日以上，疾病可能已经出现多种不同的变化。第一种情况，患太阳病十日以上，病人的脉象浮而细，浮脉代表外证虽已解，但尚留余邪。脉细是汗出津伤，营阴受损的结果，表明正气不足。病人静而喜卧，则说明邪气大势已去，正气正处于恢复的过程之中，正如第10条所言："风家，表解而不了了者，十二日愈。""脉浮细而嗜卧"是对"表解而不了了"的很好的注脚，这两条宜互参。第二种情况，病人出现胸胁满痛的少阳证，这说明病邪已从太阳经传至少阳经。胸胁和胁肋部位是少阳经脉所过之处，故应当使用小柴胡汤和解少阳。此处仲景以"胸满胁痛"指代少阳病，病人应当还有少阳病的其他脉证。第三种情况，尽管十日已去，病人脉象仍然浮而紧，并有其他的太阳表实证的症状，则仍然可以使用麻黄汤辛温发汗，散寒解表。

张仲景仅仅提到"脉但浮"，这是以脉代证，强调本证仍属表证。医者在临床上必须见到太阳表实证的其他症状才可选方用药，麻黄汤是发汗峻剂，贸然使用会导致汗出过多，损伤阳气，耗伤津液，产生变证。本条对临床辨证的启示在于，病程的长短是一个次要的因素，病人的脉证对于临床辨证起关键和决定性的作用。

第46条： 太阳病，脉浮紧，无汗，发热，身疼痛，八九日不解，表证仍在，此当发其汗。服药已，微除，其人发烦目瞑，剧者必衄，衄乃解。所以然者，阳气重故也。麻黄汤主之。

【注释】

目瞑：一种神疲的状态。《说文解字》：瞑，翕目也。这里指闭上眼睛。

剧者必衄：指病情严重者会出现鼻出血的症状。《说文解字》：衄，鼻出血也。从血，丑声。

阳气重：指阳邪郁遏的严重程度，在一定的意义上也指病人的体质。

【释义】本条补充说明太阳表实证的证治，以及服用麻黄汤后的两种反应。

太阳病，脉浮紧，这是太阳伤寒表实证的典型脉象。无汗是寒主收引，汗孔闭合造成的。寒性凝滞和收引，导致卫气郁遏，故发热、身疼痛。疾病到了八九天，症状仍不缓解，表证仍在，寒邪的性质没有发生改变，则仍当使用麻黄汤发汗解表。本段条文是倒装句，"麻黄汤主之"应该紧接在"此当发其汗"之后，这样上下文的意思才连贯。

服药之后，有两种不同的情况发生：一种是症状有所缓解，但病人出现余邪扰神的心烦和闭眼欲眠的倦态，说明正邪交争比较剧烈。病人应当注意休息，补充营养和津液，逐步康复。

第二种情况是由于患病八九天不解，寒邪较重，阳气郁遏化热，灼伤血络，导致衄血。衄血之后，邪随鼻出血而解，整个病情得到缓解。中医学上将此类衄血称为"红汗"，因为汗血同源于津液，邪气随出血外泄，表证因而得解，与发汗的作用相似。之所以出现这样比较极端的症状，是因为太阳病八九日不解，阳气郁遏日久的缘故，所以仲景批注道："所以然者，阳气重故也。"

第 47 条： 太阳病，脉浮紧，发热，身无汗，自衄者愈。

【释义】此条阐述太阳伤寒表实证因鼻衄而解。

本证脉浮紧，身无汗，为太阳表实证无疑。在讨论太阳中风表虚证的时候，我们曾经说过：太阳中风的"发热，汗出，恶风"环环相扣，互为因果。而本条出现发热，但居然无汗。为什么呢？太阳中风的发热是因为风邪属阳，卫气亦属阳，二阳相合则发热，即"阳加于阴谓之汗"。本条发热的基本病机是卫阳郁遏，"无汗"是寒主收引，卫阳郁遏的表现。越是无汗，说明阳气郁遏越严重，发热则愈盛。此即外寒有多重，阳郁就有多重的病理反映。寒邪郁积化热，灼伤营血，导致鼻衄。同时邪热随衄而解，郁遏的阳气得以伸张，则病自愈。

此段条文中的自衄，当属寒邪遏阳，灼伤脉络所致，多发生于素体壮实，或年少阳盛之人。中医将这类鼻衄称为"红汗"，邪随衄出，证随衄解。

第 51 条： 脉浮者，病在表，可发汗，宜麻黄汤。

【释义】本条以脉代证，提出太阳表实证的证治与方药。

浮脉轻取即得，重按稍减而不空，提示表证，用以帮助判断疾病的病位，但不能协助判断是表虚还是表实证。临床上不能仅凭浮脉就提出可发汗，而且使用发汗峻剂麻黄汤。这是仲景典型的以脉代证的叙事风格。脉浮提示病在表，仲景认为"可发汗"，则说明本条有可发汗之证，即太阳表实证。按图索骥，应当还有恶寒、发热、头痛、无汗而喘，脉浮而紧等其他太阳伤寒表实证的临床症状和体征。

仲景在许多条文中都有类似的以脉代证的省文笔法，在研读《伤寒论》的时候，一定要很好地体会和把握，并运用逆向思维的方法，根据仲景出示的治法和方药，补齐该病证的主要脉证，完善条文。

第52条：脉浮而数者，可发汗，宜麻黄汤。

【释义】本条提出脉浮数，倘若无汗，仍可使用麻黄汤。

脉浮为表证，脉数代表热证，表热之证怎么可以发汗，并使用麻黄汤？如果有风热证，应当使用辛凉解表的方剂，别说麻黄汤这样的发汗峻剂，就连祛风解肌的发汗轻剂桂枝汤也不能使用。从一些《伤寒论》注家的解释来看，他们多倾向于"舍脉从证"，认为既然仲景提出使用麻黄汤，则必然具有使用麻黄汤的病机和脉证。

其实，解读本段条文最关键的地方是接下来的三个字"可发汗"。为什么可发汗呢？这是因为病人本无汗，所以才提出发汗。如果病人已出汗，属于太阳中风的表虚证，仲景断然不会提出"可发汗"的治法。既然无汗，病人必然有寒邪束表，阳气郁遏的基本病机。通过一个"可"字，我们可以合理地推测病人具有太阳伤寒表实证的其他症状，如发热、恶寒、无汗、头痛、身疼、骨节痛等。

既然太阳表实证的症状俱备，那为什么会出现与症状不相一致的脉浮数，而不是脉浮紧呢？从脉学理论上分析，数脉提示阳盛，见于发热的病人。在儿科疾病的诊断中，在没有体温计的情况下，有经验的儿科医生常可依据脉搏增加的次数粗略地判断体温的数值，即脉搏在正常值的基础上每增加10次，则患儿的体温增加大约1℃。由此可见，数脉主热病无疑。但数脉可以见于伤寒表实证吗？答案是肯定的，伤寒表实证不仅仅可以见到浮紧脉，也能见到浮数脉。仲景在第49条也提到"脉浮数者，法当汗出而愈"，说明太阳伤寒出现"脉浮数"并非罕见。

那么，在什么情况下可以见到浮紧之脉，什么情况下见到浮数之脉呢？答案来自《伤寒论》条文的第3条"太阳病，或已发热，或未发热"中。患太阳病但尚未发热的病人其脉象以浮紧为主，即"阴阳俱紧"；患太阳病已发热，或发热甚的病人可出现浮数脉，即本条和第49条的"脉浮而数"。这与临床上的情况非常吻合。如果一个人患外感疾病出现发热，其脉搏常会浮而数。不过这不是温热邪气，也不是寒邪化热，而是阳气郁遏的病理表现。本证的鉴别要点在于脉虽浮数但身体无汗，提示寒遏阳郁。遏甚者郁亦甚，遏微者郁亦微。唯有使用麻黄汤发表散寒，通阳解郁，通调营卫，才能解除太阳伤寒证阳气郁遏的病机，否则，病人很快就会出现第55条所说的"不发汗，因致衄"的情况。本条当与第55条互参。

如果寒邪出现热化，疾病产生传变，疾病的性质也发生改变，数脉成为实热的征象，病人发热汗出，则麻黄汤万万不可使用。实热证的病人应当还有高热、大汗出、口渴喜冷饮、大便干结、小便短赤等症，从症状体征上应该不难判断。归根到底，脉证合参，综合判断才是准确诊断和治疗的关键。

第55条：伤寒脉浮紧，不发汗，因致衄者，麻黄汤主之。

【释义】本条阐述太阳伤寒失治致衄，仍可用麻黄汤发汗解表。

伤寒脉浮紧，这是太阳伤寒表实证的典型脉象。"不发汗"，说明病人无汗，这是太阳伤寒证的症状表现，提示阳气郁遏。脉证合参，辨属太阳伤寒表实证无疑，应当采用辛温发汗、散寒解表的治法。若医者迟迟不发汗，导致寒邪束缚，阳气更加郁遏，进而会损伤脉络，导致鼻衄。第46和47条也有鼻衄，鼻衄之后症状得到缓解，代表邪气随鼻衄而解。唯一不同的是第46条的鼻衄出现在使用麻黄汤之后，而第47条是病人自己出现鼻衄，原因不同，但结果都是一样的。这叫作"以衄代汗，邪随衄解"。

本条的情况有所不同，太阳表实证当发汗而未发汗，寒邪闭阻，阳气郁遏，因而导致鼻衄。这是由于当汗不汗的失治造成的。由于寒邪遏阻阳气的基本病机没有发生改变，因此仍然可以使用麻黄汤治疗，这叫作"以汗止衄，邪随汗解"。此时断不可使用清热、凉血和止血的方法，必须解除阳气郁阻的基本病机，通过发汗让邪有出路，郁阳得伸，则太阳伤寒的表证能够得到缓解。而判断寒邪没有产生"热化"的关键在于"脉浮紧"。

关于麻黄汤的适应证总结，请参见表3-17。

表 3-17　麻黄汤的适应证

条文	适应证
35	太阳伤寒表实证。麻黄汤本证,寒束肌表,经气不利。
36	太阳与阳明合病。以太阳为主,病位在上者,宜先解表。
37	太阳伤寒表实证,使用麻黄汤辛温发汗,散寒解表。
46	太阳伤寒表实证。服麻黄汤后的两种反应。
51	太阳伤寒表实证。麻黄汤辛温发汗,散寒解表。
52	太阳伤寒表实证。脉浮而数,阳气郁遏,须发汗解郁。
55	太阳伤寒表实证。迁延不发汗,卫阳郁遏致衄。
232	阳明中风,脉但浮,无余证,表邪壅实。
235	虽冠以"阳明病",实为太阳阳明合病,寒邪束肺,无汗而喘。

（三）麻黄汤的应用禁忌

第 49 条：脉浮数者,法当汗出而愈。若下之,身重心悸者,不可发汗,当自汗出乃解。所以然者,尺中脉微,此里虚。须表里实,津液自和,便自汗出愈。

【释义】本条提出里虚不可发汗的治疗原则。

第一句话是以脉代证,提出太阳表实证应当采用发汗的方法,让邪随汗解。其中"脉浮数"的含义,与第 52 条相同。此处的脉浮数是阳气郁遏的表现,而不是寒邪化热的结果。但是如果医者仅仅根据"脉浮数"诊断为阳明实证,采用下法治疗,则会导致里虚的变证,出现身重,心悸,尺脉微等症状,此时不可再发汗。仲景在本条提出里虚不可发汗的重要原则。

对表证误下,伤伐正气的病证,应当采取补益正气的方法,充实气血津液,使人体的气化功能恢复正常,津液自和,则病人微自汗出而愈。此处的自汗是正复邪去,气化恢复正常的表现,与使用药物发汗有根本的区别。清代伤寒学家顾尚之提出使用小建中汤"和其津液,则自汗而解矣",不失为扶养正气的治疗方法。总之,根据内虚的具体表现,或补气，或健脾，或壮肾阳，或养心血，随证治之，使气化回归正常，恢复"津液自和"的生理状态。

张仲景在此条中没有提到里虚之人假若强力发汗会导致什么变证。综合其他条文，归纳起来不外阳虚之人则亡阳，阴虚之人则亡阴，或真寒假热，或虚风内动，继而阴阳两虚，最后导致阴阳离决。

第50条：脉浮紧者，法当身疼痛，宜以汗解之。假令尺中迟者，不可发汗。何以知然？以荣气不足，血少故也。

【注释】尺中迟：迟脉是指一息内脉搏跳动不足四至。心脏的跳动和脉搏反映在寸关尺应当是一致的，不应该仅仅在尺部出现迟脉。在《伤寒论》的条文中，仲景常常以寸部为阳属表，尺部为阴属里。本句"尺中迟"指尺部脉迟而无力，表示里虚。

【释义】本段条文阐述营血不足，虽有伤寒表实证，仍不可发汗。

第一句话以脉代证，以脉浮紧辨太阳表实证，身疼痛是寒邪束表，经气不利的表现，治当发汗解表，散寒止痛。第二句话也是以脉代证，提出如果尺脉迟弱，提示营血不足，则不可发汗。两句皆以脉代证，足见张仲景对脉象的重视程度。仲景解释不可发汗的原因是因为"荣气不足，血少故也"。

何以营血不足，不可发汗？这是因为汗血同源，皆源于津液。当营血不足的时候，津液渗入脉道补充营血，因此脉外的津液也处于亏虚的状态，反之也一样。如果津液不足，强行发汗，则脉中血液渗出脉外，补充津液的不足，导致脉道空虚，加重营气不足和血少的病机。这正是《灵枢·营卫生会》所说"夺血者无汗，夺汗者无血"的道理，强调汗液、津液和血液三者之间的气化作用和生理病理联系。

营血不足兼表实证，应该怎样治疗呢？清代医家张路玉说："尺中脉迟，不可用麻黄汤发汗，当频与小建中汤和之。和之而邪解，不须发汗。设不解，不妨多与，俟尺中有力，乃与麻黄汤汗之可也。"可作参考。

值得注意的是，迟脉在临床上常常提示阳虚，而本段条文里的迟脉是营血不足的表现，必当迟而细软无力。张仲景恐后人产生误解，特加自注予以说明。在《伤寒论》中，迟脉还常见于阳明腑实证，是实邪壅滞胃肠的表现。

第 83 条：咽喉干燥者，不可发汗。

【释义】本条以咽喉干燥为例，提出风热肺燥，以及阴液虚亏者，禁止发汗。

咽喉干燥的症状，可见于许多急、慢性疾病之中。急性病，如风热感冒，燥邪伤肺，或胆胃有热，少阳不和，可致咽喉干燥；慢性病，脾气虚弱，不能为胃行其津液，或肝肾阴虚，亦可引起咽喉干燥。足三阴经都经过咽喉部位，如少阴热化证，阴虚火旺，常可出现咽喉干燥。凡此种种，皆禁止发汗。

推而广之，凡风热、燥邪上犯及阴津不足所引起咽喉干燥的病人也不宜服食煎炒炙煿等辛热之品，否则会很快出现喉咙肿痛、声音嘶哑，甚至导致失声。

第 84 条：淋家，不可发汗，发汗必便血。

【注释】

淋家：久患淋病的人。《金匮要略》曰："淋之为病，小便如粟状，小腹弦急，痛引脐中。"其基本病机是湿热蕴结下焦，肾与膀胱气化不利。

便血：此处指尿血。

【释义】本条提出久患淋病，下焦蕴热兼阴虚之人，不可发汗。

从疾病的性质来看，患慢性淋病的病人，除了下焦蕴热之外，还常常兼夹阴虚，此类"热"证与"虚"证都是发汗的禁忌证。从疾病的部位来看，发汗适宜于表证，病位在表在上在外，而淋证属于里证，病位在里在下在内。因此，无论从病位还是病性上来看，发汗皆非所宜。否则，麻黄汤的辛温会更伤其阴，使邪热炽盛，灼伤脉络，导致尿血。

猪苓汤可养阴清热，在少阴病的热化证中，被用于治疗少阴病阴虚有热，水气不利的病证，或可用于治疗此类下焦蕴热兼阴虚的慢性淋证。

第 85 条：疮家，虽身疼痛，不可发汗，汗出则痉。

【注释】

疮家：久患疮疡的人。

痉：音 zhì 至，痉挛之意。《金匮要略》："脊强者，五痉之总名，其证卒口噤，背反张而瘛疭。"《集韵》，痉音 cè 侧，一曰风病。

【释义】本条提出久患疮疡，阴血不足的人虽有表证，不可发汗。

久患疮疡的病人多具有阴血不足的病理变化，如果强力发汗，会导致营血更虚。肝血不足，筋脉失于濡养，可致筋脉强直，肢体痉挛，出现血虚生风，肝风内动的症状。

第86条：衄家，不可发汗，汗出必额上陷脉急紧，直视不能眴，不得眠。

【注释】

额上陷脉急紧：指额部两旁凹陷处的血脉拘急紧张。

直视不能眴：指眼睛发直，眼珠不能转动。直视，两眼发直，瞳仁无光。眴，音 shùn 瞬、xuàn 旋或 xùn 讯。《说文解字》：目摇也。《广韵》：目动也。

【释义】本条提出经常鼻衄之人，肝血亏虚，不可发汗，否则导致肝风内动，心神失守。

如前所述，经常出现鼻衄的病人素有阴血不足，如果再强力发汗，因为"汗血同源"的原因，势必使阴血虚亏更甚，导致肝失藏血，肝风内动，直视不能眴。加之心肝血虚，肝不藏魂，心神不宁，所以常常出现失眠。本条与第85条的病机基本相同，皆为阴血虚，续发其汗，引动内风。

关于"汗出必额上陷脉急紧"，历代伤寒注家有不同的断句和解释。有的断句为"汗出，必额上陷脉急紧"，有的断句为"汗出必额上陷，脉急紧"，不一而足。任应秋教授说"汗出必额上陷脉急紧"应读成一句，犹言汗出过多，津液受到损伤，连深陷在额骨里面的经脉亦会失掉濡养而拘挛紧急。刘渡舟、陈慎吾教授和一些《伤寒论》教材赞成断句为"额上陷，脉急紧"。陈慎吾教授提出：假如你发汗，会见下面这些症状：额上陷，脉急紧，直视不能眴，不得眠。额上陷，说明这个上虚很重。从本句语言结构来看，笔者觉得断句为"额上陷脉急紧"似乎更妥当一些。"脉"是主语，"急紧"是谓语，"额上"和"陷"是定语，指出"陷脉"的位置和状态。额上的陷脉位于人体比较表浅的部位，容易触摸到，便于诊断，应当属于古代三部九候脉中"上部天"的脉诊内容，如《素问·三部九候论篇》曰："上部天，两额之动脉；上部地，两颊之动脉；上部人，耳前之动脉……天以候头角之气，地以候口齿之气，人以候耳目之气。"如果断句为"额上陷"，与下句"脉急紧"语法上不对称，且"额上陷"的词义费解，"脉急紧"容易理解为寸口之脉。此处"额上陷脉急紧，直视不能眴"属于头面五官的触诊和望诊的内容，候之以协助判断血脉亏虚，肝风内动的病机。

第87条：亡血家，不可发汗，发汗则寒栗而振。

【注释】

寒栗：即寒颤发抖的意思。

振：《说文解字》：举救也，即摇动。这里是振颤动摇的意思。

【释义】本条提出长期气虚血弱者禁用发汗，否则会导致阴阳两虚。

如第85、86等条文所说，无论是阴虚还是血虚都可以引动内风，所以病人会振颤而摇。寒栗则是阳虚的表现，所以最终的结果是阴阳两虚，真精枯竭，虚风内动。关于风气内动的基本证型，请见表3-18。

表3-18　风气内动的基本证型比较

证型	病机	症状
肝阳化风	肝阳上亢，血随气逆。	头痛如裂，眩晕欲仆，颈项强直，肢体振颤摇动，言语謇涩，手足麻木，步履不整，犹如酒醉态；或突然倒地，人事不省，口眼歪斜，半身不遂，舌强不语，或言语不清，吞咽困难，喉中痰鸣，舌质绛红，舌苔厚，白腻或黄腻，脉弦滑而有力。多见于高血压疾病及精神情志疾病之中。
热极生风	邪热炽盛，燔灼筋脉。	高热不退，神昏谵语，头晕胀痛，两目上翻，手足抽搐，或躁扰不宁，颈项强直，瘛疭，或角弓反张，牙关紧闭，舌体强直，意识障碍，舌红苔黄，脉弦数。多见于阳明经腑证或温病等外感热病中。
阴虚风动	阴液不足，肝筋失养。	两目干涩，视物昏花，或眼中有黑点如飞蚊状，头晕目眩，耳鸣，听力减退，手足蠕动，五心烦热，潮热盗汗，舌红少津，少苔或花剥苔，脉细数或弦细。多见于伤寒汗下太过，或温病后期。
血虚生风	肝血不足，血不养筋。	头晕目眩，两眼昏花，面色淡白或萎黄，心悸怔忡，手足肌肉颤动，四肢麻木，耳鸣耳聋，失眠梦多，月经量少，甚或闭经。多见于内伤杂病。

证型	病机	症状
血燥生风	血虚津亏，干燥失润。	口干鼻燥，齿浮松脆，双目干痒，皮肤粗糙、干燥、瘙痒，肌肤甲错，或皮肤起鳞屑，甚或皮肤枯皱皲裂，以及毛发枯槁，或头皮脱屑，等等。常见于虚劳内伤疾病，亦可见于多种慢性皮肤病中。

第88条：汗家，重发汗，必恍惚心乱，小便已阴疼，与禹余粮丸。

【注释】

恍惚心乱：恍惚，迷迷糊糊，神志不清。心乱，心中烦乱。皆为精神神志症状。

阴疼：小便结束时尿道出现疼痛。

【释义】本条提出素患阳虚自汗者，不可更发汗，否则会导致心的阴阳气血不足及其证治与方药。

汗为心之液。津能载气，故长期自汗之人，常有心液、心气的不足。若再强力发汗，心气虚会发展到心阳虚，导致神志恍惚不宁。心液不足导致津液亏损更甚。心与小肠相表里，津液虚亏则导致小便短少，阴中隐痛。此处阴疼的症状是津液不足所致，所以疼痛的程度并不严重，与膀胱湿热引起的"淋漓涩痛"完全不同。从现代医学的角度理解，这是病家素患自汗，复又发汗，导致体内津液严重不足，引起水和电解质的紊乱，所以出现中枢神经系统和心血管系统的疾患。中枢神经系统症状包括反应迟钝，对外界不关心，情感淡漠和记忆障碍；也可出现幻觉、妄想、抑郁，严重者还有嗜睡、昏迷等意识障碍。病人还可见到心悸、烦躁、小便短少等其他心与小肠关系失调的症状。

张仲景提出采用禹余粮丸治疗此变证，但该处方已佚失。仅从中药禹余粮的功效来看，应该是针对病人汗出不已的情况，重镇固涩，敛阴止汗，以救其急。针对病人发汗之后所出现的心的阴阳气血不足的基本病机，或可使用炙甘草汤或参脉散进行治疗。

第89条：病人有寒，复发汗，胃中冷，必吐蛔。

【释义】此条提出中焦虚寒，禁用汗法。

病人有寒，究其病位乃胃中虚寒，属于杂病的范畴，非太阳伤寒表证。若再发其汗，致阳虚更甚，中焦虚寒加重，胃中虚冷，致胃气上逆，故呕吐。如若该病人素有蛔虫寄居体内，则会出现吐蛔的症状，与厥阴证的寒热错杂类似。张仲景没有提出如何治疗此变证，清代医家吴谦说"宜理中汤送乌梅丸可也"，可作参考。

从第 83 条到本条，仲景以淋家、疮家、衄家、亡血家、汗家和咽喉干燥者为例，提出凡阴血亏虚，气血两虚或阳虚不固的人，皆不可使用汗法，否则会使气血更加亏虚，或阴阳两虚，甚至引动内风，导致变证和坏病。推而广之，汗吐下属于泻法，不能用于各类虚证，否则便犯"虚虚实实"之戒，不可不察。

（四）太阳伤寒兼证

第 31 条：太阳病，项背强几几，无汗，恶风，葛根汤主之。

葛根汤方

葛根四两　麻黄三两（去节）　桂枝二两（去皮）　芍药二两（切）甘草二两（炙）　生姜三两（切）　大枣十二枚（擘）

上七味，以水一斗，先煮麻黄、葛根，减二升，去白沫，内诸药，煮取三升，去滓，温服一升。覆取微似汗，余如桂枝法将息及禁忌，诸汤皆仿此。

【释义】本条提出太阳伤寒兼项背强急的证治与方药。

太阳中风和太阳伤寒都出现项背强几几的症状，区别的要点在于有汗与无汗，以及脉浮紧还是脉浮缓。本条无汗恶风，当属太阳伤寒无疑。风寒外束，寒气收引，太阳经气不舒，故出现太阳经脉所过的部位强直拘急，尤其以颈肩和上背为甚，严重者甚至导致颈部的功能活动受限。从风邪和寒邪的致病特点上看，虽然本条与第 14 条都出现"项背强几几"的同一症状，但本条寒邪入袭而致的项背强急和疼痛的症状应该更严重一些，当用葛根汤祛风散寒，发表解肌。

葛根汤方

葛根 Radix Puerariae ·· 20 克

麻黄（去节）Herba Ephedrae ·································· 15 克

桂枝（去皮）Ramulus Cinnamomi ·························· 10 克

芍药（切）Radix Paeoniae ······································· 10 克

甘草（炙）Radix Glycyrrhizae Praeparata ················ 10 克

生姜（切）Rhizoma Zingiberis Officinalis Recens ·························· 15 克

大枣（掰）Fructus Zizyphi Jujubae ······························· 4 颗或 15 克

煎服方法：以水 10 杯，先煮麻黄、葛根，直到剩下 8 杯药液。去沫，加入其余的药物，继续煎煮，直到剩下 3 杯药液。过滤，温服 1 杯。覆盖衣被取微汗。调理方法和禁忌与桂枝汤同。所有汤方的煎煮、服法、调理和禁忌均与桂枝汤同。

按照逻辑关系，太阳伤寒表实的兼证应该使用麻黄汤一类的方剂进行加减化裁，而本方却是在桂枝汤的基础上加麻黄和葛根，这主要是因为麻黄汤为发汗的峻剂，如果发汗太过，会伤及阴津，导致经脉失于濡养。另一方面，麻黄汤发汗解表，止咳平喘，针对的是表证和肺气失宣的病机。本证更加浅表，属于太阳经筋和皮部的经气不利的病变，病位不同，所以选方也不一样。桂枝汤发表解肌，更加对证。仲景在选方上的精细考量，由此可见一斑。关于桂枝加葛根汤和葛根汤的区别，请见表 3-19。

表 3-19　桂枝加葛根汤和葛根汤的比较

类别	桂枝加葛根汤	葛根汤
主治	太阳中风表虚证兼项背强几几。	太阳伤寒表实证兼项背强几几。
症状	发热，汗出，恶风，项强，鼻鸣，干呕，头痛，脉浮缓。	恶寒，发热，无汗，气喘，头痛，颈项强痛，体疼，骨节疼痛，脉浮紧。
鉴别要点	汗出，恶风，脉浮缓，颈部活动受限轻，疼痛不严重。	无汗，恶寒，脉浮紧，颈部活动明显受限，俯仰困难，疼痛较重。
组成	桂枝汤加葛根。	桂枝汤加葛根和麻黄。
功效	解肌祛风，调和营卫，疏通经气。	发汗解表，舒经散寒，通络止痛。

《金匮要略·痉湿暍病脉证治第二》也有葛根汤，其药物组成、剂量和煎服方法与本条同，用于治疗"太阳病，无汗而小便反少，气上冲胸，口噤不得语，欲作刚痉"，这是对葛根汤的扩展应用。由于痉病的病变部位在表，有项背强急、脉弦迟和津液不足的特点，因此在解表之外，还必须救助津液，葛根发汗解肌，生津止渴，升展阳气，舒畅太阳经气，与解表的桂枝、麻黄诸药配伍，治疗"欲作刚痉"的病证。

第 32 条：太阳与阳明合病者，必自下利，葛根汤主之。

【释义】本条提出太阳阳明合病出现下利的证治。

既言合病，便是两经同时受邪。此处的太阳受邪是感受寒邪引起的恶寒、发热、无汗而喘等症。阳明受邪亦是由于外感寒邪，入里侵犯脾胃，脾气不升，津液泄于胃肠而致下利。这是阳明病的初期，而且太阳病明显重于阳明病。至于典型的阳明病，属于"胃家实"，具有里证、热证和实证的特征，多出现壮热、烦渴、大便难等特点，这是热从燥化的结果，决然不会出现自下利的症状。本条虽然冠以阳明病，但和里实热的阳明腑实证完全不同，是太阳和阳明同时感受寒邪而致病。

对于这样的太阳阳明表里同病，自然应当通过解表以和里。这也是"三阳经表里同病，先解其表"的治疗原则的体现。葛根汤里的主药葛根，既能发汗解肌，又有升阳止泻之功，还能生津止渴，补充下利所导致的津液不足等，故可治疗太阳与阳明合病的下利证。

第 33 条：太阳与阳明合病，不下利，但呕者，葛根加半夏汤主之。

葛根加半夏汤方

葛根四两　麻黄三两（去节）甘草二两（炙）　芍药二两　桂枝二两（去皮）　生姜三两（切）　半夏半斤（洗）　大枣十二枚（擘）

上八味，以水一斗，先煮葛根、麻黄，减二升，去白沫，内诸药，煮取三升，去滓。温服一升，覆取微似汗。

【释义】本条提出太阳阳明合病出现呕逆的治法与方药。

将本条与上一条结合起来看，就更加全面。阳明经包括胃与大肠，一为手阳明，一为足阳明，皆与水谷的运化、转输和糟粕的排泄相关。水谷的运化和转输关乎气机的升降，脾气升，则将水谷精微物质上输心肺；胃气降，则将腐熟后的水谷下输大小肠。水谷运化失常，从本质上看是气机升降失常的结果。上一条下利是脾气不升，水液下注，引起下利。本条则是胃气不降，引发呕吐。虽然都属阳明病，但仍然有病位上的不同和气机升降失常的区别。

由于本条基本的病机仍然是外感寒邪，入里侵犯太阳和胃，属于表里同病，故治法亦相同，仍然使用葛根汤，酌加半夏温中散寒，降逆止呕。

葛根加半夏汤方

葛根 Radix Puerariae ······················· 20 克

麻黄（去节）Herba Ephedrae ·················· 15 克

甘草（炙）Radix Glycyrrhizae Praeparata ········· 10 克

芍药 Radix Paeoniae ·························· 10 克

生姜（切）Rhinoma Zingiberis Officinalis Recens ···· 15 克

桂枝（去皮）Ramulus Cinnamomi ·············· 10 克

半夏（洗）Rhizoma Pinelliae Ternatae ··········· 40 克

大枣（掰）Fructus Zizyphi Jujubae ·········· 4 颗或 15 克

煎服方法：以水 10 杯，先煮葛根和麻黄，直到剩下 8 杯。去沫，加入其余药物，继续煎煮，直到剩下 3 杯药液。过滤，温服 1 杯。覆盖衣被取微汗。

第 38 条：太阳中风，脉浮紧，发热，恶寒，身疼痛，不汗出而烦躁者，大青龙汤主之。若脉微弱，汗出恶风者，不可服之。服之则厥逆，筋惕肉瞤，此为逆也。

大青龙汤方

麻黄六两（去节） 桂枝二两（去皮） 甘草二两（炙） 杏仁四十个（去皮尖） 生姜三两（切） 大枣十枚（擘） 石膏如鸡子大（碎）

上七味，以水九升，先煮麻黄，减二升，去上沫，内诸药，煮取三升，去滓。温服一升。取微似汗。汗出多者，温粉扑之。一服汗者，停后服。若复服，汗多亡阳，遂虚，恶风，烦躁，不得眠也。

【注释】

厥逆：指四肢经脉经气运行失常引起的手足寒冷。厥者，尽也；逆者，乱也。

筋惕肉瞤：指筋肉颤动。惕，《玉篇》：惧也。瞤，颤动，肌肉掣动。

【释义】本条提出太阳伤寒表寒里热的证治、方药和大青龙汤的禁忌证。

张仲景虽然提出这是"太阳中风"，但实为太阳伤寒表实证，因为症状包括"脉浮紧，发热恶寒，身疼痛，不汗出"等太阳伤寒的主证。病人出现烦躁，表明这已经不属于单纯的太阳伤寒表证，而是兼有里热。张仲景在《伤寒论》中经常用"烦躁"一症指代里热。热邪上扰心神，使神志不宁，故而烦躁。这里的里热与恶寒发热所出现的发热有本质上的区别。恶寒发热之热是卫气郁遏，阳气为寒邪所遏阻所致，治疗当用辛温发汗，散寒解表的药物以祛散寒邪，调畅卫气，使表热得解。此处引起烦躁症状的里热，为寒邪热化的结果，代表着疾病在发生和发展的过程中病位和病邪性质的改变。由于其因寒而起，所以仲景用"不汗出而烦躁"一句，点出里热的来源实乃寒邪外束，卫阳郁遏，邪无出路，郁而化热。寒邪外束是因，卫阳郁遏是缘，寒邪化热是果，它们之间存在病机演变的过程，同时与感邪的时间长短及病人的体质有很大的关系。有的《伤寒论》注家提出这是太阳阳明的合病，如果从伤寒疾病的传变来看，似乎用太阳阳明并病来解释本条更合乎情理。对于这类表寒里热，表里俱实的情况，必须表里同治，一方面解表散寒，另一方面清泄里热，标本兼治。同时应当分清主次，将祛散风寒，发汗解表放在一个主要的位置，使邪有出路，汗出邪清。方用大青龙汤发汗解表，兼清郁热。

大青龙汤方

麻黄（去节）Herba Ephedrae ·· 30 克

桂枝（去皮）Ramulus Cinnamomi ··· 10 克

甘草（炙）Radix Glycyrrhizae Praeparata ······························ 10 克

杏仁（去皮尖）Semen Pruni Armeniacae ···················· 13 粒或 5 克

生姜（切）Rhizoma Zingiberis Officinalis Recens ··············· 15 克

大枣（掰）Frustus Ziziphi Jujubae ······················· 4 颗或 15 克

石膏（碎）Gypsum Fibrosum·····················鸡蛋的 1/3 大小或 15 克

煎服方法：以水 9 杯，先煮麻黄，直到剩下 7 杯药液。去沫，加入其余药物继续煎煮，直到剩下 3 杯药液。过滤，温服 1 杯。覆盖衣被取微汗。若汗出过多，可将温粉扑于皮肤表面。首服后即出汗者，无须再服，否则因出汗太多会导致亡阳、虚证、恶风、烦躁，以及不得眠等。

张仲景在大青龙汤中重用麻黄，冀其强力的发汗作用，发汗解表，驱散寒邪，使邪有出路，消除导致阳气郁遏的病因。与麻黄汤相比较，大青龙汤中麻黄的用量是麻黄汤的两倍。同时使用寒性的石膏，清泄里热，从而达到表里双解的目的。但本方中的石膏与在白虎汤中动辄一斤的剂量相比，用量较小，体现出治疗的轻重缓急，主次分明。更重要的是，当寒邪外束肌表的时候不可使用大剂量的寒凉药，以免病邪"冰伏"，产生变证。

张仲景使用传说中的动物"青龙"来命名此方，饶有深意。在中国传统文化和古代神话传说中，龙是一种潜藏在深海里的动物，与水和雨有关。古时人们每遇大旱会到龙王庙祈雨。人们相信巨龙升腾，飞跃天空，就会带来雷电交加和倾盆大雨。其实，所谓的龙是人们在暴风雨来临之前，看见天空中乌云滚滚，黑云翻腾，于是将快速移动的滚滚乌云作为龙的化身的一种想象。张仲景将本方取名为"大青龙汤"，是借用青龙的传说形容病人服药后大汗出，犹如倾盆大雨，以此比喻大青龙汤非常强大的发汗效力。仲景使用"青龙""白虎"等动物命名经方，应该也受到当时兴盛的道教的影响。

麻黄具有很强的发汗作用，本方倍用麻黄，因此需要格外注意病人服药后的反应。张仲景在本方中对安全用药制订了一系列的措施和应对方法。学习本段条文，对临床安全使用中药具有非常重要的现实意义和借鉴作用。

首先，安全用药最核心和最基本的一条是辨证准确，有是证才能用是方。表虚之证绝不可以使用本方，所以仲景提出"汗出恶风者，不可服之"，将太阳中风表虚证和太阳伤寒表实证严格区分开来。仲景还在接下来的第39条中提出须"无少阴证"，即在没有肾阳虚的情况下才能使用大青龙汤，避免犯虚虚实实之戒。

其次，在诊断准确的前提之下，还应当弄清楚病人的体质是否能够承受大青龙汤的强力发汗，因为方中的麻黄和石膏都非常峻猛，只能用于表里俱实同时体质壮盛的病人，所以张仲景提出"脉微弱"的病人不可服用。

接下来，张仲景在药物的配伍上进行了周密的考虑，方中的生姜、甘草和大枣都能缓和药性，尤其是生姜和甘草还能纠正药物的偏性，减轻药物的毒副反应。甘草在临床上还经常被作为解毒药使用。它们在本方中可以制约和缓和那些峻猛药物的毒性和偏性。此外，石膏的大寒之性也可制约麻黄的温燥药性。

中药的炮制方法可以有效地减轻药物的毒副作用。比如杏仁要求去皮和尖，因为苦杏仁所含毒素（由苦杏仁苷分解出来的氢氰酸）的

80% 以上分布在皮尖部，药材的这些部位毒性最强。关于麻黄去节，有陶弘景的"令理通"之说，也有宋本《金匮玉函经》卷七"方药炮制"的"折节益佳"之说，还有"麻黄发汗，其节止汗"的说法。现代实验表明麻黄节的部位毒性最大，去节是为了减毒。此外，传统上还可将麻黄进行蜜炙，以甘味中和及制约麻黄的峻烈药性。经过炮制之后的药物可以有效地减轻药物的毒性和副作用。

麻黄汤和大青龙汤一类处方的煎煮方法特别考究。本方中的麻黄需要先煎煮一段时间，以减轻其毒性和副作用，然后再加入其他的药物一起煎煮。在煎煮麻黄的时候，还需要随时清除药液上面产生的泡沫，因为泡沫中常常含杂质和具有毒性及副作用的一些物质。

根据病人对药物的反应及时增减服药的剂量也是关键的措施之一。比如本方，张仲景强调应当"取微似汗"。同时，仲景还要求提前做好预防大汗淋漓的措施。如果汗出太多，应当将温粉扑在皮肤表面，起到局部止汗的作用，对出汗量进行有效的管控以防止出汗过多。由于张仲景并未出示温粉的配伍，后世提出不少的选择，比如龙骨、牡蛎、糯米等分，混合磨粉，装入纱布口袋中备用。张仲景还特别强调，服药一次后即出汗的人不可续服剩余的汤药，这些考虑十分周全，预防过汗的措施也准备得非常充分。张仲景用药的一大特色是对病人用药后的反应进行密切追踪观察，并根据症状及时增加或减少药量，甚至终止治疗。这类医嘱贯穿在《伤寒论》的大部分经方中。

最后，张仲景还罗列出过度发汗可能出现的症状、后果和风险，并将其称为"逆"，起到警示后学的作用。比如，如果服用本方导致汗出太过，会有亡阴和亡阳的危险，以及产生手足逆冷，或筋肉颤动等变证。这些都是前人用药之后总结出来的非常宝贵的经验和教训。

如果医者遵照张仲景的上述方法谨慎而合理地使用大青龙汤和其他的麻黄制剂，便可以将麻黄的毒副作用减少到最小，同时让麻黄和麻黄制剂发挥出最大的功效，以减轻病人的疾患，造福于人类。当然，目前临床上使用麻黄时剂量没有这么大。有意思的是，麻黄植物的木质茎干具有发汗解表的作用，但其生长在地表以下的根茎麻黄根，其作用与麻黄刚好相反，具有敛肺、固表和止汗的作用，常用于治疗气虚自汗。大自然的协调平衡与和谐统一竟然如此神奇。

关于大青龙汤的方剂来源和药物组成，不少《伤寒论》教材和注家皆认为这是以麻黄汤为基础方，重用麻黄，加石膏、生姜和大枣而成。笔者认为若将本方理解为越婢汤与麻黄汤的合方更加具有逻辑性，也更加合乎情理，贴近临床应用。首先，在《金匮要略》的越婢汤中，麻黄的用量是六两，与本方麻黄的用量相同，且大青龙汤包含越婢汤所有的药物组成。尽管从剂量上看，大青龙汤中石膏的用量小于越婢汤，但这是因为大青龙汤证寒多热少的缘故，同时也避免大剂量的石膏过于寒凉，导致邪气冰伏的弊端。其次，从仲景的组方规律来看，大青龙汤与桂枝二越婢一汤恰似一对方剂上的组合，都用于治疗表寒里热证。其中大青龙汤（即麻黄汤和越婢汤的合方）适用于表寒里热的重证，桂枝二越婢一汤治疗表寒里热的轻证。这非常符合仲景《伤寒论》一大一小、一强一弱的配方规律和习惯，具有较强的逻辑性和连贯性。另外，从第 39 条"身不疼，但重"的症状分析，大青龙汤可用于治疗寒束肌表，水湿停滞；而越婢汤作为利湿剂，能够散寒解表，宣肺利水，二者在散水利湿方面的共通性也可以成为这个论点的佐证。

第 39 条：伤寒脉浮缓，身不疼，但重，乍有轻时，无少阴证者，大青龙汤发之。

【注释】

但重：感觉身体沉重。

乍：《广雅》：暂也。也有忽然的意思。

【释义】本条论述太阳伤寒表寒里热，水湿郁阻的证治和方药。

本条的太阳伤寒表实证并不典型，且"脉浮缓"还是太阳中风表虚证的脉象。对于伤寒的非典型症状和表现，临床上的确难以判断。根据张仲景使用大青龙汤治疗本证，以方测证，病人应当属于风寒表实兼里热证，具备恶寒、发热、不汗出、烦躁等基本症状。前一条（第38条）的脉浮紧和身疼痛，说明感受寒邪很重，寒性收引，故脉紧而身疼痛。本条脉浮缓，身不痛，但自感身体沉重，这反映出寒邪凝滞，水湿停滞于肌表的病证特点。缓脉不仅提示太阳中风表虚证，也多见于湿病和脾胃虚弱之人，故此处的身重、脉缓是水湿停滞肌表的表现。无少阴证，说明没有少阴寒化证的肾阳虚症状和水饮内停之征。对于这个外寒内热，表里俱实的病证，应当使用大青龙汤进行治疗。

因为上一条大青龙汤证有"太阳中风，脉浮紧，发热，恶寒，身疼痛，不汗出"，本条有"脉浮缓，身不痛，但重"等，似乎两条既涉风邪，又涉寒邪。历代《伤寒论》注家有不同的解释。如成无己、许叔微和方有执等提出：桂枝汤是风伤卫，麻黄汤是寒伤营，大青龙汤是风寒两伤营卫。这便是《伤寒论》太阳病的"三纲鼎立"的学说。笔者认为，如果第38条的首句"太阳中风"是讹字的话，第39条的首句"脉浮缓"就不能再用讹字来解释了。在本条中仲景明言"伤寒"，说明大青龙汤证的确是因风寒而起。至于风寒两伤的究竟是什么，笔者认为：考虑到太阳主水的生理病理特点，应将津液及气化的概念融入其中，似乎提"风伤卫，寒伤营，风寒两伤营卫津液"更能全面反映大青龙汤证的病理特征。更确切一点地说，风寒两伤营气、卫气和津液的气化及其相互关系，这更能合理地解释大青龙汤的方名和药物的组成与配伍。津液分布于人体的全身，在体表与卫气偕行，成为气化的重要物质基础。津液入于脉中，成为血液的重要组成部分。风寒邪气侵犯人体，既伤卫气，又伤营气，风寒之邪更伤津液。本条提出"身不疼，但重"，这是水液停于肌肤体表的特征，与《金匮要略》"防己黄芪汤"条的"身重"是同一个病机。仲景取名"大青龙汤"，提示本病与水气相关，"大青龙汤"实则是一个治水的方剂。大青龙汤的药物组成和剂量特点皆说明该方是在治疗"风水"的越婢汤的基础上加减而成的。越婢汤用麻黄六两，是麻黄汤的两倍，取其发汗解表、利水消肿的功效，其余药物包括石膏、生姜、甘草、大枣四味。大青龙汤除上述药物之外还有桂枝、杏仁，包含麻黄汤的组成成分，但从仲景倍用麻黄来看，其已经超出麻黄汤的组方原理，而具有"越婢汤"的功效和主治，因此大青龙汤应是麻黄汤和越婢汤的合方。此外，从另一个以"青龙"命名的小青龙汤治疗"太阳伤寒兼内有停饮"来看，大小青龙汤的系列经方的确与治疗在表的水湿和在里的水饮有关。进一步说，大青龙汤主治水湿在表有化热之虞；小青龙汤主治水饮在里有小便不利。这与"太阳主水"的生理病理是非常吻合的。因此，笔者倡导的新"三纲鼎立"理论建立在卫气、营气和津液的物质基础之上，三种精微物质之间通过气化作用实现转化和联系。因此，辛温发汗，祛风散寒和行气利水实质上是一个调整和恢复因感受风寒之邪而导致的营气、卫气和津液的气化失司和相互关系的治疗过程。

《金匮要略·痰饮咳嗽病脉证并治第十二》曰"病溢饮者，当发其汗，大青龙汤主之；小青龙汤亦主之"，进一步佐证大青龙汤具有发汗解表，清热散水的功效。两方的不同之处在于：《伤寒论》大青龙汤中大枣的用量为十枚，而《金匮要略》中大枣为十二枚，且《金匮要略》的条文中没有"一服汗者，停后服。若复服，汗多亡阳，遂虚，恶风，烦躁，不得眠也"等句。

第 40 条：伤寒表不解，心下有水气，干呕，发热而咳，或渴，或利，或噎，或小便不利，少腹满，或喘者，小青龙汤主之。

小青龙汤方

麻黄（去节） 芍药 细辛 干姜 甘草（炙） 桂枝（去皮）各三两 五味子半升 半夏半升（洗）

上八味，以水一斗，先煮麻黄，减二升，去上沫，内诸药，煮取三升，去滓。温服一升。

【注释】

心下：指横膈之下的胃脘部。

水气：指水饮之邪。

干呕：有物有声为呕，有物无声为吐，无物有声为干呕。《诸病源候论·呕哕病诸候》：干呕者，胃气逆故也。但呕而欲吐，吐而无所出。

噎：《说文解字》：噎，饭窒也。《通俗文》：塞喉曰噎。即食物堵住喉咙。这里是喉中不适，似有物堵塞之意。

少腹：又称小腹。腹的下部，位于脐与骨盆之间。

【释义】本条提出太阳伤寒表邪未解兼水气内停的证治与方药。

既然仲景提出太阳伤寒，表邪未解，则当有"发热，恶寒，无汗，身痛，脉浮紧"诸证。寒邪束表，肺气不宣，则见发热而咳。肺为水之上源，通调水道，下输膀胱。肺失宣降，膀胱经气不利，则水气停聚三焦。水停上焦，肺气不利，则见喘咳；水停中焦，胃气失降，则见干呕或噎。水津不能布散，还可见口渴；水停下焦，则少腹满，或见小便不利；水气下趋大肠，则下利。不同的病患水气停聚的部位不同，有的在上焦，有的在中焦，也有的在下焦，不一而足，故仲景列出临床上的"或然证"，供判断病位之用。水气停聚三焦部位虽然不一，但病机和治法则是一致的。

仲景曰水气，今人言水饮，虽一字不同，其义大殊矣。"水气"一名首见于《内经》。《素问·评热病论篇》曰："诸有水气者，微肿先见于目下也。"将水与气放在一起，更能强调二者的气化关系：气行则水行，气滞则水阻。水气病即三焦病。笔者在梳理和总结三焦病证的时候发现，不论是古典医籍还是后人的著述，或是今人的观点，有关三焦的病证皆十分庞杂，林林总总，包罗十二脏腑的疾病和几乎全身所有的症状和体征，似乎脏腑气血病即三焦病证。笔者根据《素问·灵兰秘典论篇》"三焦者，决渎之官，水道出焉"和《难经·六十六难》"三焦者，原气之别使也，主通行三气，经历五脏六腑"的条文，将三焦的病证定义为三方面的病患：一是气机失调，即气的升降出入失常的病变；二是气化失常，水液代谢紊乱的病变；三是气水关系失常的病变。人体的水液在三焦的运行是以气水结合的方式进行的，三焦是气机和气化的中心。《素问·阴阳应象大论篇》曰"故清阳为天，浊阴为地。地气上为云，天气下为雨；雨出地气，云出天气。故清阳出上窍，浊阴出下窍；清阳发腠理，浊阴走五脏；清阳实四肢，浊阴归六腑"，揭示了天地之间的气机和气化规律。如果说人体是一个小宇宙，那么三焦就是小宇宙中的天地人，上焦为天，下焦为地，中焦为人，上中下三焦构成人体气机和气化的场所和通道。三焦与肌肤腠理、四肢百骸、经络脏腑紧密相连，从而构成气机、气化和水液代谢的大循环系统，因此"水气"一词比"水饮"更加符合三焦的生理和病理特征和状态。

仲景在本证提出"心下有水气"，这是一个病理的概念，包括气机逆乱，气化失常，水液停聚，所以出现"干呕，发热而咳，或渴，或噎，或小便不利，少腹满，或喘"等上、中、下焦的病证。"水气病"是一个包含气、水和气水关系失调的病理概念，具有动态的特征，比"水饮病"着重强调水液代谢失调，水液停聚的病理变化更能揭示三焦疾病的核心病机，故仲景在《金匮要略》中专辟一篇"水气病脉证并治"，对气水关系失调所致的水气病进行辨证论治。

针对本条伤寒表邪未解兼水气内停，仲景使用小青龙汤解表化饮，止咳平喘。

小青龙汤方

麻黄（去节）Herba Ephedrae ·································· 15 克

芍药 Radix Paconiae ··· 15 克

细辛 Herba cum Radice Asari ····························· 15 克

干姜 Rhizoma Zingiberis Officinalis ····················· 15 克

甘草（炙）Radix Glycyrrhizae Praeparata ·············· 15 克

桂枝（去皮）Ramulus Cinnamomi ······················· 15 克

五味子 Fluctus Schisandrae ································· 10 克

半夏 Rhizoma Pinelliae Ternatae ·························· 15 克

煎服方法：以水 10 杯，先煎煮麻黄，直到剩下 8 杯，去沫，加入其余的药物，继续煎煮，直到剩下 3 杯药液。过滤，温服 1 杯。

本方取名为"小青龙汤"，是因为麻黄的剂量只有大青龙汤的一半，发汗的功力比大青龙汤弱的缘故。具体组方原理请参见表 3-20。

表 3-20　小青龙汤的组方原理

药物	配伍	作用
麻黄、桂枝	君药	发汗解表，宣肺散寒。
干姜、细辛	臣药	温肺化饮，助麻黄、桂枝宣肺，散寒，解表。
五味子、芍药、半夏	佐药	减轻辛温药物过于温散的副作用，补益营血，燥湿化痰，降气散结。
甘草	使药	和中益气，缓和药性，减轻他药的毒性和副作用。

小青龙汤治外感寒邪，内有水气停滞，应该也与传说中青龙与水的联系相关。关于大、小青龙汤的区别，请见表 3-21。

表 3-21　大青龙汤与小青龙汤的比较

类别	大青龙汤	小青龙汤
病机	中风伤寒，阳气郁遏，邪气化热，表寒里热，但尚未传到阳明。	寒邪束表，水饮内停，气机不利，气化失常。
病位	表里受邪，以表为主，寒湿束表。	表里受邪，以里为主，水气停聚三焦。

类别	大青龙汤	小青龙汤
症状	发热，恶寒，身疼痛，或身不疼，但重，乍有轻时，不出汗，烦躁，无少阴证。	表不解，心下有水气，干呕，发热而咳，或渴，或利，或噎，小便不利，少腹满，或喘。
鉴别	表重里轻，寒多热少。水湿郁于肌肤，里有郁热。	里重表轻，气水不利，寒饮水停为主，无热证。
治法	辛温解表，宣肺利水，兼清里热。	辛温解表，温肺降气，化痰行水。
药物	麻黄，桂枝，甘草，杏仁，生姜，大枣，石膏。	麻黄，桂枝，芍药，细辛，干姜，甘草，五味子，半夏。
方剂来源	麻黄汤合越婢汤加减。辛温发汗，宣肺利水的力量超强。	桂麻合方加减。解表发汗不如大青龙汤，重在温肺化饮，利三焦。

小青龙汤和桂枝加厚朴杏子汤都可以治疗表邪未尽的喘咳，但二者还是具有明显的差别，请见表3-22。

表 3-22　小青龙汤与桂枝加厚朴杏子汤的比较

类别	桂枝加厚朴杏子汤	小青龙汤
病机	外感风邪，引发宿疾，肺气不利；或表证误下，邪陷胸肺。见于太阳中风表虚证。	寒邪束表，肺寒饮停，气机不利，气化失常。见于太阳伤寒表实证。
病位	表里同病，以表为主，其里证局限在上焦的胸和肺。	表里受邪，以里为主，水气停聚上中下三焦，或有小便不利。
症状	发热，恶风，汗出，喘息，脉浮缓。	表不解，心下有水气，干呕，发热而咳，或渴，或利，或噎，小便不利，少腹满，或喘，脉浮紧。
鉴别要点	太阳中风兼肺气不利，表虚为主。无水气停饮。	太阳伤寒兼肺寒饮停，表里俱实。
治法	解肌祛风，降气平喘。	辛温解表，化痰降气，温肺行水。
药物	桂枝汤加厚朴、杏子。	桂麻合方加细辛、干姜、五味子、半夏。

《金匮要略·痰饮咳嗽病脉证并治第十二》使用小青龙汤发汗解表，温肺下气，化气行水，治疗溢饮，方中半夏的用量为"半斤"，即125克。本方为"半升"。半夏一升为110～130克，半升为55～65克，是《金匮要略》半夏剂量的一半。本方半夏《伤寒论》使用容量单位，而《金匮要略》使用的是重量单位，一个半升，一个半斤，一字之差，悬殊大矣。从小青龙汤中半夏与其他药物用量的关系来看，似应以《伤寒论》的"半升"为是。

第41条：伤寒，心下有水气，咳而微喘，发热不渴。服汤已，渴者，此寒去欲解也。小青龙汤主之。

【释义】本条论述太阳伤寒表未解兼里有水气的证治与方药，及根据服药后渴与不渴判断疗效。

本条是倒装句，"小青龙汤主之"应接在"发热不渴"之后。从伤寒发热和仲景使用小青龙汤来判断，病人应该具备太阳伤寒表实证的其他症状，如恶寒、无汗、头身疼痛、脉浮紧等。病人"咳而微喘"是因为"心下有水气"，导致肺气上逆所致。病人口不渴，是寒饮内停，也是无内热的表现。上一条中的"或渴"，是因为水气内停，津液不能输布的原因，也与热无涉。同时，"发热不渴"还排除阳明病，因为阳明热证具有发热而渴，或渴欲饮水等症状。

如果服用小青龙汤之后，病人开始感到口渴，这是气化恢复正常，水气渐去，疾病向愈的一个征兆，表明水气得以温化。可将温饮少少与之，使胃气来复。因此仲景称"渴者，此寒去欲解也"，但切忌豪饮和贪图冷饮，影响疾病的康复。

本条症状从"不渴"到"渴"，揭示阳气来复，气化正常，寒饮渐去，阴阳自和的康复过程，所以在治疗的过程中出现"口渴"并非都是坏事，而且有时还可以将它作为判断疗效的依据之一。

五、太阳经证：太阳表郁轻证

第23条：太阳病，得之八九日，如疟状，发热恶寒，热多寒少，其人不呕，清便欲自可，一日二三度发。脉微缓者，为欲愈也；脉微而恶寒者，此阴阳俱虚，不可更发汗、更下、更吐也。面色反有热色者，未欲解也，以其不能得小汗出，身必痒，宜桂枝麻黄各半汤。

桂枝麻黄各半汤方

桂枝一两十六铢（去皮）　芍药　生姜（切）　甘草（炙）　麻黄（去节）各一两　大枣四枚（擘）　杏仁二十四枚（汤浸，去皮尖及两仁者）

上七味，以水五升，先煮麻黄一二沸，去上沫，内诸药，煮取一升八合，去滓。温服六合。

【注释】

如疟状：并非感受疟疾或罹患少阳证，而是指发热恶寒具有阵发性的特点。

脉微缓：指脉象和缓，是向愈的表现，与太阳中风证的脉浮缓不同。

清：通圊，指粪槽，厕所，《荀子·王制》载："修采清，易道路。"

自可：如常的意思。

阴阳俱虚：阴阳指表里，阴阳俱虚是表里皆不足的意思。如果更加具体地区分：阴是指足少阴肾经，阳是指足太阳膀胱经。

热色：对应赤色，即红色。

【释义】本段条文指出太阳邪郁轻证的三种转归及证治和方药。

本条也是倒装句式："一日二三度发"应当接在"如疟状"之后。太阳病八九日，有发热恶寒的症状，说明疾病尚未发生传变。其人不呕，是指没有少阳病；清便欲自可，提示没有阳明病。阳明和少阳是太阳病最常见的两个传变途径，仲景以两个"未见症"提出尚未发生传变。虽然未发生传变，但毕竟邪气郁结日久，所以"热多寒少"。发热恶寒的症状反复出现，一日二三度发如疟状，这是正邪交争的表现。

本条病人患伤寒已经八九日，虽然未发生少阳和阳明的传变，但存在若干变化和转归。第一种，病人正气来复，邪气渐退，脉象缓和，康复有望，如第 10 条条文所说："表解而不了了者，十二日愈。"第二种，病人脉象微弱，恶寒加重，为表里阳气虚弱，故不可再行汗、吐、下等攻伐之法。仲景提出不可"更发汗，更下，更吐"，这里连用三个"更"，暗示"脉微恶寒""阴阳俱虚"的病理状态是由先前的汗吐下误治所造成。以上两种转归均不得再使用攻伐的治法。第三种情况，病人面红，身痒，"面红"是太阳邪遏，阳气怫郁而不得发散所致；"身痒"是邪欲外透的表现。因此针对第三种情况，应该使用小剂量的麻黄汤和桂枝汤合方小发其汗，散郁解表，助一臂之力。

桂枝麻黄各半汤方

桂枝（去皮）Ramulus Cinnamomi ⋯⋯⋯⋯⋯⋯⋯⋯⋯⋯ 9 克

芍药 Radix Paeoniae ⋯⋯⋯⋯⋯⋯⋯⋯⋯⋯⋯⋯⋯ 5 克

生姜（切）Rhizoma Zingiberis Officinalis Recens ⋯⋯⋯⋯ 5 克

甘草（炙）Radix Glycyrrhizae Praeparata ⋯⋯⋯⋯⋯⋯ 5 克

麻黄（去节）Herba Ephedrae ⋯⋯⋯⋯⋯⋯⋯⋯⋯⋯ 5 克

大枣（掰）Fructus Ziziphi Jujubae ⋯⋯⋯⋯⋯⋯ 4 颗或 15 克

杏仁（皮尖）Semen Pruni Armeniacae ⋯⋯⋯⋯⋯ 8 粒或 5 克

煎服方法：用 5 杯水，先煎煮麻黄几分钟，去沫，然后加入其余的药物，继续煎煮，直到剩下近 2 杯药液。过滤，温服 2/3 杯。

关于桂枝麻黄各半汤的组成，取等分的桂枝汤和麻黄汤，合在一起煎煮，方义已经在前面分别作过介绍，这里不再赘述。方名"桂枝麻黄各半汤"，其实张仲景仅使用了麻黄汤和桂枝汤各约三分之一的剂量，为发汗轻剂，既祛风又散寒，解表而不伤正，所以称为"小汗之法"。经方者，精方也。能将方药活用到如此出神入化的境地者，唯有仲景也。

第 25 条：服桂枝汤，大汗出，脉洪大者，与桂枝汤，如前法。若形似疟，一日再发者，汗出必解，宜桂枝二麻黄一汤。

桂枝二麻黄一汤方

桂枝一两十七铢（去皮） 芍药一两六铢 麻黄十六铢（去节） 生姜一两六铢（切） 杏仁十六个（去皮尖） 甘草一两二铢（炙） 大枣五枚（擘）

上七味，以水五升，先煮麻黄一二沸，去上沫，内诸药，煮取二升，去滓，温服一升，日再服。本云：桂枝汤二分，麻黄汤一分，合为二升，分再服。今合为一方。将息如前法。

【释义】本条提出太阳病服桂枝汤后的两种转归及证治与方药。

关于本条，张仲景并未指明这是太阳表证，但从"服桂枝汤"和"与桂枝汤"及"汗出必解"，可以逆向推理原病为太阳中风表虚证。太阳病服桂枝汤，本当"微似有汗者益佳，不可令如水流漓，病必不除"，今大汗出和脉洪大，这是汗不如法的表现，故症状未得到缓解。何以至此？一种可能性是汗不如法，邪从热化，太阳病已经转入阳明，比如第26条提出：服桂枝汤，大汗出后，大烦渴不解，脉洪大者，白虎加人参汤主之。但本条没有大热、大烦渴等里热征象，尤其是仲景提出"与桂枝汤"，知道病位仍然在太阳，尚未发生传变。那就剩下第二种可能性，由于汗不如法，虽大汗出，但邪气未去，正邪交争，故脉洪大。"大汗出"违逆了服桂枝汤"不可令如水流漓"的禁忌，导致表邪未解，故"病必不除"，张仲景提出续服桂枝汤，特别强调"与桂枝汤，如前法"。什么是"如前法"？即服用桂枝汤之后，"遍身漐漐微似有汗者益佳"，且须啜热稀粥，以助药力，温覆令一时许，以待体力恢复，并遵守食物禁忌要求等。

　　第二种转归是在服桂枝汤后，病人出现阵发性的发热恶寒，提示太阳邪郁不解。但这里的邪郁比第23条"面色反有热色者，未欲解也，以其不能得小汗出，身必痒"的情况轻一些，尤其是本条病人的体质比第23条的要弱，因此用两份桂枝汤，一份麻黄汤，而不是桂枝汤和麻黄汤各半的配伍。其方如下：

桂枝二麻黄一汤方

桂枝（去皮）Ramulus Cinnamomi ················· 12 克

芍药 Radix Paeoniae ······························· 9 克

麻黄（去节）Herba Ephedrae ···················· 5 克

生姜（切）Rhizoma Zingiberis Officinalis Recens ······· 9 克

杏仁（去皮尖）Semen Pruni Armeniacae ·········· 8 粒或 4 克

甘草（炙）Radix Glycyrrhizae Praeparata ········· 8 克

大枣（掰）Fructus Zizyphi Jujubae ··········· 2.5 颗或 10 克

　　煎服方法：以水 5 杯，先煎煮麻黄几分钟，去沫，加入其余药物，继续煎煮，直到剩下 2 杯药液。过滤，温服 1 杯，日 2 次。调理方法和禁忌同前。

　　桂枝汤和麻黄汤两方比例的调整让我们体会到仲景辨证施治的准确和用药的精当。中医学常常因为不能对症状和体征的轻重程度进行准确的定量分析而饱受诟病，比如汗出和大汗出之间的区别是什么，到底多少毫升的出汗量算是大汗出；脉洪大或脉细弱，大到什么程度，弱到什么程度等，似乎难以进行定量分析。但从麻黄汤、桂枝汤、桂枝麻黄各半汤和桂枝二麻黄一汤的组方原理和药物剂量来看，仲景明确地将表证的虚实程度依次分出四个级别，从而精确地控制治疗量，比如本方桂枝二麻黄一汤，桂枝汤是原剂量的十二分之五，麻黄汤是原剂量的九分之二，这个比例实际上反映出本条表郁轻证与麻黄汤证、桂枝汤证以及桂枝麻黄各半汤证的量化区别。

第27条：太阳病，发热恶寒，热多寒少，脉微弱者，此无阳也，不可更汗，宜桂枝二越婢一汤方。

桂枝二越婢一汤方

桂枝（去皮） 芍药 麻黄 甘草（炙）各十八铢 大枣四枚（擘）生姜一两二铢（切） 石膏二十四铢（碎，绵裹）

上七味，以水五升，煮麻黄一二沸，去上沫，内诸药，煮取二升，去滓。温服一升。本云：当裁为越婢汤、桂枝汤，合之饮一升，今合为一方，桂枝二分，越婢汤一分。

【释义】本条针对表寒里热轻证，采取表里双解轻剂的证治和方药。

本条"宜桂枝二越婢一汤"是倒装句，应接在"热多寒少"之后。发热恶寒是太阳表证的基本症状，但是热多寒少则说明寒郁化热，已经出现轻微的里热证，病人还可有口渴、烦躁等症状。"脉微弱者，此无阳也"，这是少阴病寒化证的典型脉象和脾肾阳虚的表现，体现了"实则太阳，虚则少阴"的表里经联系和病传规律。既为少阴病，当无发汗之理。这与第38条"若脉微弱，汗出恶风者，不可服之"以及第39条"无少阴证者，大青龙汤发之"相呼应。

本条与大青龙汤的表寒里热证有轻重程度的不同，所以应当微发其汗，兼清里热。两份桂枝汤加一份越婢汤属于发汗轻剂，在解表的同时兼清里热，使表里双解。

桂枝二越婢一汤方

桂枝（去皮）Ramulus Cinnamomi ································ 6 克

芍药 Radix Paeoniae ································ 6 克

麻黄 Herba Ephedrae ································ 6 克

甘草（炙）Radix Glycyrrhizae Praeparata ················ 6 克

大枣（掰）Fructus Zizyphi Jujubae ……………………………… 2 颗或 8 克

生姜（切）Rhizoma Zingiberis Officinalis Recens ………………… 9 克

石膏（碎，绵裹）Gypsum Fibrosum……………………………… 8 克

煎服方法：以水 5 杯，先煮麻黄几分钟，去沫，加入其余药物，继续煎煮，直到剩下 2 杯药液。过滤，温服 1 杯。

越婢汤是《金匮要略》中用于治疗风水挟热的处方，具有发越表邪，散水清热的功效。因方中有大剂量的麻黄，所以其发越的力量很强。因此，本方按照桂枝汤和越婢汤二比一的比例配制，微发其汗，兼清里热。即便如此，仲景亦告诫："脉微弱者，此无阳也，不可发汗。"

本条表寒里热轻证亦可看作是"太阳表郁轻证"的兼证，与"太阳伤寒表实证"的表寒里热兼证有病机上的相似性，但症状轻重有所不同，当与大青龙汤条互参。太阳伤寒表实证的表寒里热用"大青龙汤"治疗，而太阳表郁轻证的表寒里热使用"桂枝二越婢一汤"治疗，揭示了"大青龙汤"与"越婢汤"的内在联系，其脉络十分清楚。

《伤寒论》的辨证施治和方药治疗是一个巨大的系统工程。证与证之间，方与方之间通过病机和治法相连。许多重要的方剂都具有配对和参照的经方。大小青龙汤、大小柴胡汤、大小承气汤等自不待言，本条桂枝二越婢一汤与大青龙汤亦具有类似的关系，分别用于表寒里热的轻重症。

第 48 条：二阳并病，太阳初得病时，发其汗，汗先出不彻，因转属阳明，续自微汗出，不恶寒。若太阳病证不罢者，不可下，下之为逆，如此可小发汗。设面色缘缘正赤者，阳气怫郁在表，当解之、熏之；若发汗不彻，不足言，阳气怫郁不得越，当汗不汗，其人躁烦，不知痛处，乍在腹中，乍在四肢，按之不可得，其人短气但坐，以汗出不彻故也，更发汗则愈。何以知汗出不彻？以脉涩故知也。

【注释】

二阳并病：二阳，指太阳和阳明。并病，伤寒一经的证候未解，又出现另一经的证候。多由疾病传变所致。

面色缘缘正赤：缘缘，连续，接连不断的意思。正赤，大红色，比朱色稍暗的颜色。本句指面部持续发红，与一阵阵的潮红不同。

阳气：指在表的邪气。

佛郁：双声词，指郁遏，抑郁。《说文解字》：佛，郁也。《字林》：佛，郁也，心不安也。

解之、熏之：内服药物发汗解表和外用药物熏蒸肌肤，都是祛邪的方法。

不足言：微不足道的意思，此处形容发汗不够，汗不如法。

按之不可得：触按不到疼痛的确切位置。

【释义】本段条文提出太阳病发汗不彻可能出现的两种转归和证治。

第一种转归是由于太阳病发汗不够，汗出不彻，汗不如法，导致一方面表证未解，"太阳病证不罢"；另一方面，因外邪未去，病邪入里化热，加之汗出伤津，故疾病转属阳明，出现太阳和阳明先后受邪的"二阳并病"。续自微汗出和不恶寒是阳明经证的表现。当太阳和阳明出现并病的时候，不能采用下法，而应该先解其外，待表解之后再攻其里。这体现了伤寒病"汗不厌早，下不厌迟"的治疗原则。不过因为此前已经发过汗，这时不能发汗太过，所以"如此可小发汗"，桂枝汤足矣。

第二种转归是发汗不彻，汗不如法，但太阳病未发生传变，病变仍然局限于表证。这里又分两种情况，第一种是汗出不彻，汗不足言，则导致阳气佛郁不得越，其症状是满面通红，应当使用发汗或热熏的方法，发越佛郁在表的阳气；另一种情况是当汗不汗，病人出现烦躁，身体疼烦不可名状，呼吸急促，坐立不安等症，这比汗出不彻，或汗不足言更加严重，治疗当"更发汗则愈"。如何知道这是汗出不彻，阳气抑郁呢？张仲景指出这是因为脉涩的缘故。涩脉是气血流通不畅，艰涩难行的表现，故知寒邪在表，阳气佛郁。对于汗出不彻，汗不足言和当汗不汗，治疗当续发汗乃愈。

临床上如果采用汗后再汗的话，还须注意几点：一是有可汗之证，如本条的"阳气佛郁在表"；二是有可汗之体，即无表虚和里虚证，身体能够承受再一次发汗；再一点是用可汗之方，即小汗之方。如果第一次使用麻黄汤，这次当用桂枝汤。火法因"内攻有力，焦骨伤筋"，不宜在重发汗的时候使用，免生变证。

现将《伤寒论》中麻黄汤的类方及其作用和功效做一总结，请见表3–23。

表 3-23　　《伤寒论》中麻黄汤的类方比较

方剂名称	作用和功效
葛根汤（31、32）	发汗解表，升津舒经。
葛根加半夏汤（33）	发汗解表，和胃止呕，升津舒经。
大青龙汤（38、39）	辛温解表，清解郁热。
小青龙汤（40、41）	解表散寒，温肺化饮。
桂枝麻黄各半汤（23）	轻清解表，宣散表郁。
桂枝二麻黄一汤方（25）	解肌散邪，调和营卫。
桂枝二越婢一汤方（27）	微汗解表，兼清里热。
麻黄杏仁甘草石膏汤（63、162）	辛凉宣泄，清肺平喘。
麻黄连轺赤小豆汤（262）	解表散邪，清热祛湿。
麻黄细辛附子汤（301）	辛散表邪，温通助阳。
麻黄附子甘草汤（302）	解表散寒，固本通阳。
麻黄升麻汤（357）	发越郁阳，清上温下。

此外，在张仲景的《金匮要略》中还有若干麻黄汤的类方，如麻黄加术汤、麻黄杏仁薏苡甘草汤、桂枝芍药知母汤、续命汤、射干麻黄汤、厚朴麻黄汤、小青龙加石膏汤、越婢汤、越婢加术汤、越婢加半夏汤、甘草麻黄汤、麻黄附子汤、桂枝去芍药加麻黄附子细辛汤以及文蛤汤等，它们在临床上的应用也非常广泛。

六、太阳经证：太阳风湿证

第174条： 伤寒八九日，风湿相搏，身体疼烦，不能自转侧，不呕，不渴，脉浮虚而涩者，桂枝附子汤主之。若其人大便硬，小便自利者，去桂枝加白术汤主之。

桂枝附子汤方

桂枝四两（去皮）　附子三枚（炮，去皮，破）　生姜三两（切）
大枣十二枚（擘）　甘草二两（炙）

上五味，以水六升，煮取二升，去滓。分温三服。

去桂加白术汤方

附子三枚（炮，去皮，破）　白术四两　生姜三两（切）　甘草二两（炙）　大枣十二枚（擘）

上五味，以水六升，煮取二升，去滓，分温三服。初一服，其人身如痹，半日许复服之，三服都尽，其人如冒状，勿怪。此以附子、术，并走皮内，逐水气未得除，故使之耳，法当加桂四两。此本一方二法：以大便硬，小便自利，去桂也；以大便不硬，小便不利，当加桂。附子三枚，恐多也，虚弱家及产妇，宜减服之。

【注释】

风湿相搏：指风湿之邪相合侵袭人体。搏，《说文解字》：索持也，一曰至也。《广雅》：搏，击也。

大便坚：此处指大便成形，并非大便坚硬如燥屎。

其人如冒状：头部晕眩。

勿怪：不必大惊小怪。

【释义】

本条论述风湿而见表阳虚的证治和方药。

伤寒八九日仍不解，这是因为风寒湿三气合邪痹着肌表，导致经脉不利，故见身体疼烦，不能自转侧。不呕不渴，不呕是没有少阳病，不渴是没有阳明病，说明邪气尚未入里，亦未化热，胃气和顺。脉浮而虚，这是表阳虚的表现，涩是艰涩不畅，代表风寒湿三邪仍束缚肌表，经气不畅，故使用桂枝附子汤温经助阳，祛风化湿，散寒止痛。

第三章　辨太阳病主兼证脉证并治

桂枝附子汤方

桂枝（去皮）Ramulus Cinnamomi ································· 20 克

附子（炮，去皮，碎）Radix Aconiti Praeparata ·············· 1 个或 15 克

生姜（切）Rhizoma Zingiberis Officinalis Recens ·········· 15 克

大枣（掰）Fructus Zizyphi Jujubae ························ 4 颗或 15 克

甘草（炙）Radix Glycyrrhizae Praeparata ·················· 10 克

煎服方法：以水 6 杯，煎煮以上 5 味药物，直到剩下 2 杯药液。过滤，分 3 次温服。附子有毒，须在医生的指导下使用。

方中重用桂枝祛风通络，辅以附子温阳散寒，治疗表阳虚兼风寒湿

邪而以阳虚和寒盛为主者。甘草与生姜和大枣健脾益气，调和营卫，以治表虚。如果大便成形，小便自利，说明里气调和，湿不在里而在肌表，风寒湿三气合邪，尤以湿邪为主。因此应当使用去桂加白术汤开结利水，宣通表里。

去桂加白术汤方

附子（炮，去皮，碎）Radix Aconiti Praeparata ················· 1 个或 15 克

白术 Rhizoma Atractylodis Macrocephalae ····················· 20 克

生姜（切）Rhizoma Zingiberis Officinalis Recens ··········· 15 克

甘草（炙）Radix Glycyrrhizae Praeparata ···················· 10 克

大枣（掰）Fructus Zizyphi Jujubae ··························· 4 颗或 15 克

煎服方法：以水 6 杯，煎煮上 5 味药物，直到剩下 2 杯药液。过滤，分 3 次温服。首服后，病人感觉身痛，半日后再服，直到服完 3 次。病人感觉眩晕，勿紧张。这是因为附子和白术祛除皮下水气，余邪未尽，故有这类反应。应酌加桂枝 20 克。其加减法：如果大小便正常，去桂枝；如果大便溏，小便不利，加桂枝。附子有毒，须在医生的指导下使用。本方中附子的剂量比较大，素体虚弱和产妇宜酌减。

白术配附子温阳散寒，除湿固表；甘草、姜枣补益中气，调和营卫。方中提到"其人如冒状，勿怪。此以附子、术，并走皮内，逐水气未得除，故使之耳"，这是服用本方的自然反应，令寒湿之邪从表而出。至于"附子三枚恐多也，虚弱家及产妇宜减服之"，这是提出根据体质和产后体虚调整附子的剂量，毕竟附子大热，峻猛且有毒性，体虚之人，尤其是孕妇应当减量使用或忌服。

当几种邪气相合入侵人体的时候，病变常变得复杂而难治。《素问·痹论篇》曰："风寒湿三气杂至，合而为痹。其风气胜者为行痹，寒气胜者为痛痹，湿气胜者为着痹。"因此在辨证中尤须辨明哪一种邪气起主导的作用，临床上才能根据其所胜的邪气，有针对性地进行治疗。以上两方为例，桂枝附子汤为风湿偏重于表而设，寒多于湿；去桂加白术汤为风湿偏重于肌肉而设，湿多于寒。

本条桂枝附子汤的药物组成与桂枝去芍药加附子汤完全相同，但主药桂枝和附子在两方中的剂量不同。桂枝去芍药加附子汤的桂枝为三两，附子为一枚，治疗太阳误下后，表证未解，外邪内陷，胸阳不振，

见"脉微，恶寒，胸满"等症。而桂枝附子汤中的桂枝为四两，附子为三枚，其温阳散寒的作用明显强于桂枝去芍药加附子汤，故用于治疗表阳虚兼风寒湿邪而以阳虚和寒盛为主者。

张仲景在治疗太阳表证兼阳虚漏汗时使用桂枝加附子汤（20），该方与本条桂枝附子汤只一字之差。桂枝加附子汤为桂枝汤原方和原剂量加炮附子一枚，具有护阳解表，调和营卫，固表止汗的功效，还兼预防太阳病沿表里经内传少阴的作用。本方桂枝为四两，比桂枝加附子汤中桂枝的用量大，且炮附子为三枚，其温阳散寒的功力明显强于桂枝加附子汤。方中无芍药的阴寒之性羁绊，更加效专力宏，故能治疗表阳虚兼风寒湿邪三气杂至，而以阳虚和寒盛为主者，但其调和营卫的作用不如桂枝加附子汤。

《金匮要略·痉湿暍病脉证治第二》中的第23条与本条条文相同，也使用桂枝附子汤和去桂加白术汤治疗风湿兼表阳虚的病证。但去桂加白术汤未见方药，而是被"白术附子汤"所取代，其药物组成与"去桂加白术汤"完全相同，不同之处在于所有药物的剂量减半。

第 175 条：风湿相搏，骨节疼烦，掣痛不得屈伸，近之则痛剧，汗出短气，小便不利，恶风不欲去衣，或身微肿者，甘草附子汤主之。

甘草附子汤方

甘草二两（炙） 附子二枚（炮，去皮，破） 白术二两 桂枝四两（去皮）

上四味，以水六升，煮取三升，去滓。温服一升，日三服。初服得微汗则解。能食，汗出复烦者，服五合，恐一升多者，宜服六七合为始。

【注释】

掣痛：疼痛并有抽掣感，牵引性疼痛，其特点是疼痛多呈条状或放射状，或有起止点。多为寒邪痰湿及瘀血阻络所致。

近之则痛剧：指触按时疼痛加重。

【释义】本条论述风湿痹阻关节和筋骨，表里阳气俱虚的证治和方药。

上一条病人身体疼痛，不能自转侧，而本条骨节疼烦、掣痛，不得屈伸，近之则痛剧，说明风湿已经从肌表和肌肉侵入关节和筋骨，病位更深，疼痛更加严重。汗出、短气、恶风不欲去衣，这是表里阳气俱虚的表现。由于阳虚不能化湿利水，所以在内出现小便不利，在外则为微肿胀。所有这些说明风湿痹阻，内外皆虚，是一个虚实夹杂的病证，方用甘草附子汤温中利湿，益气解表。

甘草附子汤方

甘草（炙）Radix Glycyrrhizae Praparata ················· 10 克

附子（炮，碎）Radix Aconiti Praeparata ················· 2/3 个或 10 克

白术 Rhizoma Atractylodis Macrocephalae ················· 10 克

桂枝（去皮）Ramulus Cinnamomi ················· 20 克

煎服方法：以水 6 杯，煎煮以上 4 味药物，直到剩下 3 杯药液。过滤，温服 1 杯，日 3 次。首服后若微汗出，则症状得解，食欲增强。若服药后汗出后心烦者，减为半杯。如果担心每次服用 1 杯量太大，可从每次 2/3 杯开始。附子有毒，须在医生的指导下使用。

白术甘草健脾益气，燥湿和中，治疗里虚。桂枝、附子温阳通经，祛风散寒，甘草、附子助阳补虚，缓急止痛，故以二药来命名本方。

以上两条关于风湿病的条文，尤其是第 174 条，冠以"伤寒"的病名，是外感风寒湿三邪而起，属于伤寒的类证，因其有杂病的特征，所以也见于《金匮要略》。这也说明《伤寒论》中有杂病，《金匮要略》中有伤寒，伤寒和杂病本为《伤寒杂病论》一书的内容，二者不可截然分割开来。

《金匮要略·痉湿暍病脉证治第二》甘草附子汤条的原文与本条完全相同。其甘草附子汤的药物组成和剂量也与本方一致。其方后有"恐一升多者，宜服六七合为妙"，而本条则曰："恐一升多者，宜服六七合为始。"把玩"恐一升多者"的句意，"始"比"妙"更加贴切，符合临床实际，而非仅仅文字修饰。从汤药的服用习惯上分析，本方中桂枝四两和附子两枚用量较大，且附子有毒，若觉得温服一升的量太大的话，可以从三分之二的药量开始，视病人的反应酌加，这更加符合经旨和临床用药的实际情况。"宜服六七合为妙"则完全没有这层意思，所以本条"恐一升多者，宜服六七合为始"应当代表了仲景的原意。

桂枝附子汤、去桂加白术汤、甘草附子汤三个处方均可用于治疗风湿为患的痹证，但侧重点不同，其区别请见表 3-24。

表 3-24　桂枝附子汤、去桂加白术汤、甘草附子汤的比较

类别	桂枝附子汤	去桂加白术汤	甘草附子汤
病因病机	风寒湿三邪杂合而致病，以寒邪为主。	风寒湿三邪合而致病，以湿邪为主。	风湿为患，兼阳虚。
特点	寒多于湿。	湿多于寒。	表里阳气俱虚。
病位	肌肤浅表的部位。	痹着肌肉。	风湿痹阻关节和筋骨。
症状	身体疼烦，不能自转侧，不呕，不渴，脉浮虚而涩。	身体疼烦，不能自转侧，不呕，不渴，大便坚，小便自利。	骨节疼烦，掣痛不得屈伸，近之则痛剧，汗出短气，小便不利，恶风不欲去衣，或身微肿。
虚实	表阳虚尤甚。	阳虚不如其余两证明显。	表里阳气俱虚。
治疗	温阳散寒，祛风除湿，通络止痛。温阳之力尤甚。	温阳除湿，调和营卫。温阳之力最弱，功在健脾除湿。	祛风除湿，缓急止痛，温表里之阳。温阳功力居中。
药物	桂枝12克，生姜9克，附子3个，甘草6克，大枣12颗。附子用量最大。	白术6克，附子1个，甘草3克，生姜4.5克，大枣6颗。附子用量最小。	甘草6克，白术6克，附子2个，桂枝12克。附子用量居中。本方无大枣。

七、太阳腑证

（一）蓄水证

第 71 条：太阳病，发汗后，大汗出，胃中干，烦躁不得眠，欲得饮水者，少少与饮之，令胃气和则愈。若脉浮，小便不利，微热消渴者，五苓散主之。

五苓散方

猪苓十八铢（去皮）　泽泻一两六铢　白术十八铢　茯苓十八铢　桂枝半两（去皮）

上五味，捣为散，以白饮和，服方寸匕，日三服，多饮暖水，汗出愈，如法将息。

【注释】

胃中干：指大汗出之后，胃中津液不足。

少少与饮之：频频、少量饮水，以补充津液。

消渴：症状名。指口渴严重，多饮但渴仍不解。没有多尿、消瘦等症，与上、中、下三消的消渴病不同。

【释义】本段提出太阳病发汗太过的两种转归和膀胱蓄水证的证治和方药。

太阳病，发汗太过，汗不如法，导致汗出太多，胃中津液不足。胃不和则卧不安，病人出现烦躁、失眠、口渴、欲饮水，这是津液亏虚的表现，应该少少与之，使胃中津液缓缓地得到补充，胃气调和，恢复正常的气化功能，则病人痊愈可期。第二种情况是病人脉浮、微热，说明表证未解，却出现小便不利，提示这是膀胱经证未解，外邪入里，影响膀胱州都之官的功能，水道失调，气化失司，导致水液内停，这是太阳表里受邪，经腑同病。由于津液的输布不利，津液不能上承，所以导致口渴。这里的口渴与第一种转归提到的胃中津液不足引起的口渴具有本质上的区别，所以张仲景特地将二者放在同一条条文中进行症状的比较和鉴别。前者为津伤所致，如果不及时救助胃中津液，则将很快转成阳明病；后者为水停所起，如果不及时恢复膀胱的气化功能，化气利水，便会发展为水逆和其他变证，应当使用五苓散温阳化气，解表利水。

五苓散方

猪苓（去皮）Sclerotium Polypori Umbellati ·················· 4 克

泽泻 Rhizoma Alismatis Orientalis ························ 6 克

茯苓 Sclerotium Poriae Cocos ···························· 4 克

桂枝（去皮）Ramulus Cinnamomi ························ 4 克

白术 Rhizoma Atractylodis Macrocephalae ················ 4 克

服用方法：将上 5 味碾成粉，每次服 2 克，以米汤调和诸药。每日 3 次。多饮温水，汗出之后痊愈。其余按照前法调理。

方中重用泽泻为君药，利水渗湿，清膀胱之热。茯苓和猪苓为臣药，淡渗利湿，增强泽泻利水的作用。白术和桂枝为佐药，白术健脾除湿，桂枝温阳化气，辅助膀胱的气化功能。桂枝还能解肌祛风，既外解太阳之表邪，又内助膀胱的气化，一药二用，经腑同治，亦为方中的使药。

在五苓散的临床应用中，有医者建议将桂枝改为肉桂，或桂枝、肉桂同用，以增强温阳化气行水的功能，这恐非仲景原意。本证脉浮、身微热，说明表证未解。桂枝走而不守，既可祛风解表，又能温阳化气行水，表里双解，是为正治。《本经疏证》云：桂枝"其用之道有六：曰和营，曰通阳，曰利水，曰下气，曰行瘀，曰补中。"反观肉桂守而不走，既无解表之功，也无化气行水的作用，故而不宜用肉桂代替桂枝。至于在少阴寒化证中出现肾阳虚，不能温阳利水，则可考虑加入肉桂，增强温补肾阳的功效，但这与本证的表里同病无关。五苓散亦见于《金匮要略·痰饮咳嗽病脉证并治第十二》篇中，治疗下焦水逆的病证，症见"假令脐下有悸，吐涎沫而癫眩"。其剂量与本方略不同："泽泻一两一分，猪苓三分，茯苓三分，白术三分，桂二分。"

第 72 条：发汗已，脉浮数，烦渴者，五苓散主之。

【释义】本条补充第 71 条的脉证，提出太阳经腑同病，气化不利的证治与方药。

第 71 条提到"脉浮，小便不利"，而此条进一步提出"浮数"，浮为表郁不解，数为发热之征。第 71 条提到"微热消渴"，而此条更进一步提出"烦渴"，似比上一条的郁热更加严重一些。水道不利，气化失司，本条还应当见到小便不利的症状。由于本条的病机与上一条基本上相同，所以张仲景仍然使用五苓散，既"开鬼门"，又"洁净腑"，表里双解，使邪去病除。

第 223 条的"猪苓汤"证也有"脉浮、发热、渴欲饮水、小便不利"诸症，第 319 条还有"渴，心烦、不得眠"等症，与本条似有类似之处。但本条的烦渴为气化不利所致，而猪苓汤的口渴是水热互结，或阴虚火旺所致，具有本质上的不同。

第 74 条：中风发热，六七日不解而烦，有表里证，渴欲饮水，水入则吐者，名曰水逆，五苓散主之。

【注释】水逆：因下焦水停，迫使胃气上逆，导致饮水入胃，水入即吐的一类病证。

【释义】本条叙述太阳膀胱蓄水重症之"水逆证"的证治与方药。

"中风发热，六七日不解"，是表证未去。心烦代表里证，是水气上逆的反应，所以仲景提出这是"表里证"，与前两条的病机基本一致。不同之处在于病人出现了"水逆"的症状，即渴欲饮水，水入即吐，复还口渴，水入再吐，这是膀胱蓄水，津液不布，气化失司，迫胃气上逆的太阳蓄水证的重症表现。由于病机一致，治疗还须化气行水，表里双解，故仍然使用五苓散。

临床上常出现"气逆""火逆""厥逆"的病证，张仲景在本条提出"水逆"证，这是对水液代谢失调，气水关系失常所做出的病机分析和病证判断。由于津液的气化、输布和排泄出现严重的障碍，以致于水液蓄积于膀胱，进而导致气机逆乱，迫使胃气上逆，这是三焦气水关系失调的结果。因此通阳化气，健脾利水，恢复津液的正常代谢成为治疗的重点和关键，五苓散中的白术健脾益气，燥湿和胃，茯苓、泽泻和猪苓淡渗利湿，治疗水逆证。

值得指出的是，五苓散中的桂枝还有降逆的功效。如《本经》说"主上气咳逆，结气，喉痹吐吸，利关节"，因此也是治疗"水逆"证的最佳选择。本条亦说明，五苓散不仅仅能够化气行水，治下焦小便不利，还能够治疗中焦水气失调，胃气上逆的病证。

第 73 条：伤寒，汗出而渴者，五苓散主之；不渴者，茯苓甘草汤主之。

茯苓甘草汤方

茯苓二两　桂枝二两（去皮）　甘草一两（炙）　生姜三两（切）

上四味，以水四升，煮取二升，去滓，分温三服。

【释义】本段条文提出水蓄中焦和水蓄下焦的症状鉴别要点及证治与方药。

伤寒太阳之经的邪气入里，导致膀胱气化不利，则汗出而渴，小便不利，使用五苓散治疗。此处的口渴是因为水蓄下焦，气化不利，水不化津，津不上承，故见口渴。如果口不渴，则提示水蓄中焦，水津尚能敷布全身，所以口不渴，张仲景在本条将口渴与否作为鉴别水停中焦或者水蓄下焦的主要依据。当然，在临床治疗中还须参考其他的症状和体征进行综合判断，把握全局，以免遗漏或误诊。水停中焦，应当使用茯苓甘草汤健脾利水，温中散饮。

茯苓甘草汤方

茯苓 Sclerotium Poriae Cocos ·· 10 克

桂枝（去皮）Ramulus Cinnamomi ·· 10 克

甘草（炙）Radix Glycyrrhizae Praeparata ······························ 5 克

生姜（切）Rhizoma Zingiberis Officinalis Recens ·················· 15 克

煎服方法：以水 4 杯，煎煮以上 4 味药物，直到剩下 2 杯药液。过滤，分 3 次温服。

与五苓散相比较，茯苓甘草汤没有淡渗利湿、清热利水的泽泻和猪苓，因为这是水停中焦，与下焦膀胱无关。使用茯苓，一方面茯苓甘、淡、平，有利水的作用，更由于茯苓健脾，调理中焦，与甘草健脾和中，相得益彰。生姜温中散饮，助茯苓消中焦的水湿。桂枝续其解表、通阳、化气之功，使表里得以双解。同时本方桂枝和甘草合为桂枝甘草汤，能补助心阳，也具有预防水气凌心的作用和目的。关于两方的区别，请见表 3–25。

表 3–25　五苓散与茯苓甘草汤的比较

类别	五苓散	茯苓甘草汤
病机	水蓄下焦，气机不利，津不上承。	水停中焦，津液尚能敷布。
共证	脉浮，有表里证。	脉浮，有表里证。
口渴	微热，消渴，或渴欲饮水，水入即吐。	微热，不渴，不欲饮水，心下悸或心下痞满。
小便	小便不利。	小便通利。
病位	下焦膀胱。	中焦胃腑。
治法	温阳化气，利水通淋，兼以解表。	温中化饮，通阳利水，兼以解表。
方剂	五苓散。	茯苓甘草汤。
药物	白术，泽泻，猪苓，茯苓，桂枝。	茯苓，桂枝，甘草，生姜。
特点	健脾除湿，通阳利水的作用强。	祛邪解表，补虚和中的作用强。

第 127 条：太阳病，小便利者，以饮水多，必心下悸；小便少者，

必苦里急也。

【注释】

心下悸：心下胃脘部悸动不适的自觉症状。

苦里急：苦，困扰，困辱，困于，使困苦。里急，腹内急迫，腹肌痉挛，窘迫急痛。

【释义】本条从病变部位和症状上鉴别水蓄中焦和水蓄下焦。

太阳病，小便自利，因饮水多而致胃脘部胀满或悸动不适者，这是脾胃运化失常，水蓄中焦的症状。若饮水多却小便少，气化失常，出现下腹部胀满，窘急紧迫，甚至痉挛疼痛等症状，这是水蓄下焦膀胱。

综合上一条和本条，水蓄中焦和水蓄下焦的鉴别点有三：一是渴与不渴。渴者属于水蓄下焦，是由于下焦肾与膀胱气化不利，津液不能敷布全身所致。不渴者属于水蓄中焦，因为脾胃尚能散精和敷布津液，故而不渴。二是小便利与不利。小便利者，病在中焦，因为中焦无关水液的排泄；小便不利者，水蓄下焦，是膀胱气化失调的结果。第三个鉴别点是部位的区别。水蓄中焦，症状出现在胃脘部，以胀满，心下悸动不适为主；水蓄下焦，症状出现在下腹部，以腹部胀满，窘急紧迫，或痉挛疼痛为主。

（二）蓄血证

第 106 条： 太阳病不解，热结膀胱，其人如狂，血自下，下者愈。其外不解者，尚未可攻，当先解其外。外解已，但少腹急结者，乃可攻之，宜桃核承气汤。

桃核承气汤方

桃仁五十个（去皮尖） 大黄四两 桂枝二两（去皮） 甘草二两（炙） 芒硝二两

上五味，以水七升，煮取二升半，去滓，内芒硝，更上火微沸，下火。先食。温服五合，日三服，当微利。

【注释】

膀胱：这里的膀胱指代下焦。鉴于病人出现便血的症状，一些伤寒注家认为蓄血的部位在肠道。

如狂：狂，癫狂痫之一，是神志失常的疾患。"如狂"是类似于狂躁一类的症状。"如狂"比"发狂"轻。

血自下：大便颜色呈黑色，是下焦瘀血的表现。

少腹急结：下腹部拘急硬痛。

【释义】本条提出太阳腑证蓄血轻症的证治与方药。

"太阳病不解"，说明太阳蓄血证初期应当兼表证的临床症状。"热结膀胱，其人如狂"，这是因为邪热与瘀血互结，上扰心神，故见如狂。在人体所有的经脉中，唯有督脉和足太阳膀胱经与大脑直接相连，故邪热和瘀血可通过督脉和膀胱经直接影响心脑的功能，出现神志症状。但本条仅是"如狂"，尚未到"发狂"的严重程度，所以属于蓄血轻症。其治疗原则是采用活血化瘀和通下瘀热的方法治疗，但仲景提示"其外不解者，当先解其外"，这是表里同病的基本治疗原则。但并不是表邪解之后，便可立即攻里，还须有"少腹急结"，待里实已成，"乃可攻之"。攻里的时间把握非常重要，必须等待表证已解，里实已成，泻下逐瘀的时机才告成熟，方用桃核承气汤逐瘀泄热。

桃核承气汤方

桃仁（去皮尖）Semen Persicae ······················ 16 粒或 5 克

大黄 Radix et Rhizoma Rhei ··························· 20 克

桂枝（去皮）Ramulus Cinnamomi ··················· 10 克

甘草（炙）Radix Glycyrrhizae Praeparata ··········· 10 克

芒硝 Mirabilitum ····································· 10 克

煎服方法：以水 7 杯，煎煮头 4 味药物，直到剩下 2 杯半药液。过滤，加入芒硝，微火令其溶化，搅匀。服药前先进食，然后温服半杯药液，日 3 次。服药后会出现轻微的泄泻。

桃核承气汤由调胃承气汤加桃仁和桂枝组成。方中桃仁破血祛瘀，大黄祛瘀泄热，二者共为君药，使瘀热得消。桂枝通阳化气，疏通血脉和经络，助桃仁活血祛瘀，芒硝通腑泄热，软坚消肿，助大黄泄热之功，与桃仁合为臣药。炙甘草补益脾气，和中缓急，并调和诸药，为本方的佐使之药。诸药合用，达到通腑、祛瘀、泄热而不伤正的目的。本方配伍精当，为通腑泄热和祛瘀之轻剂。

关于蓄血部位的讨论，历代医家有不同的看法。从热结膀胱和"少腹急结"的症状看，似乎支持蓄血的部位就在膀胱，清代医家吴谦、黄元御、柯韵伯等持此观点。但从便血的症状和使用桃核承气汤泻下来看，似乎蓄血的部位应该在大小肠，如钱天来说："注家有血蓄膀胱之说，恐尤为不经 ……热在下焦，血受煎迫，故溢入回肠。"不过，从本条"少腹急结"的病位来看，似乎蓄血的位置比回肠更低。其实下焦所容纳的脏腑众多，包括膀胱、大肠、小肠、肾和女子胞等。"热结膀胱"中的"膀胱"一词在这里应该是指代下焦，无涉膀胱州都之官，否则很难想象何以能在热结膀胱的情况下，却"小便自利"。大多数的《伤寒论》专家支持"血蓄下焦"的观点。

第124条：太阳病六七日，表证仍在，脉微而沉，反不结胸，其人发狂者，以热在下焦，少腹当硬满，小便自利者，下血乃愈。所以然者，以太阳随经，瘀热在里故也。抵当汤主之。

抵当汤方

水蛭（熬） 蛀虫各三十个（去翅足，熬） 桃仁二十个（去皮尖）
大黄三两（酒洗）

上四味为末，以水五升，煮取三升，去滓。温服一升。不下，更服。

【注释】

结胸：伤寒病证名。伤寒误治，导致邪气内陷，与有形的痰浊、水饮或瘀血互结于胸腹的一类疾病，因邪结于胸，故名。属于阳证。

硬满：指下腹部胀满坚硬。

太阳随经，瘀热在里：指太阳经的邪气由经入腑，瘀热积于下焦。里，指整个下焦的部位，包括膀胱、大小肠、女子胞等。

【释义】此条论述太阳腑证蓄血重证的病因病机及证治与方药。

张仲景虽然说"表证仍在"，但从脉象"微而沉"来看，当以里证为主，纵然有表证也应当十分轻微，这和太阳蓄水证的表里同病，脉浮有很大的区别。诚如张仲景自己解释的那样，"以太阳随经，瘀热在里"之故。值得注意的是，邪气内陷，常可导致结胸证，仲景提出"反不结胸"，除外了上、中焦的病变。

瘀热互结，上扰心神，神志不宁，故发狂。此条是"发狂"，比上一条"如狂"的症状更加严重。邪在下焦，故见到腹部硬满，这个症状也比前一条的"少腹急结"更加严重。小便自利，是排除太阳蓄水证，张仲景提出必须采用破血祛瘀、荡涤邪热的方法才能治疗此类蓄血重症，方用抵当汤。

抵当汤方

水蛭（熬）Hirudo seu Whitmaniae ·················· 10 条或 15 克

虻虫（去翅足，熬）Tabanus ···················· 10 只或 3 克

桃仁（去皮尖）Semen Presicae ···················· 8 粒或 3 克

大黄（酒洗）Radix et Rhizoma Rhei ················· 15 克

煎服方法：以水 5 杯，煎煮以上 4 味药物，直到剩下 3 杯药液。过滤，温服 1 杯。如果服药后未出现泄泻，可续服。

该方以水蛭、虻虫破血逐瘀，共为主药。桃仁虽然也有破血之功，但与虫类药物比较起来，其功效稍逊一筹，故在方中用为臣药。大黄既可清热，荡涤积滞，也能活血化瘀，在方中作为佐使的药物。全方药性峻猛，功力强劲，具有很强的抵挡瘀热郁结之功，故名"抵当汤"。也因为如此，体弱、年事已高及孕妇等类病人应当慎用。关于桃核承气汤与抵当汤的比较，请见表 3-26。

表 3-26 桃核承气汤与抵当汤的比较

类别	桃核承气汤	抵当汤
病机	热结膀胱。	热在下焦，以太阳随经，瘀热在里。
神志	其人如狂。	其人发狂。
少腹	少腹急结。	少腹硬满。
小便	小便自利。	小便自利。
表证	太阳病不解，有发热。	六七日表证仍在，但已式微。
脉象	表未解者当见浮脉。	脉微而沉，或沉结。
治法	活血化瘀，通下瘀热。	破血逐瘀，泄热散结。
方剂	桃核承气汤。	抵当汤或抵当丸。
药物	调胃承气汤加桃仁、桂枝。	以虫类药物中的水蛭、虻虫为主，加桃仁、大黄。
应用	太阳蓄血轻证。	太阳蓄血重证。

《金匮要略·妇人杂病脉证并治第二十二》也有抵当汤，用于治疗"妇人经水不利下"，辨属瘀血内结，冲任不通。其药物组成、用量和煎煮方法与本条同，但无"不下，更服"一句。

第125条：太阳病，身黄，脉沉结，少腹硬，小便不利者，为无血也。小便自利，其人如狂者，血证谛也，抵当汤主之。

【注释】

身黄：指全身发黄，包括目黄、身黄和小便黄，即现代医学的黄疸。

无血：指没有血证，即无下焦蓄血。

谛：《说文解字》：审也。指证据确凿，没有疑义。

【释义】本条强调小便自利和神志发狂是蓄血证的主要诊断要点及蓄血证的证治与方药。

中医内科学中的黄疸包括阳黄与阴黄两类。如果是由于肝胆湿热熏蒸，肝失疏泄，胆汁不循常道所引起的皮肤发黄，称为"阳黄"；由瘀血停滞，蓄血发黄，或寒湿困阻中焦，以及脾虚血弱引起的黄疸称为"阴黄"。本条中的黄疸是因为小便不利，湿无出路，湿热熏蒸所致的"阳黄"。因为已有发黄在前，所以此处的小便不利不是"蓄水"证，而是"阳黄"湿无去路的基本病理表现。如果小便正常，病人发如狂证，则蓄血的两大主症已然出现，应诊断为蓄血。

小便不利，湿热熏蒸，发为黄疸，属于水湿病患，可与茵陈蒿汤治疗。如果是蓄血发黄则应当使用抵当汤荡涤瘀热。小便不利和蓄血内积都可以导致发黄，二者的区别在于阳黄是湿热为病，阴黄是瘀血发黄。关于阳黄和阴黄的鉴别，阳明病篇有进一步的讨论。

此外，太阳蓄水证和阳黄证都有小便不利的症状，临床上根据身体是否发黄和其他兼症，应该不难鉴别。

第126条：伤寒有热，少腹满，应小便不利；今反利者，为有血也，当下之，不可余药，宜抵当丸。

抵当丸方

水蛭二十个（熬）　虻虫二十五个（去翅足，熬）　桃仁二十五个（去皮尖）　大黄三两

上四味，捣分四丸。以水一升，煮一丸。取七合服之。晬时当下

血；若不下者，更服。

【注释】

不可余药：不可使用除本方之外的其他方药治疗。

晬时：即周时。《类篇》：子生一岁也。一曰晬时者周时也。指从一天中的某一时辰至次日的同一个时辰。

【释义】本条以小便通利与否鉴别蓄水和蓄血，并提出蓄血轻证的证治与方药。

小便不利，水液代谢失常，水热互结是蓄水证的基本病机。小便通利，说明不是水液疾病，而是血蓄下焦，瘀血与邪热互结所致。本条没有其人如狂，或其人发狂之症，说明这是蓄血轻证，应当使用抵当丸攻逐瘀血，峻药缓图。

抵当丸方

水蛭（熬）Hirudo seu Whitmaniae ·················· 5 个或 7 克

虻虫（去翅足，熬）Tabanus ·················· 6 只或 2 克

桃仁（去皮尖）Semen Presicae ·················· 6 粒或 2 克

大黄（酒洗）Radix et Rhizoma Rhei ·················· 12 克

煎服方法：将以上 4 味药物碾细，做成 4 颗药丸。每次以水 1 杯，煎煮 1 丸。温服 2/3 杯。24 小时左右瘀血当从大便而出。若不效，再服。

本条之所以用丸剂而不是汤剂进行治疗，盖因丸者缓也，以峻药缓图。再加上作为君药的水蛭和虻虫均减少约三分之一的用量，大黄也无须酒洗以增强药力，都足以证明这是针对蓄血轻证所做出的剂量和制备上的调整。

关于条文中的"不可余药"一词，有的《伤寒论》注家和教材认为解释为"不可剩余药渣，即连汤带渣一并服下"，虽然也说得通，但笔者以为这是曲解了张仲景的原意。原文称"当下之，不可余药，宜抵当丸"，即必须采用下法，不可使用其他的药物，应当使用抵当丸。如果原文称"当下之，宜抵当丸，不可余药"，则勉强可以理解为将抵当丸连汤带渣一并服下。最关键的佐证是张仲景在本方的服法中提出"以水一升，煮一丸。取七合服之。晬时当下血；若不下者，更服"，即药物煎煮好之后，只服三分之二的汤药，还剩下三分之一的药液。据此可

知，"不可余药"并不是指将煎好的药物连汤带渣一并服下。

太阳蓄水证和太阳蓄血证是太阳腑证的两大病证。关于二者的鉴别，请见表 3-27。

表 3-27　太阳蓄水证和太阳蓄血证的鉴别

类别	太阳蓄水证	太阳蓄血证
病因	太阳寒邪由经传腑。	太阳表邪内传化热。
病机	气化失司，津液蓄积，失于敷布。	血热蓄于下焦，灼伤脉络。
病位	表里同病，水蓄膀胱。	表证已解，血热结于下焦。
神志	神志正常。	其人如狂，甚者发狂。
小便	小便不利，短少。	小便如常。
口渴	烦渴，渴欲饮水，水入即吐。	或口渴，但水入不吐。
表证	微热或发热，汗出，脉浮数。	表证无，脉微而沉，或沉结。
少腹	小腹部急迫胀满。	少腹急结，硬满。
治法	通阳，化气，利水，兼以解表。	活血化瘀，通下瘀热。
方剂	五苓散。	桃核承气汤、抵当汤和丸。

最后，关于抵当汤和抵当丸的区别，请见表 3-28。

表 3-28　抵当汤和抵当丸的比较

类别	抵当汤	抵当丸
病机	太阳蓄血重证。	太阳蓄血轻证。
神志	其人如狂，甚或发狂。	未见神志症状。
少腹	少腹硬满。	少腹满。
治疗	破血逐瘀，荡涤瘀热。	活血祛瘀，通下瘀热。
剂型	汤方煎煮，取其效捷力宏。	丸剂，峻药缓图，周时下血。
药物剂量	虫类药水蛭、虻虫、桃仁、大黄，破血逐瘀的力量强大。	水蛭和虻虫减少三分之一，桃仁减少五分之一量。破血逐瘀之力缓。

八、太阳病的预后

第58条：凡病，若发汗，若吐，若下，若亡血，亡津液，阴阳自和者，必自愈。

【释义】本条提出"阴阳自和"是疾病向愈的关键。

汗、吐、下诸法虽然针对的是病邪，但客观上也导致正气的损伤和流失，尤其是损伤阳气，伤耗津液以及阴血等。汗、吐、下诸法祛邪的原理，是通过促进体内精微物质的流动，尤其是通过津液的排泄功能将病邪从汗孔、口窍和二阴等部位排出体外。人体的津液在祛除外邪的过程中起到最重要和最直接的作用。而攻伐的结果，除将邪气驱出体外，也导致"亡血"和"亡津液"。仲景在这里提到的"凡病"，既包括伤寒，也包括温病；既有外感，也包括内伤杂病，所有辨属实证的疾病都通过加速体内气血津液的新陈代谢和排泄功能来达到祛邪的目的。

张仲景提出，在使用攻伐的治疗手段后如果病人的机体处于"阴阳自和"的状态，则身体很快可以得到康复。什么是"阴阳自和"的状态呢？具体地说，包括内外和、上下和、表里和、脏腑和、气血和、津液和、形神和、饮食和、二便和、起居和、舌脉和，等等。脉静身凉，无寒热之扰，无情绪之忧，神清气爽，起居自如。欲实现阴阳自和的动态平衡，须通过气化的作用促进机体的自我修复。对人体来说，有阳气才有气化的动力，有津液才有气化的物质基础，通过精和气血津液的化生与相互之间的转化，从而达到精神饱满，体魄健壮，形神皆备，阴阳自和的康复状态。

将"阴阳自和"作为判断疾病向愈的着眼点，体现了中医对人体各系统功能协调平衡的要求，是整体观的表现，也抓住了问题的本质和要害。仲景提出"阴阳自和者，必自愈"是对疾病预后的乐观判断，同时也隐约地告诫后学：对疾病的治疗，尤其是对处在疾病康复期的调理，应尽量减少对身体人为的干涉，让机体自行修复。如果说之前的汗、吐、下是权宜之计，是为了祛邪而不得不为之的做法，那么邪去之后，就应该避免非必要的干扰，让身体自行痊愈。所以本条仲景连续用两个"自"字，即"自和"与"自愈"，就是强烈暗示不可过多地干扰身体的康复过程，尤其当无谓的干扰是建立在错误诊断的基础上的时候，以免对身体造成进一步的伤害。其实，在康复阶段，通过对饮食起居进行调理，激发自身的康复机能，不失为一个促进"阴阳自和"的手段。推而广之，康复如此，养生也如是，康复和养生都不必大动干戈，也不必滥服补药，以免导致新的不平衡。

一些《伤寒论》专家建议采取更加主动和积极的措施，帮助身体尽快地康复，如柯韵伯说"欲其阴阳自和，必先调其阴阳之所在，阴自亡血，阳自亡津，益气生津，阴阳自和矣"，通过治疗达到阴阳调和的目的，今录之以供参考。

第 59 条： 大下之后，复发汗，小便不利者，亡津液故也。勿治之，得小便利，必自愈。

【释义】本条以气化正常，津液恢复，小便通利作为判断外感疾病预后的依据之一。

本段条文牵涉到汗下的顺序问题。有伤寒学家认为"邪在表，先下而后汗，治疗失序，是为误治"，这个判断难免有些牵强，似乎有先入为主的主观印象。因为本条并未冠以太阳病或阳明病，而且条文并没有提到"邪在表"，所以不好判断"先下后汗"属于误治，万一这是以里证为主的病证也未然可知，因为本条未见浮脉和其他表证。不过无论是否属于误治，有一点非常明确，那就是大下之后，再发其汗，病人的津液耗伤非常严重，小便不利是其结果，所以仲景明断此为"亡津液故也。"

张仲景时时和处处提醒津液在治疗和康复中的重要作用。本条既然出现"津液亡失，小便不利"，按理应当养阴生津，通利小便。然而仲景却明确地提出："勿治之，得小便利，必自愈。"如果说仲景在第58条出现"亡血，亡津液"之后，仅仅提出"阴阳自和者，必自愈"，对是否采取治疗措施促进阴阳自和不置可否的话，本条则明确提出"勿治之"，意即尽量减少不必要的和人为的介入与干扰，采取"无为而治"的措施和手段。因为此时的津液不足、小便不利固然是病机和症状表现之一，但恢复人体气化的正常功能才是重中之重。当气化功能趋于正常，津液源源不断地生成，则小便通利。如果此时用大量的偏于凉性的药物养阴生津，恐有碍气化恢复正常。所以气化失常是主要矛盾，津液不足是次要矛盾，在生津液与助气化二者之间，应当助气化，只有气化旺，才会津液生。小便利与不利也成为检验气化是否恢复正常，以及津液是否充足的一个重要的指标，对判断疾病的预后有非常积极的意义。

一些《伤寒论》专家此处建议采取治疗措施，帮助身体尽快地康复，如柯韵伯说："亡津液之人，勿生其津液，焉得小便利？欲小便利，治在益其津液也。"章虚谷说："以饮食调理，得津液生而小便利，必自愈也。"可作参考。笔者认为：脾胃为气血津液的生化之源，如果必须采取治疗措施，当务之急应是补中焦脾胃之气，助津液生化之源。

第 93 条：太阳病，先下之而不愈，因复发汗，以此表里俱虚，其人因致冒，冒家汗出自愈。所以然者，汗出表和故也。里未和，然后复下之。

【释义】本条论述太阳阳明合病的治疗顺序，以及汗下失序所致眩冒的证治。

从最后一句"里未和，然后复下之"大致可以判定，此证应当是太阳与阳明合病。按照伤寒表里俱病的治疗原则，当出现太阳与阳明合病的时候，应当先发汗解表，表解之后再治里。如果先用下法，则容易导致里气虚，邪气趁机内陷。如果继而更发汗，则在里虚的基础上又添表虚。所以仲景说"以此表里俱虚"。表虚主要是气虚和阳虚，里虚则是阴虚和血虚，其结果是清阳之气不达颠顶，阴虚血弱髓海失养，病人出现头目眩晕的症状。这一切，皆因太阳病汗下失序所致，所谓一招出错，满盘皆输。因此，本段意在强调表里同病在治疗上必须理顺先后次序和分清轻重缓急。

对于误治所引起的头目眩晕，张仲景认为此证必因汗出表和而解，未提出采取何种治疗方法。一些伤寒学家认为：冒家，既有邪气，也反映了正虚，故不能再用发汗之法，只有待其正气自行恢复，阴阳自和，正能拒邪而汗出自愈。仲景在《金匮要略》中说："亡血复汗，寒多，故令郁冒，汗之则怫郁之邪得解，则冒愈。"有鉴于此，笔者建议使用发汗轻剂的桂枝汤调和营卫，燮理气血阴阳，使汗出表和，眩冒自愈。至于"里未和"，仲景提出"然后复下之。"仲景虽未出示方药，但不外调胃承气汤一类的泻下轻剂。之所以使用发汗和泻下的轻剂，盖因先前已经既下且汗，造成表里俱虚，故不可大汗大下，可通过发汗和泻下轻剂的使用，达到表里皆和的目的。

第94条：太阳病未解，脉阴阳俱停，必先振栗，汗出而解。但阳脉微者，先汗出而解；但阴脉微者，下之而解。若欲下之，宜调胃承气汤。

【注释】

脉阴阳俱停：指寸、尺脉隐伏不出。阴阳代表脉象的部位。

阳脉微，阴脉微：微：不是微弱之脉，而是沉伏之脉象，表示邪气内伏，阳气郁闭。阳脉和阴脉分别代表寸脉和尺脉。

【释义】本条提出战汗的预后及通过脉象确定汗、下的治疗顺序和方药。

太阳病未解，当见发热，恶寒和脉浮，而本证的脉象是沉而不可触及，这说明正气被外邪所束缚，阳气不能外达。当正气蓄积能量到达一定程度的时候，正气的力量超过邪气，这时正气乃发力突围，与邪气抗争，身体必先作寒战，继而发热，然后汗出而解。此时正气不虚，故而能够积蓄力量，奋起抗邪。这是正气抗邪的典型的临床表现和过程，说明仲景对外感疾病病变过程的理解和临床症状的观察非常细致入微。

仲景提到的阳脉阴脉，是指脉象的部位。阳脉代表寸口脉，阴脉代表尺脉，它们分别对应的是表和里的部位。这里的"微"并不是指虚弱的脉象，而是邪伏而正气郁闭的表现，所以脉象虽然沉，但触指有力，与"伏脉"类似，非气血虚弱的脉象可比。因此，如果寸口脉伏，说明邪郁在表，应当先发其汗，使邪随汗解；如果尺脉伏，说明邪郁在里，则当泻下攻里，使邪气去，里气和。仲景在本条出示了泻下的方药调胃承气汤。至于发汗的方药，不外桂枝汤、麻黄汤之类。

值得注意的是，仲景在本条里提到表证和里证的治疗时，特地强调"先汗出而解"，喻示"伤寒病汗不厌早，下不厌迟"的指导原则，应当为医者所遵从。

第105条：伤寒十三日不解，过经，谵语者，以有热也，当以汤下之。若小便利者，大便当硬，而反下利，脉调和者，知医以丸药下之，非其治也。若自下利者，脉当微厥，今反和者，此为内实也，调胃承气汤主之。

【注释】过经：指伤寒疾病由一经传到另外一经。

【释义】本条提出阳明病误治后的脉证、治法和方药。

《伤寒论》第10条曰"风家，表解而不了了者，十二日愈"，本条病人患伤寒疾病十三日仍不解，疾病复传入阳明。病人出现谵语，这是里有实热的表现，应当使用承气汤荡涤积滞，泻下实热。因为有阳明实热，病人的小便当短赤，如果小便通利，这是津液偏渗于膀胱的缘故，所以大便应当转硬。现在病人小便通利，且伴腹泻，可以断定这是前医以峻猛的药丸泻下，属于误治，所幸脉象调和，正气未伤。如果下利属于少阴病，由脾肾阳虚所致，则脉象应当沉微而细，或脉微欲绝，而本条脉象不虚，这是里有实的表现，故当使用调胃承气汤调和胃气，和畅气机。

仲景在本条中使用推论的方法，对症状和脉象进行逻辑推理，十分精彩。首先仲景通过"风家，表解而不了了者，十二日愈"的伤寒疾病发展规律判断，伤寒十三日不解，这是"过经"，疾病已经传入阳明；病人谵语，提示非阳明经证，而是阳明里实证，医者当使用泻下的治疗方法。然后仲景根据病人小便通利，推测其大便当硬；而在得知病人出现腹泻的反常现象后，仲景进而断定病人一定是之前服用过巴豆一类的药丸，所以才会出现腹泻。仲景继而通过脉象确定，病人虽然服用过峻猛的泻药，但脉象不弱，说明里实热的病机仍然存在。因为如果腹泻是脾肾阳虚的话，脉象必定沉而微细，而病人的脉象不弱，这是"内实"的表现。此处仲景根据脉象对"腹泻"的症状进行辨别，排除太阴和少阴病的腹泻。鉴于病人已经使用过峻猛的药物，所以目前应当使用缓下的方法，故以调胃承气汤调和胃气。

仲景使用调胃承气汤，实际上和前医一样都采用的是泻法。但为什么前医属于误治呢？其一误在于没有把握好使用泻法的时机。如果病人当初在仅仅只有谵语，而燥屎还未形成的情况下贸然使用巴豆类峻猛的泻药则属于误治。二误在于使用错误的治疗药物。汉代的医生使用的丸药一般都含有巴豆一类非常峻猛的泻药，带来的弊端不仅仅是伤伐正气，而且也容易导致邪气羁留，与火疗迫汗无异。所幸该病人体质强壮，虽然经过误下，但正气未伤，且邪热尚留。仲景并没有因为前医用过泻法而改用其他的治疗方法。有是证则用是方，只要里实热的病机仍然存在，泻下的治疗方法便仍可以继续使用，体现出伤寒疾病"汗后可以再汗，下后可以再下”的治疗原则。

本条由病程辨“过经”，由小便察大便，由脉象断虚实，由腹泻诊误治，病机分析合情合理，有理有据，丝丝入扣，符合临床实际，值得我们仔细揣摩、学习和借鉴。

第 108 条：伤寒，腹满，谵语，寸口脉浮而紧，此肝乘脾也，名曰纵，刺期门。

【注释】

乘：五行术语，以强凌弱的意思。五行学说中的相乘，是指五行中的某一行过于强盛，对原来受其克制的一行产生过强的克制，导致被乘的一行发生病理变化。

纵：放任，放纵。《离骚》“纵欲而不忍”。这里指肝木强盛，肆意妄为的病理状态。

期门：肝的募穴。乳头直下，第六肋间隙中取穴。斜刺或平刺 0.5 ～ 0.8 寸。

【释义】本条提出肝乘脾土，当刺期门的针灸治疗。

伤寒疾病传入阳明，症见腹满，这是里有实热，气机不畅，腑气不通的表现。热扰心神，则见谵语。阳明实热证的脉象应当沉而有力或滑数，而病人的脉象却浮而紧，这是弦脉的表现。从脉象上推断，肝气旺之后呈现放纵之势，导致肝乘脾胃，因此可以选择足厥阴肝经的募穴期门穴，使用针灸泻法疏通经脉，调畅肝气，以泻肝经的邪气，达到抑制肝旺的目的。

本条原本讨论阳明腑实的症状，却突然转换话题讨论肝乘脾的针灸治疗，前后内容似乎不甚相关，衔接不上。不少《伤寒论》注家怀疑本条有遗漏或错简。如果应用针灸治疗阳明里实证，还应该加上曲池、委中、天枢，及胃肠的下合穴足三里、上巨虚和下巨虚等，方能对腹满谵语有较好的治疗效果。

第 109 条：伤寒发热，啬啬恶寒，大渴欲饮水，其腹必满，自汗出，小便利，其病欲解，此肝乘肺也，名曰横，刺期门。

【注释】

肝乘肺：在五行相克的理论中，如果肝木过盛，克伐脾土称“肝乘脾”，克伐肺金称为“肝侮肺”，又称“反克”。这里的肝乘肺是指肝气旺，乘机反克（相侮）肺金。

横：横行霸道，肆意妄行的意思。

【释义】本条提出肝盛侮肺，宜刺期门以疏肝理气的针灸治疗。

伤寒病出现发热，啬啬恶寒，这是邪气袭肺，肺气被束，不得宣发的表现。肺与皮毛相表里，肺气失宣，所以感觉皮肤寒冷。发热伴随恶寒，这是病在表。肺为水之上源，肺的宣发不利，津液不能敷布，所以渴欲饮水。腹满是气机失调，与肝失疏泄有关。这是肝气盛的表现，肝盛则会反克原本克肝的肺，这叫作"横"，治疗应当刺足厥阴肝经的募穴期门穴以泻肝经的实邪。本条没有脉象，根据上一条的脉象分析，应该也是浮而紧或弦脉。

与上一条条文一样，本条关于肝与肺的病机、临床症状以及脉象都不连贯，缺乏逻辑性，估计条文有脱落或遗失，所以一些《伤寒论》教材仅仅将本条列于篇后，而不进行注释。

从《伤寒论》众多的条文中我们可以看出，张仲景经常使用针灸的方法治疗伤寒六经疾病。由六淫邪气引起的伤寒外感疾病在其初期阶段主要侵犯人体的肌肤、腠理、经络、筋脉、肌肉和关节等属表的部位，属于针灸外治疗法的适应证范围，故针灸大有用武之地。同时针灸也具有调整脏腑的功能状态和脏腑之间关系的治疗作用，上一条肝乘脾和本条的肝侮肺的针灸治疗便是如此。

九、小结

太阳病是伤寒疾病之首，主要由感受风寒邪气所致，以"脉浮，头项强痛而恶寒"为提纲，其基本病机是风寒外束，正邪相争，营卫失调，津液失常。太阳病包括本证、兼证、变证、坏病、夹杂证和太阳病疑似证等。由于太阳病处于伤寒疾病的初期阶段，病位浅表，其病理变化具有多种可能性，容易出现传变，发生变证和坏病，其内容非常庞杂。宋本"太阳病脉证并治"上、中、下篇的条文占《伤寒论》所有条文的大约百分之四十五，接近整部《伤寒论》几乎一半的篇幅。为了避免内容过于繁杂，本书将太阳病一分为二，本章主要讨论太阳病的本证和兼证。

从纵的角度来看，太阳病本证包括经证和腑证两大类病证，它们代表太阳疾病随时间变化发生由浅入深，由经及腑的传变。

从横的角度来看，太阳经证包括太阳中风表虚及兼证，太阳伤寒表实及兼证，太阳表郁轻证及兼证，以及太阳风湿证。太阳腑证则包括蓄水证和蓄血轻、重证。现分别加以归纳和总结。

在太阳经证中，如果出现以"发热，汗出，恶风，脉缓"为病证特点的，为"太阳中风表虚证"，治疗应当采用桂枝汤解肌祛风，调和营卫。在桂枝汤的禁忌方面，由于桂枝汤的发汗作用较轻，不能用于治疗风寒表实证。又因为桂枝偏温，芍药敛阴，素有里热或湿热之人也不能使用桂枝汤。如果出现以项背强急疼痛为主的兼证，可使用桂枝加葛根汤舒经通络，祛风止痛；如果风邪引动痼疾，出现喘咳，肺气不利者，则用桂枝加厚朴杏子汤解肌祛风，降气定喘；如果发汗太过，表阳虚弱，汗出不止者，则用桂枝加附子汤扶阳固表，调和营卫。若太阳病误下，导致表证不解，胸阳不振者，使用桂枝去芍药汤，祛风解肌，鼓舞胸阳；其重症者，则用桂枝去芍药加附子汤温阳通络；若发汗太过，出现气营损伤，则用桂枝加芍药生姜各一两人参三两新加汤益气和营，调和营卫。总之，本类兼证悉以桂枝汤为主方进行加减变化。

在太阳经证中，如果出现"恶寒，发热，无汗，头痛，身疼，骨节疼痛，脉浮紧"为主证的，这是太阳伤寒表实证，使用麻黄汤辛温发汗，宣肺平喘。由于该方的发汗作用较强，倘若病人有咽喉干燥，尿血，久患疮疡，以及表里气血阴阳虚弱的症状，不宜使用麻黄汤。在太阳表实的兼证方面，如果太阳经气不利，出现项背强急疼痛者，使用葛根汤发汗解表，舒经止痛；如果太阳与阳明合病，出现下利，也可使用葛根汤治疗。如果兼呕逆者，则使用葛根加半夏汤。如果出现表寒里热，不汗出而烦躁者，使用大青龙汤强力发汗，解表散寒，兼清里热；如果寒邪束肺，饮停三焦者，使用小青龙汤散寒解表，温化水饮。本类兼证的治疗特点是用麻黄发汗，有时麻黄用量还较大。

对于太阳经证日久不愈的表郁轻证，症见发热恶寒，似疟状而呈阵发性，一日发作二三次者，使用桂枝麻黄各半汤小发其汗，祛邪解表。如果表证更轻者，则使用桂枝二麻黄一汤微发其汗。如果表郁轻证兼轻微里热，则使用桂枝二越婢一汤微发其汗，兼清里热。虽为发汗轻剂，但如果脉象微弱，阳气虚者，仍然禁用。

从太阳经证的治疗用药规律我们可以看出，风寒入侵初期，均以发汗解表为基本治法，这便是"伤寒汗不厌早"的原则体现，哪怕经过误汗、误下之后，只要仍然有表证，则须继续采用发汗解表的治法，直到表邪尽除，方才可以采用下法及其他方法治疗在里的病证，这也是"伤寒下不厌迟"的治疗原则的体现。但是发汗太过，或汗不如法，会耗伤阳气，损伤阴津，因此发汗必须适度，所以仲景将太阳经证分成中风、伤寒和表郁轻证三个不同的证型，分别使用发汗的轻剂、重剂和小发其汗以发散解郁，体现出在祛邪的同时处处顾护正气的治疗方法。如果将麻黄汤、桂枝汤、桂枝麻黄各半汤以及桂枝二麻黄一汤进行比较，还能看到仲景对分辨感邪的轻重、寒热的多少以及虚实的程度几乎到了量化的程度，也体现出仲景制方用药的灵活性。

再回到纵的线条来看，当病邪由经传腑，导致膀胱气化不利，出现脉浮、小便不利、渴欲饮水、水入即吐的表里同病时，应当使用五苓散化气行水，兼以解表。如果邪热陷于下焦，导致蓄血证，其轻症使用桃核承气汤活血化瘀，稍重的蓄血证使用抵当丸，蓄血重症则使用抵当汤破血逐瘀，泄热通络。仲景在蓄血证中提出一条治疗原则，即若病邪入里，导致里实证，治疗当用泻法，但如果里实兼有表证，仍以解表为先，即"其外不解者，尚未可攻，当先解其外""外解已，乃可攻之"。仲景一再强调如果表里同病，必须先解表，后攻里，这是"伤寒下不厌迟"治疗原则的体现，也是预防产生坏病和变证的关键措施。

从麻黄汤、桂枝汤和大小青龙汤的发汗解表，温肺化饮，再到五苓散的温阳化气，通阳利水，均体现出太阳经腑证的治疗在于恢复和协调肌肤、腠理、三焦和膀胱的气化功能，借助津液的排泄作用，祛除病邪，恢复人体的阴阳平衡。外感邪气的治疗方法大抵不外汗、吐、下诸法，但所有诸法皆依赖于人体的津液作为祛邪外出的重要载体；同时津液也是机体内部气化作用的重要媒介，对于疾病后期的康复也起着至关重要的作用。因此仲景在太阳疾病的预后中，将津液的存亡和阴阳的和调作为判断预后好坏的重要依据，即"阴阳自和者，必自愈""得小便利，必自愈"。

一言以蔽之，张仲景对太阳经证的发汗解表和对太阳腑证的利水、祛瘀具体体现了《素问·汤液醪醴论篇》"开鬼门"（发汗）、"洁净腑"（利水）和"去菀陈莝"（活血祛瘀）的治疗大法。这是建立在深刻理解人体气化功能和津液代谢，以及气血津液相互关系基础上的卓越认识，体现了中医理论的继承、发扬、创新和应用。张仲景在临床实践中继承了《内经》以及同时期的其他中医理论，并在伤寒疾病的临床实践中加以发展和创新，从而使《伤寒论》成为在《内经》之后将中医理论和临床实践相结合的一个重要的里程碑。

第四章

辨太阳病变证、坏病和夹杂证脉证并治

一、太阳病变证、坏病和夹杂证概述

（一）导致变证、坏病和夹杂证的原因

变证是疾病在发生发展的过程中出现病性的改变，由原来的疾病变成一个新的疾病，称为变证。变证与原病之间没有从属的关系，无六经病的证候可循，难以用六经病证概括其病机，也无法按六经病证的规律进行辨证治疗。关于坏病，伤寒注家们普遍认为其与变证同义，如柯韵伯说："坏病者，即变证也。"刘渡舟教授认同"坏病是治坏了的病"。我们可以将坏病理解为一类经过误治导致病证发生改变的特殊的变证。尽管导致此类变证的原因在于人为的干扰，但仍然属于变证的范畴。

夹杂证与变证和坏病不同，并非由同一个疾病变化而来，而是从一开始就是两个或若干个不相同的疾病夹杂在一起，既有新感，又有旧疾，增加了疾病的复杂性和治疗的难度。

导致发生变证、坏病和夹杂证的原因不外病邪、体质和误治等三大因素。六淫邪气在侵犯人体的过程中，其邪气的性质常常发生转变，如寒邪可以热化，成为热邪；热邪可以燥化，出现燥热的表现；湿邪既可以寒化，又可以热化，转变为寒湿或湿热。随着病邪的性质发生改变，疾病的性质也随之改变，成为变证。病邪性质的转化与人体寒热虚实的状态有关。请见表4-1。

表4-1　六淫邪气的致病特点

六淫邪气的致病特点	举例说明
六淫致病，与季节、气候、地域、居住和生活环境有关。	冬季多感寒邪；沙漠地区多感燥邪；傍水而居多感湿邪；以及非时而感的空调病，等等。

六淫邪气的致病特点	举例说明
六淫致病，与年龄、性别和体质因素有关。	小儿多风；壮年多实热；阳虚多感寒湿；阴虚多感燥热。具有同气相求的特点。
六淫在入侵和传变过程中，其病邪性质可以发生转变。	病邪性质的转变及转变的速度与体质、年龄和性别相关，可出现热化、寒化、燥化、湿化等。
六淫邪气多从五官、窍道，或肌肤、汗孔侵入，或兼而有之。风邪还可由俞穴侵入。	伤寒邪气首犯肌肤皮毛和太阳经；温邪多从口鼻而入，首先犯肺，逆传心包；湿温之邪常从口入。

变证的产生既与疾病的发生、发展变化和病邪性质的改变有关，也受患者年龄、性别、体质的强弱，以及机体的阴阳五行属性等因素的影响。儿童和青少年阳气旺盛，变证发生快，容易向实、热和燥的方面转化；素体阳气不足和老年人感邪之后，多向寒、湿和虚的方面转化。夹杂证在体虚和久病的患者中最为常见。

在《伤寒论》中，导致变证和坏病的另一个重要因素是医者的误治。如《伤寒论》第16条说："太阳病三日，已发汗，若吐、若下、若温针，仍不解者，此为坏病，桂枝不中与之也。"误汗伤阳，吐下伤阴，温针则伤阴、动血、生风，皆可以导致疾病的性质发生改变，使疾病不按伤寒六经的规律进行传变，成为"坏病"。坏病在经过误治之后，与自然发生的变证相比其病机往往更加复杂，常出现邪气内陷，虚实相兼，寒热错杂，预后更差。

变证和坏病在《伤寒论》里面占了约三分之一以上的条文，多是因为汗、吐、下、火疗或水疗不当所引起，是《伤寒论》的重要组成部分。这与当时的医疗水平低下，医者的诊疗技术不精深有很大的关系，也与医者的敬业态度有关，诚如仲景在《伤寒论》序中所说："观今之医，不念思求经旨，以演其所知，各承家技，终始顺旧，省疾问病，务在口给。相对斯须，便处汤药，按寸不及尺，握手不及足，人迎趺阳，三部不参，动数发息，不满五十，短期未知决诊，九候曾无仿佛，明堂阙庭，尽不见察，所谓窥管而已。夫欲视死别生，实为难矣。"这为后世医者医德的提高和医技的进步敲响了警钟。因此仲景关于变证和坏病的讨论，可以看作是对时弊的纠正和警醒，即使在今天也同样具有非常重要的现实意义。

当然，《伤寒论》中的变证并非都是由临床误治所引起，有的条文关于症状和体征的变化是张仲景为了解释病机而故意预设，张仲景通常会在这类症状前提出"设"或"假令"等，以示区别，如《伤寒论》第48和50条。

（二）变证和坏病的范围

疾病的发展变化既有其传变的特殊规律，如伤寒疾病的六经传变规律，温热疾病的卫气营血和三焦传变规律，也有疾病发展变化的一般传变规律，如外感疾病都具有从外到内、由浅入深、从上到下（病位）和由热到寒、由实转虚及由阳入阴（病性），以及内陷的病邪是否与体内的有形与无形邪气相合，形成新的疾病等一系列变化的普遍规律。尽管变证和坏病不循伤寒疾病的六经传变规律发展演变，临床上也无法按伤寒六经的传变规律进行辨证论治，但医者仍然能够根据疾病的一般传变规律对其进行辨证和诊断，这为临床上对变证和坏病进行诊断和治疗提供了最基本和具普遍意义的指导。

譬如从病位上看：医者误用汗吐下、温针、火疗治疗太阳表证后，邪气内陷，邪从热化。若不与有形邪气相合，仅袭扰胸膈，上扰心神，可导致虚烦不得眠，心中懊憹；或邪热壅肺，肺气上逆，汗出而喘。若邪热与有形的痰饮水湿相合，结于胸中，则会导致结胸之证。也有寒实结胸的情况发生，或由脏虚寒凝，气滞血瘀，导致脏结。若邪气内陷心下胃脘部，中焦气机不畅，还可以出现痞证。由于气机阻滞，致水饮内停，或痰湿积聚，或脾胃气虚，可导致气痞、痰痞、虚痞等不同痞证，甚至形成上热下寒的复杂病变。

正邪斗争贯穿疾病的始终。从病性上看，疾病的过程是一个由实到虚的过程。正邪相搏，易导致正气受损。如使用桂枝汤，汗不得法，会出现大汗出后，大烦渴不解，脉象洪大；寒为阴邪，易伤阳气，加之误汗，容易出现心、脾、肾的阳气虚弱，欲作奔豚，或发为奔豚，或阳虚水犯，甚或阴阳两虚。在诸多的误治当中，尤以温针和火疗带来的损害最盛、变证最险恶，导致"阴阳俱虚竭，身体则枯燥""焦骨伤筋，血难复"和"一逆尚引日，再逆促命期"的病机变化，出现腹满，微喘，口干咽烂，久则谵语，甚至手足躁扰，捻衣摸床等危候。从这层意义上看，坏病与变证的区别在于坏病掺杂了更多人为因素所带来的伤害，其病证更加复杂，虚实更加极端，预后更加凶险。

二、变证、坏病和夹杂证的辨证和治疗原则

（一）辨实热证和虚寒证

第 60 条：下之后，复发汗，必振寒，脉微细。所以然者，以内外俱虚故也。

【注释】振寒：振栗寒战。

【释义】本条阐述汗、下之后，阴阳两虚的变证。

太阳病当先汗后下，本条先下后汗，这是治疗失序，徒生变证。误下导致血虚、阴虚和里虚；重发汗则导致气虚、阳虚和表虚。脉微是阳气虚弱的表现，细则是阴血不足的征兆。"必振寒"说明本条阳虚比阴虚更加严重；另一方面，振寒也意味着正邪交争的病机。

根据"实则太阳，虚则少阴"的伤寒疾病传变规律，本条汗下之后，阳气受损，导致肾阳虚衰，故见"脉微细"，这与少阴病提纲"少阴之为病，脉微细，但欲寐"的脉证相吻合。此变证当以四逆汤回阳救逆，如清代著名医家张路玉说："误汗亡阳，误下亡阴，故内外俱虚，虽不出方，其用附子回阳，人参益阴，已有成法。"

第 70 条：发汗后，恶寒者，虚故也。不恶寒，但热者，实也。当和胃气，与调胃承气汤。

【释义】本条指出汗不如法，伤及阳气与津液，导致虚实不同的两种变证及治法与方药。

之所以发汗，是因为该证属于太阳表证，在发汗之前当有恶寒发热的症状。若发汗如法，则当脉静身凉，疾病向愈；倘若发汗之后，恶寒不去，则须寻找原因。此时的恶寒既有可能是表邪未解，也有可能是汗出伤阳所出现的畏寒。症状的鉴别诊断十分重要，尤须借重脉象。如果属于表邪未解，则除恶寒之外，还应当具有发热，脉象浮缓或浮紧等

脉证。如果属于阳虚，则无发热，可见四肢厥冷，自利，脉象沉迟或微弱。仲景此处明确提出"虚故也"，可知当为误汗导致的阳虚证。清代医学家尤在泾说："汗出而恶寒者，阳不足而为虚也，为芍药甘草附子汤治之是已。"

发汗之后可能出现的另外一种情况是：病人不恶寒，反而出现壮热，脉象以洪大滑数为主。这是由于发汗之后耗伤津液，导致热从燥化，出现阳明腑实的病理变化。其病变部位在胃不在肠，病机为津伤化燥，腑气不通，结为内实。但燥热尚未与燥屎及秽浊之邪结于肠中，所以只需调和胃气即可，故与调胃承气汤，而非大小承气汤治之，如尤在泾说："汗出而不恶寒但热者，邪入里而成实也，然不可以峻攻，但与调胃承气和其胃气而已。"

此条从诊断学的角度提示：临床上如果见到单纯的"恶寒"或"不恶寒，但热"的症状，它们均是里证的表现。

第 120 条：太阳病，当恶寒、发热，今自汗出，反不恶寒、发热，关上脉细数者，以医吐之过也。一二日吐之者，腹中饥，口不能食；三四日吐之者，不喜糜粥，欲食冷食，朝食暮吐，以医吐之所致也，此为小逆。

【注释】

以医吐之过：指医者误用吐法引起的过失。过：过失，即误治。

糜粥：指煮熟的米粥。糜：mí 迷，亦作 méi 梅。《释名·释饮食》：糜，煮米使糜烂也。《广韵》：糜，糜粥。

朝食暮吐：是反胃的常见证候，指早晨或上午所进的食物，到傍晚或夜间即吐出。与暮食朝吐同义。

小逆：小的失误，不算严重的误治。

【释义】本条论述太阳病误吐，导致胃中虚寒的变证。

恶寒和发热是太阳病的主证。病人经过使用涌吐误治之后，不恶寒发热却自汗出，说明表证已解，其脉象应当恢复正常。而本证却在属于脾胃的关脉部位出现细数之脉，这是误用吐法伤胃的表现。在太阳病发病仅一二日，邪气较轻浅的时候误用吐法，主要损伤胃气，所以病人尚有饥饿感，但不能多食；在太阳病发病三四日，邪气深重的时候误用吐法，则会损伤胃阳，导致胃中虚寒，不能腐熟水谷，出现朝食暮吐的情况。这里的胃中虚寒是以假热的症状表现出来的，所以脉细数，不喜喝热粥，而喜冷食，但它们与代表胃中实热的洪大滑数脉象，以及渴欲饮冷等相比，无论是在脉象或症状上都有非常大的区别，临床上不难判断。

由于涌吐本身也是一种向上、向外的气机运动和祛邪的方式，而且病人在呕吐之时往往会调动全身正气的参与，甚至微微出汗，所以在实施吐法之后，表证常常因此得到解除，与疾病向上向外的总体发展趋势和医者祛邪外出为要务的治法基本相符，所以张仲景称其为"小逆"，不算太大的失误。

第 121 条：太阳病吐之，但太阳病当恶寒，今反不恶寒，不欲近衣，此为吐之内烦也。

【释义】本条提出太阳病误吐伤津，导致阳明病胃中燥热。

太阳病邪气在表，应当以汗解之。如果贸然使用吐法，虽恶寒已去，表证得解，但因为涌吐伤伐津液，会导致阳明燥热的病机，所以病人不但不恶寒，反而还不欲近衣，这是内有蕴热的表现。所以仲景指出：吐后伤津，导致热邪上扰心神，故内生心烦。此类"内烦"在阳明病中归入"虚烦"的范畴。

仲景在第 179 条讨论阳明病的病因病机时，将这类误用汗、吐、下，以及利小便等治法导致津液损伤，使邪入阳明化燥成实，出现"胃中燥、烦、实"等病机变化的阳明实热疾病称作"少阳阳明"。

第 122 条：病人脉数，数为热，当消谷引食，而反吐者，此以发汗，令阳气微，膈气虚，脉乃数也。数为客热，不能消谷，以胃中虚冷，故吐也。

【注释】

消谷引食：是消谷善饥的互词。消谷：指消化食物，也含消耗的意思。引食：索取食物，含有易饥的意思。

膈气虚：即胃气虚。也有指宗气虚或无形之热客于膈间的一类病理状态。

客热：客，本意为迎来送往的暂住客人。引申为往来无常，羁留体内的邪气。在本段条文中"客热"指假热。

【释义】本条论述误汗伤阳，导致胃中虚冷和真寒假热的变证。

本条秉承上一条，阐述胃中虚寒的脉证。不同之处在于：上一条的胃中虚寒是误吐所致，而本条是误汗所为。如果数脉代表胃中实热的话，病人应当消谷善饥才对，反而出现呕吐，仲景认为这是发汗之后，阳气虚弱，胃中虚寒，膈气不足所致。因此这里的数脉与上条一样，当为细数或数而无力，与胃中实热的数而有力，状如洪水相比具有本质上的区别。张仲景特别将此种热称为"客热"，形容此热象客人一样短时停留，属于假热的范畴。胃中虚冷，不能腐熟水谷，导致胃气不和，故出现涌吐的症状。仲景没有出示方药，此证或可使用吴茱萸汤温胃止呕。

第 123 条：太阳病，过经十余日，心下温温欲吐，而胸中痛，大便反溏，腹微满，郁郁微烦。先此时，自极吐下者，与调胃承气汤。若不尔者，不可与。但欲呕，胸中痛，微溏者，此非柴胡汤证，以呕故知极吐下也，调胃承气汤。

【注释】

温温欲吐：形容胃脘间有恶心感，欲吐而吐不出的难受症状。温温，通愠愠，忧郁不舒貌。

极吐下：指使用峻猛的药物导致超过常规的吐下，属于误治的范畴。

【释义】本条提出太阳病误经极吐下，发生传变后的证治与方药，及与小柴胡汤证的鉴别。

历代《伤寒论》注家对本条的解释分歧较大，一些《伤寒论》教材也仅仅列出原文，而不加注释。原文可以分为三段。第一段从本条开始到"郁郁微烦"。太阳病发生传变十余日，邪气内陷，郁于胸中，故病人感到心烦，欲吐。邪气阻碍气机，病人自觉胸中疼痛。病邪传入阳明，腑气不通，气机逆乱，但尚未化燥，症状尚不严重，仅腹部轻微胀满，病人郁郁寡欢，微露心烦。仲景连用两个"微"字说明症状尚轻。大便反溏的"反见证"进一步证实这是先前误下所造成的变证，"大便反溏"也说明未形成阳明腑实。这一段主要说明在疾病发生的十余天中，过经传变和误治导致疾病内传所影响到的部位。

第二段，从下一句到"若不尔者，不可与"，提出误用下法之后的证治。如果在发生传变之前，病人服用过峻猛的泻下药物，现在仍然可以给予病人调胃承气汤，以调和胃气。因为前医使用泻下之后，病人极吐下，伤伐胃中津液，导致气机逆乱，所以使用泻下轻剂调胃承气汤调和胃气，和畅气机，使恶心、便溏、腹胀、心烦等症状得到缓解，以免疾病往阳明腑实的方向继续发展。如果之前没有经过峻下，胃中津液没有受到损伤，则不能使用调胃承气汤治疗。

第三段，从"但欲呕"到文末，将本证与小柴胡汤证进行鉴别。少阳多呕，此条病人但欲呕，与少阳病类似，但没有寒热往来，胸胁胀满等症，而是胸中痛和大便微溏，所以此非柴胡汤证。何以知之呢？因为病人仅仅是欲呕，而无其他少阳证的症状，故知这是前医使用峻猛的泻下药物之后，伤伐脾胃，胃中不和所致，其病位在脾胃，而非少阳。

（二）变证、坏病和夹杂证的治疗原则

第16条： 太阳病三日，已发汗，若吐、若下、若温针，仍不解者，此为坏病，桂枝不中与之也。观其脉证，知犯何逆，随证治之。

【注释】坏病：简单地说，就是治坏了的病。即经过误治后，疾病的传变不循常规，证候表现复杂，辨证、诊断和治疗异常困难，难以救治的一类病证。

【释义】本条阐述坏病产生的原因和治则，并提出桂枝汤不适用于治疗坏病。

"坏病"是由误治所产生的变证，是按病因单独划分出来的一类特殊的变证。在《伤寒论》中，产生变证的最大的原因是误诊误治。本条原本属于太阳病，经过发汗治疗后症状仍不解，提示这是发汗不得要领，汗不如法，或者患者曾经使用过吐、下、温针等方法治疗，损伤正气，而症状依旧不解，酿为变证。仲景将之称为"坏病"，以与疾病自然产生的变证相区别。既然出现了变证，原有太阳病的病位和病性也随之发生改变，所以桂枝汤和麻黄汤等发汗解表的方药已不再适合。

太阳病的变证具有几个特点：首先，变证大多由太阳病误治之后变化而来，这些变证已经不再属于太阳经证和腑证的范畴。其次，疾病不按伤寒六经进行传变，不能纳入六经病的本、兼证中。第三，变证症候复杂，变化莫测，因人因治而异，不具规律性，变证之间很少有关联。第四，原本用于治疗太阳经腑证的方药不敷使用。第五，不少变证实际上已经带有杂病的特征。从这个意义上说，坏病也可理解为太阳病经误治而形成的杂病。《伤寒论》关于变证的讨论约占全书三分之一的篇幅，这或许是为什么当初张仲景将此书取名为《伤寒杂病论》的缘由。其实，伤寒之中有杂病，杂病之中也有伤寒，二者不能截然分开。

除了误治之外，太阳病的变证也可由其他因素引起，如复感外邪、体质、情志和饮食因素、以及宿疾等，但这类因素导致的变证仅占十之一二，而十之八九是因为误诊、误治及火逆所引起。因此提高医者的诊疗水平，减少对病人身体的人为干扰和破坏，是减少和预防坏病的重要一环。

对于变证和坏病的治疗，张仲景提出一个非常重要的原则：即"观其脉证，知犯何逆，随证治之。"这是一个"审证求因，审因论治"的治疗原则，体现出中医的"逆向性"思维模式，具有很强的灵活性和实践性，充满着"实事求是"的哲学原理和"辨证论治"的指导思想，是中医"循证医学"的重要理论基础。

该条文本来还有后半段，"桂枝本为解肌，若其人脉浮紧、发热、汗不出者，不可与之也。常须识此，勿令误也。"由于其内容属于桂枝汤的使用禁忌，故置于第二章桂枝汤条下讨论。这是全书唯一一条被拆分的条文。

（三）辨汗、下治疗的先后顺序

第 90 条：本发汗，而复下之，此为逆也。若先发汗，治不为逆。本先下之，而反汗之为逆。若先下之，治不为逆。

【释义】本条指出根据表里证确定汗下的先后顺序和轻重缓急，若汗下失序，则为误治。

临床上对汗吐下等攻邪方法的选用是根据病邪所在的部位来确定的，如汗法针对的是病邪在表，吐法针对的是病邪在胃及胸膈以上的部位，下法治疗实热和有形之邪积滞于大肠的阳明腑实证。如果运用不当，或者是先后失序，都会导致变证的产生，使病情更加复杂化。

本条提出，表证本应发汗，如果采用下法，这就是误治。因为在表邪未解的情况下，贸然泻下会导致邪气内陷，容易产生结胸、虚烦、痞证等一系列变证；阳明腑实的里证本应泻下，但如果采用发汗的方法治疗，这也属于误治，因为阳明腑实会因发汗后引起的津液损伤而产生化热、化燥的病理改变，加重病情；或因误下耗伤阴血，出现虚实夹杂，使病情复杂化。

针对单纯表证和里证的治疗方法，临床尚容易辨别和处理，比较难于判断的是太阳与阳明合病，汗下治法孰先孰后的问题，这就必须根据表证和里证的轻重缓急来辨证施治。若表里同病以表证为主的，应当先发其汗，待表证除再攻里，是为正治，所以仲景说"若先发汗，治不为逆"；同理，如果表里同病以里证为主的应当先行通下大法，待里实已去，再行解表，即"若先下之，治不为逆"。治疗的顺序应服从先解决主要矛盾，再解决次要矛盾的整体治疗策略。

如果是表里同病，表证和里证大抵相当的情况，则应当先解表，后治里，因为"伤寒汗不厌早，下不厌迟"，正所谓解表以救里。如果先治里，会损伤胃气，同时还会引邪深入，徒添变证。考虑到《伤寒论》中的许多变证都是由于误治所致，因此本条辨汗下的先后顺序和治疗策略对于临床上预防坏病的产生具有非常重要的指导意义。此外，表里同病还存在"表实里虚"和"表虚里实"的情况。在表实里虚的情况下，若先解表，病人会出现里更虚的病理变化，如 364 条曰："下利清谷，不可攻表；汗出必胀满"，这是本有肾阳虚，发汗解表导致阳虚更甚，导致"脏寒生满病"，因此应当先救里，后攻表，如第 91 条曰："伤寒，医下之，续得下利清谷不止，身疼痛者，急当救里；后身疼痛，清便自条者，急当救表"。若表虚里实，则当先解表，后治里，尤其是表虚急而里实不甚的情况。凡此种种，均需根据标本缓急的原则灵活处理。

第 91 条：伤寒，医下之，续得下利清谷不止，身疼痛者，急当救里；后身疼痛，清便自调者，急当救表。救里宜四逆汤，救表宜桂枝汤。

【释义】本条提出太阳病误下后，应根据表里证的轻重缓急确定治疗的先后顺序和方药。

伤寒表证，出现身疼痛，本当使用麻黄汤发汗解表，散寒止痛，却被误用下法治疗，病人紧接着就出现泄泻。从"下利清谷不止"一症分析，这不是脾阳虚引起的中焦虚寒证，而是少阴肾阳虚的危重证候。此时即便有表证，也必须先救里，应当立即使用四逆汤回阳救逆，温阳止泻，否则泻下不止，恐发生阳脱之证。待泄泻停止，清便自调，里证消除之后，如果病人仍然还有表证的话，再回过头来治表。为什么仲景在条文中又提"急当救表"呢？这是因为使用下法之后，病人体质虚亏，外邪非常容易内传，这和一般的表证不一样，必须尽快祛除邪气，以绝后患。由于正气已虚，病人不堪强力发汗，故仲景指定使用桂枝汤小发其汗，解除表邪。

从辨证的角度来看，本证实质上是由于误下之后，导致太阳与少阴并病。肾阳为一身阳气的根本，一旦肾阳虚，则各脏腑组织器官失于温煦，很快会出现亡阳的危候，故肾阳虚为急证，仲景打破"伤寒有表证应先解表"的常规，提出回阳救逆以治疗危急重证，并由此形成一条非常重要的治疗原则：并非所有的伤寒表里同病皆从表而治，而是里实者当先解表；里虚者当先救里。其着眼点在于"虚"字。

第90条提出表里同病治疗顺序上的"常法"，本条则提出表里同病治疗顺序上的"变法"，两段条文应当合参，意在提醒我们"法无常法"，临床上不可拘泥，必须"知常达变"，灵活使用，才能处理好临床上复杂多变的疾病。

第 92 条：病发热，头痛，脉反沉，若不瘥，身体疼痛，当救其里，宜四逆汤。

【释义】本条强调表里同病，若里虚者治当救里的原则。

发热和头痛是太阳表证的症状，脉象当见浮缓或浮紧，本条反为沉脉，这是少阴里证的脉象，提示这是表里同病，亦即太阳和少阴并病。如果采用表里双解的方药，可用治疗少阴兼表证的麻黄附子细辛汤温经解表。但如果症状没有缓解的话，必须救其里，用四逆汤温阳散寒，回阳救逆。

历代《伤寒论》注家大多将身体疼痛解释为太阳表证的症状，仲景在上一条也的确以身疼痛来指代表证。其实本条的"身体疼痛"作为少阴病的症状似乎更加合乎情理一些。首先，仲景在句首提出发热，头痛，但没有提到"身体疼痛"这一症状，说明此时尚无"身体疼痛"一症。身体疼痛出现在"脉反沉，若不瘥"之后，以此与表证划清界限。其次，少阴病经常会出现身体痛、骨节痛和四肢痛的症状，如真武汤证中的"腹痛，小便不利，四肢沉重疼痛"和附子汤证中的"身体痛，手足寒，骨节痛"等，说明身体疼痛亦常见于少阴病。第三，"若不瘥"，说明表证仍在，没有必要再用"身体疼痛"来指代表证。第四，身体疼痛是在"若不瘥"之后才出现的，更像一个新产生的症状，代表疾病进一步向少阴病的方向发展。由于这个新的变化，使得少阴病重于太阳病，成为以里虚为主的病证，故当"救其里"，而非简单的"治其里"或"温其里"。

本条再一次说明：伤寒表里同病，若里虚者当以救里为先，医者在临床治疗中必须分清轻重缓急，孰先孰后，有针对性地进行治疗。

三、实热证

第76条：发汗吐下后，虚烦不得眠，若剧者，必反复颠倒，心中懊憹，栀子豉汤主之。若少气者，栀子甘草豉汤主之。若呕者，栀子生姜豉汤主之。

栀子豉汤方

栀子十四枚（擘）　香豉四合（绵裹）

上二味，以水四升，先煮栀子，得二升半，内豉，煮取一升半，去滓。分为二服，温进一服。得吐者，止后服。

栀子甘草豉汤方

栀子十四个（擘）　甘草二两（炙）　香豉四合（绵裹）

上三味，以水四升，先煮栀子、甘草，取二升半，内豉，煮取一升半，去滓。分二服，温进一服。

栀子生姜豉汤方

栀子十四个（擘）　生姜五两（切）　香豉四合（绵裹）

上三味，以水四升，先煮栀子、生姜，取二升半，内豉，煮取一升半，去滓。分二服，温进一服。得吐者，止后服。

【注释】

虚烦：虚有两层意思。一是由于伤寒疾病经过汗、吐、下，邪热乘虚内陷胸中。第二层意思，邪热内陷，未与有形的痰饮水湿相结，以此与实烦相区别。烦是热扰心神的表现。

反复颠倒：辗转反侧，是心烦的症状表现。

心中懊侬：郁闷烦恼，莫可名状，无可奈何的心情。

少气：气短的表现。

【释义】本条提出汗、吐、下之后郁热结胸，虚烦不眠的证治与方药。

伤寒疾病经过汗、吐、下误治之后，病性和病位发生了改变。病性由最初的风寒变为邪热；由于邪气内陷病位由太阳经和肌表进入胸膈。心位于胸中，邪热扰乱心神，病人出现虚烦不得眠的情志症状。所谓"虚烦"，"虚"是指热邪内陷，未与有形之物相结合，仅为无形之邪蕴郁胸膈，扰乱心神，故曰"虚烦"。与"虚烦"相对应的是"实烦"。当表邪入里，与有形的物质如痰饮、水湿、宿食相结合，以及燥热与秽浊之邪结于肠中的阳明腑实证，都可引起实烦。"实烦"也指伤寒疾病未经汗吐下误治，寒邪入里化热，扰乱心神所致的"烦乱"症状，又称"热烦"。

此证的关键在于一个"郁"字，邪热郁于胸膈，气机难于宣达，故烦躁不眠，心中懊侬。大凡情志病变皆与气机失调有关，如喜则气缓，怒则气上，恐则气下，思则气结，等等，临床上气机失调的病变常通过情志症状表现出来。如果邪气郁于上中二焦之间，不得宣达，病人必辗转反侧，烦躁不宁。究其原因，还是因为汗吐下不得法，影响气机的升降和宣达，造成此变证。当此之时，既无可汗之表，也无可下之里，必须尽全力清散邪热，恢复气机的升降功能，畅达气机，消散郁热。栀子豉汤即为此病机而设。

栀子豉汤方

栀子（擘）Fructus Gardeniae Jasminoidis ·························· 7 个或 10 克

淡豆豉（绵裹）Semen Sojae Praeparatum ·························· 25 克

煎服方法：以水 4 杯，先煎煮栀子，待剩下约 2.5 杯时，加入淡豆豉继续煎煮，直到剩下 1.5 杯药液。过滤，分成 2 份，温服 1 份。若呕吐，停服。

栀子甘草汤豉方

栀子（擘）Fructus Gardeniae Jasminoidis ·························· 7 个或 10 克

甘草（炙）Radix Glycyrrhizae Praeparata ·························· 15 克

淡豆豉（绵裹）Semen Sojae Praeparatum ·························· 25 克

煎服方法：以水 4 杯，先煎煮栀子和炙甘草，待剩下约 2.5 杯时，加淡豆豉，继续煎煮，直到剩下 1.5 杯药液。过滤，分成 2 份，温服 1 份。若呕吐，停服。

栀子生姜豉汤

栀子（掰）Fructus Gardeniae Jasminoidis ························· 7 个或 10 克
生姜（切）Rhizoma Zingiberis Officinalis Recens ················· 35 克
淡豆豉（绵裹）Semen Sojae Praeparatum ···················· 25 克

煎服方法：以水 4 杯，先煎煮栀子和生姜，待剩下约 2.5 杯时，加入淡豆豉，继续煎煮，直到剩下 1.5 杯药液。过滤，分成 2 份，温服 1 份。若呕吐，停服。

方中的栀子苦寒，清郁热，导气下行，解郁除烦；淡豆豉气味轻清，归肺胃两经，既可以宣达气机，又可以清宣表邪，还能和降胃气，二药结合，清热以除邪，宣达以解郁。至于本方的加减化裁，若少气，加甘草益气和中；若呕吐，加生姜降逆和胃。

三方的最后一句"得吐者，止后服"，颇耐人寻味。栀子和豆豉两药都没有涌吐的功效，但病人服药之后却出现呕吐，这说明邪热郁阻胸膈的病机得到缓解，正气得到伸张，呕吐是祛邪外出的表现，必吐后邪去人静，卧眠无忧。与其认为得汤呕吐是服用本方产生的副作用，倒不如将其当作判断服药后机体气机通畅的标志，与服桂枝汤之后"遍身漐漐微似有汗"的道理是一样的。当然，由于病人的体质强弱不一，经过汗吐下之后，个体反应也各不相同，有的人呕吐，有的人不会呕吐，不必强求，毕竟这个经方不是涌吐专方，所以仲景告诫："得吐者，止后服。"

阳明经证（热证）也有栀子豉汤证，见于第 221、228 条中。如何区别太阳坏病的栀子豉汤证与阳明病的栀子豉汤证呢？其最大的区别在于病因病机的不同。阳明病的栀子豉汤证均冠以"阳明病"，说明这是伤寒疾病按照六经传变规律发展而来的。本条的栀子豉汤证是经"发汗吐下后"的误治所引起的坏病。第二个区别是阳明病的栀子豉汤证未经汗吐下，而太阳坏病的栀子豉汤证已经经过误治。病因虽然不同，但治法和方药是一致的。第三个区别是阳明病的栀子豉汤证有"发热汗出，不恶寒，反恶热"，说明热邪较盛，其烦躁症状常称为"热烦"。而本条由坏病所引起的烦躁称为"虚烦"，正如清代著名医家吴谦在《医宗金鉴》中说:"未经汗吐下之烦,多属热,谓之热烦;已经汗吐下之烦,多属虚,谓之虚烦。"第四个区别是阳明病的栀子豉汤证仅有栀子豉汤一方,而坏病在栀子豉汤后还有专门针对少气和呕吐而设的栀子甘草豉汤和栀子生姜豉汤两个类方,说明经过误治后产生的变证具有病情更加复杂和容易虚实兼夹的特点,而沿六经传变的伤寒病证则相对单纯一些。

在《金匮要略·呕吐哕下利病脉证治第十七》中亦有"栀子豉汤"条,用于治疗下利虚烦的病证。原文为"下利后更烦,按之心下濡者,为虚烦也,栀子豉汤主之",与《伤寒论》第375条条文相同。其方药组成、剂量和煎煮服用方法均与本方一致。条文中的"按之心下濡"一句,为我们更好地理解"虚烦"与"实烦"的症状鉴别提供了帮助,也说明触诊对"虚烦"的诊断及与"结胸"的鉴别具有重要的临床意义。

第77条:发汗,若下之,而烦热,胸中窒者,栀子豉汤主之。

【注释】窒:音 zhì 至。《说文解字》:窒,塞也。有阻碍,阻滞,压抑,闭塞的意思。

【释义】本条论述汗下之后,热郁胸中,气机不利的证治与方药。

汗下之后,邪热内陷,火郁胸中,胸膈上下气机不畅,出现烦躁、身热和胸中窒息、紧闷和不舒服的感觉。上焦所主,不外心肺二脏,心主血而肺主气,心藏神而肺司呼吸。本条主要影响到气机,所以有胸闷的感觉,说明郁邪影响到肺气的升宣和肃降,导致肺气不利。栀子豉汤清解郁热,调畅气机,升降上下,则胸中郁滞自通。

虚烦和胸中窒两症一为郁热扰心,情志不得舒展;一属气机不利,肺气不得宣畅。虽然症状不同,所累及的脏腑不一,但病机一致,所以都可以使用栀子豉汤清扬升宣,调畅气机,宽胸解郁,清热除烦。这也是"异病同治"的体现。

第78条:伤寒五六日,大下之后,身热不去,心中结痛者,未欲解也,栀子豉汤主之。

【释义】本条提出伤寒误下,致火郁心中,气血不利,心中结痛的证治和方药。

本条应当与上一条结合起来看。上一条的变证是误汗误下所致。本条没有误汗,变证发生在使用峻猛的药物大下之后。大汗伤阳气,大下伤阴血，因此上一条以气病为主，出现胸部窒闷的感觉，病变在肺；本条以血病为主，出现心中结痛的症状，病变在心。《素问·五脏生成篇》曰"诸血者皆属于心，诸气者皆属于肺"，此之谓也。

不论气病还是血病，其基本病机是一致的，都是火郁胸膈，须清宣火郁，使气机舒畅，气行则血行，故仍然可以使用栀子豉汤治疗。综上，栀子豉汤适用于治疗火热之邪郁阻上焦胸膈，心肺气血失调，虚烦不得眠、胸闷和心中结痛等病证，它们与接下来的第79条在病位上有所不同。

第79条： 伤寒下后，心烦，腹满，卧起不安者，栀子厚朴汤主之。

栀子厚朴汤方

栀子十四枚（擘）　厚朴四两（炙，去皮）　枳实四枚（水浸，炙令黄）

上三味，以水三升半，煮取一升半，去滓。分二服，温进一服。得吐者，止后服。

【释义】本条论述误下致邪热内陷，郁热袭扰胸膈兼腹满的证治与方药。

伤寒太阳表证当用汗法，若误用下法，导致邪气内陷，化为郁热，袭扰胸膈，故见心烦。气机不利，累及胃脘，则见腹满，卧起不安。与第76、77、78条相比，本条的病位从胸膈扩展到胃脘和腹部，但仍然以气机失调为主。胃不和则卧不宁，所以见卧起不安；腹满的部位应以上腹部和胃脘部为主，没有疼痛拒按，大便不通，燥屎内结等阳明腑实证，故用栀子厚朴汤解热除烦，行气消满。

栀子厚朴汤方

栀子（掰）Fructus Gardeniae Jasminoidis ·····················7 个或 10 克

厚朴（炙，去皮）Cortex Magnoliae Officinalis ·····················30 克

枳实（水浸，炙令表面发黄）Fructus Aurantii Immaturus ······ 2 枚或 35 克

煎服方法： 用 3.5 杯水，煎煮以上 3 味药物，直到剩下 1.5 杯药液。过滤，分成 2 份，温服 1 份。若呕吐，停服。

栀子厚朴汤是栀子豉汤加行气、破气的药物组成。因为病位涉及胃，偏于中焦，故不用清轻升宣的淡豆豉；又因为这是无形之邪郁结而

成，非有形的阳明腑实证，所以未加大黄荡涤积滞。方中栀子清热除烦，厚朴行气消满，枳实破结消痞，三药配伍，苦辛并用，寒热同施，起到清热除烦，宽中消满的作用。关于栀子豉汤和栀子厚朴汤的区别，请见表4-2。

表4-2　栀子豉汤和栀子厚朴汤的比较

类别	栀子豉汤	栀子厚朴汤
病机	误下之后，邪热内陷，热扰胸膈，心神被扰。	误下之后，邪热内陷，热扰胸膈，气机升降不利，累及中焦。
部位	胸膈和上焦，包括心与肺。	胸膈和上、中焦，包括心与胃。
症状	虚烦不得眠，反复颠倒，心中懊憹，胸中窒或心中结痛。	心烦，腹满，卧起不安。无腹痛、燥屎，大便不通等阳明腑实证。
治法	清宣郁热，除烦解郁。	清热除烦，宽中消满。
方药	栀子清热，导热下行；淡豆豉气味轻清，升宣发散，共奏清热除烦，和畅气机，宽胸解郁的功效。	栀子清热，导热下行；厚朴行气消满，降气止逆；枳实破结消痞，合用有较强的宽中行气的功效。
特点	升中有降，发散宣畅，解郁。	以降为主，行气破结，消痞。

第80条： 伤寒，医以丸药大下之，身热不去，微烦者，栀子干姜汤主之。

栀子干姜汤方

栀子十四枚（擘）　干姜二两

上二味，以水三升半，煮取一升半，去滓。分二服，温进一服。得吐者，止后服。

【注释】丸药：东汉时期一种含巴豆等峻猛泻下药物的中成药丸剂。

【释义】本条提出伤寒误下之后，郁热上扰胸膈，兼中焦虚寒的证治与方药。

伤寒表证本当以汗解之，医以丸药大下，此为误治。汉朝的此类药丸大都含有巴豆一类的峻下之品。大下的结果一方面导致邪气内陷，化为郁热，蕴积于胸膈，故见身热不去和微烦。另一方面，大下之后损伤阳气，导致中焦虚寒，脾阳虚可见下利、纳差；胃阳虚可见胃脘痛，不能腐熟水谷。当此之时，需使用栀子干姜汤清上焦胸膈热邪，温中焦脾胃虚寒。

栀子干姜汤方

栀子（掰）Fructus Gardeniae Jasminoidis ·························· 7 个或 10 克

干姜 Rhizoma Zingiberis Officinalis ·························· 15 克

煎服方法：以水 3.5 杯，煎取 1.5 杯。过滤，分成 2 份，温服 1 份。服药后，若呕吐，停服。

从仲景使用干姜可知，这是一个上热中寒，虚实夹杂的变证。由于中焦虚寒，所以病人仅出现"微烦"，其郁热的程度明显不如栀子豉汤中的"反复颠倒，心中懊忱"。本证属于寒热错杂证，因此用苦寒的栀子清胸膈的郁热，用辛温的干姜温散中焦的虚寒，寒热并用，温清同施，以起到调和中焦的治疗作用。

第 81 条：凡用栀子汤，病人旧微溏者，不可与服之。

【注释】旧微溏：素有大便稀溏，慢性腹泻。

【释义】本条提出栀子豉汤的禁忌证，即素体中焦虚寒者，不宜服用本方。

如果病人有慢性泄泻的旧疾，应当避免使用栀子类的方剂。这适用于从第 76 条到本条的与栀子豉汤及其类方相关的若干方剂。究其原因，是因为慢性腹泻通常是脾阳虚的表现。栀子味苦性寒，降火泄热，服用之后恐使阳虚更甚，泄泻不止，徒添变证。如果一定要使用的话，可以仿第 80 条的栀子干姜汤，在使用栀子的同时，加入温阳散寒的药物，如干姜、吴茱萸等以减轻栀子苦寒的副作用。另外还可将生栀子进行炮制，炒至外表呈黄褐色，即炒栀子，以减弱栀子的寒凉药性，等等。

从第 76 条到 81 条，仲景集中讨论了太阳病误治之后，邪陷胸膈，郁热阻遏气机所出现的"虚烦"和少气、呕吐、胸中窒、心中结痛、腹满、卧起不安、身热不去、微烦等症，体现出"郁"和"热"的病机特点。由于其基本的病因和病机相同，所以都以栀子作为方中的主药，着眼于调理气机，清热解郁。由于它们都属于太阳病误治所产生的变证，故仲景将它们列在太阳病篇中进行讨论。其方虽与阳明经证中的"栀子豉汤"药物相同，但在病因、病机、传变规律和兼证上却大有区别。

第 63 条：发汗后，不可更行桂枝汤。汗出而喘，无大热者，可与麻黄杏仁甘草石膏汤。

麻黄杏仁甘草石膏汤方

麻黄四两（去节）　杏仁五十个（去皮尖）　甘草二两（炙）　石膏半斤（碎，绵裹）

上四味，以水七升，先煮麻黄，减二升，去上沫，内诸药，煮取二升，去滓。温服一升。

【释义】本条论述发汗之后，邪热壅肺，汗出而喘的证治与方药。

太阳病中的喘，一是见于太阳中风的桂枝加厚朴杏子汤，二是见于太阳伤寒的麻黄汤和小青龙汤。张仲景在本条中明言不可更行桂枝汤，说明这不是太阳中风兼喘的病证。条文指出"汗出而喘"，当然也排除太阳伤寒表实证兼喘。身无大热，说明不是阳明病，实乃外感风寒，郁而化热，邪热蕴肺，肺失清肃所致。肺热壅盛，迫津液外泄，故出汗。关于"无大热"一症，许多伤寒学家都认为，当出现邪郁壅肺，肺热炽盛的病机时，临床上其实经常见到高热的情况。仲景之所以提"无大热"，主要还是欲与阳明发热，手足濈然汗出，或阳明日晡所潮热相区别，着重强调本条郁热的特征。既然表邪已解，则可清宣肺热，方用麻黄杏仁甘草石膏汤。

麻黄杏仁甘草石膏汤方

麻黄（去节）Herba Ephedrae ···················· 30 克
杏仁（去皮尖）Semen Pruni Armeniacae ·········· 25 粒或 10 克
甘草（炙）Radix Glycyrrhizae Praeparata ··········· 15 克
石膏（碎，绵裹）Gypsum Fibrosum ················ 60 克

煎服方法：以水 7 杯，先煎煮麻黄，直到剩下 5 杯，去沫，加入其余的药物共同煎煮，直到剩下 2 杯。过滤，温服 1 杯。

麻杏甘石汤以麻黄为君药，取其宣肺平喘的功效，因为不需要加强麻黄发汗的功能，所以方中并无姜桂一类辛温发汗的药物相伴。石膏为方中的臣药，而且用量是麻黄的两倍，既清泄肺热，同时制约麻黄的温性。杏仁降肺气，止喘咳，在方中是佐药，协助麻黄、石膏清肺平喘。炙甘草是佐使药，既能益气和中，又能中和麻黄、石膏的药性。本方配伍十分精当，是后世治疗肺热壅盛，喘促不宁的首选方剂。有些地区如

四川习惯上将本方称为"麻杏石甘汤"。

关于本条"发汗后，不可更行桂枝汤"一句，应当活看。其实《伤寒论》中也有不少发汗后可更行桂枝汤的条文，包括第24、25、42、44、45、57等诸条，如第57条明确提出："伤寒发汗已解，半日许复烦，脉浮数者，可更发汗，宜桂枝汤。"而本条提出"发汗后，不可更行桂枝汤"，似乎与上述条文有所悖逆。其实，这正是伤寒疾病的传变存在复杂性和多样性的表现。发汗之后是否可以再发汗，端看病机、病位和病性是否已经发生改变。如果太阳中风的表证未变，没有兼其他病症，同时在有可汗之体的情况下，则可继续使用桂枝汤发表解肌，调和营卫，如上述各条。

值得提醒的是，由于先前发汗已经耗伤气津，如果需要再发汗的话，通常使用属于发汗轻剂的桂枝汤。本条是太阳病的变证，其病性和病位皆已改变，所以不可更行桂枝汤。这说明临床辨证用药千万不可拘泥和墨守成规，必须实事求是，依据辨证的结果来确定。

第162条：下后，不可更行桂枝汤。若汗出而喘，无大热者，可与麻黄杏仁甘草石膏汤。

【释义】本条论述误下之后，邪热壅肺，汗出而喘的证治与方药。

上条是发汗后不可更行桂枝汤，本条是下后不可更行桂枝汤，其余内容完全相同。上条是汗不如法，导致风寒之邪郁而化热，壅阻于肺，其病机重在"郁闭"；本条是表证误下，导致邪热内陷，肺热壅盛，其病机重在"内陷"。虽然引起误治的方法不同，但误治后出现的病机和结果则一，所以仍然使用麻黄杏仁甘草石膏汤治疗。需要指出的是，无论是上条的发汗后或是本条的下之后，病人的体质均未受到影响，仍表现为热证和实证，这是使用麻黄杏仁甘草石膏汤必须满足的基本条件。其余的解释与上条同。

《伤寒论》中将麻黄与石膏组合使用的方剂有三：一为大青龙汤，二是麻黄杏仁甘草石膏汤，三是桂枝二越婢一汤。麻黄杏仁甘草石膏汤加桂枝、生姜和大枣，就是大青龙汤；而大青龙汤去杏仁、桂枝，则为越婢汤。试将三方做一比较：首先，三方都是麻黄和石膏并用，表里同治，适用于热邪壅滞上焦的病证。其次，在除大青龙汤外的其余两方中石膏的用量俱大于麻黄，即石膏为主，麻黄为辅。石膏虽清里热，但亦可解肌，如《别录》称：石膏"除时气头痛身热、三焦大热、皮肤热……解肌发汗，止渴，消烦逆，暴气喘息，咽热。"麻黄主要起到疏导郁滞的作用并制约石膏的寒凉之性。再者，三方主治的侧重点不同，大青龙汤重在辛温解表，兼清里热，去烦躁；越婢汤发越阳气，散水清热，治疗风水夹热，"自汗出，无大热"；麻黄杏仁甘草石膏汤则清宣肺热，治"汗出而喘"。医者在临床上应当有针对性地选择使用。

第 26 条：服桂枝汤，大汗出后，大烦渴不解，脉洪大者，白虎加人参汤主之。

白虎加人参汤

知母六两　石膏一斤（碎，绵裹）　甘草二两（炙）　粳米六合　人参三两

上五味，以水一斗，煮米熟，汤成，去滓。温服一升，日三服。

【释义】本条讨论桂枝汤汗不如法导致阳明热盛，气津两伤的证治与方药。

仲景在桂枝汤的服法中一再叮咛，服桂枝汤只可微汗出，今大汗出，知道是汗不如法导致变证产生。一些伤寒学家认为：桂枝汤大汗之后以伤阴津为主，麻黄汤大汗之后以伤阳气为甚。本条服桂枝汤后大汗出，导致津液亏虚，病人出现烦躁和口渴。烦躁是里热盛的表现，而口渴是津液耗伤的症状，因为里热的缘故，这类口渴即便在饮水之后，症状仍然不会缓解。胃中津液耗伤，邪从热化，疾病转为阳明，故见脉洪大。

第 25 条也提出"服桂枝汤，大汗出，脉洪大者，与桂枝汤，如前法"，与本证似有相似之处，但其病机有本质上的区别。第 25 条病仍属表证，故可以继续用桂枝汤治疗。而本条则出现了阳明热盛，气津两伤的变证，关键的鉴别点在于是否有"大烦渴不解"的症状。本证应当使用白虎加人参汤清热，益气，生津。

白虎加人参汤

知母 Rhizoma Anemarrhenae ······················ 30 克

石膏（碎，绵裹）Gypsum Fibrosum ················ 80 克

甘草（炙）Radix Glycyrrhizae Praeparata ··········· 10 克

粳米 Semen Oryzae Nonglutinosae ················ 40 克

人参 Radix Ginseng ·· 15 克

煎服方法：以水 10 杯，煎煮以上 6 味药物，直到米熟而成。过滤，温服 1 杯，日 3 次。

白虎汤清阳明经实热，加人参益气生津，共同发挥祛邪扶正的功效。本段条文提示：临床上如果误用桂枝汤或桂枝汤汗不如法，导致病人大汗出，烦渴等症状，可使用白虎加人参汤作为救治和纠偏的方药。

人们习惯上将"大热、大汗出、大烦渴和脉洪大"作为阳明热证的"四大症"。但以本条观之，"四大症"实际上是对白虎加人参汤证的概括。本条曰"大汗出后，大烦渴不解，脉洪大者"，已然具备其中三大症。实际上，阳明病的外证为"身热，汗自出，不恶寒，反恶热"。其汗出的特点并非大汗出，而是"濈然汗出"，即连绵不断的微汗出。此外阳明热证除大脉之外，还可为浮滑等。因此，用"四大症"归纳和概括阳明热证的主要症状和体征并不十分准确。

在《金匮要略·痉湿暍病脉证治第二》中，白虎加人参汤用于治疗伤暑热盛的病证，"太阳中热者，暍是也。汗出恶寒，身热而渴，白虎加人参汤主之。"本条则用于桂枝汤误治之后，阳明热盛，气津两伤。尽管主治的病证不一，但其基本病机相同。其药物组成、剂量和煎煮方法也与本条同，拓宽了本方的应用范围。

第 34 条：太阳病，桂枝证，医反下之，利遂不止。脉促者，表未解也。喘而汗出者，葛根黄芩黄连汤主之。

葛根黄芩黄连汤方

葛根半斤　甘草二两（炙）　黄芩二两　黄连三两

上四味，以水八升，先煮葛根，减二升，内诸药，煮取二升，去滓。分温再服。

【释义】本条讨论桂枝汤证误下，导致邪气内陷，表里俱热，协热下利的证治与方药。

仲景常以方代证喻示临床病证，体现出简约的特点和风格。比如本条提出"太阳病，桂枝证"，则知当有发热，恶风，汗出，脉浮缓等临床症状，法当祛邪解表。如果反使用下法，会引起诸多的变证。这些变证具有寒热虚实的不同，与病人的体质以及病邪性质的转化有关。如果病人素体虚弱，太阳病误下，可以直接引起少阴虚寒证，如第 91 条所说："伤寒，医下之，续得下利清谷不止。"如果病人体质壮盛，太阳病误下会造成邪热内陷，沿三焦而下，先胸膈，后心下胃脘，然后大小肠与膀胱。

本条是太阳病误下之后，邪气内陷，入里化热，导致邪热下注引起的热利，故利遂不止。病人原为脉浮缓，现为脉促，说明阳气旺盛，有抗邪外出的趋势，也说明表邪并未完全内陷，所以仲景说"表未解也"，诊断为表里俱热的"协利"证。肺与大肠相表里，在邪热下利的同时，热邪迫肺，故有喘促的症状；邪热逼迫津液外出，故本证还有汗出，提示表里皆热，方用葛根黄芩黄连汤解表清热。

葛根黄芩黄连汤方

葛根 Radix Puerariae ·· 60 克

甘草（炙）Radix Glycyrrhizae Praeparata ················ 15 克

黄芩 Radix Scutellariae ··· 15 克

黄连 Rhizoma Coptidis ·· 20 克

煎服方法：以水 8 杯，先煎煮葛根，直到剩下 6 杯，加入其余药物，继续煎煮，直到剩下 2 杯。过滤，分为 2 份，每次温服 1 杯。

方中重用葛根为君药，既能解表清热，又能升发阳气而治下利。黄芩和黄连苦寒，能清胃肠的湿热，是方中的臣药，与葛根相配，使表解里清。炙甘草健脾益气，调理中焦，制约芩连的苦寒，调和诸药。本方虽为表里同治的方剂，但以清里热为主，解表的功力并不强。

葛根汤和本条葛根黄芩黄连汤都有葛根，且都可以治疗下利，但两者在病因、病机和症状表现以及治法上完全不同，必须加以鉴别，请见表 4-3。

表 4-3　葛根汤和葛根黄芩黄连汤治疗下利的比较

类别	葛根汤	葛根黄芩黄连汤
病因病机	太阳表实及太阳与阳明合病。以风寒表实为主，邪气尚未化热。	本为太阳表虚证，误下导致邪热内陷，表里同病，以里热为主。
症状	太阳表实证，见恶寒，发热，无汗，头痛，项背强几几，自下利。恶寒无汗为本证鉴别点。	表里皆热，协热下利，大便黏滞、秽浊，里急后重，喘而汗出，脉促而有力。发热汗出为本证特点。

类别	葛根汤	葛根黄芩黄连汤
病性	虽太阳阳明合病，但以寒为主。	表里皆热，以热为主。
治疗	发汗解表，散寒解肌，升阳止泻。	表里双解，清热，利湿，止泻。
方药	葛根，麻黄，桂枝，生姜，甘草，芍药，大枣。药性偏温热。	葛根，黄芩，黄连，甘草。药性偏寒凉。葛根用量大于葛根汤。

四、虚寒证

（一）心阳虚证

第75条：未持脉时，病人手叉自冒心，师因教试令咳而不咳者，此必两耳聋无闻也。所以然者，以重发汗，虚故如此。发汗后，饮水多，必喘，以水灌之，亦喘。

【注释】

手叉自冒心：五指分叉，或两手交叉，覆盖并按压心胸的部位。冒：是覆盖，按压的意思。叉，分叉，交叉之意。与下条"叉手自冒心"同义。

以水灌之：汉代盛行的一种治病方法，即水疗。用水浇灌身体以帮助泄热，相当于物理降温法。

【释义】本条提出发汗太过导致心肾阳虚和形寒饮冷伤肺的病机。

这段条文非常生动地描述望诊和听诊对疾病诊断的重要意义。在给病人诊脉之前，医者观察到病人将双手交叉，抱持在胸前，这是患者心中不适的表现，病人可能有心悸、怔忡、胸闷等症状。医者让病人试着咳嗽，病人没有任何应答反应，说明患者听力减退，耳聋无闻。根据肾开窍于耳的中医理论，提示病人有肾虚的表现。之所以出现这些症状，是因为反复发汗，病人出汗太过，导致阳气和阴液亏损所致。

反复发汗之后，病人津液亏虚，必饮水自救。饮水过多，寒水射肺，导致肺气上逆，肺失清肃，所以出现喘促。如果使用水疗，病人也会喘逆，这是《灵枢·百病始生》关于"重寒伤肺"和《难经·四十九难》"形寒饮冷则伤肺"的道理，属于该难所说"正经自病"的范畴。

临床上心肌梗死的先兆症状包括心悸、呼吸困难，有的还出现突然双耳失聪等，与本条的症状极为相似，可作参考。

第64条：发汗过多，其人叉手自冒心，心下悸，欲得按者，桂枝甘草汤主之。

桂枝甘草汤方

桂枝四两（去皮）甘草二两（炙）

上二味，以水三升，煮取一升，去滓。顿服。

【释义】本条讨论发汗过多，损伤心阳的证治与方药。

《素问·宣明五气篇》说："五脏化液：心为汗，肺为涕，肝为泪，脾为涎，肾为唾。"汗液由阳气蒸化阴液而成。如果发汗太多，会导致心的阳气不振，阴血不足的虚寒之证，所以病人出现心下悸动的症状。由于属于虚证，故病人应当喜温喜按，常常将双手置放于胸前，按压胸部以减轻心悸的症状。对这类心阳虚所致的虚寒证，治当温通心阳，补益心气，促进气血运行。桂枝甘草汤正是为此治法而设。

桂枝甘草汤方

桂枝（去皮）Ramulus Cinnamomi ·················· 20 克

甘草（炙）Radix Glycyrrhizae Praeparata ··············· 10 克

煎服方法：以水 3 杯，煎煮以上 2 味中药，直到剩下 1 杯。过滤，温服 1 杯。

方中桂枝辛温，温通心阳，散寒邪，通血脉；炙甘草甘温，补心气，助血脉，益气和中。二药相合，辛甘化阳，使心阳得以温通，血脉正常运行，则诸证皆除。虽然本方仅有两味药，但药简力专，更加具有针对性。本方是治疗心阳虚的基本方，接下来的几个与心阳虚有关的经方都是在本方的基础上加减化裁而成。

桂枝汤亦是桂枝甘草汤和芍药甘草汤加生姜和大枣组成。桂枝甘草汤辛甘化阳，芍药甘草汤酸甘化阴，故桂枝汤具有调和营卫、燮理阴阳的功效。而本方则取其辛甘化阳的功效，补益和温通心阳。

第118条：火逆，下之，因烧针烦躁者，桂枝甘草龙骨牡蛎汤主之。

桂枝甘草龙骨牡蛎汤方

桂枝一两（去皮）甘草二两（炙）牡蛎二两（熬）龙骨二两

上四味，以水五升，煮取二升半，去滓。温服八合，日三服。

【注释】

火逆：因治疗失误而使疾病性质、病位和轻重发生变化的，统称为"逆"。其中因使用火法，包括灸、火针、温针、熏、炙烤、瓦熨等导致误治的逆乱病证，称火逆。

烧针：将针在火上烧红后，快速刺入人体以治疗疾病的一种外治方法，古称"焠刺"，见《灵枢·官针》。

【释义】本条提出误治后心阳虚，阳失潜藏所致烦躁的证治与方药。

误用火疗在先，使用下法在后，又更行烧针，治疗一误再误，导致心阳严重受损。火疗和烧针使汗液外泄，心无所主，神无所依，因而出现神志症状，如烦躁不安，心神不宁；而另一方面，火疗和烧针还令心之阳气失于潜藏。同时下法也进一步导致阴血虚亏，肾气不能摄纳，致心肾不交，水火失济，虚阳浮越，应当使用桂枝甘草龙骨牡蛎汤补益心阳，重镇安神。

桂枝甘草龙骨牡蛎汤方

桂枝（去皮）Ramulus Cinnamomi ·················· 5 克

甘草（炙）Radix Glycyrrhizae Praeparata ·············· 10 克

牡蛎（熬）Concha Ostreae ···················· 10 克

龙骨 Os Draconis ························· 10 克

煎服方法：以水 5 杯，煎煮上 4 味药，直到剩 2.5 杯。过滤，温服 2/3 杯，日 3 服。

本条除了补益心阳之外，还加龙骨和牡蛎重镇潜阳，宁心安神，收敛浮越之气。《本草求真》曰："龙骨功与牡蛎相同"，故二药用为对药以增强功效。

前条（第 64 条）的心阳虚是发汗太过所致，症状不如本条严重，仅仅是"叉手自冒心"和"心下悸"而已。本条的患者经过多次误治，尤其是火疗，对心的阳气和阴液的损耗极其严重，因此病人出现"烦躁"的神志症状，表明病人除了心阳虚之外，还有心阳失于潜藏，心肾不交的病机。所以在治疗时增加龙骨和牡蛎重镇安神，交通心肾。

在临床治疗中，医者应该尽量减少对病人身体主观和人为的干涉，以免一误再误。任何诊断和治疗上的错误都会带来许多的变证和坏病。这是本条给后学的启示。

第112条：伤寒脉浮，医以火迫劫之，亡阳，必惊狂，起卧不安者，桂枝去芍药加蜀漆牡蛎龙骨救逆汤主之。

桂枝去芍药加蜀漆龙骨牡蛎救逆汤方

桂枝三两（去皮）　甘草二两（炙）　生姜三两（切）　大枣十二枚（擘）　牡蛎五两（熬）　蜀漆三两（洗去腥）　龙骨四两

上七味，以水一斗二升，先煮蜀漆，减二升，内诸药，煮取三升，去滓。温服一升。本云，桂枝汤，今去芍药，加蜀漆、牡蛎、龙骨。

【释义】本条提出火疗劫汗，导致心阳虚惊狂的证治与方药。

上述各条，一条比一条的症状更加严重。本条伤寒脉浮，这是太阳表证，当用桂枝汤或麻黄汤发其汗，而不能用火疗劫汗或迫汗外出。如若强行发汗，病人大汗淋漓，则损伤心阳，耗伤心液，致心无所养，神无所依。更由于胸中阳气不足，导致痰饮留滞，心神被痰火所扰，故见到惊狂，卧起不安。这是心阳受伤，痰火扰心的虚实夹杂证，应当使用桂枝去芍药加蜀漆牡蛎龙骨救逆汤补益心阳，安神镇惊。

桂枝去芍药加蜀漆龙骨牡蛎救逆汤方

桂枝（去皮）Ramulus Cinnamomi ·················· 15 克

甘草（炙）Radix Glycyrrhizae Praeparata ·············· 10 克

生姜（切）Rhizoma Zingiberis Officinalis Recens ·········· 15 克

大枣（掰）Fructus Ziziphi Jujubae ·············· 4 个或 15 克

牡蛎（熬）Concha Ostreae ···················· 25 克

蜀漆（洗去腥）Ramulus et Folium Dichroae ·········· 15 克

龙骨 Os Draconis ·························· 20 克

煎服方法：以水 12 杯，先煎煮蜀漆，直到剩下约 10 杯药液，加入诸药，继续煎煮，直到最后剩下 3 杯。过滤，温服 1 杯。

本方是由桂枝汤去芍药后加味而成。之所以去芍药，是因为芍药性寒味酸，属阴柔之品，不利于心阳的振奋，故删去不用。这个处方实际上就是桂枝甘草汤加姜枣以及龙牡和蜀漆。为何不直接用桂枝甘草汤，而要保留桂枝汤中的姜枣呢？这是因为方中的蜀漆虽然有涤痰除饮的功效，但涌吐的力量也很强，甚至强过常用的涌吐药物常山。在中药学上，常山和蜀漆属于同一种植物，蜀漆是将常山的嫩枝叶入药。因为蜀漆易致涌吐的这个副作用，需用姜枣和胃止呕，顾护中焦，减轻涌吐的副作用。其余的药物及功效与前方相同。

《金匮要略·惊悸吐衄下血胸满瘀血病脉证治第十六》使用桂枝去芍药加蜀漆牡蛎龙骨救逆汤治疗火劫致惊，其药物组成、剂量和服用方法与本方完全一致。所不同的是《金匮要略》将方剂名称简化为"桂枝救逆汤"，方中药物的排列顺序略有不同。

桂枝甘草汤、桂枝甘草龙骨牡蛎汤和本方（简称"救逆汤"）都有心阳损伤的基本病机，但它们具有轻重的不同，临床上应当区别使用，请见表4-4。

表4-4　桂枝甘草汤、桂枝甘草龙骨牡蛎汤和救逆汤的比较

类别	桂枝甘草汤	桂枝甘草龙骨牡蛎汤	救逆汤
病因	发汗太过。	火逆、泻下、烧针。	火迫劫之。
病机	心阳虚。	阳虚失藏，心肾不交。	亡阳，并痰浊扰心。
症状	心下悸，叉手自冒心，欲得按。	烦躁。	惊狂，卧起不安。
程度	轻	中	重
治疗	补益心阳。	补益心阳，重镇安神。	补益心阳，镇惊安神，涤痰定志。
方药	桂枝温通和鼓舞心阳，甘草补益心气。	桂枝温通心阳，交通心肾，甘草补益心气，龙骨和牡蛎益阴潜阳，重镇安神。	桂枝温通心阳，甘草补益心气，龙骨和牡蛎重镇安神，蜀漆涤痰定志，姜枣调和营卫，顾护中焦。

第117条：烧针令其汗，针处被寒，核起而赤者，必发奔豚。气从少腹上冲心者，灸其核上各一壮，与桂枝加桂汤，更加桂二两也。

桂枝加桂汤方

桂枝五两（去皮）　芍药三两　生姜三两（切）　甘草二两（炙）
大枣十二枚（擘）

上五味，以水七升，煮取三升，去滓。温服一升。本云：桂枝汤，今加桂满五两。所以加桂者，以泄奔豚气也。

【注释】

令其汗：使用烧针强迫发汗。令：强迫。

针处被寒：指寒邪从针孔处进入人体。针处：拔针之后的针孔处。
被寒：受寒。

核起而赤：针孔处红肿突起，高出皮肤表面。

奔豚：古病名，又称贲豚，或奔豚气。病人自觉气从少腹上冲胸
咽的一种病证。发作时常伴见腹痛，胸闷气急，心悸，惊恐，烦躁不安
等。由于气如豚之奔突，故名。《灵枢·邪气脏腑病形》曰："肾脉急甚
为骨癫疾；微急为沉厥奔豚，足不收，不得前后。"

一壮：艾炷灸施灸的量词。将艾绒捏成约1厘米高的塔状小团，即
艾炷，然后放在穴位上，或置于钻孔的姜片或附片上，点燃，艾绒燃尽
为一壮，一般耗时3～5分钟。

【释义】本条讨论因烧针误治导致心阳虚所致奔豚气的证治与
方药。

用烧针的方法强发其汗，局部腠理开泄，外寒从针处入侵，阳气
闭阻，气血不行，故见"核起而赤"，表现为红肿突起。汗出而心阳虚，
加之外寒引动肾之寒水，故下焦肾中寒水之气乘虚上犯心胸，发为奔
豚。《金匮要略》提出"病有奔豚，从惊发得之"，惊则心无所主，神无
所依，说明奔豚气是心肾的水火阴阳关系失调的表现。肾的经脉循喉
咙，夹舌本，所以可有气从少腹上冲胸咽的自觉症状。

仲景对本证的治疗包括外治和内治两部分。外治是在针处受寒的部
位施以艾炷灸，以温阳祛寒，引邪外出。仲景提出"灸其核上各一壮"，
说明烧针的时候不止一处，可能有多个红肿突起。在内治方面，仲景施
以桂枝加桂汤温通心阳，降逆平冲。

桂枝加桂汤方

桂枝（去皮）Ramulus Cinnamomi ················· 25 克

芍药 Radix Paeoniae ················· 15 克

生姜（切）Rhizoma Zingiberis Officinalis Recens ········· 15 克

甘草（炙）Radix Glycyrrhizae Praeparata ········· 10 克

大枣（掰）Fructus Zizyphi Jujubae ················· 4 颗或 15 克

煎服方法：以水 7 杯，煎煮上 5 味药，直到剩下 3 杯。过滤，温服 1 杯。

此方是在桂枝汤的基础上，再增加桂枝的量至五两。此处增加桂枝的用量不仅仅是温通心阳，还与芍药一起调和营卫气血阴阳。更重要的是桂枝具有降逆平冲的功效，《神农本草经》称桂枝"主治上气，咳逆，结气，喉痹"，因此能够一举数得，交通心肾，降逆平冲，治疗奔豚气。历代医家对加桂枝还是肉桂有不同的见解，如方有执和章虚谷认为应当用肉桂，其他许多医家认为用桂枝。临床上两者都有效，不过从桂枝温通经脉，平冲降逆，走而不守，而肉桂专事温补，引火归原，守而不走的特性看，似乎用桂枝更加恰当一些。实际上条文中有"更加桂二两也"的字眼；正因此句，方中的桂枝才由"桂枝汤"中的三两增至"桂枝加桂汤"的五两，故仲景所言之桂当为桂枝。

本段条文和方药也见于《金匮要略·奔豚气病脉证治第八》，用于治疗因误汗所致的奔豚病，但条文的开始还有"发汗后"三字，即"发汗后，烧针令其汗"，突出误汗的严重程度。本条"气从少腹上冲心"，彼条为"气从少腹上至心"，"冲"与"至"，一字之差，显示本条的奔豚症状更加严重。

第65条：发汗后，其人脐下悸者，欲作奔豚，茯苓桂枝甘草大枣汤主之。

茯苓桂枝甘草大枣汤方

茯苓半斤　桂枝四两（去皮）甘草二两（炙）　大枣十五枚（擘）

上四味，以甘澜水一斗，先煮茯苓，减二升，内诸药，煮取三升，去滓。温服一升，日三服。作甘澜水法：取水二升，置大盆内，以杓扬之，水上有珠子五六千颗相逐，取用之。

【注释】甘澜水：一作甘烂水、东流水，也称劳水。其制备方法见本条方后。《得配本草》："以飘高扬之万遍，则甘而轻。"具有补中益气，健脾助肾的功效。

【释义】本条讨论误汗导致心阳虚，水气发动，欲作奔豚的证治与方药。

心为五脏六腑之大主，阳中之太阳。心与肾的关系表现为水与火的相反相成，互根互用，协调平衡。在生理状态下，心火须下温肾阳，使肾水不寒；肾水须上济心阴，使心火不亢，二者共同维持阴阳水火的和谐平衡。心阳足则肾水治，心阳虚则肾中寒水蠢蠢欲动，上犯心阳，引发奔豚气。所以奔豚气的病机是心肾水火关系失调的表现。本条是汗后心阳虚，病人出现肚脐之下悸动，这是欲发奔豚的先兆。但由于心阳虚的症状尚不严重，所以尚未出现奔豚气的症状，当用茯苓桂枝甘草大枣汤温通心阳，化气行水，平冲降逆。

茯苓桂枝甘草大枣汤方

茯苓 Sclerotium Poriae Cocos ·· 40 克

桂枝（去皮）Ramulus Cinnamomi ··· 20 克

甘草（炙）Radix Glycyrrhizae Praeparata ······························· 10 克

大枣（掰）Fructus Ziziphi Jujubae ·································· 5 颗或 20 克

煎服方法：以甘澜水 10 杯，先煎煮茯苓，直到剩下约 8 杯，加入诸药，继续煎煮，直到剩下 3 杯。过滤，温服 1 杯，日 3 次。

甘澜水的制备方法：取 15 ~ 20 杯水，倒入大盆中，然后用勺将水舀起，从高处倒下，反复多次，直至看到水面上有无数跳动的水珠为止。

茯苓桂枝甘草大枣汤是桂枝甘草汤的加味。方中重用茯苓，且熬煮的时间比其他的药物更长，使有效成分充分析出，增强宁心的作用，治疗水气上犯欲作奔豚的症状。茯苓还可利水，具有釜底抽薪的作用，让水湿不得上犯，虽没有专门针对肾而治，但利水可以助肾，间接达到治肾的目的。桂枝甘草汤温补心阳，使心火旺而肾水退。茯苓和大枣培补脾土，是五行学上"土能制水"的具体应用。此外桂枝的降逆平冲，还起到预防奔豚气的作用。

在药物的煎煮方法上，仲景提出以甘澜水煎制。甘澜水最早的应用见于《黄帝内经》的"半夏秫米汤"。《灵枢·邪客》曰："其汤方以流水千里以外者八升，扬之万遍，取其清五升煮之，炊以苇薪，火沸，置秫米一升，治半夏五合，徐炊，令竭为一升半，去其滓，饮汁一小杯，日三，稍益，以知为度。故其病新发者，覆杯则卧，汗出则已矣。久者，三饮而已也。"甘者，甜也，甘味在五行中属脾，古人认为甘澜水具有补脾和胃的功效。同时，经过成白上千遍的上下倾扬，使其性趋阳、趋动、趋下，可以助水气运行，降逆平冲。甘澜水除了用于煎煮治疗奔豚气的药物之外，其他的如呕吐、呃逆、失眠等气机逆乱的疾病也都可以使用甘澜水煎煮。现代研究表明，甘澜水的特殊制作方法改变了水分子簇结构的大小，使其较易与细胞膜上水通道蛋白结合，提高了甘澜水的生物学利用率，可供参考。

本段条文和方药也见于《金匮要略·奔豚气病脉证治第八》，其主治与本条同，不同之处在于制备甘澜水时取水量的大小。《金匮要略》提出"取水两斗"，而本条提出"取水两升"。考虑到本方的煎煮用水"以甘澜水一斗，先煮茯苓，减二升，内诸药，煮取三升，去滓。温服一升，日三服"，笔者认为应以《金匮要略》所载的"取水两斗"为是。取水量大于实际使用量才符合临床和生活实际与习惯，也与《灵枢·邪客》"以流水千里以外者八升，扬之万遍，取其清五升煮之"的制备方法相吻合。

桂枝加桂汤与茯苓桂枝甘草大枣汤都用于治疗和预防奔豚气，关于二方的比较和鉴别，请见表4-5。

表4-5 桂枝加桂汤与茯苓桂枝甘草大枣汤的比较

类别	桂枝加桂汤	茯苓桂枝甘草大枣汤
病因	烧针令其汗，针处被寒。	发汗后，汗不如法。其证比前条轻。
奔豚气	心阳虚致发奔豚气。	心阳虚欲作奔豚气。
阳虚	阳虚较甚。	阳虚较轻。
水饮	无	有
症状	气从少腹上冲心。	其人脐下悸，但尚未上冲。
治疗	温通心阳，降逆平冲。	温通心阳，化气行水。
方药	桂枝汤加桂枝。	桂枝甘草汤加茯苓、大枣。
剂量	桂枝五两，温通心阳的功力强，生姜降冲，芍药酸甘化阴，调营卫。	桂枝四两，温通心阳不如前方，但茯苓淡渗利水的作用强于前方，本方多用于预防水气凌心。

（二）脾阳虚证

第67条：伤寒，若吐若下后，心下逆满，气上冲胸，起则头眩，脉沉紧，发汗则动经，身为振振摇者，茯苓桂枝白术甘草汤主之。

茯苓桂枝白术甘草汤方

茯苓四两　桂枝三两（去皮）　白术二两　甘草二两（炙）

上四味，以水六升，煮取三升，去滓。分温三服。

【注释】

动经：伤动经脉。

身为振振摇：身体振颤摇动，站立不稳，不能自持的表现，属于风气内动的范畴。与"振振欲擗地"的症状相同。

【释义】本条提出伤寒病误用吐下，导致脾阳虚水气上冲的证治与方药。

伤寒病本当使用汗法而解，今误用吐下之法，虽然表证得解，但脾胃阳气已伤，土不制水，水饮上冲，阻遏气机，心下逆满，气从胃脘上冲心胸。脾虚不能升清，清窍蒙蔽，故而起则头部眩晕。脉沉为里病，亦主水饮，紧则为寒，是心脾阳虚水气内泛的表现。由于表证已解，发汗则属于再一次的误治，更伤阴津和阳气，使筋脉失养，出现虚风内动，振振而摇，站立不稳的症状，治宜温阳化饮，健脾利湿，方用茯苓桂枝白术甘草汤。

茯苓桂枝白术甘草汤方

茯苓 Sclerotium Poriae Cocos ·······························20 克

桂枝（去皮）Ramulus Cinnamomi ·······················15 克

白术 Rhizoma Atractylodis Marcrocephalae ·········10 克

甘草（炙）Radix Glycyrrhizae Praeparata ···········10 克

煎服方法：以水 6 杯，煎煮以上 4 味药物，直到剩下 3 杯。过滤，分 3 次温服。

本方仍然由桂枝甘草汤补心脾之阳，作为治疗本证的基础方。同时桂枝降上逆之气，加茯苓和白术淡渗利水，燥湿健脾，扶助中焦脾土，以俾"土来克水"之功。茯苓和白术得甘草和桂枝之温性，起到"病痰饮者，当以温药和之"的作用。茯苓桂枝白术甘草汤因其药性较为平和，临床上被广泛使用，是后世治疗水饮的基本方和常用方。如果出现发汗动经，身为振振摇之重症，则本方不敷使用，需要使用温阳利水，治疗少阴水停的真武汤。二者的区别在于前者从脾入手，后者从肾论治；前者以补气为主，后者以温阳为主；前者利湿的作用强；后者重在利水。

如果将茯苓桂枝白术甘草汤中的桂枝换作人参，则为健脾益气的四君子汤。其实，后世许多有名的方剂，如四君子汤、四物汤、六味地黄汤、济生肾气丸、柴胡疏肝散等都是从《伤寒论》《金匮要略》中衍变而成的。关于经方的演化和发展，我们还将在后面的章节中继续讨论。

《金匮要略·痰饮咳嗽病脉证并治第十二》有苓桂术甘汤，其药物组成与茯苓桂枝白术甘草汤相同，仅方名简化，主治"心下有痰饮，胸胁支满，目眩"以及"夫短气有微饮，当从小便去之"等症。不同之处在于本方白术为二两，彼方为三两，以加强健脾燥湿和补土制水的功效，方末还有"分温三服，小便则利"一句，说明彼证当有小便不利，重用白术可健脾利水。

第28条：服桂枝汤，或下之，仍头项强痛，翕翕发热，无汗，心下满，微痛，小便不利者，桂枝去桂加茯苓白术汤主之。

桂枝去桂加茯苓白术汤

芍药三两　甘草二两（炙）　生姜三两（切）　白术　茯苓各三两大枣十二枚（擘）

上六味，以水八升，煮取三升，去滓。温服一升。小便利则愈。本云：桂枝汤，今去桂枝加茯苓、白术。

【释义】本条讨论太阳表证误治，经气不利，头项强痛，水气内停的证治与方药。

病人之所以服用桂枝汤，是因为先前有头项强痛，发热等表证。仲景此处用一个"仍"字将前证交代得非常明白；又因见到其心下满痛，医者误认为是阳明腑证，继而使用下法，遂造成变证。病人服桂枝汤之后仍然头项强痛，说明太阳经气不利，表证未解。本证的关键是小便不利，这是膀胱气化失司，水气内停的表现，此处的无汗也是肌肤腠理气化失司的表现，而不应当作为太阳表实证，否则就不会先用桂枝汤，以及续用桂枝汤的类方了。本条气化失司，水气内停，当用桂枝去桂加茯苓白术汤健脾益气，除湿利水。

桂枝去桂加茯苓白术汤

芍药 Radix Paeoniae ·· 15 克

甘草（炙）Radix Glycyrrhizae Praeparata ····················· 10 克

生姜（切）Rhizoma Zingiberis Officinalis Recens

白术 Rhizoma Atractylodis Macrocephalae ··················· 15 克

茯苓 Sclerotium Poriae Cocos ··························· 15 克

大枣（掰）Fructus Zizyphi Jujubae ···················· 4 颗或 15 克

煎服方法： 以水 8 杯，煎煮上 6 味药物，直到剩下 3 杯药物。过滤，温服 1 杯。小便通利，疾病则愈。

历代伤寒专家对本条的诠释有比较大的争议。首先是本条在首用桂枝汤之后是否还有表证的问题；其次，在本证的治疗中桂枝汤是去桂枝还是去白芍，因为如果有表证，就不应当去桂枝，实质是治表还是治里的问题。笔者认为，从加茯苓和白术可知，本证即使有表证，也是里证明显重于表证，方后的注释提出"小便利则愈"，也说明小便的改善是判断治疗是否取得效果的关键。

仲景在本条中将太阳经与腑的气化与水液代谢密切联系起来。太阳经气不利，气化失司，病变经过使用下法之后，由经到腑，表里同病，如果单服桂枝汤，而没有治疗膀胱水气不化的病机，便不能取得满意的效果。因此治疗的重点应该放在通利小便，促进膀胱的气化上来。桂枝汤去桂枝后，其中的芍药甘草汤缓急止痛，治疗头项强痛和心下痛，姜枣调和营卫，护卫中焦。重点是加入的茯苓和白术，具有健脾益气，除湿利水，通利小便的作用。此证如果不采用通利小便，行气利水的治法，恐怕会发展成为太阳病的腑证，最后成为水蓄膀胱的病证。

第 66 条： 发汗后，腹胀满者，厚朴生姜半夏甘草人参汤主之。

厚朴生姜半夏甘草人参汤方

厚朴半斤（炙，去皮） 生姜半斤（切） 半夏半斤（洗） 甘草二两（炙） 人参一两

上五味，以水一斗，煮取三升，去滓。温服一升，日三服。

【释义】本条提出发汗后脾虚气滞，痰湿内阻，腹部胀满的证治与方药。

汗为心之液，发汗太过或汗不如法或火逆劫汗，均可损伤心阳，所以使用"桂枝甘草汤"及其加减方，如"桂枝甘草龙骨牡蛎汤""桂枝去芍药加蜀漆牡蛎龙骨救逆汤""桂枝加桂汤"，以及"茯苓桂枝甘草大枣汤"等温通心阳。但汗液源于津液，津液来自脾胃，发汗过多，也会导致脾胃的损伤，或为气虚，或为阳虚。本条是发汗之后，造成脾胃虚弱，运化失司，中焦气机壅滞，气与津的关系失调，所以本证既可见到

气机阻滞，也可以见到痰湿内生，以腹部胀满为主要症状表现。

腹胀作为一个症状，见于许多疾病当中，有寒热虚实的不同。如腹胀拒按，并伴腹痛，食已痛甚，便秘，责之阳明腑实，当用下法；如果腹胀喜温喜按，兼泄泻，腹中隐痛，食前痛甚，责之太阴脾虚。而本证则两者都不是，脾虚与气滞湿阻兼而有之，属于虚实夹杂证中的本虚标实证，且以标实为主。因此治疗应当行气消满，化湿祛痰，佐以健脾益气。一方面，由于本证以邪气实为主，所以必须着重祛邪；但另一方面，祛邪容易损伤正气，再加上本证的邪气实是因虚致实，所以还需扶正。因此在治疗上必须兼顾两者，方用厚朴生姜半夏甘草人参汤健脾益气，宽中除满，消痞散结。

厚朴生姜半夏甘草人参汤方

厚朴（炙）Cortex Magnoliae Officinalis ················· 40 克

生姜（切）Rhizoma Zingiberis Officinalis Recens ········· 40 克

半夏（洗）Rhizoma Pinelliae Ternatae ················· 40 克

甘草（炙）Radix Glycyrrhizae Praeparata ················· 10 克

人参 Radix Ginseng ································· 5 克

煎服方法：用 10 杯水，煎煮以上 5 味药物，直到剩下 3 杯药液。过滤，温服 1 杯，日 3 次。

本方按剂量大小可分为两组药物。剂量大的一组药物包括厚朴行气消满，降逆，祛痰湿；半夏燥湿化痰，消痞散结，降逆气；生姜和胃散饮，三药配合助脾之健运。剂量小的药物包括人参和甘草，健脾益气，培补脾土，并防止前三味药物的副作用。因此本方是攻补兼施，以攻为主，且攻不伤正，补不遏邪，体现出以调和之法治疗脾胃病的用药原则。

第 102 条：伤寒二三日，心中悸而烦者，小建中汤主之。

小建中汤方

桂枝三两（去皮） 甘草二两（炙） 大枣十二枚（擘） 芍药六两 生姜三两（切） 胶饴一升

上六味，以水七升，煮取三升，去滓，内饴，更上微火消解。温服一升，日三服。呕家不可用建中汤，以甜故也。

【释义】本条提出外感伤寒兼素有里虚，心脾不足，气血亏虚的证治与方药。

病人患伤寒不过二三日，且未经过误治，却出现心悸而烦的症状，说明这是素有里虚。心悸是气血虚弱的表现，烦而不躁是心血不足，神无所依所致。脾胃为后天之本，气血生化之源，里虚之证，必须补养化源。同时攘外必先安内，通过养心健脾，补益营卫，达到固表祛邪的目的，这是《灵枢·五癃津液别》篇关于"脾为之卫"在临床治疗上的具体体现。方用小建中汤培补脾胃，补养心血。

小建中汤方

桂枝（去皮）Ramulus Cinnamomi ·················· 15 克

甘草（炙）Radix Glycyrrhizae Praeparata ·············· 10 克

大枣（掰）Fructus Zizyphi Jujubae ·············· 4 颗或 15 克

芍药 Radix Paeoniae ·················· 30 克

生姜（切）Rhizoma Zingiberis Officinalis Recens ·············· 15 克

饴糖 Maltose·················· 65 克

煎服方法：用 7 杯水，煎煮头 5 味药物，直到剩下 3 杯。过滤，加入饴糖，以小火搅拌烊化。温服 1 杯，日 3 服。素有恶心呕吐之人不宜服用小建中汤，因甘味药容易生湿。

本方以饴糖为君药，取其甘温，补益脾气，兼养脾阴，同时柔肝缓急。桂枝配芍药温阳，益阴血，调和营卫，是为臣药。炙甘草为佐药，助饴糖、桂枝益气温中，芍药酸甘化阴助肝血脾阴。生姜和大枣温胃健脾，和中益气，调和营卫，亦为佐药。方中有桂枝甘草汤，与第 64 条心阳虚相类似。桂枝甘草汤从心论治，但本条的虚象更加严重，故重用芍药，并加甘味的饴糖，从心脾两虚入手，增强补益的作用，因此后世将小建中汤用于治疗虚劳里急诸不足的内伤杂病，如加黄芪补气，为黄芪建中汤；加当归补血，为当归建中汤。中焦既建，不论病情如何发展，都可以从容不迫地采取下一步的治疗措施：如果仍兼表证，可以续发其汗；如果有里实证，也可以采用下法，治疗上少去许多顾忌。从广义的角度上来讲，培补后天之本，补脾益胃，建中扶正未尝不是一种预防和治疗各种变证的基本大法。

小建中汤是桂枝汤倍芍药，加饴糖组成，桂枝与芍药的比例是1 ：2。剂量的改变，带来了方名、主治和功效的变化，其临床应用也由治疗表证变为治疗里证，甚至虚劳内伤的杂病，处处显示出张仲景出神入化的组方艺术。

《金匮要略·血痹虚劳病脉证并治第六》使用小建中汤治疗"虚劳里急，悸，衄，腹中痛，梦失精，四肢酸疼，手足烦热，咽干口燥"等症，方中炙甘草的用量为三两，以增强建中缓急的功效。《金匮要略·妇人杂病脉证并治第二十二》亦使用小建中汤治疗妇人脾胃阳虚所致的里急腹痛。

第163条：太阳病，外证未除，而数下之，遂协热而利。利下不止，心下痞硬，表里不解者，桂枝人参汤主之。

桂枝人参汤方

桂枝四两（别切） 甘草四两（炙） 白术三两 人参三两 干姜三两

上五味，以水九升，先煮四味，取五升，内桂枝更煮，取三升，去滓。温服一升，日再，夜一服。

【注释】

外证未除：表证未解。

数下之：多次、反复泻下。

协热而利：又称"协热利"或协利，是指里寒夹表热所引起的泄泻，症见形寒身热，心下痞硬，腹泻不止。协：同，合之意。《说文解字》："协，众之同和也。"

【释义】此条讨论反复误下后脾阳虚而表证未解所致协利的证治与方药。

太阳病若外证未除，应当使用发汗解表的方法，如果不用汗法，却反复使用下法，则不但表邪不能除，反而会导致脾阳虚衰的变证。脾阳不升，清气下陷，则导致下利不止。中焦气机受阻，升降失常，则心下痞硬。因此治疗时应注重温补脾阳，散寒止利，同时祛散表寒，使表里双解，方用桂枝人参汤。

桂枝人参汤方

桂枝（别切）Ramulus Cinnamomi ⋯⋯⋯⋯⋯⋯⋯⋯⋯⋯⋯⋯ 20 克

甘草（炙）Radix Glycyrrhizae Praeparata ⋯⋯⋯⋯⋯⋯⋯⋯⋯ 20 克

白术 Rhizoma Atractylodis Macrocephalae ⋯⋯⋯⋯⋯⋯⋯⋯⋯⋯ 15 克

人参 Radix Ginseng ·· 15 克

干姜 Rhizoma Zingiberis Officinalis ····················· 15 克

煎服方法：用 9 杯水，先煎煮除桂枝外的 4 味药物，直到剩下 5 杯药液，加入桂枝，继续煎煮，直到剩下 3 杯。过滤，温服 1 杯，白天服 2 次，晚上服 1 次。

桂枝人参汤是理中汤加桂枝组成，由此可以看出本证实际上是由误治所引起的太阳与太阴并病。理中汤温中止泻，恢复中焦气机的升降，加桂枝解表疏邪。条文中提到的"协热"，其病机与恶寒发热的发热相同。

关于"协热利"，仲景在太阳病中提到的有两条，一是第 34 条的葛根黄芩黄连汤证，再者便是本条。二者虽然都是协利，但存在寒热虚实的不同，应当加以鉴别。请见表 4–6。

表 4–6　葛根黄芩黄连汤与桂枝人参汤治疗协热利的比较

类别	葛根黄芩黄连汤	桂枝人参汤
病因	太阳病，桂枝证，医反下之。	太阳病，外证未除，而数下之。
病机	里热夹表热，表里俱热，里热更甚。	表寒夹里寒，表里俱寒，脾阳虚弱。
症状	利遂不止，脉促，喘而汗出。	协热而利，利下不止，心下痞硬。
病性	表里俱实。	里虚表实。
治疗	清解表里之热，除湿止泻。	温补脾阳，解表散寒，止泻。
方药	葛根辛凉，解肌表之热，黄芩、黄连苦寒，清热利湿，甘草和中，调和诸药。药性偏寒凉。	理中汤温中散寒，止利止泻，加桂枝辛温解表，为表里双解之剂。药性偏温热。

（三）肾阳虚证

第 61 条：下之后，复发汗，昼日烦躁，不得眠，夜而安静，不呕、不渴、无表证，脉沉微，身无大热者，干姜附子汤主之。

干姜附子汤方

干姜一两　附子一枚（生用，去皮，破八片）

上二味，以水三升，煮取一升，去滓。顿服。

【释义】本条提出误治之后肾阳虚所致烦躁的证治与方药。

金代伤寒注家成无己说"下之虚其里，汗之虚其表，既下又汗，则表里俱虚"，令阳气大伤。少阳证多呕，阳明证多渴，今不呕不渴，亦无表证，说明这是危及少阴的变证。昼日阳气得助，与阴寒相争，故烦躁不得眠；入夜阳气衰，无力抗争，故夜中反而安静。脉沉微是里虚寒的表现。身无大热，说明尚未出现阴胜格阳的真寒假热证。对此少阴虚寒的证候，当用干姜附子汤急温其阳，以免产生危症。

干姜附子汤方

干姜 Rhizoma Zingiberis Officinalis ·················· 15 克

附子（生用，去皮，碎）Radix Aconiti Lateralis ··············· 1 枚或 15 克

煎服方法：用 3 杯水，煎煮以上 2 味药物，直到剩下 1 杯。过滤，1 次服完。附子生用有大毒，须在医生指导下使用。

干姜和附子大辛大热，有回阳救逆的功效，其中干姜偏重于温脾阳，附子温补肾阳，散寒救逆。张仲景在《伤寒论》中经常将二物作为对药配伍使用。明代医家戴元礼在《证治要诀》中说"附子无干姜不热，得甘草则性缓，得桂则补命门"，说明二药合用，能增强温阳散寒的功效。如果再加上炙甘草，则是少阴虚寒证的主方四逆汤。此处不用性缓和起调和作用的甘草，是取附子和干姜的峻猛刚烈之性，直达病所，急温其阳，以奏回阳救逆之功。本方可作为回阳救逆的急救方，治疗阳气暴脱的危急证候，具有力挽狂澜的治疗效果。中医药在临床上可用于急重症和危候的救治，本方便是一个例证。附子有大毒，生用其毒性更强，必须久煎，并在医生专业指导和辨证准确的前提下谨慎使用。

第 69 条：发汗若下之，病仍不解，烦躁者，茯苓四逆汤主之。

茯苓四逆汤方

茯苓六两　人参一两　甘草二两（炙）　干姜一两半　附子一枚（生用，去皮，破八片）

上五味，以水五升，煮取三升，去滓。温服七合，日二服。

【释义】本条提出发汗或泻下之后，阳气损伤，气阴不足的证治与方药。

误汗伤阳，误下伤阴，导致脾肾的阳气与阴津损伤，疾病不得缓解。由于脾肾阳虚，气津不足，心失所养，病人出现烦躁不宁的症状。太阳病误治，除了损伤心阳，脾阳之外，尤易损伤肾阳，因为太阳和少

阴具有经络上的表里联系，正所谓"实则太阳，虚则少阴"是也，应当使用茯苓四逆汤回阳救逆，益气生津。

茯苓四逆汤方

茯苓 Sclerotium Poriae Cocos ·························· 30 克

人参 Radix Ginseng ····································· 5 克

甘草（炙）Radix Glycyrrhizae Praeparata ············· 10 克

干姜 Rhizoma Zingiberis Officinalis ·················· 8 克

附子（生用，去皮，碎）Radix Aconiti Lateralis ··········1/3 枚或 5 克

煎服方法：用 5 杯水，煎煮以上 5 味药物，直到剩下 3 杯。过滤，温服 2/3 杯，日服 2 次。附子生用有大毒，须在医生指导下使用。

从用药上看，本方是四逆汤加茯苓和人参，说明本证以阳虚为主，因此还应当见到恶寒，四肢厥冷，下利等阴寒症状。加人参益气生津，养心安神，加茯苓健脾除湿，宁心安神，同时还可预防脾肾阳虚所致水饮为患。

茯苓四逆汤中也有干姜和附子，与上条干姜附子汤证比较，二方有明显的区别，应该加以鉴别。请见表 4-7。

表 4-7　茯苓四逆汤与干姜附子汤的比较

类别	干姜附子汤	茯苓四逆汤
病因	下之后，复发汗，导致表里俱虚。	发汗，若下之，阳虚。
病机	肾阳虚，阳不制阴，阴寒内盛。	脾肾阳虚，气阴亏损。
症状	昼日烦躁不得眠，夜而安静，不呕，不渴，无表证，脉沉微，无大热。	烦躁，恶寒，四肢逆冷，下利，疲倦欲卧，脉微细，以阳虚为主。
病性	表里俱虚，阳虚更甚，病情危急。	脾肾阳虚，但病情不甚危急。
治疗	益火之源，回阳救逆，力挽狂澜。	温补脾肾，益气养阴。
服法	饮服 1 杯，顿服。作为急救使用。	服 2/3 杯，日 2 次。

第 82 条：太阳病，发汗，汗出不解，其人仍发热，心下悸，头眩，身瞤动，振振欲擗地者，真武汤主之。

真武汤方

茯苓　芍药　生姜（切）各三两　白术二两　附子一枚（炮，去皮，破八片）

上五味，以水八升，煮取三升，去滓。温服七合，日三服。

【释义】本条讨论太阳病误汗，导致阳虚水泛的证治与方药。

太阳病本当发汗，若汗不如法或汗出太多，导致肾中阳气虚衰，故病不解；寒水内停，虚阳上越，则发热；水不化津，水液泛滥，上凌于心，则心悸；上犯头目，清窍不利，则头目晕眩，甚则站立不稳，出现晕倒扑地的情况。阳虚不能濡养筋脉，则肌肉筋脉跳动，震颤不稳，四肢不协调。所有的症状都与少阴肾阳虚有关，因此应当使用真武汤温补肾阳，散寒行水。

真武汤方

茯苓 Sclerotium Poriae Cocos ·················· 15 克

芍药 Radix Paeoniae ·················· 15 克

生姜（切）Rhizoma Zingiberis Officinalis Recens ·············· 15 克

白术 Rhizoma Atractylodis Macrocephalae ·············· 10 克

附子（炮，去皮，碎）Radix Aconiti Praeparata ·············· 1/3 枚或 5 克

煎服方法：用 8 杯水，煎煮以上 5 味药物，直到剩下 3 杯药液。过滤，温服 2/3 杯，日 3 次。附子有毒，须在医生指导下使用。

该方以附子作为君药，温补肾阳。肾者主水，肾阳强盛，方可化气行水，所以附子虽不治水而水得治。茯苓和白术是臣药，健脾益气，除湿利水，在五行中具有"补土制水"的意义。生姜和白芍在方中用为佐药。其中生姜辛温，助附子温阳，芍药一方面缓解肌肉和筋脉的拘急，同时芍药本身也有利小便的作用，如《神农本草经》曰："主邪气腹痛……利小便，益气。"处方名真武汤，一些国外的方剂著作将其译为"True Warrior Decoction"（真武士汤）。其实，原方应当叫作"玄武汤"，英文直译为"Black Tortoise Decoction"，是宋代为避讳才改为真武汤。宋人赵彦卫曰："祥符间，避圣祖讳，始改玄武为真武。""圣祖"即宋朝开国皇帝赵匡胤，字元朗。"元"与"玄"相通，为避名讳，故改"玄武"为"真武"。祥符间指公元 1008—1016 年。

《伤寒论》中的几个与动物有关的方剂其方名与中国道教有联系，

也与古代的天文学理论相关，如青龙、白虎、玄武，以及朱雀等"四象"。其中北方七星被称为"玄武"，在五行里属水，在五脏中属肾，因为本方具有温阳补肾利水的作用，所以仲景根据其功效取名为"玄武汤"。请见表4-8。

表4-8　阴阳五行学说与四象理论

神兽	青龙	白虎	朱雀	玄武
星宿	东方七星	西方七星	南方七星	北方七星
方位	东方	西方	南方	北方
颜色	青色	白色	红色	黑色
五行	木	金	火	水
关系	木生火	金生水	火生土	水生木
方剂	大、小青龙汤	白虎汤	黄连阿胶汤	真武汤

《伤寒论》中有大小青龙汤、白虎汤和真武汤（即玄武汤），独缺朱雀汤。根据考证，敦煌遗书《辅行诀脏腑用药法要》明确载有大小朱鸟汤，其中小朱鸟汤即为黄连阿胶汤，大朱鸟汤为黄连阿胶汤加人参与干姜，此为黄连阿胶汤即为朱雀汤的佐证。后世不少《伤寒论》注家亦将黄连阿胶汤认定为朱雀汤。有临床医家称黄连为药中之朱雀，因为朱雀是南方司火之神，而黄连性寒，味苦，具有泻火和清心的作用，其饮片形状恰似凤凰之尾。至于《外台秘要》仅根据大枣赤红的颜色而非汤剂的功效而将"十枣汤"确定为"朱雀汤"，过于牵强附会，应不可取。

回到本条。真武汤与茯苓桂枝白术甘草汤都可以用于治疗阳虚水泛引起的眩晕，但二者的病机和治法与方药都有所不同，应当加以鉴别。请见表4-9。

表4-9　茯苓桂枝白术甘草汤与真武汤的比较

类别	茯苓桂枝白术甘草汤	真武汤
病因	若吐、若下后。	发汗，汗出不解。
病机	脾胃虚弱，土不制水，寒饮内停，水气上冲。	肾阳虚，寒水内停，水气凌心。阳虚更甚，症状更严重。

类别	茯苓桂枝白术甘草汤	真武汤
病位	病位在心和脾胃。	病位在少阴肾和命门。
症状	心下逆满，气上冲胸，起则头眩，脉沉紧。发汗则动经，身为振振摇。	其人仍发热，心下悸，头眩，身𥆧动，振振欲擗地。晕眩与平衡失调症状更加严重。
治疗	温阳健脾，化气行水，降冲平逆。健脾利水的作用更强。	温肾壮阳，健脾，益气，利水。温补肾阳的作用更强。
主药	四两茯苓为主药，健脾利水。	附子一枚为主药，温阳利水。

（四）阴阳两虚证

第29条： 伤寒脉浮，自汗出，小便数，心烦，微恶寒，脚挛急，反与桂枝汤，欲攻其表，此误也。得之便厥，咽中干，烦燥吐逆者，作甘草干姜汤与之，以复其阳。若厥愈足温者，更作芍药甘草汤与之，其脚即伸。若胃气不和，谵语者，少与调胃承气汤。若重发汗，复加烧针者，四逆汤主之。

甘草干姜汤方

甘草四两（炙） 干姜二两（炮）

上二味，以水三升，煮取一升五合，去滓。分温再服。

芍药甘草汤方

芍药四两 甘草四两（炙）

上二味，以水三升，煮取一升五合，去滓。分温再服。

【注释】脚挛急：脚蜷曲不能伸直或张开。

【释义】本条提出伤寒兼体虚，误用汗法的变证及其证治与方药。

伤寒脉浮，微恶寒，这是太阳表证。自汗出，这是卫阳不固的表现。小便数是肾阳虚的症状，病人表里俱虚，阳气与阴液皆不足。心阴阳不足，心不藏神，故出现心烦。筋脉失于濡养和滋润，则出现脚挛急的症状，这也是沿足太阳膀胱经所过之处出现的症状。如果此时反用桂枝汤强发其汗，则犯了虚虚实实之戒，所以仲景说："此误也。"误治的结果加重了阴阳两虚的病机，使症状比之前更加严重，也出现更多里虚证。脾肾阳虚不能温煦四肢，病人出现四肢厥冷；阴液不能上承以滋润咽喉，则出现咽干；烦躁更甚，缘于心神失养；吐逆是胃气不和的表现，既可因胃中阴液不足而起，也可由阴寒犯胃所致，故使用甘草干姜汤，以复其阳。

<h3 style="text-align:center">甘草干姜汤方</h3>

甘草（炙）Radix Glycyrrhizae Praeparata ·· 30 克

干姜（炮）Rhizoma Zingiberis Officinalis·· 15 克

煎服方法：用 3 杯水，煎煮上 2 味药物，直到剩下 1.5 杯药液。过滤，分 2 次温服。

本证虽然是阴阳两虚证，但以阳气虚弱为主，因此以恢复阳气为主要目的。但毕竟也有阴液不足，所以仲景没有使用更加燥烈的附子，而是使用干姜，同时甘草与干姜的比例是 2 : 1，用甘草缓和干姜的燥烈之性，俾辛甘发散为阳，使阳气恢复而又不伤阴液。

如果足部开始变温，四肢厥逆得到缓解，说明阳气来复。这时治疗的重点应当放到滋养阴液方面。所以仲景使用芍药甘草汤，酸甘化阴，柔肝缓急，濡养筋脉，使足部的挛急得到缓解。

<h3 style="text-align:center">芍药甘草汤方</h3>

芍药 Radix Paeconiae ·· 30 克

甘草（炙）Radix Glycyrrhizae Praeparata ·· 30 克

煎服方法：用 3 杯水，煎煮上 2 味药物，直到剩下 1.5 杯药液。过滤，分 2 次温服。

从这里可以看出仲景在治疗上十分注重分清疾病的轻重缓急，以及治疗的先后顺序。由于病人之前服用桂枝汤后出现吐逆，伤伐津液，此时服用干姜一类辛燥的药物会使胃中津液进一步损伤，导致津伤化燥，出现以谵语为代表症状的阳明病。因其病位在胃而不在肠，故仲景建议使用泻下轻剂调胃承气汤调和胃气，并减少其用量，起到和胃而不伤正的作用。如果本证经过再发汗复加烧针，则会导致阳气亡失的危重证候，这时必须急用干姜、附子和炙甘草组成的四逆汤回阳救逆，挽救病人的生命。

仲景在本条中假设疾病可能出现的多种可能性，并根据"标本缓急"的原则进行治疗，见招拆招，灵活多变，贯穿了对伤寒变证须"观

纵横《伤寒论》
——《伤寒论》释义与方证比较及应用

其脉证，知犯何逆，随证治之"的治则。

甘草干姜汤在《金匮要略·肺痿肺痈咳嗽上气病脉证治第七》中用于治疗虚寒肺痿，症见"吐涎沫而不咳者，其人不渴，必遗尿，小便数，所以然者，以上虚不能制下故也。此为肺中冷，必眩，多涎唾"。其药物组成、剂量和煎服方法与本方同。

第30条： 问曰：证象阳旦，按法治之而增剧，厥逆，咽中干，两胫拘急而谵语。师曰：言夜半手足当温，两脚当伸，后如师言。何以知此？答曰：寸口脉浮而大，浮为风，大为虚，风则生微热，虚则两胫挛。病证象桂枝，因加附子参其间，增桂令汗出，附子温经，亡阳故也。厥逆，咽中干，烦燥，阳明内结，谵语，烦乱，更饮甘草干姜汤。夜半阳气还，两足当热，胫尚微拘急，重与芍药甘草汤，尔乃胫伸，以承气汤微溏，则止其谵语，故知病可愈。

【注释】阳旦：即阳旦汤，亦即桂枝汤。

【释义】本条针对第29条误汗变证的证治做出进一步解释和说明。

本条采用问答的形式，对前一条的用药，以及用药之后的反应进行分析和判断。病人被诊断为表证，使用桂枝汤之后为何症状反而加重，而且还出现四肢厥冷、咽干、下肢拘急，甚至谵语呢？这是对前一条用药之后出现的基本症状的一个回顾。厥逆是肾阳虚的表现，咽中干和两胫拘急是兼有阴血不足。而谵语则是使用辛热之品，如附子、干姜之后导致阳明实热的缘故。而师曰夜半手足当温，而且两脚当伸，后来情况的发展果然证实了此前的判断，为什么会出现这样的变化？仲景在条文中逐一释疑。

病人寸口脉浮而大，浮为风，感受风邪后出现微热，具有桂枝汤表证的特征。大脉是阴血虚的表现。阴血虚则筋脉失于濡养，所以两胫痉挛，胫骨内外侧是膀胱经和与膀胱经具有表里关系的肾经所经过的部位。因为有表证兼肾阳不足，本证实乃太阳少阴合病，所以使用桂枝汤，并增加桂枝的用量以治疗表证，加入附子温补肾阳，治疗少阴虚寒，防止亡阳。

然而，使用过多的辛温之品会导致变证丛生。一方面，由于病人出现四肢厥逆，不得不使用辛热药物如附子、干姜等。另一方面，辛温燥热之品伤伐津液，导致阴津不足，所以病人出现咽中干燥。由于使用温热的药物过多，导致邪从热化，阳明热盛，所以病人出现烦躁、谵语等里实热证，形成了太阳、阳明、少阴的合病与并病。甘草干姜汤使病人的阳热症状更加严重。虚和实的变证掺杂在一起，增加了辨证和治疗的难度。

夜半一阳生，肾阳开始恢复。肾经起始于小趾之下，所以病人的两足开始感到温热。但是因为阴血不足，两胫仍微微感到拘急，故仲景重新给予芍药甘草汤，养阴血，缓痉挛，解除下肢的痉挛。对于谵语、烦躁等里实热证，仲景给予调胃承气汤，令其大便微微稀溏，使里热有去路，则谵语和其他诸症缓解。仲景在治疗中紧紧抓住疾病变化的机理，随证治之，使症状如预期的那样得到缓解。

值得说明的是，本条从行文风格，遣词用语，以脉论证，以及"因加附子参其间，增桂令汗出，附子温经，亡阳故也"一句和重复使用"烦躁""烦乱"等来看，不像是仲景一贯的写作风格。所以许多《伤寒论》的注家认为这是王叔和、仲景的弟子或者后人加上去的，或是本条有错简等。一些《伤寒论》教材也仅仅将其作为附文列出，而不加注释。

本条中的"阳旦"一词，指阳旦汤，即桂枝汤。张仲景在《金匮要略·妇人产后病脉证治第二十一》中说"产后风续之数十日不解，头微痛，恶寒，时时有热，心下闷，干呕，汗出，虽久，阳旦证续在耳，可与阳旦汤"，其原注曰："即桂枝汤，方见下利中。"据晋代皇甫谧的《针灸甲乙经》记载"仲景论广《伊尹汤液》为数十卷，用之多验"，桂枝汤即出自《汤液经》中所记载的小阳旦汤。仲景在《伤寒论》序中说"勤求古训，博采众方"，可以推测《伤寒论》中不少的经方实际上来自于当时或前朝的古方。南北朝时期陶弘景所著《辅行诀脏腑用药法要》中也有"阳旦汤"的记载，而且还不止一首。该书自 1988 年马继兴先生的《敦煌古医籍考释》收载以来，引起了中医界的广泛关注。书中记载了五首与"阳旦汤"有关的方剂，谨录于后供参考。

小阳旦汤

治天行，发热，自汗出而恶风，鼻鸣干呕者。其方由桂枝三两，芍药三两，生姜二两（切），甘草二两（炙），大枣十二枚等，五味药物组成。

小阴旦汤

治天行，身热，汗出，头目痛，腹中痛，干呕，下利者，其方由黄芩三两，芍药三两，生姜二两（切），甘草二两（炙），大枣十二枚，五味药物组成。

大阳旦汤

治凡病汗出不止，气息惙惙，身劳力怯，恶风凉，腹中拘急，不欲饮食，皆宜此方。若脉虚大者，为更切证也。其方由黄芪五两，人参、桂枝、生姜各三两，甘草二两（炙），芍药六两，大枣十二枚，饴一升，八味药物组成。

大阴旦汤

治凡病头目眩晕，咽中干，每喜干呕，食不下，心中烦满，胸胁支痛，往来寒热方。其方由柴胡八两，人参、黄芩、生姜各三两，甘草二两（炙），芍药四两，大枣十二枚，半夏一升（洗），八味药物组成。

正阳旦汤

若治虚劳里急者，正阳旦汤主之。其方由小阳旦汤加饴糖一升组成。

上五方都可看作以小阳旦汤即桂枝汤进行加减而成。《伤寒论》第62条的"桂枝加芍药生姜各一两，人参三两新加汤"的方药组成便与大阳旦汤相近。第21、22条是桂枝去芍药，本条是桂枝加芍药，一减一加，尽显出仲景使用桂枝汤得心应手，出神入化。其余各方与《伤寒论》中的其他方剂都有明显的联系，如小阴旦汤与黄芩汤、大阴旦汤与小柴胡汤、正阳旦汤与小建中汤等。尽管在药物剂量上存在差别，个别处方的药物不尽相同，但主治却惊人地相似，值得进一步的研究。

第68条：发汗，病不解，反恶寒者，虚故也，芍药甘草附子汤主之。

芍药甘草附子汤方

芍药三两　甘草三两（炙）　附子一枚（炮，去皮，破八片）

上三味，以水五升，煮取一升五合，去滓。分温三服。

【释义】本条提出太阳表证发汗后出现阴阳两虚的证治与方药。

发汗是太阳表证的基本治法，在一般情况下，发汗后表证应当得到解除。本证病不解，反而出现恶寒，却没有发热、头身疼痛等症状，说明表证已去，这是里虚的表现，这时的恶寒实为畏寒，脉象应为沉而细微，仲景使用芍药甘草附子汤扶阳益阴，阴阳双补。

芍药甘草附子汤方

芍药 Radix Paeconiae ··· 15 克

甘草（炙）Radix Glycyrrhizae Praeparata ······························ 15 克

附子（炮，去皮，碎成 8 片）Radix Aconiti Praeparata ········1/3 枚或 5 克

煎服方法：用 5 杯水，煎煮以上 3 味药物，直到剩下 1.5 杯。过滤，每次 1/2 杯，分 3 次温服。附子有毒，须在医生指导下使用。

本方是芍药甘草汤加附子。芍药甘草汤取其酸甘化阴，补营血阴津，加附子助肾阳以实卫气，因此本方具有调和营卫，双补阴阳的功效。

本条与第 29 条相比较，两条都有阴阳两虚的基本病机，但第 29 条以阳虚为主，兼有阴虚，所以在治疗上先用甘草干姜汤助其阳。待阳气恢复之后，再用芍药甘草汤扶助其阴，柔中缓急，制止肌腱的痉挛。在补阳和扶阴上有明确的先后顺序。但本证阴阳两虚基本相当，所以以温阳养阴和调和营卫同时并举。二者的区别在于治疗时间的先后不同。

第 177 条：伤寒脉结代，心动悸，炙甘草汤主之。

炙甘草汤方

甘草四两（炙） 生姜三两（切） 人参二两 生地黄一斤 桂枝三两（去皮） 阿胶二两 麦门冬半升（去心） 麻子仁半升 大枣三十枚（擘）

上九味，以清酒七升，水八升，先煮八味，取三升，去滓，内胶烊消尽。温服一升，日三服。一名复脉汤。

【释义】本条论述伤寒病表证已解，心阴阳气血虚弱的证治与方药。

伤寒病当见恶寒、发热、脉浮等表证的症状和体征，本条却见脉结代、心动悸等心脏症状，说明这是太阳病表证已解，但病变累及少阴，或素有心之疾患，属于杂病的范畴。太阳与少阴相表里，少阴既包括足少阴肾，也包括手少阴心。脉结代和心动悸相关联，因为心主身之血脉，心脏的疾患可以通过脉搏反映出来。第 64 条桂枝甘草汤证和第 82 条真武汤证有"心下悸"，第 102 条小建中汤证有"心中悸"，而本条是

"心动悸"，形容病人心跳特别厉害，几乎不能自持。这是心的阴阳气血虚亏所致，比前几条更加严重。作为"心动悸"的结果，病人的脉象出现结代脉。结脉缓，代脉动，都有歇止，提示心律不齐。本条未经任何误治，而直接见到"脉结代，心动悸"，提示病人素患心疾，复感受外邪。从仲景用药来看，虽冠以"伤寒"，其表证应当已经解除，否则不会使用如此多的补益药物。治疗应当益气滋阴，补血复脉，方用炙甘草汤。

炙甘草汤方

甘草（炙）Radix Glycyrrhizae Praeparata ························· 20 克

生姜（切）Rhizoma Zingiberis Officinalis Recens ········· 15 克

人参 Radix Ginseng ························· 10 克

生地黄 Radix Rehmanniae Glutinosae ························· 80 克

桂枝（去皮）Ramulus Cinnamomi ························· 15 克

阿胶 Gelatinum Corii Asini ························· 10 克

麦冬（去心）Radix Ophiopogonis ························· 15 克

麻子仁 Semen Cannabis ························· 15 克

大枣 Fructus Zizyphi Jujubae ························· 4 颗或 15 克

煎服方法：用清酒 7 杯，水 8 杯，煎煮除阿胶之外的所有药物，直到剩下 3 杯。过滤，加入阿胶烊化，搅匀。温服 1 杯，日 3 次。本方又名复脉汤。

大剂量的炙甘草是方中主药，补中健脾，补益心气。人参为臣药，健脾益气，养心安神，养阴生津。另外四味臣药，包括生地黄、阿胶、麦冬和火麻仁，具有补血养阴，充养血脉的功效。大枣调和营卫，补养心血，健脾补虚，亦为臣药。桂枝、生姜性温，既可以温心阳，通血脉，还可以促进阴血的化生，是方中的佐药。清酒温通血脉，在方中用为使药。诸药合用，起到补益心脏气血阴阳的作用。

本方的煎煮方法也很讲究，一是煎煮时间长，由十五升煎取三升，这比煎煮其他的药物多出好几倍的时间，如此方能让补药的有效成分充分地释放出来。其次，近一半的煎液是清酒。清酒具有温通血脉的作用，也可以增强其他药物的功效。当心悸的症状消失，则脉搏亦恢复正常，所以在处方的结尾，仲景又称此方为"复脉汤"。脉搏恢复正常成为判断疗效的依据之一。

《金匮要略·血痹虚劳病脉证并治第六》也有炙甘草汤，治疗"虚劳不足，汗出而闷，脉结悸，行动如常，不出百日，危急者十一日死。"其药物成分和用量俱与本方相同。唯有清酒的用量不同。本条使用清酒七升，折合1400毫升，而《金匮要略》使用清酒七斤，折合1750毫升，多350毫升。这也是由于两方使用的容积与容量单位不同所造成的。其余皆同。

第178条：脉按之来缓，时一止复来者，名曰结。又脉来动而中止，更来小数，中有还者反动，名曰结，阴也；脉来动而中止，不能自还，因而复动者，名曰代，阴也。得此脉者，必难治。

【注释】

时一止复来：脉来时一止，止后复来，止来无规律。

动而中止，更来小数，中有还者反动：脉搏跳动中，突然一止，但止后复还，脉搏停止的间歇时间短，复跳的脉搏稍快，称为结脉。

脉来动而中止，不能自还，因而复动：脉搏跳动中，突然一止，不能自还，脉搏停止的间歇时间长，良久方才又搏动，称为代脉。

【释义】本条讨论结代脉的阴阳属性及其预后。

结代脉属于间歇脉，是在心脏跳动中出现歇止的脉象。因为它们具有缓慢而有歇止的特点，所以归入阴脉。结代脉是心的阴阳气血亏虚，不能鼓动血脉所致，而心为五脏六腑之大主，所以仲景说"得此脉者，必难治。"结代脉不仅可以见于虚证，也可在实证中见到。

间歇脉中还有一种脉象称为促脉。《诊家正眼》曰："促脉之故，得于脏气乖逆者，十之六七。"关于三种脉象的特点和主病，请见表4-10。

表4-10 促脉、结脉和代脉的区别

类别	促脉	结脉	代脉
频率	快，超过90次/分。	慢，低于60次/分。	缓而弱。
节律	歇止不规则。	歇止不规则。	歇止有规律性。
特点	脉来急促，当中出现不规则的间歇。	在脉搏跳动中，突然出现一止，但止后复还，脉搏停止的间歇时间短，复跳的脉搏稍快。	在脉搏跳动中突然出现一止，不能自还，脉搏停止的间歇时间长，良久方才又搏动。

类别	促脉	结脉	代脉
主病	阳盛或阴虚，或痰饮，或气滞血瘀，或食积。	气血虚弱，或邪气阻滞，痰浊积滞。	脏腑衰竭，气血虚亏，常见于虚证。
属性	阳脉。	阴脉。	阴脉，预后差。

五、结胸与脏结证

（一）结胸证的基本病机

第128条：问曰：病有结胸，有脏结，其状何如？答曰：按之痛，寸脉浮，关脉沉，名曰结胸也。

【注释】脏结：脏有虚寒，与水互结于腹部，症状与结胸相似，但病机和病性不同。属于阴证。

【释义】本条讨论结胸证的症状和脉象特征。

结胸为误下之后，热邪或寒邪内陷，与痰饮、水湿一类的有形之物凝结于胸膈而成，属于变证中的实证，故按之痛，且具有拒按、痛处固定等其他实证的特征。寸脉浮，是阳热的反映，关脉沉，是痰水邪气结于胸腹。

结胸与脏结在病因、病位、症状和脉象上有相似之处，应该加以鉴别，故仲景在讨论结胸的条文中专门提到脏结。关于二者的区别，请见表4-11。

表4-11 结胸与脏结的区别

类别	结胸	脏结
病因	通常由误下导致邪气内陷。	也是误下之后，邪气内陷。
病机	寒邪或热邪与有形之痰饮湿浊相结而成。	脏腑衰竭，寒邪结于阴脏。
部位	胸、膈、心下、脘腹部。	腹部和内脏。

类别	结胸	脏结
脏腑	胃和肠。属于少阳阳明合病。	脾和肝。属于少阳太阴合病。
病性	属阳证、热证和实证。以实热为主。	属阴证、虚证和寒证。以虚寒为主。
脉象	寸脉浮，关脉沉。	寸脉浮，关脉小细沉紧。
舌象	舌上燥而渴，提示热邪化燥。	舌上白苔滑，说明里寒痰湿重。
症状	心下痛，按之坚硬如石，疼痛拒按，痛处固定，项强如柔痓状。或从心下至少腹硬满而痛不可近，不大便五六日，日晡所潮热。	与结胸的症状类似，病变在脾不在胃，故食欲正常，但时时下利，水谷不化。或病胁下素有痞，连在脐旁，痛引少腹入阴筋。
治疗	散寒泄热，逐水破结。使用大陷胸丸或汤加减。	温里散结。使用理中汤或四逆汤加减。
预后	预后相对较好。	难治，预后较差。

第 140 条：太阳病，下之，其脉促，不结胸者，此为欲解也。脉浮者，必结胸；脉紧者，必咽痛；脉弦者，必两胁拘急；脉细数者，头痛未止；脉沉紧者，必欲呕；脉沉滑者，协热利；脉浮滑者，必下血。

【释义】本条以脉测证，提出太阳病误下之后的各种变证及其脉象。

本条恐有错简。现根据清代医家吴谦所著的《医宗金鉴》关于本条的解释将脉象的先后顺序作一些调整，首句中"其脉促"应为"其脉浮"；次句"脉浮者，必结胸"，应当为"脉促者，必结胸"；下一句"脉紧者"与"脉细数者"也互换顺序，方才比较符合临床实际。

太阳病误下之后，如果脉象为浮脉，说明邪气仍在肌表，尚未内陷成为结胸证，邪气会很快从表而解。如果脉象急促，这是邪气内陷，入里化热，当其与体内的有形之邪相合，必定会导致结胸证。如果脉细数，这是阴虚有热，会引起咽喉疼痛。脉弦是肝胆少阳不和的征兆。少阳经脉从两胁而过，如果经气不利，必两胁拘急。脉紧是表寒未去，寒邪束缚足太阳经脉，所以表证不去，头痛不止。如果脉沉紧，这是寒邪入里犯胃，胃气不和，则欲呕吐。脉沉滑是表邪入里化热，病人将出现协热利。若是脉浮滑，这是热邪炽盛，灼伤脉络，会引起便血。

《伤寒论》中除了"以脉测证"之外，还有"以脉定证"。"以脉测证"与"以脉定证"都以长期临床经验的积累为依据，但其诊断意义与价值不一样。"以脉定证"具有必然性，是建立在对规律的认识和把握的基础之上的。比如，伤寒六经病证的提纲中通常包含有脉象，如《伤寒论》第1条"太阳之为病，脉浮，头项强痛而恶寒"，这里的"脉浮"常常被用于"以脉定证"。而"以脉测证"则带有或然性，可能是也可能不是，可能有也可能没有，可能发生也可能不发生。或许可以说，"以脉测证"提供了最接近于临床事实的推测。因此，"以脉测证"具有重要的临床参考价值，而"以脉定证"则具有重要的临床诊断价值。

（二）热实结胸证

第 131 条：病发于阳，而反下之，热入，因作结胸；病发于阴，而反下之，因作痞也。所以成结胸者，以下之太早故也。结胸者，项亦强，如柔痓状，下之则和，宜大陷胸丸方。

大陷胸丸方

大黄半斤　葶苈半升（熬）　芒硝半升　杏仁半升（去皮尖，熬黑）

上四味，捣筛二味，内杏仁、芒硝，合研如脂，和散。取如弹丸一枚；别捣甘遂末一钱匕，白蜜二合，水二升，煮取一升，温顿服之。一宿乃下。如不下，更服，取下为效。禁如药法。

【注释】柔痓：病证名，见于《金匮要略》。痓病而见有汗者。症状包括：身热汗出，颈项强急，手足抽搐，头摇口噤，甚至角弓反张等。"太阳病，发热汗出，不恶寒者，名曰柔痓。"与之相对的是刚痓，"太阳病，发热无汗，反恶寒者，名曰刚痓"，提示其所感的寒邪偏重。

【释义】本条论述结胸与痞证的成因，以及热实结胸于上的证治与方药。

病发于阳，是指病发于表，治当发汗解表，若反用下法，则导致邪热内陷，与痰饮水湿相搏，结于胸膈，形成结胸证。病发于阴，是指病发于里，如果没有实证，不可妄下。否则必损伤脾胃之气，导致升降失常，气机阻滞，出现心下痞的症状。仲景分析导致结胸的原因，提出："所以成结胸者，以下之太早故也。"清代医家杨璇（璿）在其著作《伤寒温疫条辨·卷四》中提出"伤寒下不厌迟，温病下不嫌早"，的确深得伤寒和温病的要旨，符合仲景的理论和临床实际。

结胸证的部位应当包括胸膈及心下，症见疼痛拒按，这是痰饮水湿与邪热互结所造成的。由于热结于上，还可以见到筋脉失于濡养所引起的项强。仲景为了将它与太阳表证所引起的头项强痛相区别，专门指出"如柔痉状"，治疗当再次使用下法，攻逐瘀结，泄热逐水，方用大陷胸丸。

大陷胸丸方

大黄 Radix et Rhizoma Rhei ·······························60 克

葶苈子（熬）Semen Descurainiae seu Lepidii ···········30 克

芒硝 Mirabilitum ·······································30 克

杏仁（去皮尖，熬黑）Semen Pruni Armeniacae ··········30 克

甘遂（研末）Radix Euphorbiae Kansui ················1.5 克

服用方法：先将大黄和葶苈子碾为细末，细筛过滤。将杏仁和芒硝合研如脂，加前两味药的粉末，做成弹丸大的丸剂。服用之前，先取出药丸 1 粒，将甘遂 1.5 克研末，然后用 2 杯水煎煮药丸、甘遂末和 40 毫升的白蜜。直到剩下 1 杯。趁温顿服。一宿之后当出现泄泻。若无下利，应按上法再煎服，直至下利，方可见效。药物的禁忌与其他汤方相同。

大陷胸丸是大陷胸汤加葶苈子和杏仁而成。大黄和芒硝泄热破结，通腑逐实，加甘遂一味攻逐水饮，此三味合为大陷胸汤，治疗水热互结的结胸证。再加葶苈子和杏仁泻肺导滞，攻逐位于胸膈和上焦，尤其是肺部的实热邪气。同时肺与大肠相表里，大黄和芒硝荡涤积滞，使邪热从肠道而出，借以增强大陷胸汤的泄热之功。

本方是峻下逐水之剂，但变汤为丸，且减少剂量，同时还用甘缓的白蜜减轻峻剂所带来的副作用，变峻下为缓攻，算是峻药缓图之法，达到以攻为和的目的。

第 134 条：太阳病，脉浮而动数，浮则为风，数则为热，动则为痛，数则为虚，头痛，发热，微盗汗出，而反恶寒者，表未解也。医反下之，动数变迟，膈内拒痛，胃中空虚，客气动膈，短气躁烦，心中懊恼，阳气内陷，心下因硬，则为结胸，大陷胸汤主之。若不结胸，但头汗出，余处无汗，剂颈而还，小便不利，身必发黄也。

大陷胸汤方

大黄六两（去皮） 芒硝一升 甘遂一钱匕

上三味，以水六升，先煮大黄，取二升，去滓，内芒硝，煮一两沸，内甘遂末。温服一升。得快利，止后服。

【注释】

动脉：二十八脉之一。脉来滑数，脉形如豆，厥厥动摇，见于惊恐及痛症。《伤寒论·辨脉法》："若数脉见于关上，上下无头无尾，如豆大，厥厥动摇者，名曰动也。"

客气动膈：邪气扰动胸膈。

剂颈而还：剂通齐，指头面部的汗出止于颈部，身体的其他部位无汗。这是湿热熏蒸的表现。

【释义】本条讨论表证误下出现结胸与发黄的两种转归和证治与方药。

太阳病出现脉浮，头痛，发热，恶寒，这是典型的表证，故仲景说"表未解也"。但与之同时出现的其他一些脉症说明这不是单纯的表证：脉象不是表证应有的浮缓或浮紧，而是动数，这个"动数"与仲景在第4条中提到"脉数急者，为传也"是一个意思，代表病邪有内传的倾向，但尚未与有形之邪如痰水相合，所以"数则为虚"。微盗汗出也是邪欲入阴的表现。此时的病证仍属表证，不过有入里的倾向，有的医家建议此时可使用柴胡桂枝汤治疗。

仅仅因为表证有入里的倾向便使用下法，这是误治。其结果是加速邪气内陷，与痰水一类的阴邪相结合，故而脉象变迟，浮脉因病邪入里而消失。结胸的主要症状逐一出现，如膈下疼痛，坚硬，拒按，这都是因为泻下之后，导致邪气内陷，使"胃中空虚，邪气动膈"。病人同时还有气机不利的表现，如短气，烦躁，心中懊憹等，当用大陷胸汤泄热、逐水、破结。

大陷胸汤方

大黄（去皮）Radix et Rhizoma Rhei ························· 15 克

芒硝 Mirabilitum ································· 15 克

甘遂 Radix Euphorbiae Kansui ·························0.5 克

煎服方法：用6杯水，先煎煮大黄，直到剩下2杯药液。过滤，加入芒硝，小火令其溶化，再加入甘遂末，搅匀。温服1杯。出现泄泻后停服余药。

大陷胸汤为调胃承气汤去甘草，加甘遂。之所以去甘草，不仅是因为甘草性缓会减弱泻下逐水的功效，更主要的还是因为甘草反甘遂，二药不能配伍使用。

仲景在最后一段提出还有一种病理演变：当热邪内陷之后，没有形成结胸，但与湿气相合，形成湿热熏蒸的病理变化。热因湿裹而不得外出，故仅仅头汗出，身体其他部位无汗；湿因热的上蒸而不得从小便而出，故出现小便不利，其结果是湿热从肌肤而出，发为黄疸。此证可以采用茵陈蒿汤或茵陈五苓散治疗。

本段文字较长，叙述了表证和表证误下变为结胸或为发黄的不同病机演变途径，揭示了临床辨证的重要意义。如果在表证有入里的征兆之时对症治疗，让邪从表解，则不会出现后来的结胸和发黄等种种变证。

第135条：伤寒六七日，结胸热实，脉沉而紧，心下痛，按之石硬者，大陷胸汤主之。

【注释】按之石硬者：触诊按压，局部像岩石一样坚硬，形容结胸的硬满程度。

【释义】本条讨论未经误治的结胸证的证治与方药。

伤寒六七日，病邪由寒变热，内陷入胸，与水相搏，发为结胸。仲景这里提到结胸热实包含了多重信息，结胸是病位，热是病因，实是疾病的病性，这些都是不可或缺的辨证要素。脉沉代表病邪入里，紧脉一方面代表疼痛，另一方面也是郁结的表现。心下痛与按之如岩石般坚硬是结胸的典型症状。从结胸的部位来看，有结于上焦肺与胸的，甚至还可见到项强的症状，如131条。本条是邪结于中，在心下胃脘的部位。后面我们还会讨论到邪结于腹，虽然都称结胸，但部位已然不同。

另外，既然结胸病有"按之石硬"的症状和体征，这就要求在四诊中使用触诊的方法辨别结胸的软硬程度，掌握第一手的资料，用于诊断和鉴别诊断。

关于大陷胸丸和大陷胸汤的区别，请见表4-12。

表 4-12　大陷胸丸和大陷胸汤的比较

类别	大陷胸丸	大陷胸汤
病因	病发于阳，而反下之，热入因作结胸。所以成结胸者，以下之太早故也。	表未解也，医反下之。
病机	热邪内陷，痰水相结，肺气不宁。	邪热内陷，与痰浊水饮互结。
病位	胸部偏上的部位，包括肺部。	胸膈、胃脘或腹部，以及胁肋。
症状	胸膈或心下硬满结痛，颈项强急，俯仰不能自如，头汗出，气紧而喘促不宁。	心下、胸膈硬满疼痛，或膈内拒痛，或从心下至少腹硬满而痛不可近，或胁肋硬痛，按之石硬，脉沉而紧。
治疗	逐水破结，豁痰降气，泻肺平喘。	逐水泄热，荡涤积滞，破结散瘀。
方药	大陷胸丸：大黄，芒硝，葶苈子，杏仁。	大黄，芒硝，甘遂。
剂量	两方大黄剂量相同，芒硝为汤剂的一半。	与丸剂相比，芒硝加倍，且有逐水破结的甘遂。
功效	丸剂图缓，逐水散结的力量不如汤剂。	使用汤剂，其逐水散结的作用强于前方。

第 136 条：伤寒十余日，热结在里，复往来寒热者，与大柴胡汤；但结胸，无大热者，此为水结在胸胁也。但头微汗出者，大陷胸汤主之。

【释义】本条提出少阳阳明并病的证治以及与大结胸证的鉴别。

伤寒十余日，表邪入里化热。热结在里，与秽浊之邪和燥屎相结，形成阳明腑实，当可见日晡所潮热、谵语、腹部胀痛等症状。病人继而出现寒热往来，这是阳明与少阳并病的表现。既为少阳证，也当见到胁下硬满、胸胁胀痛等症状。治疗既要泄热通腑，也要和解少阳，故用大柴胡汤表里双解。上述症状与结胸证有许多相似之处，故仲景对两病进行鉴别。大结胸证通常不会出现高热或潮热，因为结胸证是热与水结，热在水中，既没有阳明证最常见的大热，也没有少阳证的往来寒热，而且汗出不爽，局限在头部，仅微汗出而已。由于结胸是水热互结于胸胁部位，气机不利，所以还应当见到心下疼痛，拒按，坚硬如石块等症状和体征。关于少阳与阳明并病和大结胸证的鉴别，请见表4-13。

表 4-13　少阳阳明并病与大结胸证的鉴别

类别	少阳与阳明并病	大结胸证
病机	先阳明腑实，继而邪郁少阳。	伤寒误下，邪热内陷，与水湿互结。
病位	胸胁部和腹部，尤其是下腹部。	胸胁部和心下的部位。
发热	先有蒸蒸发热，继而寒热往来。	邪热与水互结，发热不明显。
硬痛	胸胁胀痛，腹痛拒按，但皆非"按之石硬"，程度没有结胸坚硬。	胸膈和心下结痛，按之石硬，或从心下至少腹硬满而痛不可近。

第137条：太阳病，重发汗而复下之，不大便五六日，舌上燥而渴，日晡所小有潮热，从心下至少腹硬满而痛不可近者，大陷胸汤主之

【注释】

日晡所：又称晡时，古代对时间的一种表述，指十二时辰的申时，即下午3：00到5：00的一段时间。班固《汉书》：贺发，晡时至定陶。

潮热：指发热似潮水一样，发作有时。

痛不可近：不让人近前触摸，是拒按的表现，形容疼痛的严重程度。

【释义】本条提出太阳病复汗下后，出现类似阳明腑实证但实为大结胸证的证治与方药。

太阳表证本当发汗，但应中病即止，不可反复发汗，徒伤津液。若再加上泻下，则不但使邪热内陷，而且更伤津液。津伤胃燥，极易形成阳明腑实，所以五六天不大便，口干舌燥，甚至日晡所有潮热。如果继续发展，还会出现腹痛硬满，谵语，以及阳明热盛的其他症状。但本证不同之处在于：午后潮热，仅仅是"小有潮热"而已，腹痛的范围是从心下至少腹，且痛不可近，这是比较典型的大结胸证的症状和体征。内陷的邪热与水互结，水热之邪弥漫上中下三焦和从胸膈到少腹的整个部位，这是阳明腑实所不具备的。同时大结胸证的疼痛更加严重，不仅仅疼痛拒按，甚至拒绝医者靠近。因此治疗必须泄热逐水，散结止痛，不可单纯通腑泄热，荡涤积滞，否则疾病得不到缓解。

大结胸证在症状上与阳明证有许多相似之处，而且治疗上也是以调

胃承气汤为基础方进行加减，容易引起混淆。关于大结胸证与阳明腑证的比较，请见表4–14。

表4–14　大结胸证与阳明腑实证的比较

类别	大结胸证	阳明腑实证
病因	伤寒误治，邪气内陷，或从太阳传入。	伤寒太阳传入阳明，也可因误治导致邪气内陷。
病机	陷入的热邪或寒邪与有形的痰浊水饮互结。	热盛化燥，与秽浊之物，如燥屎、宿食相结，积聚肠中，腑气不通。
部位	三焦、胸、膈、脘腹或胁肋。	胃肠，以胃脘尤其是腹部为主。
发热	有热感，但非高热或潮热。	蒸蒸发热，高热或日晡所潮热。
出汗	头汗出，齐颈而还，余处无汗。	大汗，或手足濈然汗出，连绵不断。
疼痛	疼痛剧烈，触按尤甚，故畏惧按压，甚至拒绝常人靠近。	疼痛拒按，触诊可发现条索状燥屎，但疼痛程度没有结胸严重。
硬满	局部硬满，如岩石般坚硬。	痞满，肌肉紧张，甚至痉挛。
谵语	无谵语等神志症状。	谵语是腑实已成的标志。
治疗	泄热或散寒逐水，涤痰破结。	泄热通腑，荡涤积滞，行气消痞。
方药	大陷胸汤或大陷胸丸。	三承气汤。

第138条：小结胸病，正在心下，按之则痛，脉浮滑者，小陷胸汤主之。

小陷胸汤方

黄连一两　半夏半升（洗）　栝楼实大者一枚

上三味，以水六升，先煮栝楼，取三升，去滓，内诸药，煮取二升，去滓。分温三服。

【释义】本条论述小结胸病的证治和方药。

小结胸证也是由于误治，导致邪热内陷，与痰浊相结而成。其病位比较局限，正在心下；其疼痛比较轻浅，按之则痛，不按则疼痛不明显。脉象浮滑。此处浮脉不代表表证，而是指小陷胸证的病位靠外而表浅。滑脉主热、主痰，表明本证是痰热互结于心下所致，故用小陷胸汤治疗。

小陷胸汤方

黄连 Rhizoma Coptidis ·· 5 克

半夏（洗）Rhizoma Pinelliae Ternatae ····················· 20 克

栝楼实 Fructus Trichosanthis ·································· 1/3 个或 15 克

煎服方法：用 6 杯水，先煎煮栝楼实，直到剩下 3 杯药液。过滤，加入其余药物，继续煎煮，直到剩下 2 杯。过滤，分 3 次服用。

方中的黄连清心胃之热，半夏化痰散结，栝蒌实清热涤痰，宽胸散结。三味相合，共奏清热涤痰，消瘀散结之功。

关于大陷胸汤和小陷胸汤的区别，请见表 4-15。

表 4-15　大陷胸汤和小陷胸汤的比较

类别	大陷胸汤	小陷胸汤
病因	伤寒误治，邪热内陷。	伤寒误治，邪热内陷。
病机	热邪与水饮互结。	热邪与痰湿互结。
病位	胸膈、心下、胃脘、腹及胁肋。	正在心下，范围更局限和狭小。
脉象	沉而紧。	浮而滑。
硬满	按之石硬。	较轻。心下硬满，但非石硬。
疼痛	硬满而痛不可近。	较轻。按之则痛，不按则不痛。
治疗	泄热逐水，破结散瘀。	清热涤痰，宽胸散结。
药物	大黄、芒硝、甘遂。	黄连、半夏、瓜蒌实。
功效	攻下逐实，攻逐水饮的力量强。	清热，化痰，散结的力量强。
方解	荡涤积滞和攻逐水饮之峻剂，重在泻下，年老体弱及孕妇禁用。	虽半夏有毒，但没有大陷胸汤峻烈，重在清热祛痰。应用广泛。

第 139 条：太阳病，二三日，不能卧，但欲起，心下必结，脉微弱者，此本有寒分也，反下之，若利止，必作结胸。未止者，四日复下之，此作协利也。

【注释】寒分：指水饮。

【释义】本条提出太阳病素有水饮，误下之后产生结胸或协利等变证。

本条可以分为三段。第一段从句首到"此本有寒分也",提出病人素有水饮,新感外邪。太阳病二三天,当有发热恶寒等表证。病人出现"不能卧,但欲起"的症状,脉象不是浮紧,反现微弱,这是素有水饮内停的表现。所以病人心下必结,这合理解释为什么病人"不能卧,但欲起"的原因。

第二段,从"反下之",到"必作结胸"。如果医生认为病人不能卧,心下必结是阳明里实证,于是采用下法,导致邪气内陷。如果下利停止,则邪气与水饮相结,形成结胸证。这符合结胸证的基本病机,即邪气内陷,与有形的水饮凝结于胸膈。病人应当有胸脘部疼痛结硬的症状。

第三段,从"未止者",到句末。如果病人利不止,医者认为这是邪气盛,或热结旁流,数日后再使用下法,则邪气羁留下焦,成为协热利。

本条发病之初是外有表证兼内有水饮,治疗当解表化饮。医者一再泻下,导致变证丛生,出现结胸和协热利等证。本条除了解释结胸发生的病因病机之外,也说明辨证的重要性,以及泻下必须慎重的道理。

(三)寒实结胸证

第141条: 病在阳,应以汗解之;反以冷水潠之。若灌之,其热被劫不得去,弥更益烦,肉上粟起,意欲饮水,反不渴者,服文蛤散;若不瘥者,与五苓散;寒实结胸,无热证者,与三物小陷胸汤,白散亦可服。

文蛤散方

文蛤(五两)

上一味为散,以沸汤和一方寸匕服。汤用五合。

三物小白散方

桔梗三分　巴豆一分(去皮心,熬黑,研如脂)　贝母三分

上三味为散,内巴豆,更于白中杵之,以白饮和服。强人半钱匕,羸者减之。病在膈上必吐,在膈下必利。不利,进热粥一杯;利过不止,进冷粥一杯。

【注释】潠:音 xùn 训,意将口中含的液体喷出。《后汉书·郭宪

传》曰:"含酒三潠。"

【释义】本条提出水结于表、水蓄膀胱与寒实结胸的病机、证治与方药。

文末"小陷胸汤"和"亦可服"词义不合,疑为衍文。病在太阳,本应以汗解之,前医反使用水疗,导致阳气郁遏,水结于表。"弥更益烦,肉上粟起"形容寒束肌肤和阳气被遏的程度;"意欲饮水,反不渴"是水气不散,水津不布,须服文蛤散祛痰利肺,利水消肿。

文蛤散方

文蛤 Concha Meretricis Seu Cyclinae ···················· 75 克

服用方法:将上一味碾末,以沸水调 2 克药末,温服。或取 100 克煎汤服。

"若不瘥"说明在表之水内蓄于膀胱。药轻病重,文蛤散不敷使用,须用五苓散温阳化气,利水渗湿,表里双解。

文蛤散亦见于《金匮要略·消渴小便利淋病脉证并治第十三》,用治"渴欲饮水不止者",其药物和煎煮方法及服法与本方同。

水结在表及水蓄膀胱揭示表与里、经和腑之间的联系,水饮尚未与它邪所结。寒实结胸,是寒痰冷饮等邪气结聚于胸膈,出现胸胁或心下硬满疼痛的症状。三证都为阴邪所致,故仲景合为一条讨论。阴寒邪气结聚,故不见口渴、舌燥、出汗、心烦,或午后潮热等热象。相反临床上可见到畏寒和四肢冷。肺喜清肃而恶寒,有时还可见到肺气上逆的咳嗽、喘息等症状。治疗应当温化寒痰,逐水散结,方用三物小白散方。

三物小白散方

桔梗 Radix Platycodi ····························· 9 克
巴豆(去皮心,熬黑,研如脂)Semen Crotonis··············· 3 克
贝母 Bulbus Fritillariae Thunbergii ··················· 9 克

服用方法:将以上 3 味药物碾末,以米汤送服。体质壮实者每次服用 0.8 克,弱者酌减。若病位在膈以上,服药后会出现呕吐;在膈下者,服药后多下利。如果不下利,可服食热粥 1 杯;若下利不止,食冷粥 1 杯。

巴豆大辛大热,有毒,能散寒逐水,泻下冷积,同时还有涌吐之功,是攻逐内邪的峻猛之药。若阴邪聚于胸膈以上,服药后会出现呕吐;邪在胸膈以下,则会出现泄泻,体现出顺势而为的祛邪特点。巴豆

热服会增强其效力，寒服则会减弱其药效，因此仲景建议根据下利的轻重情况选择使用热粥或冷粥伴服，以调节其攻逐的效力。贝母祛痰散结，桔梗开宣肺气，引药上行，加强对胸膈和肺部的治疗作用。巴豆易伤脾胃，故本方用量小，用米汤送服，也能顾护正气，具有保护脾胃的作用。

《金匮要略·肺痿肺痈咳嗽上气病脉证治第七》之《外台》桔梗白散的组成和剂量与本方同，用治肺痈。其方后注云"病在膈上者吐脓血，膈下者泻出，若下多不止，饮冷水一杯则定"。

（四）结胸证的治疗禁忌

第 132 条：结胸证，其脉浮大者，不可下，下之则死。

【释义】本条提出结胸证脉浮大禁用下法的原则。

本条是"以脉定证"的典型例子。结胸证脉浮，说明表邪尚未完全入里，脉大提示里实尚未完全形成。这时纵然有心下硬满疼痛，但如果脉象不沉紧，则尚未到使用大陷胸汤攻逐里实的时候。这是"伤寒下不厌迟"的又一个具体应用的范例，否则误下之后，必伤里气，导致邪气内陷，变证丛生，甚至出现危重之证，所以仲景提出"下之则死"，以为警示。

脉象的鉴别也非常重要。第 128 条提到结胸证的脉象是浮脉，但仅仅是寸脉浮，其关脉沉，代表结胸已成。而本条脉象浮大，是整个寸关尺三部脉俱浮而大，提示表实仍在而里证未成。此外，如果结胸症见脉象大而无力，这是正虚邪实之候，千万不可妄用攻逐水饮的下法，否则会后患无穷。

第 133 条：结胸证悉具，烦躁者亦死。

【释义】本条提出结胸证的预后。

结胸证悉具，是指见到结胸证的所有症状，比如心下痛，拒按，硬如磐石，脉沉紧等。这说明病情深重，而且极有可能病情已经发展到严重的阶段，所以才会出现"结胸证悉具"的情况。如果此时再见到烦躁，说明邪胜正衰，神不内守，预后不良。

本条应当与上一条（第 132 条）结合起来分析。仲景在这里讨论了结胸证使用下法的最佳时间。第 132 条提出如果结胸尚未形成，不具备使用下法的条件就不能泻下，否则"下之则死"。本条提出当结胸证的所有症状都已经出现，便应该立即使用下法，否则当新的变证如烦躁产生之后，治疗起来就更加棘手，所以仲景说"亦死"。推而广之，临床疾病都有其最佳的治疗时间，太早不行，太晚也不行，治疗必须把握时机，当机立断。这为辨证施治提出了更高的要求。这也说明：临床上的证不是孤立存在的，它与时间、空间、病性和病势密切相关联。

（五）太阳少阳合病及并病

第 142 条： 太阳与少阳并病，头项强痛，或眩冒，时如结胸，心下痞硬者，当刺大椎第一间、肺俞、肝俞，慎不可发汗，发汗则谵语，脉弦，五日谵语不止，当刺期门。

【注释】

大椎：督脉上的穴位，位于第七颈椎棘突下。进针时向上斜刺 0.5 ～ 1 寸。

肺俞：足太阳膀胱经的穴位，在第三胸椎棘突下，旁开 1.5 寸，斜刺 0.5 ～ 0.8 寸。

肝俞：足太阳膀胱经的穴位，在第九胸椎棘突下，旁开 1.5 寸，斜刺 0.5 ～ 0.8 寸。

【释义】本条提出太阳少阳并病，慎不可发汗，应当使用针灸治疗。

根据并病的定义，太阳和少阳并病，是指太阳经的证候未解，又出现少阳经的证候，因此临床上应当见到两经的症状。头项强痛是太阳表证的典型表现，眩冒是少阳病的症状。由于少阳胆气不利，气机失调，所以病人心下痞硬，症状类似于结胸，这是肝胆疏泄不利，气机不畅的表现，与邪气内陷同有形的痰饮水气相结的结胸证不同。

少阳病邪气停留在半表半里的部位，慎不可使用汗吐下，而必须采用和解的治法，除了使用和解少阳的小柴胡汤之外，针灸治疗也是恰当的选择。针刺大椎可以解表散邪，加肺俞宣肺行气，助大椎解表，治疗太阳病。针刺肝俞可以和解少阳，行气解郁，配肺俞又能宣散和调畅胸胁部的气机。

尽管本证尚有太阳病的症状，但此时不能发汗。因为发汗会伤伐胃中的津液，使疾病向阳明病的方向发展，出现谵语等里实热的症状。如果热从燥化，还会形成阳明腑实，燥屎内结。如果五六日之后病人仍有谵语，假设脉象依然是弦脉，说明少阳证仍在，应当继续使用针灸的疗法，针刺足厥阴肝经的募穴期门以泻肝胆之实邪，和解少阳。

第150条：太阳、少阳并病，而反下之，成结胸，心下硬，下利不止，水浆不下，其人心烦。

【注释】水浆：包括水、榨取的果汁或流质食物，以及汤液醨醴。还有一种兴盛于秦代末年的称作"浆水"的饮料，呈淡白色，微酸，是用一些蔬菜在沸水里烫过之后，加温水和酵母发酵而成。口渴时直接舀出饮用，具有消暑解渴的作用。

【释义】本条提出太阳少阳并病，误下造成结胸，证似太阴病的变证。

太阳少阳并病，本当用小柴胡汤或柴胡桂枝汤以解太阳和少阳两经之邪。医者违反了少阳病禁用汗吐下三法的原则，贸然使用泻下的治法，使邪气内陷，与体内有形的痰浊水湿相结成为结胸，所以该患者具有结胸病人心下坚硬的典型症状。

如果仅仅是大结胸证，病人还应有便秘，以及阳明腑证的其他症状，可使用大陷胸汤泄热、逐水、破结。但本证却出现下利不止，水浆不入的症状。这是泻下之后脾胃虚弱的表现，类似太阴病。由于虚实夹杂，上热下寒，病人出现心烦，使得疾病更加复杂多变，增加了治疗的难度。仲景没有出示治疗方案，有的《伤寒论》注家建议使用理中汤温中散寒，治疗脾胃虚弱。然而理中汤仅限于理中，病人结胸、心下硬、心烦的症状得不到有效的缓解。一些伤寒大家提出使用柴胡桂枝干姜汤治疗此类变证，和解少阳，温化水饮，方证合拍，可作参考。

第171条：太阳少阳并病，心下硬，颈项强而眩者，当刺大椎、肺俞、肝俞，慎勿下之。

【释义】本条提出太阳少阳并病的针刺治疗和禁忌。

病人先患太阳病，症状尚未消除，又出现少阳病的症状。本条颈项强是太阳病的症状，心下硬和头眩是少阳病的表现。应当针刺大椎和肺俞舒缓颈部的肌肉痉挛，疏风祛邪，发表解肌；针刺肝俞疏肝理气，和解少阳。仲景反复强调，慎勿使用泻下的方法，以免导致邪气内陷，引发变证。

本条应当与第 142 条互参。第 142 条曰："太阳与少阳并病，头项强痛，或眩冒，时如结胸，心下痞硬者，当刺大椎第一间、肺俞、肝俞，慎不可发汗，发汗则谵语，脉弦，五日谵语不止，当刺期门。"这两条所讨论的都是太阳和少阳并病，且都建议使用针灸治疗，穴位也都一致。所不同的是：仲景在第 142 条中告诫"慎不可发汗"，然后在 171 条中又提出"慎勿下之"，昭示少阳病禁汗吐下等治法的原则。第 142 和 150 条还列举太阳少阳并病误用汗法和下法所产生的变证，旨在告诫后世在临床上治疗少阳疾病的时候必须谨守。

第 172 条：太阳与少阳合病，自下利者，与黄芩汤。若呕者，黄芩加半夏生姜汤主之。

黄芩汤方

黄芩三两　芍药二两　甘草二两（炙）　大枣十二枚（擘）

上四味，以水一斗，煮取三升，去滓。温服一升，日再夜一服。若呕者，加半夏半升，生姜三两。

黄芩加半夏生姜汤方

黄芩三两　芍药二两　甘草二两（炙）　大枣十二枚（擘）　半夏半升（洗）　生姜一两半（一方三两，切）

上六味，以水一斗，煮取三升，去滓。温服一升，日再夜一服。

【释义】本条提出太阳少阳合病所致下利和呕吐的证治与方药。

既然是合病，则两经同时发病，无先后之分，但本条的合病有轻重的不同，应当是少阳的火郁之邪下迫大肠，出现下利。这种下利类似痢疾，具有泻下黏滞，肛门灼热，腹痛下坠，里急后重等特点，是邪热下迫，少阳疏泄不利所造成。气机不利，胃气上逆还可以见到呕吐。由于病位以少阳为主，既不能用汗法，又不能用下法，故只能采用清解的治疗方法，方用黄芩汤和黄芩加半夏生姜汤。

黄芩汤方

黄芩 Radix Scutellariae ·· 15 克

芍药 Radix Paeoniae ·· 10 克

甘草（炙）Radix Glycyrrhizae Praeparata ····················· 10 克

大枣（掰）Fructus Ziziphi Jujubae ························· 4 颗或 15 克

煎服方法：用 10 杯水，煎煮以上 4 味药物，直到剩下 3 杯药液。过滤，温服 1 杯，白天 2 次，夜间 1 次。

黄芩加半夏生姜汤方

黄芩 Radix Scutellariae ···························· 15 克

芍药 Radix Paeoniae ····························· 10 克

甘草（炙）Radix Glycyrrhizae Praeparata ············ 10 克

大枣（掰）Fructus Zizyphi Jujubae ············· 4 颗或 15 克

半夏（洗）Rhizoma Pinelliae Ternatae ·············· 20 克

生姜（切）Rhizoma Zingiberis Officinalis Recens ······· 15 克

煎服方法：用 10 杯水，煎煮以上 4 味药物，直到剩下 3 杯药液。过滤，温服 1 杯，白天 2 次，夜间 1 次。

方中黄芩苦寒，清解邪热，为君药。芍药酸寒，泄热敛阴，亦缓急止痛，为臣药。甘草和大枣和中缓急，补益脾胃，固护中焦，为方中的佐使药。如果胃气上逆，出现呕吐，则加半夏、生姜和胃，降逆止呕。

太阳与阳明合病出现下利，用葛根汤治疗；阳明与少阳合病出现下利，用承气汤治疗；本条太阳与少阳合病下利，用黄芩汤治疗。后世治疗痢疾的名方，如黄芩芍药汤，以及芍药汤等均从此方衍化而来，故清代著名医家汪昂在《医方集解》中称此方为"万世治利之祖方"。

葛根黄芩黄连汤与本条的黄芩汤相比，两方都有黄芩，也都治疗下利，但前方清气分之热，清热的效力强于后方；而后方清血分之热，虽然清热的效力不如前方，但因为方中有芍药甘草汤，所以缓急止痛的效力强于前方。从病位上看，葛根黄芩黄连汤治疗里热挟表邪的邪热利，是表里同病，设方的目的在于表里双解；而黄芩汤虽然是太阳和少阳合病，但太阳表证已除，故而治疗偏里偏下。

黄芩加半夏生姜汤亦见于《金匮要略·呕吐哕下利病脉证治第十七》，用于治疗干呕而利的病证，其药物组成和煎服方法与本方同，唯生姜的用量是本方的两倍，其和胃止呕的力量更强。

（六）脏结证

第 129 条：何谓脏结？答曰：如结胸状，饮食如故，时时下利，寸脉浮，关脉小细沉紧，名曰脏结。舌上白苔滑者，难治。

【注释】舌上白苔滑：舌苔白滑而黏腻，提示体内有痰湿或湿困于脾，或脾阳虚夹湿。

【释义】本条提出脏结的症状、舌脉和预后。

脏结也会出现心下及少腹硬满疼痛，与结胸类似，但其病因、病机和病性与结胸有很大的不同。脏结是阴寒凝结于五脏（以肝脾肾为主），未殃及胃腑，所以病人饮食如常。又由于脾阳虚弱，阴寒内盛，所以病人经常下利泄泻。与结胸一样，脏结也是寸脉浮，但这不是表证的表现，而是仲景借以指代其病因病机是由于外邪内陷所致。病人关脉沉紧，也与结胸的脉象相同。沉代表里证，紧是阴寒与邪气互结。不同之处在于脏结的脉象还有小细，这是脏气虚弱的表现，说明本证以虚寒为主。舌上白滑苔，这是虚寒及湿邪内盛的征象，预后较差，属于难治之证。

《伤寒论》中讨论舌象的条文并不多。这是仲景首次讨论舌象，故而中医界有"伤寒重脉，温病重舌"之说。

第130条：脏结无阳证，不往来寒热，其人反静，舌上苔滑者，不可攻也。

【释义】本条提出脏结属脏气虚寒，阴寒凝结之证，禁用攻下之法。

"脏结无阳证"是指"脏结"之为病，无三阳之证：病属五脏，当无太阳证；不往来寒热，则无少阳证。其人反静，是指没有烦躁、口渴、谵语等阳明热证。舌上苔滑，与上条"舌上白苔滑者"意义相同，代表阴寒内盛，湿浊内蕴，因此不能采用攻下的泻法。

对于此类脏气虚弱，阴寒内盛的病证，可用温补脾肾的处方，再酌加散寒止痛的药物治疗。仲景未出示方剂，后世一些《伤寒论》专家提出可用四逆汤类的经方温阳散寒，还有的提出采用理中汤加枳实治疗此证，可作参考。

第167条：病胁下素有痞，连在脐傍，痛引少腹入阴筋者，此名脏结。死。

【释义】本条辨三阴脏结的危证及预后。

第一句"病胁下素有痞，连在脐旁"，信息量很大，包含病位、病程以及病性等方面的信息，是病人的主诉。病人胁下素有痞块，这属于杂病的范畴，且病程较长，迁延日久；痞块"连在脐旁"，提示为有形之物，当可触诊探知其大小，表明其非痞证。胁下是肝经的循行部位，脐旁是脾经和肾经循行所过之处。因此本证属于三阴经的病变。胁下痞块连在脐边，也说明痞块的体积较大。其病机为寒凝气滞，血脉瘀阻，气血不通，故出现疼痛。"痛引少腹，入阴筋"，指出疼痛属于牵引痛，呈放射状。寒主凝滞，其性收引，故而少腹部的阴筋拘急挛缩。发作之时病人当会收腹蜷缩，以缓解疼痛。从足厥阴肝经的经脉循行看：足厥阴经"循股阴，入毛中，环阴器，抵小腹"，因此本条三阴经脏结应以足厥阴肝经的病变为主。肝的筋脉受寒，进而影响到脾和肾，出现阴寒内盛，阳气衰竭之象，所以断为危候，预后较差。

六、痞证

第 151 条：脉浮而紧，而复下之，紧反入里，则作痞。按之自濡，但气痞耳。

【注释】

紧紧反入里：指寒邪内陷。"紧"原指"浮而紧"的紧脉，此处仲景用"紧"字代替"寒邪"。

濡：通"软"。《诗·郑风·羔裘》曰："羔裘如濡。"《庄子·天下》曰："以濡弱谦下为表。"

气痞：病证名。表邪因误下入里，无形之邪结于心下，按之柔和不痛的痞证。

【释义】本条讨论痞证的成因与辨证要点。

脉浮而紧，属太阳伤寒表实之证，应当采用麻黄汤一类辛温的药物发汗解表。如果误用下法，则导致病邪内陷入里。一方面，误下损伤脾胃之气；另一方面，寒邪乘机入里，更加损伤脾胃的阳气，脾失健运，胃不受纳，升降功能失常，中焦气机受阻，遂成痞证。其特点是胃脘部胀满，憋闷不舒，以手按之却柔软无物，表明这是无形的邪气内结导致气机壅滞，所以仲景称其为"气痞"。

痞证在症状和体征上与结胸有相似之处，应当加以鉴别。请见表

表 4-16　结胸证与痞证的鉴别

类别	结胸证	痞证
病因	病发于阳，而反下之，热入，因作结胸。	病发于阴，而反下之，因作痞也。
病机	内陷的病邪与有形的痰湿、水饮一类的病邪互结。	寒热之邪与无形的邪气相合，导致气机痞塞，升降失常。
病位	以胸部为主，但病变范围可波及从胸膈到心下胃脘、腹部，以及胁肋的广泛区域。	病变部位比较狭窄，主要局限于心下胃脘的部位。
病性	以实证为主。	多为虚实夹杂。
触按	疼痛剧烈，拒按，痛不可近，按之石硬。	痞积胀满，疼痛不明显，触诊局部柔软。
治法	泄热逐水，涤痰破结。	调理气机，和中降逆，消痞止满。

第 154 条：心下痞，按之濡，其脉关上浮者，大黄黄连泻心汤主之。

大黄黄连泻心汤方

大黄二两　黄连一两

上二味，以麻沸汤二升渍之，须臾，绞去滓。分温再服。

【注释】

麻沸汤：沸水或温度曾经达到沸点的滚烫的水。

渍：以水浸泡。《通俗文》"水浸曰渍"。

绞去滓：指将沸水浸泡的药物拧干水分，然后过滤药液。绞：扭紧，挤压。《说文解字》载："绞，缢也。"段注："两绳相交而紧谓之绞。"

【释义】本条提出热痞的脉证、治疗与方药。

"心下痞"，是指在膈下胃脘的部位出现胀满痞闷不舒的症状。但是"按之濡"，其柔软的程度将其与疼痛、按之坚硬如石的结胸证区别开来。"其脉关上浮"，又与"关脉小细沉紧"的脏结证区别开来。寥寥几字，凸显症状鉴别诊断的重要性。关脉候中焦的病理变化，这里的"浮"是阳脉，代表中焦有热。其实阳脉不仅仅包括浮脉，其他的如滑、大、洪、动脉都属于阳脉的范畴。仲景在这里仅仅用一症一脉，便将热痞的病因、病机、辨证要点，尤其是与结胸和脏结的区别点勾画出来。

本证是无形的中焦热邪阻碍气机的升降，从而导致痞证。因此除了痞满胀闷外，还应该见到热象，如心烦、口渴、舌红苔黄，或吐衄等症状。治疗用大黄黄连泻心汤泄热消痞。

大黄黄连泻心汤方

大黄 Radix et Rhizoma Rhei ·························· 15 克

黄连 Rhizoma Coptidis ··························· 8 克

煎服方法：用 2 杯沸水浸泡上 2 味药物 5 ～ 8 分钟，拧干药物水分，然后过滤。分 2 次温服。

大黄苦寒，清热泻火，泻下攻积；黄连也味苦性寒，善清心胃之火热。二药配合，使热去结开，气机升降恢复正常，痞满自消。根据唐代孙思邈《千金翼方》中的注"本方有黄芩"，宋代林亿等根据附子泻心汤中有黄芩，也认为本方应当有黄芩。黄芩清热泻火，能够增强泄热消痞的功效，这便是目前临床上常用的"三黄泻心汤"。

本方的煎煮方法非常考究：鉴于大黄、黄连都是苦寒药物，气厚味重，所以两药并不像其他的方药一样进行煎煮，而是使用滚烫的开水浸泡药物一小会儿，以取其气薄其味，使其专事于清中上焦的无形邪热，而不用担心苦寒和泻下的弊端。笔者建议临床上可将三味药物碾碎，制成袋泡茶的剂型，冲泡上述药物，达到相同的治疗效果。

《金匮要略·惊悸吐衄下血胸满瘀血病脉证治第十六》有"泻心汤"一方，治疗"心气不足，吐血，衄血""亦治霍乱。"其方中有黄芩，再次佐证"大黄黄连泻心汤"中应当有黄芩。该方大黄二两，黄连和黄芩各一两，提出了黄芩的用量。其煎煮方法与本条不同："上三味，以水三升，煮取一升，顿服之"，这与普通经方的煎煮方法无异，而非如本条"以麻沸汤二升渍之"。其煎煮方法的不同应当与本条热痞属气病而彼条吐衄下血属血病的病位浅深有关。

第 164 条：伤寒大下后，复发汗，心下痞，恶寒者，表未解也。不可攻痞，当先解表，表解乃可攻痞，解表宜桂枝汤，攻痞宜大黄黄连泻心汤。

【释义】本条讨论热痞兼太阳中风表证应当法从标本缓急，先解表，后治痞，及证治与方药。

伤寒表证，本当先发汗解表，若先大下之后再发汗，则治疗失序，表必不解。而大下伤胃气，导致邪热内陷，阻碍气机，形成心下热痞。表未解，除了条文中的"恶寒"外，还可见发热，头痛，脉浮等。热痞也可见心烦，口渴，舌红苔黄等。对此表寒里热之证，必须分清标本缓急和表里虚实，先解表，后治里。否则，如果先用大黄黄连泻心汤治疗热痞，则因药物的苦寒郁遏表邪，使表邪冰伏，表证必不解，且更伤正气，再引表邪内陷。

考虑到本证已经经历过大下和发汗等误治，纵然有表邪亦宜轻解，故用桂枝汤调和营卫，发表解肌。

第155条：心下痞，而复恶寒汗出者，附子泻心汤主之。

附子泻心汤方

大黄二两　黄连一两　黄芩一两　附子一枚（炮，去皮，破，别煮取汁）

上四味，切三味，以麻沸汤二升渍之，须臾，绞去滓，内附子汁。分温再服。

【释义】本条提出热痞兼阳虚的证治与方药。

本条与第154条相关联，所以心下痞的症状也属热痞。复现恶寒和汗出，一种可能是感受了表邪，倘若如此则病人还应当有发热、头痛和脉浮的症状。第二种可能：如果没有发热，仅见恶寒和汗出，这是阳气虚弱，少阴虚寒，表卫不固的表现。《灵枢·营卫生会》曰"营出于中焦，卫出于下焦"，少阴与太阳相表里，如果肾阳不足，卫气得不到资助，会导致卫表不固，开阖失司，故而汗出。病人既有热痞在胃脘部位，又有少阴肾之阳虚，是一个典型的上热下寒的病证。因此治疗不能单纯泄热消痞，否则阳虚更甚；也不能单纯温补肾阳，否则邪热更重，因此必须温阳与泄热同时并举，方用附子泻心汤。

附子泻心汤方

大黄 Radix et Rhizoma Rhei ·· 15 克

黄连 Rhizoma Coptidis ··· 8 克

黄芩 Radix Scutellariae ·· 8 克

附子（炮，去皮，碎，另煮取汁）Radix Aconiti Praeparata ···1/2 个或 8 克

煎服方法：将前 3 味药物切片，用 2 杯沸水浸泡 5 ～ 8 分钟，拧干药物水

分，然后过滤。与另煎的附子药液混匀。分 2 次温服。附子有毒，须在医生指导下使用。

本方为大黄黄连泻心汤加附子。大黄、黄连和黄芩用沸水冲泡，以薄其味，取其气；附子须久久煎煮，一方面去其毒性，另一方面充分发挥其温经散寒、扶阳固表的作用。从仲景的药物配伍上判断，在虚寒与实热之间，本证当以虚寒为甚。

本方寒温并用，从某种意义上看也具有交通心肾的作用，使心阳不亢，肾水不寒。

第 149 条：伤寒五六日，呕而发热者，柴胡汤证具，而以他药下之，柴胡证仍在者，复与柴胡汤。此虽已下之，不为逆，必蒸蒸而振，却发热汗出而解。若心下满而硬痛者，此为结胸也，大陷胸汤主之。但满而不痛者，此为痞，柴胡不中与之，宜半夏泻心汤。

半夏泻心汤方

半夏半升（洗）　黄芩　干姜　人参　甘草（炙）各三两　黄连一两　大枣十二枚（擘）

上七味，以水一斗，煮取六升，去滓，再煎取三升。温服一升，日三服。

【注释】蒸蒸而振：指服药后的反应。蒸蒸：出汗貌。振：寒战的意思。

【释义】本条讨论少阳证误下的三种转归及其证治与方药。

伤寒五六日，疾病已经发生传变。病人出现呕而发热，这是少阳病的表现。邪在少阳胆经，胆胃不和，胃气上逆，故见呕吐；发热是所有阳经疾病的基本症状之一。病在少阳，不可使用汗吐下三法。金元时期的医家李东垣更提出"第四不"：少阳病不可淡渗利水。本条少阳证错用下法，为疾病增加了不少变数，导致出现三种不同的转归：

第一种，少阳病虽然经过误下，但柴胡证仍在，其人身体强壮，正气较盛，没有因为误下而引起变证，所以仲景说"此虽已下之，不为逆"，仍然可以使用小柴胡汤治疗。但毕竟正气受伤，所以病人服药之后，正气得药力之助，奋起抗邪，故出现"蒸蒸而振，却发热汗出而解"的战汗。汗后脉静身凉，疾病康复。

第二种，少阳病误下之后，出现心下满痛，硬如石块，这是结胸的典型表现，是少阳热邪内陷入里，与有形的水饮相结，结于胸膈，形成大陷胸证，故应当使用大陷胸汤清热逐水散结。这说明不论是太阳病还是少阳病，如果误下皆可导致结胸。

第三种，少阳病误下损伤脾胃之气，邪热内陷膈下胃脘的部位，导致升降失调，气机壅滞，所以出现满而不痛，按之柔软的气痞证。由于此证在膈下胃脘，不在胁下少阳半表半里的部位，因此柴胡汤已经不再适宜，所以使用降逆和中，消痞止呕的半夏泻心汤。

半夏泻心汤方

半夏（洗）Rhizoma Pinelliae Ternatae ···················· 20 克

黄芩 Radix Scutellariae ··································· 15 克

干姜 Rhizoma Zingiberis Officinalis ···················· 15 克

人参 Radix Ginseng ······································ 15 克

甘草（炙）Radix Glycyrrhizae Praeparata ·············· 15 克

黄连 Rhizoma Coptidis ····································· 5 克

大枣（掰）Fructus Zizyphi Jujubae ············· 4 颗或 15 克

煎服方法：用 10 杯水，煎煮上述 7 味药物，直到剩下 6 杯药液。过滤后，再煎煮药液，直到最后剩下 3 杯。温服 1 杯，日 3 次。

半夏泻心汤中的半夏降逆止呕，和胃散结，是方中的君药。干姜、黄芩和黄连是臣药，苦辛并用，升降同施，治疗中焦寒热错杂。人参和大枣是佐药，甘温性缓，补益中气，减少苦寒之品对脾胃的影响。炙甘草是方中的使药，补益中气，调和诸药。这个处方实际上是小柴胡汤去柴胡、生姜，加黄连和干姜组成。整个处方寒热并用，补泻同施，升降相随，共奏调和之功。

本方的煎煮方法也很特别：在煎煮到药液还剩六成的时候将药液过滤，然后将过滤之后的药液重煎，使药物的有效成分充分混合，有利于发挥和增强其和解的功效。

脾胃是气机升降的枢纽，它们之间相反相成的生理病理特点决定了在治疗脾胃和消化系统疾病的时候，绝不能单纯地采取补或泻，升或降，温阳或泄热，扶正或祛邪的治法，而必须兼顾二者，采用和解与协调的治疗措施。正如吴鞠通在《温病条辨·治病法论》中所说："治中焦如衡（非平不安）。"关于脾胃的生理病理特点和相互关系，请见表 4-17。

表 4-17　脾胃的生理、病理特点辨析

类别	脾脏	胃腑
五行	阴土	阳土
气机	脾气主升	胃气主降
喜恶	喜燥恶湿	喜润恶燥
功能	脾主升清，将营卫、津液、清阳上输到心、肺和头面五官。具有满而不实的特点。	将腐熟的水谷下输到肠中，保持实而不满的状态。
病因	多感湿邪而发病，邪易寒化。	多感热邪而发病，邪易燥化。
病机	以虚为主，多为气虚和阳虚。其实证以寒湿为多。	以实为主，多为热盛和食积。其虚证以津亏液燥和阴虚为多。
症状	症状多位于腹部，出现腹部胀满，下腹部冷痛，下利清谷，食欲减退，口淡无味等。	症状主要位于胃脘和上腹部，症见胃痛，易饥饿，呕吐，呃逆，吐酸等。

　　再回到本条。由于痞证与少阳证在症状上有不少相似之处，如呕，心下硬满，胁下有水气，下利等，仲景在本条特别强调：但满而不痛者，此为痞，柴胡不中与之。少阳证和痞证在病机和治法上有什么区别呢？少阳证和痞证都是枢机不利，气机失调所引起的，因此，在治疗上都采用和法。其不同之处在于，首先，少阳证是表里失调，证在少阳半表半里；痞证是上下失调，升降失常，证在中焦脾胃。其次，少阳证表现为胸胁苦满，寒热往来；痞证是心下痞满，腹中雷鸣，干呕心烦。在治疗上，少阳证应当和解表里，沟通内外，使用小柴胡汤治疗；痞证则须调理气机，协助升降，交通上下，故仲景明言"柴胡不中与之"，需使用小柴胡汤的变方半夏泻心汤进行治疗，即小柴胡汤去柴胡加黄连，并改生姜为干姜。黄连苦寒，能交通上下，干姜辛温，与黄连寒温并用，和调阴阳，达到辛开苦降的目的。

　　《金匮要略·呕吐哕下利病脉证治第十七》亦用半夏泻心汤治疗"呕而下利，心下痞"等症，其药物组成、剂量和煎煮方法皆与本方同。

　　第 157 条：伤寒汗出，解之后，胃中不和，心下痞硬，干噫食臭，胁下有水气，腹中雷鸣，下利者，生姜泻心汤主之。

生姜泻心汤方

生姜四两（切）　甘草三两（炙）　人参三两　干姜一两　黄芩三两
半夏半升（洗）　黄连一两　大枣十二枚（擘）

上八味，以水一斗，煮六升，去滓，再煎取三升。温服一升，日
三服。

【注释】

干噫食臭：即嗳气有食物的酸腐味。噫：饱食或积食后，胃里的气
体从嘴里涌出并发出声响。食臭：食物的酸腐气味。

腹中雷鸣：指腹中的肠鸣音响如雷鸣。

【释义】本条提出脾胃虚弱，水气不化所致痞证的证治与方药。

本条未经误下、误吐等治疗，且表证已经解除。但因为汗不得法，
或者素体脾胃虚弱，导致胃中不和，出现胃脘部痞硬。一般的痞证按之
柔软，但本证是痞硬，说明是痞证中的重症。本条没有疼痛，提示并非
是结胸证。病人还有其他脾胃虚弱、消化不良的症状，包括噫气，有酸
馊气味，这是胃虚不能腐熟食物的缘故。胁下有水气是脾虚不化水湿的
结果。腹中肠鸣，甚至泄泻，也是脾虚不运的表现，因此使用生姜泻心
汤和胃消痞，散结行水。

生姜泻心汤方

生姜（切）Rhizoma Zingiberis Officinalis Recens ·················· 20 克

甘草（炙）Radix Glycyrrhizae Praeparata ······················· 15 克

人参 Radix Ginseng ··· 15 克

干姜 Rhizoma Zingiberis Officinalis ····································· 5 克

黄芩 Radix Scutellairae ·· 15 克

半夏（洗）Rhizoma Pinelliae Ternatae ································ 20 克

黄连 Rhizoma Coptidis ··· 5 克

大枣（擘）Fructus Zizyphi Jujubae ····················· 4 颗或 15 克

煎服方法：用 10 杯水，煎煮以上 8 味药物，直到剩下 6 杯左右。过滤，继续
煎煮药液，直到最后剩下 3 杯。温服 1 杯，日 3 次。

本方是半夏泻心汤减少干姜的用量，增加大剂量的生姜。作为本方
中的主药，生姜具有温胃、止呕、散水气的作用。整个处方体现"辛以
散之，苦以降之，甘以和之"的治疗原则，起到和胃降逆，散水消痞的

效果。清代吴谦在《医宗金鉴》中建议本方应加茯苓，其健脾利水的效果会更好。

第158条：伤寒中风，医反下之，其人下利日数十行，谷不化，腹中雷鸣，心下痞硬而满，干呕，心烦不得安。医见心下痞，谓病不尽，复下之，其痞益甚。此非结热，但以胃中虚，客气上逆，故使硬也，甘草泻心汤主之。

甘草泻心汤

甘草四两（炙）　黄芩三两　半夏半升（洗）　大枣十二枚（擘）黄连一两　干姜三两

上六味，以水一斗，煮取六升，去滓，再煎取三升。温服一升，日三服。

【释义】本条提出脾胃虚弱，痞利俱重的病因、病机、证治与方药。

伤寒中风，本当用桂枝汤发汗解肌，使邪气得以外解。医反用下法，损伤脾胃之气，导致表邪内陷。脾气虚弱，甚至脾气下陷，故每日泄泻数十次；脾失健运，水谷不化；水气停聚肠中，则腹中肠鸣；胃气不降，胃气上逆，则干呕；胃不和，卧不安，病人表现为心烦。脾胃气虚，升降失常，上热下寒，气机不利，壅塞中焦，心下痞硬而满。病人无疼痛症状，说明该证不是邪气与有形之物相结的结胸证。医生误认为心下痞是因为之前的下法不够才导致出现上述症状，于是再使用下法，犯了虚虚实实之戒，其结果导致脾胃更加虚弱，气机更加壅滞，痞证更加严重。仲景解释道："此非结热，但以胃中虚，客气上逆，故使硬也"，说明其并非有形的结热或阳明腑证，而是脾胃虚弱，导致邪气上逆，气机失调，应当使用甘草泻心汤益气和胃，消痞止呕。

甘草泻心汤

甘草（炙）Radix Glycyrrhizae Praeparata ·······················20 克

黄芩 Radix Scutellairae ·····································15 克

半夏（洗）Rhizoma Pinelliae Ternatae ··················20 克

大枣（掰）Fructus Zizyphi Jujubae ·················· 4 颗或15 克

黄连 Rhizoma Coptidis ·······································5 克

干姜 Rhizoma Zingiberis Officinalis ·····················15 克

煎服方法：用 10 杯水，煎煮以上 6 味药物，直到剩下 6 杯左右。过滤，继续煎煮药液，直到最后剩下 3 杯。温服 1 杯，日 3 次。

《伤寒论》中的甘草泻心汤没有人参，但《金匮要略》《外台秘要》和《千金方》都有人参，考虑到半夏泻心汤、生姜泻心汤与本条的病机基本相同，且都有人参，故甘草泻心汤也应当有人参。尤其考虑到本条是因"医见心下痞，谓病不尽，复下之"，重复使用下法导致脾胃更虚，因而更应该使用人参健脾益气，补中疗虚。本方以炙甘草作为主药，用量最大，起到和中补益，健脾益气，止泻消痞，不治泻而泻自停，不治痞而痞自消，这是治病求本的具体体现。

甘草泻心汤在《金匮要略·百合狐惑阴阳毒病脉证治第三》中被用来治疗"狐惑"病，症见"状如伤寒，默默欲眠，目不得闭，卧起不安，蚀于喉为惑，蚀于阴为狐，不欲饮食，恶闻食臭，其面目乍赤、乍黑、乍白。蚀于上部则声喝"等症。此乃"证同治亦同"之谓也，是"异病同治"的体现。方中有人参三两，其余皆与本方同。

《伤寒论》中的五个泻心汤虽然在病机上有共性，但在临床症状表现上也有个性，所以应当区别应用。清代医家王旭高说："半夏泻心汤治寒热交接之痞，故苦辛平等。生姜泻心汤治水与热结之痞，故重用生姜以散水气。甘草泻心汤治胃虚痞结之证，故加重甘草以补中气而痞自除。"虽然各方都专治痞证，但从症状的偏重上看，大黄黄连泻心汤偏重于清泄胃热，附子泻心汤侧重于泄热消痞，固表护阳，半夏泻心汤侧重于止呕降逆，生姜泻心汤偏重于消散水气，甘草泻心汤注重补虚止泻。

半夏泻心汤、生姜泻心汤和甘草泻心汤在药物组成上更加接近，关于三方的比较请见表 4–18。

表 4–18　半夏泻心汤、生姜泻心汤和甘草泻心汤的比较

类别	半夏泻心汤	生姜泻心汤	甘草泻心汤
病因	少阳病误下。	太阳病汗不如法。	伤寒中风反复误下。
病机	寒热错杂，升降失调，气机阻滞。	胃虚食积，水气不化，升降失调。	脾胃虚弱，痞利俱甚，升降失常。

类别	半夏泻心汤	生姜泻心汤	甘草泻心汤
症状	下利，水谷不化，腹中雷鸣，心下痞满，干呕，心烦不得安。	胃中不和，心下痞硬，干噫食臭，胁下有水气，腹中雷鸣，下利。	其人下利日数十行，谷不化，腹中雷鸣，心下痞硬而满，干呕，心烦不得安。复下之，其痞益甚。
特点	气机失调，痞满呕利。	食积气滞，水气不利。	脾胃气虚，痞利俱甚。
药物	半夏，黄芩，干姜，人参，甘草，黄连，大枣。	前方减干姜，加生姜四两降逆散水。	半夏泻心汤加重甘草量。补中健脾，和胃止利。
特点	寒热并用，补泻同施，升降相随。	重用生姜降逆和胃，消散水气。	重用甘草补中益气，健脾和胃。本方当有人参。

第 159 条：伤寒，服汤药，下利不止，心下痞硬，服泻心汤已。复以他药下之，利不止，医以理中与之，利益甚。理中者，理中焦，此利在下焦，赤石脂禹余粮汤主之。复利不止者，当利其小便。

赤石脂禹余粮汤方

赤石脂一斤（碎） 太一禹余粮一斤（碎）

以上二味，以水六升，煮取二升，去滓。分温三服。

【释义】本条提出伤寒误下，下利痞硬，复下后利遂不止的病机、证治和方药。

本条就像一份完整的病案，将误治导致下利的前因后果，以及对疾病的分析、判断和对症治疗阐述得非常清楚。伤寒表证当以发汗解之，如果误用下法导致脾胃虚弱，气机失调，则会引起下利和胃脘部痞硬的痞证，若采用前一条提到的甘草泻心汤治疗，补益脾胃，消痞止泻，则本证会很快痊愈。如果医者认为心下痞硬是缘于里实证，遂使用泻药下之，则更伤脾胃，导致泻下不止，这是由脾气虚弱发展到中气下陷。医者见泄泻不止，错误地认为这是中焦脾胃虚寒，于是使用理中汤治疗，导致泄泻更甚，因为此时的病位已经发生了变化，如仲景所说"理中者，理中焦，此利在下焦"，当使用固涩滑脱的治法，方用赤石脂禹余粮汤涩肠止泻。

赤石脂禹余粮汤方

赤石脂（碎）Halloysitum Rubrum ·························· 80 克

禹余粮（碎）Limonitum ······························· 80 克

煎服方法：用 6 杯水，煎煮上 2 味药物，直到剩下 2 杯。过滤，分 3 次温服。

赤石脂禹余粮汤中的赤石脂甘温性酸，取其重可去怯；禹余粮甘涩性平，使之涩可去脱。两味药物的用量超大，惟有如此方可起到涩滑固脱止泻的效用。倘若还不奏效的话，就应当采用利小便以实大便的方法，譬如采用五苓散治疗。

伤寒误下易导致下利不止，但其病机并非都属于脾胃虚弱，临床上应当仔细辨证，施以不同的方药。仲景在本条提到四种不同下利的治疗方法：一是伤寒误下，导致脾胃气虚，寒热错杂，气机升降失常，心下痞硬，下利不止，当用甘草泻心汤消痞止利。二是反复泻下，导致病证由脾胃气虚到脾胃阳虚，中焦虚寒，用理中汤温中散寒止利。第三种下利不止不属于中焦，而是下元不固，滑脱下利，当用赤石脂禹余粮汤固涩滑脱止利。第四种是在泄泻的同时又见小便不利，这是小肠不能分清泌浊，水湿偏渗于大肠，水道不利，治疗应当化气行水，利小便而实大便，应当使用五苓散一类的方药治疗。前医一误再误，致病机错综复杂，病位不断深入，增加了辨证的难度。

第 156 条：本以下之，故心下痞，与泻心汤，痞不解，其人渴而口燥，烦，小便不利者，五苓散主之。

【释义】本条提出水气不化，小便不利，心下痞的证治与方药。

太阳病误下，导致脾胃虚弱，气机壅滞，出现心下痞的症状，使用泻心汤是正确的治疗方法。但是如果服药之后痞满不消，那就说明这并非热痞或寒热错杂的痞证。病人口渴，舌中干燥，甚至因为口干舌燥而出现烦躁之症。这时口渴的辨证具有非常重要的意义。口渴不外津液不足，或津不上承两种情况。如果大汗出，大热之后出现口干，渴欲饮水，这是津液不足的表现。如果口干，却见小便不利，这是水蓄膀胱，气化不利，津液不能上承所引起的口渴。水液蓄积于下焦，气机壅塞，故在出现痞证的同时，见到津液不能上承的口渴。膀胱气化失司，故小便不利。这种痞证通常被称为气化不利，气机失调，水液停聚的"水痞"。五苓散能化气行水，通利小便，使气化行，小便利，气机通畅，则痞证自消。

第 161 条：伤寒发汗，若吐，若下，解后，心下痞硬，噫气不除者，旋覆代赭汤主之。

旋覆代赭汤方

旋覆花三两　人参二两　生姜五两（切）　代赭一两　甘草三两（炙）　半夏半升（洗）　大枣十二枚（擘）

上七味，以水一斗，煮取六升，去滓，再煎取三升。温服一升，日三服。

【释义】本条提出伤寒病经汗吐下之后，所致痰气痞的证治与方药。

伤寒病发汗之后，又经过吐下，导致脾胃虚弱，运化无权，致痰饮内生；气机壅塞，则心下痞硬；胃气上逆，升降失和，则噫气不除。这里的噫气不除一方面说明已经经过治疗，但未获疗效；另一方面说明该症状频频发作，二者都说明本证胃气上逆比前面诸条更加严重。本证的噫气不除与生姜泻心汤的干噫食臭，水气致痞不同，其临床表现是频频发作，持续发生，且心下痞硬如故。除了脾胃的因素之外，还与"土虚木乘"的肝气犯胃有关，单纯的降胃气不能奏效，必须与化痰下气、镇肝和胃的治疗手段相结合才能消除噫气的症状，所以使用旋覆代赭汤降逆化痰，益气和胃。

旋覆代赭汤方

旋覆花 Flos Inulae ···································· 15 克

人参 Radix Ginseng ······························· 10 克

生姜（切）Rhizoma Zingiberis Officinalis Recens ············· 25 克

代赭石 Haematitum ································· 5 克

甘草（炙）Radix Glycyrrhizae Praeparata ············· 15 克

半夏（洗）Rhizoma Linelliae Ternatae ············· 20 克

大枣（掰）Fructus Ziziphi Jujubae ············· 4 颗或 15 克

煎服方法：用 10 杯水，煎煮以上 7 味药物，直到剩下 6 杯药液。过滤，继续煎煮，直到剩下 3 杯。温服 1 杯，日 3 次。

旋覆代赭汤是由生姜泻心汤加减化裁而来，是生姜泻心汤去干姜、黄芩和黄连，加旋覆花和代赭石组成。旋覆花消痰行水，降气止呕，舒肝散结，代赭石重镇降逆，平肝潜阳，二者合为君药。半夏和生姜辛温，有和胃降逆，化痰散结的功效，二者合为臣药。本方的生姜比生姜泻心汤里生姜的用量还大，取其温胃和中，降逆止呕的作用。人参、炙甘草和大枣补益中气，共为佐药。本方具有降逆止呕、除痰下气、消痞除噫的功效。以方测证，生姜泻心汤有干姜、黄芩和黄连并以生姜为主药，说明有寒热错杂和水气内停的病机，而本证则以痰气交织、胃气上逆、肝胃不和为特征，故以旋覆花和代赭石为主药。明代倪朱谟《本草汇言》曰："旋覆花消痰逐水，利气下行之药也。主心肺结气，胁下虚满，胸中结痰，痞坚噫气，或心脾伏饮。"中医素有"诸花皆升，旋覆独降"的说法，与代赭石配为药对，能增强行气降逆的作用。

关于痞证，其总的病机是伤寒误治，使脾胃气虚，邪气内陷，导致升降失常，中焦气机壅塞所致。具体而言，有热痞、寒热错杂痞、水痞、下利痞，以及痰气痞等，都是脾胃虚弱所导致的气机失调的不同结果。治疗遵循"辛开苦降，甘温和中"的治疗原则。

关于常见的几种痞证的脉证和方药比较，请见表4-19。

表4-19 几种痞证的脉证和方药比较

类别	主证	治法	方药
热痞	心下痞，按之濡，其脉关上浮，心烦，口渴，吐衄，舌红苔黄。	泄热消痞，通腑降气，调理气机。	大黄黄连泻心汤、附子泻心汤。
寒热错杂痞	下利，谷不化，腹中雷鸣，心下痞硬而满，干呕，心烦不得安。	和胃降逆，调畅气机，消痞止利。	半夏泻心汤、生姜泻心汤、甘草泻心汤。
痰气痞	伤寒发汗，若吐若下，解后，心下痞硬，噫气不除。	和胃降逆，化痰下气。	旋覆代赭汤。
水痞	本以下之，故心下痞，与泻心汤，痞不解，其人渴而口燥，烦，小便不利。	温阳化气，行水消痞。	五苓散。

第153条： 太阳病，医发汗，遂发热，恶寒，因复下之，心下痞，表里俱虚，阴阳气并竭，无阳则阴独，复加烧针，因胸烦，面色青黄，

肤瞤者，难治。今色微黄，手足温者，易愈。

【释义】本条提出太阳病误汗，导致心下痞，复加烧针的两种预后。

太阳病，医者发其汗，这是正治。病人仍然发热、恶寒，如果没有其他的症状，说明表证未解，应当继续解表，可续发汗，直到表证解除。医者因为使用过发汗，没有出现预期的解表效果，于是使用泻下的药物，一方面导致脾胃损伤，中气不足，另一方面又导致邪气内陷，出现心下痞的症状。发汗伤其表，泻下伐其里，所以出现表里俱虚，阳气和阴精亏损。由于表证已解，而心下痞的里证未去，所以医者续使用烧针治疗，导致火热上扰心胸，出现胸中有热，心中烦乱的变证。

此时，色诊在判断疾病预后中具有重要的意义。如果面色青黄，青主肝病，黄为脾虚，从五行理论分析，这是肝木克脾土的表现。病人出现皮肤瞤动，皮肤为肺所主，肌肉为脾胃所主，这是肺脾气虚，阴血不足，肌肤失养的表现，所以难治。如果面色微黄，这是脾胃之气渐复的表现。脾主肌肉四肢，病人手足温暖，这是脾气通达四肢的征候。脾胃为后天之本，脾胃运化正常，则病人可很快得到康复。需要注意的是，此处面色黄不是黄疸的表现，因为黄疸除了面黄之外，还应当有身黄和小便黄。

《素问·平人气象论篇》曰："平人之常气禀于胃，胃者平人之常气也，人无胃气曰逆，逆者死。""人以水谷为本，故人绝水谷则死，脉无胃气亦死。"这段条文再一次佐证了《内经》的理论，即有胃气则生，无胃气则死。中医根据胃气的强弱推测疾病的预后好坏，即是此理。

第 160 条：伤寒吐下后，发汗，虚烦，脉甚微。八九日，心下痞硬，胁下痛，气上冲咽喉，眩冒。经脉动惕者，久而成痿。

【注释】

眩冒：病证名，又称冒眩。指目眩头晕，甚至昏厥之证。《说文解字》曰："眩，目无常主也。"《仓颉篇》曰："眩，视不明也；冒，头目晕眩。

经脉动惕：体表皮肤和肌肉出现不自主的跳动。

痿：即痿证，一种以肢体筋脉弛缓，软弱无力，不能自主和随意活动，日久导致肌肉萎缩，瘫痪不用的功能障碍性疾病。

【释义】本条提出伤寒汗吐下后，阳气不足，水气上冲，筋脉失养，久而成痿的变证。

伤寒病经过汗吐下的误治之后，阳气大伤，出现阳不制阴的虚烦，脉象极其微弱，这是心、脾、肾阳虚的表现。八九日之后，病情进一步加重，水饮之邪上逆，到达胃脘部，导致心下痞硬；到达胁肋部，引起胁下疼痛。水邪上冲咽喉，病人出现眩晕等症。阳虚水泛，则周身经脉动惕；水不去则津液不生，筋脉失于濡养，所以日久形成痿证。

上述经过汗吐下之后阳气受损所出现的变证，与第 67 条的茯苓桂枝白术甘草汤和第 82 条的真武汤证的表现非常类似，因此对于本条变证的治疗，可以考虑将这两个处方合在一起，增强其温阳化气，降冲利水的功效。今用表 4-20 将三段条文合在一起供参考。

表 4-20　伤寒误治引起阳虚水泛、筋脉失养的若干条文比较

条文	内容	病机
67	伤寒，若吐若下后，心下逆满，气上冲胸，起则头眩，脉沉紧，发汗则动经，身为振振摇者，茯苓桂枝白术甘草汤主之。	脾胃虚弱，水气上冲。
82	太阳病，发汗，汗出不解，其人仍发热，心下悸，头眩，身瞤动，振振欲擗地者，真武汤主之。	肾阳不足，寒水不化，水气泛滥。
160	伤寒吐下后，发汗，虚烦，脉甚微。八九日，心下痞硬，胁下痛，气上冲咽喉，眩冒。经脉动惕者，久而成痿。	阳气不足，水气上冲，筋脉失养，久而成痿。

七、上热下寒证

第 173 条：伤寒，胸中有热，胃中有邪气，腹中痛，欲呕吐者，黄连汤主之。

黄连汤方

黄连三两　甘草三两（炙）　干姜三两　桂枝三两（去皮）　人参二两　半夏半升（洗）　大枣十二枚（擘）

上七味，以水一斗，煮取六升，去滓。温服一升，昼三夜二。

【释义】本条提出上热下寒，腹痛欲吐的证治与方药。

本条的伤寒疾病其表证已除，仅剩下里证。胸中有热是指热在上焦，胃中有邪气，但是没有胸膈胀痛、痞满、坚硬诸症。相反，病人出现腹痛，这是寒在下焦的表现，病人还可出现大便时溏的症状，预示下焦虚寒。本证与诸泻心汤的最大区别在于病位不同。泻心汤证是因为误下导致脾胃虚弱，中焦气机阻滞，或与水气相结，或与痰浊相结，等等，形成痞满或结胸等中焦病证。本条病证是上热下寒证，其中焦气机壅滞的情况较轻。寒邪在脾胃和大肠，故腹中痛，热在上焦故欲吐。因此治疗应当清上温下，和胃降逆，交通阴阳，散寒止痛，方用黄连汤。

黄连汤方

黄连 Rhizoma Coptidis ·························· 9 克

甘草（炙）Radix Glycyrrhiae Praeparata ··············· 9 克

干姜 Rhizoma Zingiberis Officinalis ················· 9 克

桂枝（去皮）Ramulus Cinnamomi ················ 9 克

人参 Radix Ginseng ·························· 6 克

半夏（洗）Rhizoma Pinelliae Ternatae ············· 12 克

大枣（掰）Fructus Zizyphi Jujubae ············· 2.5 颗或 10 克

煎服方法：用 10 杯水，煎煮以上 7 味药物，直到剩下 6 杯。过滤，温服 1 杯，白天服 3 次，晚上 2 次。

黄连汤的组方原理是以治疗痞证的基础方半夏泻心汤，去黄芩加桂枝而成。两方虽然只有一药之差，但立意不同，主治也不一样。虽然本证上有热、下有寒，但以寒为甚，所以减去半夏泻心汤中的黄芩，酌加黄连的用量，因为黄连具有交通阴阳、沟通上下的作用，方名也随之改为黄连汤。桂枝在本方中既能助干姜温补脾胃，同时桂枝还有通阳化气的作用，与诸药合用能够交通阴阳，调和上下，使寒热得除。

关于半夏泻心汤和黄连汤的区别，请见表 4-21。

表 4-21　半夏泻心汤和黄连汤的比较

类别	半夏泻心汤	黄连汤
病机	脾胃虚弱，气机失调，寒热错杂，升降失常，气机阻滞。	脾胃虚弱，上热下寒。上热指胃脘和胸膈；下寒指脾和肠道。
病位	心下胃脘，以中焦的部位为主。	上焦胸部和下焦腹部，不在中焦。

続表

类别	半夏泻心汤	黄连汤
病性	虚实相兼，寒热错杂，气机阻滞。	虚寒重，实热轻。
症状	干呕，心下痞硬而满，下利，谷不化，腹中雷鸣，心烦不得安。	胸中有热，腹中痛，欲呕吐，但没有心下痞硬，也无下利。
治法	调和中焦，祛痰降逆，行气消痞。	清上温下，和胃降逆，交通阴阳。
方药	半夏泻心汤：半夏，黄芩，干姜，人参，甘草，黄连，大枣。	半夏泻心汤去黄芩，加桂枝。黄连和桂枝均可交通上下，燮理阴阳。

八、火逆变证和坏病

第 110 条：太阳病二日，反躁，反熨其背而大汗出，大热入胃。胃中水竭，躁烦，必发谵语，十余日，振栗，自下利者，此为欲解也。故其汗从腰已下不得汗，欲小便不得，反呕，欲失溲，足下恶风，大便硬，小便当数，而反不数及不多，大便已，头卓然而痛，其人足心必热，谷气下流故也。

【注释】

熨其背：在患者背部使用熨法。熨，中医外治法之一，包括药熨、汤熨、酒熨、铁熨、土熨等，借助药性和温热的物理作用，直接刺激人体的特定部位或穴位，促进气血的运行，达到缓解病痛的目的。

振栗：畏寒而颤抖，常见于正邪交争之时。

足下恶风：脚底有冷感。

头卓然而痛：指突然出现的、以头痛为突出表现的症状。卓：高也，超越，不平凡。

谷气下流：水谷之气向下布散。

【释义】本条提出太阳病误用火疗之后产生的变证，以及自愈的机理。

太阳病二日，出现躁烦，这是邪气内传里热炽盛的表现，当以辛凉的药物解表透里。若医者在病人背部使用熨疗，引阳热入胃，致津液大伤，出现阳明实热证，则躁烦更甚，并出现谵语等阳明腑证的症状。如果迁延十余日，火气渐衰，津液得生，胃气来复，病人会出现寒战振栗，然后泄泻，这是正气战胜邪气的表现，邪气通过下利而解。

如果病人上半身出汗，这是因为阳气盛于上，迫津外出，同时还可见呕吐等症。病人从腰及以下不得汗，这是阳气与津液不得下达的缘故。阳气不能下达，则足下有恶风怕冷的感觉，甚至大小便失禁；津液不能下达，则欲小便而不得。如果属于阳明病，邪气迫津液偏渗于膀胱，则在大便变硬的同时，见到小便频数。目前病人的小便既不频数，量也不多，说明这不是阳明燥热津伤，而是津液和阳气不能下达所致。一旦大便恢复正常，阳气从头部骤然下行，导致头部的阳气一时性的亏虚，因而出现一过性的头痛。由于阳气下达，气血通行，下肢得温，故病人的足心温暖，所以仲景说："谷气下流故也。"

本段误用火疗导致的变证，其临床表现比较特殊，要求医者具备精湛的临床辨证技巧，以免在复杂纷繁的症状面前束手无策。同时，除了避免犯"虚虚实实"之戒外，还要防止犯"寒寒热热"之戒。

第 111 条：太阳病中风，以火劫发汗。邪风被火热，血气流溢，失其常度，两阳相熏灼，其身发黄。阳盛则欲衄，阴虚小便难。阴阳俱虚竭，身体则枯燥。但头汗出，剂颈而还，腹满，微喘，口干咽烂，或不大便。久则谵语，甚者至哕，手足躁扰，捻衣摸床，小便利者，其人可治。

【注释】

火劫发汗：采用火疗的方法迫汗外出。

邪风被火热：火疗令风邪从热而化。

血气流溢：气血的运行不循常道，出现各种出血的症状。

两阳相熏灼：风邪为阳，火热亦为阳，故两阳。相熏灼：是"邪风被火热"的具体体现。

哕：呃逆，干呕。

【释义】本段提出太阳中风误用火劫发汗的变证及其预后。

太阳中风，当以桂枝汤解肌发汗，若用火疗迫汗外出，则不仅风邪不能解，且会导致阳热盛，津液伤，变证丛生。阳热盛，则迫血妄行，导致血液不循常道。风为阳，火亦为阳，两阳叠加，熏灼肝胆，疏泄失度，胆汁外溢，渗于肌肤，则见皮肤发黄。火热盛，则灼伤脉络引起鼻衄；阴虚则津液不足出现小便难。如果阴阳俱虚，气血津液俱不足，则肌肤失养，身体不荣，出现枯槁的形态。阳邪在上，迫津外泄，故头汗出；但津液已伤，无以为继，故止于颈部。这里的头汗出不是湿热熏蒸的结果。火热上灼，出现口干咽烂；里热炽盛，邪热郁结，气机不畅，在上则微喘，在下则腹满、不大便。热甚日久，火热扰心，则见谵语；胃津虚亏，胃气败绝，则见哕逆；阴虚阳燥，风气内动，还见手足躁扰，循衣摸床。这是阴阳欲绝的危象，常见于疾病的最后阶段。

人有津液则生，人无津液则死。本证的预后，取决于津液的存亡；而津液存亡的外证，端视小便的通利与否。如果小便通利，说明津液虽伤，但没有完全亡失，化源犹存，生机尚在，所以仲景说"其人可治"。如果小便全无，预示津液耗尽，化源告绝，病人危矣。

留得一分阴液，便添一分生机。世人皆知温病学重视津液的存亡，在热盛津伤的温病后期注重养阴生津，伤寒疾病的治疗何尝不是如此呢。气化气机，无器不有。人体的气化以阳气为动力，以阴液为媒介。伤寒和温病都具有气化失司的基本病机。伤寒病气化，是病阳气郁遏，或阳气不足，气化不及，津液停聚，犹如阴翳蔽日，水湿泛滥，故有大小青龙、五苓散和真武汤诸方，或散郁阳，或温肾寒，其治在阳气，以化气行水为要务；温病病气化，是病阳气太过，津亏液燥，气化无权，好似烈日炙烤，江河干涸，故邪去施以沙参麦冬汤、益胃汤、加减复脉汤或养肺阴，或生胃津，或填肾精，其治在阴液，以滋补化源为重任。对内来说，阳气是气化的动力，津液是气化的媒介，津液虚亏，气化不行，化源枯竭；对外来说，所有外感一类的疾病都通过汗吐下的治法和方药，来激发津液的清洁、净化和排泄功能，达到驱除外邪的目的。津液功莫大焉。

第113条：形作伤寒，其脉不弦紧而弱。弱者必渴，被火者必谵语。弱者发热，脉浮，解之当汗出愈。

【释义】本条讨论表证兼阴津不足，不可使用火疗，须发汗而解。

关于本条，有许多不同的解释。有将其当作温病看待的，认为其符合"太阳病，发热而渴，不恶寒者为温病"的经文，但"脉弱"和"解之当汗出愈"却难以解释，失之牵强。也有按伤寒夹虚进行分析的，如柯韵伯等。仲景提到形似伤寒，表明本证具有伤寒表证的特征，如发热、恶寒、头痛，但脉象不弦紧而弱，说明本证并非太阳伤寒表实，而是太阳中风表虚，并兼气血虚弱。脉弱者必渴，这和中风表虚又有区别，因为中风表虚通常不会见到口渴的症状。这是表虚证兼阴津不足，故而口渴。如果使用火疗，则胃中阴津亏虚更甚，引发谵语，迅速转为阳明病。脉弱者见发热，脉浮，这是中风表虚兼阴津不足，治疗须使用桂枝汤一类的发汗轻剂，使微汗出而愈。

当然，火疗也并非一无是处。对于寒邪腹痛、寒痹、关节疼痛等局部的治疗，火疗的效果不错。目前火疗中的灸法比较常用，其余的火疗方法应用不广泛，流行的桑拿保健疗法与之有类似之处，但在治疗过程中也须注意保护阴津。总之，如果采用强烈发汗或劫汗的方法，导致大汗淋漓，津液耗伤，对于大部分外感和内伤的疾病来说都得不偿失，而且还会徒添变证。

第 114 条：太阳病，以火熏之，不得汗，其人必躁。到经不解，必清血，名为火邪。

【注释】

到经：以六日传经尽，至七日再到太阳经，称为"到经"。超过七日，则称"过经"。

清血：清，通圊。圊血，即便血之意。

【释义】本条是太阳病误用火攻，火邪下迫，引起便血的变证。

太阳病，当发汗而解。如果使用火攻，通常会出现大汗淋漓，而此证以火熏之却不得汗，这是火邪郁于体内的缘故。阳郁之邪不得外泄，必然内攻，扰乱心神，则烦躁不宁。当邪气行遍诸经，又回到太阳经之时，本可借正气来复之机祛邪外出而痊愈。如若不然，则火邪下迫，损伤阴络，发生便血。由于便血是由火邪下迫所致，所以本证称为"火邪致病"。

第 115 条：脉浮，热甚，而反灸之，此为实。实以虚治，因火而动，必咽燥，吐血。

【释义】本条讨论温病或太阳病表里俱热，误用灸法致火邪上逆的变证。

脉浮属于表证，如果伴见发热恶寒，这是伤寒太阳表证。如果只见发热，而且热甚，这要考虑是否属于温病或伤寒表里俱热，阳明经证的情况。若医者见热甚反而使用灸法，这是犯了"虚虚实实"和"寒寒热热"之戒。火邪内炽，灼伤阴津，故出现口干咽燥；迫血妄行，则见唾血。

本条不但忌用灸法，连麻黄、桂枝之类辛温的药物也不能使用，否则辛温的药物与火攻无异，贻害无穷。

第116条：微数之脉，慎不可灸，因火为邪，则为烦逆。追虚逐实，血散脉中，火气虽微，内攻有力，焦骨伤筋，血难复也。脉浮，宜以汗解。用火灸之，邪无从出，因火而盛，病从腰以下必重而痹，名火逆也。欲自解者，必当先烦，烦乃有汗而解。何以知之？脉浮，故知汗出解。

【注释】追虚逐实：与"虚虚实实"同义。

【释义】本条提出误用灸法治疗虚热和表证所造成的多种变证。

微而细数之脉，是阴虚火旺的表现，治疗应当养阴清热，所以仲景告诫"慎不可灸"。因为火为阳邪，会劫阴助阳，加重阴虚火旺的病机。邪火扰心，则会出现烦躁逆乱的症状。火疗的结果导致虚者更虚，实者更实，血液不循常道，散乱无序。虽然看上去灸火之力很微弱，但它对体内带来的伤害却非常大，会导致筋骨失于濡养，肌肤枯燥，阴血难复。

脉浮是疾病在表的征象，应当使用汗法使邪从汗出，表证得解。如果使用火灸，则会导致阳热郁闭于内，使邪无出路。阳热炽盛，壅遏于身体的上部而不能下达，身体的下部得不到阳气的温煦和阴血的濡养，所以从腰以下出现沉重麻木不仁的营卫失调、肢体不仁不用的症状。这种情况叫作"火逆"。

如果欲让火邪自解，必须首先促使正气得到恢复。本条"先烦"，是正与邪争的症状表现；其次必须使津液充实，这样邪气才有出路，从而随汗而解。何以知道疾病得到缓解呢？这是因为病人出现了浮脉。浮脉主表，正气祛邪从表而出，故而脉浮。

由以上几段可以看出，火疗应用不当，一方面导致阳热更甚，灼伤气血津液；另一方面，强力发汗，导致阴津亏损，郁热内闭，使邪无出路，危害甚大。火疗导致的最大病理伤害是影响和损害人体的气化功能，使精和气血津液得不到化生和补充，机体不能痊愈和康复，出现各种变证甚至危候。

第 119 条：太阳伤寒者，加温针，必惊也。

【释义】本条提出太阳伤寒，使用温针强发其汗，导致惊恐的神志症状。

太阳伤寒，本当使用发汗的方法解表散寒。如果误用温针，强发其汗，会导致心的阳气不足，病人容易出现心神不宁，神无所依的症状。加上用于温针的针具一般都比较粗而且长，烧红的针体进入体内会让病人受到惊吓。《内经》说"惊则气乱"，所以容易导致气血逆乱，产生变证。

太阳病关于火逆的条文共有十三条。火疗作为古代的一种物理疗法，能够治疗临床上的某些疾病，比如火疗能够散寒，治疗寒痹疼痛；火针也可以消散痈肿、排脓泄毒，体现"热因热用"的治疗法则。但总体上来看，仲景不主张将其应用到伤寒疾病的治疗，认为它发汗太猛、太快、太强，导致邪气不去，阳气郁闭，气津两伤，阴阳失调，轻者"焦骨伤筋，血难复也"，重者"一逆尚引日，再逆促命期"，导致变证丛生，弊多于利，甚至危及生命。从这些条文可以看出，张仲景为纠正东汉时期的医疗弊病所做出的努力，在今天也具有重要的现实意义。

九、杂病和疑似证

第 152 条：太阳中风，下利，呕逆，表解者，乃可攻之。其人漐漐汗出，发作有时，头痛，心下痞，硬满，引胁下痛，干呕，短气，汗出，不恶寒者，此表解里未和也，十枣汤主之。

十枣汤方

芫花（熬） 甘遂 大戟

上三味，等分，各别捣为散。以水一升半，先煮大枣肥者十枚，取八合，去滓，内药末。强人服一钱匕，羸人服半钱，温服之，平旦服。若下少病不除者，明日更服，加半钱，得快下利后，糜粥自养。

【释义】本条提出疑似太阳中风和结胸证的水饮内停及其证治与方药。

太阳中风证当见发热，恶寒或恶风，汗出，脉浮缓等脉证。但本证太阳中风却见下利、呕逆等里证，这是表里同病。治疗必须先解表，待表解之后再治里，这是关于表里同病的基本治疗原则。

以方测证，本条所述是一个水饮停聚三焦的里实证。三焦的病变极其庞杂，但不外气病和水病以及气水关系失调的病证。水饮停聚肌肤，营卫失调，故出现微汗，发作有时，这是营卫失调的表现。水邪与浑浊之气上犯头目，则出现头痛；水饮停于中焦，则见心下痞和满硬；中焦气机逆乱，则见呕逆。在《金匮要略》中，此水气内停称为悬饮，即水饮停聚在胁肋部位，气机不利，引胁下痛。水犯上焦，肺气不利，故短气；水趋下焦，则见下利等症。病人还当有小便不利的情况。由于病人汗出不恶寒，加之发作有时，可以确定这不是太阳表证，故应该使用十枣汤攻逐水饮，除积聚，消肿满。

十枣汤方

芫花（熬）Flos Daphnes Genkwa ·····················1/3 等分
甘遂 Radix Euphorbiae Kansui ·····················1/3 等分
大戟 Radix Euphorbiae seu Knoxiae ·····················1/3 等分
大枣（掰）Fructus Zizyphi Jujubae ·····················10 颗或 40 克

服用方法： 先将前 3 味药物分别碾末。用 1.5 杯水，煎煮大枣，直到剩下 2/3 杯。过滤，加入药末。体质强壮者服 1.5 克，虚弱之人减半。宜在黎明时温服。如果泻下物少而疾病不除者，第二天再服，并增加一半的量。如果服药后很快出现泄泻，停服，并以米粥调养。

十枣汤具有非常强烈的逐水功效。芫花善消胸胁的伏饮和痰澼，甘遂善行经遂的水气，大戟善泄脏腑的水饮，三药皆有毒，其性峻猛，各有侧重，合而用之，具有很强的逐水饮、除积聚、消肿满的功效。为了保护正气，护卫中焦脾胃，仲景用大枣煎汤，送服上三药。同时大枣的甘味也可缓解药物的毒性。本方以大枣为方名，寓意扶正祛邪。虽然甘草也有类似大枣的功效，但因为甘草和方中的三味药物具有药物配伍上的禁忌，故舍而不用。

由于本方的毒性较强，所以仲景在服药的方法上非常考究。一是根据体质的强弱决定用量，体质强者可服正常剂量，体质弱者减半；二是在黎明时分服用，使体内正气得旭日东升的阳气之助；三是根据病人服药之后的反应来确定是否继续服用。如果泄泻之后，病不除者，明日更服，并增加剂量；若病人出现下利，立即停药，并以糜粥调养。可见仲景非常注意中药使用中的安全性问题。

另外，从"十枣汤"的方名也可以看出，尽管本方的作用是峻下逐水，但仲景并没有以前三味药物的名称来命名本方，相反却以与峻下逐水毫无关系的十枣来命名。仅凭方名望文生义，还以为这是一剂滋补气血的补益剂，这说明仲景的着眼点的确在于保护人体的正气，而非大肆攻伐。攻伐只是权宜之计，不得已而为之，但保护正气，恢复身体的正常功能和状态才是治疗疾病最根本和最长远的目的。

《金匮要略·痰饮咳嗽病脉证并治第十二》亦有十枣汤，用以治疗悬饮为患。彼方在药物煎煮上的不同之处在于"以水一升五合，先煮大枣肥者十枚，取九合"，本方则取八合，经过滤之后加入药末。除首服量稍小外，余者皆同。

第 166 条： 病如桂枝证，头不痛，项不强，寸脉微浮，胸中痞硬，气上冲咽喉不得息者，此为胸有寒也。当吐之，宜瓜蒂散。

瓜蒂散方

瓜蒂一分（熬黄） 赤小豆一分

上二味，各别捣筛，为散已，合治之，取一钱匕。以香豉一合，用热汤七合，煮作稀糜，去滓，取汁和散。温，顿服之。不吐者，少少加，得快吐乃止。诸亡血、虚家，不可与瓜蒂散。

【释义】本条提出病在上焦，症状与太阳中风证相似的疾病的证治与方药。

病如桂枝证，推测可能还有恶风、发热、汗出、脉浮等。但无头痛和项强，说明没有太阳经气不利的表现。寸脉微浮，代表病位在上，而脉象"微浮"也道出了与外感疾病之典型浮脉的区别。胸中痞硬，气上冲咽喉，不得息是胸膈气机阻塞、上焦气机逆乱的表现。究其原因，则是胸中痰饮停滞，故仲景说"此为胸有寒也"。此处的"寒"字应该当作"痰"字理解。本条"气上冲喉咽"，不是"奔豚气"的表现，而是邪欲上越，从口而出，故使用涌吐的方法，使痰浊等有形之邪通过吐法而解。这也是《素问·阴阳应象大论篇》所说"其高者，因而越之"的治法，达到因势利导的治疗目的，方用瓜蒂散涌吐痰浊。

<h3 style="text-align:center">瓜蒂散方</h3>

瓜蒂（熬黄）Pedicellus Cucumeris ·· 5 克

赤小豆 Semen Phaseoli Calcarati·· 5 克

淡豆豉 Semen Sojae Praeparatum ·· 20 克

服用方法：先分别将上 2 药碾末，过筛，然后混匀。取 1.5 克备用。将香豉 20 克，用 2/3 杯热汤，煮成稀粥样，过滤，以汁调和药末。候温一次服下。如果未出现呕吐，可逐渐增加药量，待出现呕吐时停服。失血者和体质虚弱之人忌服。

瓜蒂散中的瓜蒂其味极苦，具有催吐的作用，常用于涌吐痰涎宿食。赤小豆味酸苦，具有祛湿邪，除烦满的作用。香豉轻清宣泄，具有发越的功效。三药合用，使壅塞于上焦的痰涎邪气，通过涌吐而解。但因瓜蒂有毒，且涌吐会产生强烈的身体不舒适的反应，所以仲景提出亡血者和体虚的病人忌服。如若服药之后不吐，只能少少与之，中病即止，这些都表明仲景用药十分有分寸，非常重视中药的安全使用。

瓜蒂散方亦见于《金匮要略·腹满寒疝宿食病脉证治第十》，用于治疗"宿食在上脘，当吐之"的病证。其药物组成和剂量与本方同，其煎煮方法略有不同："以香豉七合煮取汁，和散一钱匕，温服之，不吐者，少加之，以快吐为度而止。"

十、小结

《伤寒论》六经疾病都有变证，但以太阳病最甚，"坏病"的概念也出现在第 16 条条文中。《伤寒论》对于变证和坏病的讨论占近一半的条文，变证和坏病的成因、病机和证治是《伤寒论》的重要组成部分，不可或缺。太阳经病是由感受风邪和寒邪所致，病位在表，治疗以发汗为主，既不能发汗不及，也不能发汗太过，还不能汗不如法，或汗不及时，以及汗下失序，更忌用涌吐、泻下以及各种火法进行治疗，否则便会导致各种变证蜂起，坏病丛生。从病机的角度来看，变证和坏病都是疾病的病位、病性和病势发生改变；从传变的角度来看，变证既可以由疾病自身的发展变化所引起，也可以由误治引起，其传变不遵循伤寒疾病的传变规律。由医者误治所产生的这部分变证称为"坏病"。由于坏病属于变证的一部分，其区别仅仅在于成因不同，而病机和证治大抵相同，因此一些伤寒注家建议二者可以合并，如柯韵伯说："坏病者，即变证也。"从预后上看，坏病因其复杂性和不可预见性，预后大多不佳。一方面，坏病的病机更加复杂，另一方面，病人经过误治之后，身体羸弱，对后续用药的反应性降低，药效难以得到正常地发挥，所以预后更差。

变证和坏病不遵循伤寒六经传变的规律，这给变证和坏病的诊断与治疗带来很多变数。仲景提出"观其脉证，知犯何逆，随证治之"的原则，即在收集疾病信息的基础上，以"实事求是"为原则，对信息进行分析判断，从而提出治法和方药。其中"观其脉证"是"诊"，"知犯何逆"是"断"，"随证治之"是"治"，理法方药，尽在辨证中求之。

尽管变证和坏病不按六经进行传变，但临床上仍然可以使用中医的基本辨证方法对其进行分析、判断、归纳和概括，比如八纲辨证。变证和坏病遵循疾病由表到里，由上到下，由热变寒，由阳入阴，以及由实及虚的一般发展规律。

发汗吐下后，邪陷胸膈，如果出现虚烦不得眠，心中懊恼，使用栀子豉汤清宣郁热，舒畅气机；如果热扰胸膈兼腹满，则当使用栀子厚朴汤清热除烦，行气消痞；如果医者使用峻泻，导致热扰胸膈兼虚寒下利，则用栀子干姜汤清胸膈之热，温中焦之寒。外邪内陷，导致邪热蕴肺，若误用辛温之品发汗，导致肺热更甚，汗出而喘，则当用麻黄杏仁甘草石膏汤清宣肺热。如果误服桂枝汤，汗不如法，导致阳明热盛，气阴两伤，使用白虎加人参汤清泄邪热，益气生津。里热挟表邪，出现"协热利"，应使用葛根黄芩黄连汤清热利湿，表里双解。如果出现太阳与少阳合病，自下利者，用黄芩汤清热止利；其呕者，黄芩加半夏生姜汤和胃降逆止呕。

如果外邪内陷，与有形的邪气，如痰饮、水湿、瘀血等凝结于胸中，出现胸膈和脘腹部疼痛，触之实硬者，可导致结胸证。仲景认为这是本该发汗，反而误下所造成的，"以下之太早故也"。如果水热互结，结胸偏于上部，出现项亦强，如柔痉，使用大陷胸丸逐水破结，攻下积滞；如果表证误下，导致结胸，小便不利而发黄，则使用大陷胸汤泄热逐水，破结消积；如果表邪入里，或表证误下，邪热内陷，与痰相合，结于心下胃脘部，按之则痛，心下硬满，当用小陷胸汤清热涤痰，开结化饮。如果出现寒实结胸，水湿痰饮与寒邪相结，则用三物小白散温化寒痰，逐水破结。如果出现症状如结胸，时时下利，这是阴寒凝结所致的脏结证，则禁用攻下。

太阳伤寒表实证，本当用辛温之剂发汗解表，若使用攻下，导致脾胃受损，枢机失调，升降失常，气机痞塞，则形成各种痞证。其热痞证，使用大黄黄连泻心汤泄热消痞；若兼表证，当先用桂枝汤解表，然后再治痞；若热痞兼阳虚，则用附子泻心汤在泄热消痞的同时，扶阳固表；呕而肠鸣，心下痞硬，使用半夏泻心汤和胃降逆，止呕消痞；如出现胃虚不化，水气中阻的水痞，则用生姜泻心汤和中降逆，化饮消痞；若水气不化，渴而口燥，小便不利，应从下焦入手，当用五苓散温化水饮。若汗吐下之后，表证已解，心下痞硬，噫气不除，属于痰气致痞，则用旋覆代赭汤和胃降逆，化痰消痞。

对于脾胃气虚，痞利相兼的虚痞，使用甘草泻心汤补中益气，消痞止利。再有误下后心下痞硬，下利不止，使用赤石脂禹余粮汤收涩固脱止利。伤寒出现上热下寒，腹痛欲吐者，使用黄连汤寒温并用，补泻同施，降逆止呕。由于结胸和痞证在症状出现的部位和临床表现上与少阳证有相似之处，因此宋本《伤寒论》中关于少阳病的不少条文出现在太阳病变证和坏病的条文中，说明它们具有一定的内在病理联系。

误用汗吐下，可导致心、脾、肾的阳气虚弱。如果发汗过多，病人叉手自冒心，心下悸，欲得按，这是心阳虚的表现，应当使用桂枝甘草汤补益心阳；若误用火疗，导致心阳虚，烦躁者，则使用桂枝甘草龙骨牡蛎汤补益心阳，重镇安神；如果医者使用火疗迫汗，病情进一步发展，导致心阳亡失，出现惊狂，起卧不安，则当使用桂枝去芍药加蜀漆牡蛎龙骨救逆汤补益心阳，镇惊安神。如果发汗之后，心阳虚，水气凌心，其人脐下悸动，欲发奔豚，应当使用茯苓桂枝甘草大枣汤温通心阳，化气行水；若病人感觉气从少腹上冲心者，发为奔豚，则使用桂枝加桂汤温通心阳，平冲降逆。若出现脉结代，心动悸，用炙甘草汤通阳复脉，益气养阴补血。与心阳虚有关的诸变证在用药上有一个共同的特点，即都是在桂枝甘草汤的基础上加味而成。

如果汗下之后，病人出现小便不利，水气内停，兼太阳经气不利，应当使用桂枝去桂加茯苓白术汤通阳利水。如果误用吐下，导致脾胃气虚，水气上冲，起则头眩，身为振振摇者，使用茯苓桂枝白术甘草汤温阳健脾，利水降冲。发汗后，出现脾气虚弱，症见腹胀满，使用厚朴生姜半夏甘草人参汤健脾行气，除满和中。若心中悸而烦，心脾不足，气血虚弱，则当使用小建中汤养心和血，建中益气。误下之后，出现脾气虚寒，而表里不解者，使用桂枝人参汤温中解表，健脾益气。

若太阳病先下后汗，治疗失序，导致昼日烦躁不得眠，夜而安静，不呕，不渴，无表证，阴寒内盛，肾阳虚衰者，当急救回阳，使用干姜附子汤。若肾阳虚，水气泛滥，头眩，身瞤动，用真武汤温阳利水；若误用汗下，导致阴阳俱虚，烦躁不宁，使用茯苓四逆汤益阴回阳；或用甘草干姜汤以复其阳，治疗烦躁吐逆；或用芍药甘草汤扶阳益阴，柔筋缓急。

火疗劫汗，属于误治。在张仲景生活的时代，由于气候寒冷，温度偏低，临床上盛行使用火疗，导致不少医疗弊端。仲景在太阳病中用了十三条条文（6、16、110～119及153条）讨论火疗的危害和造成的变证及其对症治疗，以期纠正这一时弊。火迫发汗，易迫血妄行，生风动血；或津亏液燥，血液枯竭；或阳气亡失，阴阳两虚等，病人甚至出现手足躁扰，捻衣摸床，或谵语狂躁，或咽烂吐血等危重证候，诚如《伤寒论》第6条所说："若火熏之，一逆尚引日，再逆促命期。"前述用桂枝甘草龙骨牡蛎汤治疗烧针引起的烦躁症，用桂枝去芍药加蜀漆牡蛎龙骨救逆汤治疗火疗迫汗导致心阳亡失的惊狂，以及用桂枝加桂汤治疗烧针令其汗所致的奔豚气等，都是对火疗引起的坏病和变证的随证治疗。

此外，还有太阳病的类似证，也需要与太阳病区别开来，并随证治之。如病人出现头痛，汗出，呕逆，与太阳中风证相似，但病人不恶寒，实为有形的水饮充斥三焦，需攻逐水饮，当用十枣汤治疗；另有"病如桂枝汤"，但头不痛，项不强，却寸脉微浮，胸中痞硬，气上冲咽喉而不得息，这是病在上焦，应当使用瓜蒂散因势利导，涌吐痰食，使邪气从上排出，而不得使用桂枝汤发汗解表。

总而言之，尽管太阳病的变证和坏病没有规律可循，病证之间也没有直接联系，有的疾病发展到这个阶段，实际上已成为杂病，但根据疾病发展的一般规律，即由表及里，从上到下，由热变寒，以及由实及虚，我们仍然能够对变证和坏病进行归纳和概括，用以指导临床治疗。

众多因误治所引起的坏病和变证带给我们的启示是：医者应当提高辨证论治的水平，避免误诊误治，同时减少对患者身体的不必要的人为干扰，让人体充分发挥自身抗击外邪的能力。这在出现过度诊断和过度治疗的今天，尤其具有非常重要的现实意义。

第五章

辨阳明病脉证并治

一、阳明病概述

（一）足阳明胃经的经络循行

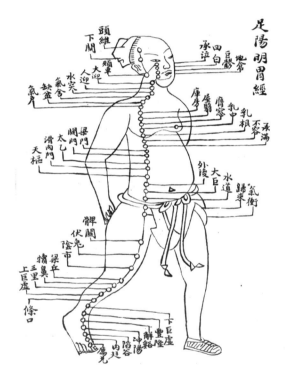

图 5-1　足阳明胃经经脉循行

足阳明胃经起于鼻翼两侧的迎香穴，上行到鼻根部，与足太阳膀胱经交会；然后向下沿着鼻的外侧进入上齿龈内，回出后环绕口唇，向下交会于颏唇沟的承浆穴；再向后沿着口腮的后下方，出于下颌大迎处，沿着下颌角的颊车穴上行耳前，经过上关穴，沿发际到达前额的神庭穴。

面部的支脉：从大迎穴前向下至人迎穴，沿着喉咙，从缺盆部进入胸腔，向下通过横膈，属于胃腑，联络脾脏。

缺盆部直行的浅表经脉，经乳头向下夹肚脐旁 2 寸进入少腹的气冲穴。

胃下口部的支脉：沿着腹里向下到气冲穴会合，再由此下行至髀关穴，直抵伏兔穴。下至膝盖，沿胫骨外侧的前缘下行，经足跗进入第二足趾外侧端的厉兑穴。

胫部的支脉：从膝下 3 寸的足三里处分出，进入足中趾外侧。

足跗部的支脉：从跗上的冲阳穴分出，进入足大趾内侧端，与足太阴脾经相接。

足阳明胃经联络的脏腑组织器官：头面、鼻、目、口、唇、牙齿、下颌关节、缺盆、乳房、横膈、胃、脾以及下肢等。

根据《灵枢·经脉》的论述，足阳明胃经的主要证候：气有余则大汗出，消谷善饥，口渴，咽喉肿痛，鼻衄，热病，发狂；气不足则胃痛，呕吐，肠鸣，腹胀，水肿，膝膑部以及沿本经循行部位的疼痛证候。

（二）胃的生理病理特点

胃为阳腑之一，是六腑中最重要的器官。胃与大肠和小肠都是中空的构造，它们相互连接，具有非常密切的生理和病理联系。《灵枢·本输》曰："大肠、小肠皆属于胃。"从经穴理论上看，大肠和小肠的下合穴分别位于足阳明胃经的上巨虚和下巨虚，胃的募穴中脘也是六腑的腑会穴，皆说明胃腑总领大小肠和其他阳腑的功能。临床上凡涉及饮食和水谷的腐熟、转输以及糟粕的排泄，都与胃和大小肠的功能密不可分。

胃与脾居于中焦，共为气血生化之源和后天之本，它们通过经络相连，具有表里的关系。脾为阴土，胃为阳土；胃主受纳，脾主运化；脾气主升，胃气主降；脾为胃行其津液，二者在生理功能上相反相成，共同完成对饮食水谷的受纳、腐熟、运化和转输的功能。胃与脾在病理上相互影响，腑病可以及脏，脏病亦可以及腑，两经的疾病相互关联和影响。

胃的生理特点包括：胃喜润恶燥。胃中阴液充足，有助于腐熟水谷和通降胃气；胃为阳腑，喜凉恶热，因为热易伤津耗液，导致胃中津液亏虚，津伤化燥；再者，胃喜降恶逆。胃的经脉下行，胃气下降，则腑气通畅，反之，胃气上逆，则出现呕吐、呃逆、泛酸等。此外，胃喜通恶滞。胃主受纳，接受水谷饮食等有形之物，为水谷之海，故"实而不能满也"。一旦胃的气机受阻，临床上容易出现胃脘痞满或胀痛、便秘，以及饮食积滞等实证和热证。总之，胃、大小肠和其他六腑器官都具有"以通为用"和"以降为顺"的生理特点。

（三）阳明病的范围

阳明病多由太阳病或少阳病沿六经传变而来。三阴病也可转出，成为阳明病，尤以太阴转阳明为多见，这是因为足太阴脾经和足阳明胃经密切相关的缘故，故而出现"实则阳明，虚则太阴"的表里经传变。

阳明病的基本病机是"胃家实"。如前所述，这里的"胃家"是包括大小肠在内的。从胃肠在三焦中的位置来看，食管、胃和大小肠位于上中下三焦中，占据人体最属里和最中心的部位，因此阳明的经腑证又称为里证。其中阳热亢盛，但胃肠中没有有形的燥屎或宿食阻碍，出现不恶寒反恶热，大汗出，烦渴喜饮，脉洪大的阳气炽盛，表里俱热证，称为阳明经证或阳明热证，以及热邪耗气伤津所引起的热盛伤津证。这其中还包括邪热羁留和袭扰胸膈的虚烦证，以及水热互结于下焦，导致小便不利的水热互结证。如果燥热之邪与肠中燥屎、宿食和其他糟粕相搏，结于阳腑，导致腑气不降，腑气不通，出现午后潮热，手足濈然汗出，谵语，腹满硬痛，大便硬结，脉沉实有力，舌红苔黄燥或焦裂等，便成为阳明腑证，或阳明实证。脾为胃行其津液，如果脾的运化转输功能受到约束，导致大便秘结，这叫作"太阳阳明"，又称"脾约证"。若外邪入里化热，或肠胃素有内热，邪从燥化，与有形的宿食和秽浊之邪相合，称为"正阳阳明"；由于误用汗吐下等治法伤伐津液，化燥成实，导致腑气不通，燥屎积聚，为"少阳阳明"。虽然引起阳明实证的病因不同，但其基本病机、症状表现和治疗方法大抵相同。

一般而言，阳明腑证包括阳明经证的临床表现，但阳明经证不包括阳明腑证的里实症状，这是由于阳明经、腑证的病位深浅不同，以及是否与有形的邪气相合使然。对于阳明腑证来说，腹部触诊具有非常重要的临床意义，医者必须四诊合参，认真、仔细地鉴别腹满、腹痛等症状的寒热虚实，千万不能与太阴病的腹满、腹痛相混淆，以免犯"虚虚实实"之戒。

阳明病固然以热证和实证为主，但也有寒证与虚证，必须用辨证的观点进行分析和判断。如果阳明病的热邪不解，还可与太阴的脾湿相合，导致湿热郁遏中焦，小便不利，胆汁外溢，发为黄疸；或阳明热盛，深入血分，导致动血和出血的病证。

在治疗上，张仲景针对病邪的部位和病势的轻重缓急采取不同的治法和方药。阳明经的热证，以清解邪热为主；而阳明腑证则使用下法，泄热通腑，荡涤积滞。

二、阳明病的基本内容

（一）阳明病提纲

第 180 条：阳明之为病，胃家实是也。

【释义】本条提出阳明病的提纲。

《灵枢·本输》曰"大肠、小肠皆属于胃"，因此仲景这里说的"胃家实"，应当包括大肠和小肠的实证在内。一方面当病邪传入阳明，导致胃肠功能失调，邪从燥化，但未与有形的宿积、秽浊邪气相结，导致以里热为主的实证，即通常所说的阳明经证，或阳明热证。另一方面，邪从燥化的结果，使得邪热与肠中积滞相结合，形成燥屎，阻结于肠道，导致腑气壅滞，大便不通，出现阳明腑证，或阳明实证。因此，这里的"实"既指无形的实热，也包括有形的肠中燥屎、宿食和秽浊之物等实邪。

第 186 条：伤寒三日，阳明脉大。

【释义】本条提出阳明病的主脉。

《素问·热论篇》曰："伤寒一日，巨阳受之。""二日，阳明受之。""三日，少阳受之。"按照"计日传经"的理论，如果病邪在伤寒第二日传入阳明的话，"伤寒三日"应当是阳明病的第二日，正是热邪鸱张的时候。阳明为多气多血之经，胃为阳土和水谷之海，因此当邪气进入阳明之后，邪从燥热而化，出现阳胜有余的实热之证，故出现洪大滑数的脉象。大脉是指脉来大而满指，波动幅度倍于平常。其脉体虽然宽大，但无脉来汹涌之势。若大而有力，主邪气盛，《素问·脉要精微论篇》曰"大则病进"，属于阳明病的主脉。若大而无力多见于虚损疾病，为气不内守之征。大脉也见于体格健壮的正常人，大而从容和缓。如果燥热由经入腑，与燥屎和积滞相合，腑气不通，还可见沉实有力的脉象。当然《内经》"计日传经"只是一个约数，临床上不可拘泥，何况《伤寒论》中还有"太阳病，得之八九日"，仍然属于太阳表郁证的病证。

此条简单明了，从脉象阐释阳明病的实证特点，其脉象体现出里、实、热的特征。如果脉大而虚弱无力，或者脉虽大但却无根，则不属于阳明病的范畴。

（二）阳明病的病因病机

第 179 条：问曰：病有太阳阳明，有正阳阳明，有少阳阳明，何谓也？答曰：太阳阳明者，脾约是也；正阳阳明者，胃家实是也；少阳阳明者，发汗、利小便已，胃中燥、烦、实，大便难是也。

【注释】脾约：脾的运化功能受到约束，不能为胃行其津液，导致大便干燥所引起的便秘。

【释义】本条讨论阳明病的病因和基本病机。

在篇首提出问题，然后再回答问题，这种自问自答、直奔主题、简洁明了的文章体裁是秦汉时期常见的写作方式，《内经》《难经》和《伤寒杂病论》等中医经典著作或多或少地都采用了这种创作形式。仲景在本条中用问答的方式阐释阳明病的病因和病机，简洁明快，切中主题。第一类太阳阳明病是从太阳病发展而来，多由于发汗之后，损伤津液，导致胃肠燥热，约束脾脏的功能，使脾不能为胃行其津液，同时小肠的分清泌浊的功能失调，使津液偏渗于膀胱，导致小便频多，大便秘结，仲景称其为"太阳阳明"。第二类是外邪直犯阳明，导致阳明经证，病变继续发展，转为阳明腑证，这叫"正阳阳明"。第三种是本有少阳病，应当使用和解之法，如果误用汗吐下，甚至利小便之法，损伤津液，使邪入阳明，化燥成实，称为"少阳阳明"。"阳明"之前的"太阳""正阳"和"少阳"提示其六经传变的途径。

在上述三种成因中，以正阳阳明的实热症状最为严重，因为邪气正处于鼎盛和嚣张的阶段，邪热鸱张，积热化燥，腑气壅实，由经传腑，病变深重。胃中燥、烦、实和大便难是阳明病的病机和症状特点。

第181条：问曰：何缘得阳明病？答曰：太阳病，若发汗，若下，若利小便，此亡津液。胃中干燥，因转属阳明。不更衣，内实，大便难者，此名阳明也。

【注释】

更衣：原指更换衣服，这里是古时候上厕所大小便的委婉说法，属于避讳语。汉代王充《论衡·四讳》："夫更衣之室，可谓臭矣；鲍鱼之肉，可谓腐矣。"不更衣，即不大便。

内实：燥热与秽浊之物内结肠中，故内实。

【释义】本条提出太阳病经汗吐下导致津液亏虚，津伤化燥，转属阳明的病机变化。

本条太阳病，"若发汗，若下，若利小便"，不一定非属误治，比如发汗是太阳中风和伤寒的正治，下法适用于太阳蓄血证，利小便适用于太阳蓄水证，但不论何种治法，其结果皆引起津液严重消耗和亏损，导致胃肠燥热，邪气与肠中浊物相结，形成里实证，这是阳明腑实证的病机。"不更衣，内实，大便难"的共同病机特点是津液不足，热从燥化，燥屎内结，腑气不通。

饮食水谷乃至糟粕在胃肠中的运动，好似舟船在江河湖海中的航行，必须以水作为载体，此"水能载舟"之理。故胃肠阳腑以通为用，以降为顺，喜润恶燥。胃肠津液的损伤必然会影响胃气的通降，导致气机的壅塞，甚至逆乱。肠中秽浊之物与实热聚结，热毒蕴积，还会引起风气内动或神志疾患，导致变证丛生。

第185条：本太阳，初得病时，发其汗，汗先出不彻，因转属阳明也。伤寒发热，无汗，呕不能食，而反汗出濈濈然者，是转属阳明也。

【注释】汗出濈濈然：阳明病所特有的一种连绵不断、蒸蒸外透、一阵接一阵的全身性汗出。濈濈，音 jíjí 及，汗出貌。其不同于淋漓大汗，也不同于细微和时断时续的絷絷汗出。

【释义】本条提出太阳汗出不彻和伤寒内热盛转入阳明的机理。

太阳病的基本治疗大法是汗法，而且汗不厌早，所以在病人初得病时发其汗，这是正确的处理方式，本身并无问题。可惜发汗不彻底，导致邪气滞留，外邪入里化热，进而转属阳明病。一些《伤寒论》注家认为，在疾病由太阳传到阳明的过程中，如果未伤津液的一般引起阳明经证；如果已经伤津液的，则邪从燥化，多出现阳明腑证。这可以作为临床上的参考。

伤寒发热、无汗，这本属太阳表实证，是麻黄汤的适用证。但如果病人呕吐，不能食，则有邪入少阳的可能性。如果病人连续不断地出汗，这是里热炽盛，迫汗外泄，胃气不和，气机上逆的表现，故呕而汗出。这是太阳病转属阳明病的表现。

《伤寒论》中不同疾病的出汗均有其自身的特点。如第12条提到太阳中风的出汗是"翕翕发热"，形容如羽毛覆盖的温和发热；服用桂枝汤之后则应当"遍身漐漐微似有汗者益佳"，"漐漐"形容汗出极微，仅全身湿润而已。而本条的汗出则是"汗出濈濈然"，这是一种连续不断、由内透外的出汗，为里热炽盛，阳明实热的表现。在临床辨证诊断时医者应该细心体会，仔细辨别。

第188条：伤寒转系阳明者，其人濈然微汗出也。

【注释】系：栓，系结，联系的意思。《荀子·劝学》：系之苇召。"转系"与"转属"在病机上的意义不同。

【释义】本条根据出汗的特点辨伤寒转系阳明病。

这里的伤寒并未言明太阳病，也可能是伤寒疾病的其他阶段，如少阳病，或太阴。但不管处于疾病的哪个阶段，只要见到绵绵不断地出汗，哪怕是微出汗，便可知道疾病已经转入阳明。当然，出现的症状和体征越多，临床对阳明病的诊断就越准确。比如阳明经证还应当见到大热、大烦渴、脉洪大等症状；阳明腑证则还有谵语、腹痛、午后潮热、不大便等症状。那么为什么这里只是"濈然微汗出"，而不是"汗出濈濈然"呢？这涉及到究竟是"转属"或"转系"阳明的问题。在第185条中，当太阳邪气完全传入阳明的时候，这叫"转属阳明"，由于阳明热盛，迫汗外出，故汗出濈濈然，具有阳明病的典型临床特征。本条邪气系由他经传来，但尚未完全传入，故称"转系阳明"。由于其他经尚有邪气，或病人津液已伤，故仅能"濈然微汗出"。

当然，临床上也有濈然微汗出而非阳明病的情况，故需要结合所有的脉证认真和仔细地加以鉴别。

（三）阳明病的辨证

第 182 条：问曰：阳明病外证云何？答曰：身热，汗自出，不恶寒，反恶热也。

【释义】本条提出身热，汗自出，不恶寒，反恶热是阳明病的外证临床表现。

阳明病属于里证，仲景这里提到"外证"，当然仅仅是指阳明病的外在表现。身热和发热不一样：发热是一种发散的热，体表的温度高；而身热是一种从里向外透发的、来自肌肉的深层部位的热感，而且这种热感持续时间较长。当用手触摸肌肤的时候，感觉越来越热，与太阳病触摸皮肤先热后凉的感觉明显不同。太阳病的发热是翕翕发热，即如羽毛覆盖下的温和发热，而阳明病的发热是蒸蒸发热，如同蒸笼里面发出的热，热气腾腾，有灼手感，强烈而持久。胃中实热，逼迫津液外出，故汗出，而且通常量多且持久，仲景描述为"濈然汗出"。本条不恶寒，是没有外邪的入侵，病不在表。不但不恶寒，病人反有恶热的表现。"恶寒，发热"和"不恶寒，反恶热"是太阳表证和阳明里证的症状鉴别要点。

第 183 条：问曰：病有得之一日，不发热而恶寒者，何也？答曰：虽得之一日，恶寒将自罢，即自汗出而恶热也。

【释义】本条讨论阳明病早期非典型症状的辨证要点。

阳明病初期，症状可能不典型，出现不发热，反恶寒的情况。这是因为邪气正传入阳明，尚在化热或化燥的过程之中，或者虽阳气内郁，但热势未盛。这与《伤寒论》第 3 条"太阳病，或已发热，或未发热"的道理是一样的。但这是一个短暂的过程，很快"恶寒将自罢"，随即汗出而恶热，阳明病的主要症状会随时间的推移逐渐表现出来。

六经疾病都有"非典型症状"。所谓"非典型症状"，实际上是在疾病发生和传变的过程中，由于原有疾病的病机尚未完全发生改变，故而其症状和体征与所传之经疾病的提纲不相吻合，有时甚至互相矛盾。这给准确辨证和诊断带来不小的挑战。"非典型症状"具有动态的特征。随着时间的推移，典型的症状将会逐步显现，有助于准确诊断和辨证。

临床辨证的难，不在于对常规和典型症状的理解和判断，而在于对非常规和非典型症状和体征的认识。因此，对"非典型症状"的诊断和治疗是对医者临床技能的挑战和考验。

从"非典型症状"到"典型症状"的过渡期的长短因人而异，与年龄、性别、体质和感邪种类等因素有关。对体质壮实的中青年人以及儿童来说，这个过渡期会很短，但对于久病体虚和老年人来说，恶寒的时间可能会持续长久一些。这就需要随时观察疾病传变的些微表现。由此可见，临床上除了辨阴阳、表里、寒热、虚实之外，还应当辨病传，即笔者所倡导的"十纲辨证"。疾病的传变规律是古代医家穷尽一生的临床实践所总结出来的宝贵经验，如伤寒六经传变、温病卫气营血传变以及三焦传变，等等。如果医者对六经疾病的传变规律非常熟悉，那么即使病人患伤寒疾病后某一阶段的初期症状表现不典型，医者仍然可以做到对疾病了然于胸，把握疾病的大局、发展趋势和走向。这是学习"伤寒六经传变规律"的重大意义之所在。

第 184 条：问曰：恶寒何故自罢？答曰：阳明居中，主土也。万物所归，无所复传。始虽恶寒，二日自止，此为阳明病也。

【注释】

阳明居中，主土也：胃属阳明。土为五行之一，脾胃皆属土。根据五行理论，土的方位居于中央，对应中焦的脾胃，因此脾胃之气又称"中气"。

万物所归，无所复传：胃为水谷之海，容纳百川。字面上的意思是无论太阳还是少阳病，传入阳明之后就不再传变。这句话应该灵活理解，阳明病与其他各经疾病一样，会随着体质强弱与邪气盛衰的变化发生传变，否则就没有伤寒六经的传变规律，也会曲解张仲景的本意。

【释义】本条承接上一条，解释阳明病恶寒自罢的原因。

从经络循行路线来看，阳明经行于四肢外侧的前线。此处言"阳明居中"，当知这是指阳明胃腑的解剖位置，而非足阳明胃经的循行路线。经证与腑证在传变上有不同的规律和特性。经者，径也。经络是气血运行的通道，也是邪气侵犯人体的道路。经络行于人体浅表的部位，像网络一样分布，四通八达，联络四肢百骸，因此经络的病证存在不同的传变途径，具有许多的可能性和不确定性。而一旦病邪侵入脏腑，尤其是侵入胃肠等阳腑，与积滞、宿食、燥屎等秽浊之物相结聚，则病变部位更深，病机变化趋于固定，传变也相对较少，所以仲景说"万物所归，无所复传"。本条仲景借五行"阳明属土"的理论来讨论阳明经证与腑证在传变上的区别。

胃为阳土。邪气在胃，容易发生热化和燥化，导致里热炽盛，腑气不通。因此阳明病在刚开始的时候尚有恶寒，但症状很快便会消失，继而出现阳明病的热证。仲景在这里提出恶寒症状"自罢"和"自止"的概念十分重要，因为六经皆有恶寒，太阳有恶寒发热，少阳有寒热往来，三阴有但寒不热，但这些恶寒的症状一般都不会自动消除，唯有阳明病的恶寒，只停留短暂的时间，便会被高热、口渴、汗出等阳热症状所替代。这也是阳明病与其他各经疾病在恶寒症状上的一个重大区别。

第 201 条：阳明病，脉浮而紧者，必潮热，发作有时。但浮者，必盗汗出。

【注释】

潮热：发热的一种。指发热像潮汐一样发作有时，包括午后潮热、夜间潮热等。阳明病的潮热多发生在日晡所（下午 3：00 至 5：00）的时候，以高热为主，是邪热炽盛，腑实已成的标志。

盗汗：出汗的一种，多发生在夜间，常由于阴虚内热所致。指入睡后不自觉地出汗，醒后汗止，好似小偷乘人不备，盗取财物，故名。

【释义】本条以非典型的阳明病脉象阐释阳明病的病机。

阳明病出现脉浮而紧，这不是太阳伤寒表实证，而是阳明里热炽盛的表现，这类脉证在第 221 条栀子豉汤证中也可见到："阳明病，脉浮而紧。"浮是阳气盛和阳气外越之征，多浮而洪大；紧是里实的表现，尤其是当邪热与有形的秽浊之物结聚的时候。阳明腑实已成，则出现发作有时的日晡所潮热。如果只见单纯的浮脉，则有多种可能性，比如，阳明与太阳合病，或者阳明经证里热外泄，尚未发展到腑证，等等。从出现盗汗的症状分析，这是阳明热盛于里，逼迫阴液发越于外，有热盛伤阴的迹象，契合阳明病津伤液燥的基本病机。但必须综合其他的阴液伤伐的症状表现，才能做出比较准确的判断。

（四）阳明病欲解时

第 193 条：阳明病欲解时，从申至戌上。

【注释】从申至戌上：从下午 3：00 到晚上 9：00 的一段时间。

【释义】本条提出阳明病的症状缓解时间为下午 3：00 到晚上 9：00。

人与天地相应，备受宇宙规律和阴阳法则的影响。人的生物节律与自然规律息息相关。在人体处于疾病的状态下，这种影响更加明显。阳明病是人体对疾病反应最强烈的阶段，邪气强盛而正气不衰，因而出现阳盛则热的病理改变。在自然界里，一日之中光照最强烈、温度最高的时候是午后 3：00 左右的一段时间。与自然规律相对应，阳明病的高热、汗出和谵语等症状亦在午后最严重。接近傍晚的时候，自然界的温度逐渐降低，阳气随之减弱。随着夕阳西下，阴气渐复，阳气更衰，阳明病的阳盛实热也相应地得到缓解。

六经疾病的欲解时是古人通过长期的临床观察所总结出的理论，反映了人与自然之间的联系，具有十分积极的意义。《素问·宝命全形论篇》曰："天覆地载，万物悉备，莫贵于人。人以天地之气生，四时之法成。""夫人生于地，悬命于天，天地合气，命之曰人。"《内经》对人与自然关系的认识非常丰富，仲景《伤寒论》关于各经疾病的欲解时也深受《内经》的影响，符合阴阳学说的法则。古代医学著作对时间生物学和时间治疗学的贡献和意义，将随着人们对时间节律认识水平的提高而更加受到重视。

三、阳明经证（热证）

（一）热郁胸膈证

第 221 条：阳明病，脉浮而紧，咽燥，口苦，腹满而喘，发热汗出，不恶寒，反恶热，身重。若发汗则躁，心愦愦，反谵语。若加烧针，必怵惕，烦躁不得眠。若下之，则胃中空虚，客气动膈，心中懊恢，舌上苔者，栀子豉汤主之。

【注释】

愦：音 kuì 愧，指闷、烦乱。王逸《九思·逢尤》："心烦愦兮意无聊。"

谵语：病中神志不清，胡言乱语。多见于实证，常由高热引起。

【释义】本条讨论阳明病误治后产生的变证，以及下后热留胸膈的证治与方药。

临床辨证的难，不在于对常规和典型症状的理解和认识，而在于对非常规和非典型症状与体征的分析和判断。比如本条"脉浮而紧"，医者自然而然地想到太阳伤寒的麻黄汤证，故而发其汗，殊不知病人"发热汗出，不恶寒，反恶热"，这是阳明经证无疑。此处的脉浮是里热外透，热气张扬的表现，紧是邪气炽盛，正邪斗争剧烈的反映。除浮紧之外，还可见到滑数或洪大等脉象，同时也需要脉证合参，互为验证，尤其是当出现脉证不相吻合的时候。

此处的"咽燥，口苦"也容易被认为是胆火上炎，灼伤津液的少阳病证，但病人没有寒热往来及其他少阳病的典型症状。口苦在五味中属火，应为里热炽盛，胃失和降的表现。

腹满也常常被当作阳明腑实证的表现而误用下法治疗。实际上这里的腹满、喘和身重都是阳热炽盛，气机壅滞所致。腹虽满，但触诊必柔软而灼热。

阳明热盛，若因"脉浮而紧"误诊为太阳伤寒表实证而使用辛温发汗，则里热更甚。热扰心神，出现烦躁，心神不定，甚至谵语。若再加温针强发其汗，更是火上浇油，使热更甚，神更乱，烦躁而不得眠。若因"腹满"而误认为阳明腑实证而贸然使用下法，则胃气虚弱，邪热停留于心下和胸膈的部位，出现心中懊忄农。舌上有苔，说明胃气犹存，此苔当见黄、厚、腻或厚而燥。

栀子豉汤清宣胸膈无形的郁热，其药物组成及方解请参阅第四章，"辨太阳病变证、坏病和夹杂证脉证并治"中的条文第 76 至 78 条。

第 228 条：阳明病，下之，其外有热，手足温，不结胸，心中懊忄农，饥不能食，但头汗出者，栀子豉汤主之。

【释义】本条讨论阳明经证误下后病人的反应，及邪热郁于胸膈的证治与方药。

阳明病包括经证和腑证，腑证（实证）可下，而经证（热证）则只能宣透和清解，这是阳明经、腑证的治疗原则。本条仲景未交代是阳明病的经证或腑证，可理解为阳明经证误下，津伤化燥，或阳明腑证下不如法，燥屎虽去，但余热犹存。病人在误下之后的症状反应是判断疾病传变的重要依据。本条病人在泻下之后依然皮肤有热，手足温暖，说明没有出现"实则阳明，虚则太阴"的脾胃虚寒的变证。"不结胸"说明余邪也没有与体内有形的痰水结合形成结胸的变证。由于余邪停于心之下的胸膈部位，热扰心神，故心中懊侬。胃中有热，故有饥饿感，但碍于郁热未清，故饥不能食。郁热停于上焦，蒸腾于上则见头汗出，应当使用栀子豉汤轻宣透热，清泄郁火，则诸症皆去。

（二）表里俱热证

第176条：伤寒，脉浮滑，此以表有热，里有寒，白虎汤主之。

白虎汤方

知母六两　石膏一斤（碎）　甘草二两（炙）　粳米六合

上四味，以水一斗，煮米熟，汤成，去滓。温服一升，日三服。

【注释】寒：应作"热"解，原句有错讹。"里有寒"即"里有热"。

【释义】本条辨阳明经证表里俱热的脉象和证治与方药。

伤寒出现浮滑脉，浮是热盛于外，为表有热，滑是里热炽盛的表现。阳明病里热炽盛，邪热鸱张而外透，引起一系列由里达外的症状和体征，所以仲景在第182条中专门提出阳明证的外证。除了脉浮滑之外，还包括"身热，汗自出，不恶寒，反恶热"。此外，还有口干舌燥，渴欲饮水，喜冷饮，烦躁等。"里有寒"的症状明显与病机和脉象不符，属于讹句。宋代林亿等人根据第168条白虎加人参汤证的"热结在里，表里俱热"，建议以"表里俱热"为妥。阳明经证表里俱热，当用白虎汤清热生津。

白虎汤方

知母 Rhizoma Anemarrhenae ……………………………… 30 克

石膏（碎）Gypsum Fibrosum …………………………… 80 克

甘草（炙）Radix Glycyrrhizae Praeparata ……………… 10 克

粳米 Semen Oryzae Nonglutinosae ……………………… 35 克

煎服方法：用10杯水煎煮上述4味药物，直到米熟。过滤。每次温服1杯。日3次。

关于白虎汤的方义，石膏大寒，清解表里之热，是方中的君药。知母清热、养阴、生津，协助石膏清泄里热，同时防止津伤太过，是为臣药。石膏和知母相须为用，是有名的"对药"，可增强清热生津的功效。炙甘草和粳米味甘，补益中气，保护脾胃，以免石膏的大寒之性损伤脾胃，为佐使之药。在《伤寒论》的原方中，知母排在首位，似乎是被当作君药来看待的。仲景将处方取名为"白虎汤"，从表面上看似乎是以具有强大清热功效的白色石膏为方名，但石膏却与"白虎"没有丝毫的关系。从中国传统文化来看，"白虎汤"的方名其实与古代哲学、宗教、天文等有关。"四象"中的白虎位于西方，其气主降；傍晚太阳西下，寓意阳尽阴生，热退凉来。可见，"白虎汤"的方名是根据本方的清热功效来确定的，形容服用本方之后，病人脉静身凉，表里之热尽除，犹如日落阳尽，阴气来复。这与"大青龙汤"的命名原理是一致的。

中国古代天文学中的"四象"，分别是青龙、白虎、朱雀和玄武，对应东南西北四个方位和春夏秋冬四个季节。在《伤寒论》中，张仲景借用"四象"来命名其方剂，分别是大小青龙汤、白虎汤、真武汤（玄武汤）和黄连阿胶汤（朱雀汤），这些方剂的命名都与它们的功效相关。这说明中国医药学根植于中华传统文化，充分吸吮了传统文化的养分，并且成为中华传统文化的重要组成部分。

第 219 条：三阳合病，腹满，身重，难以转侧，口不仁，面垢，谵语，遗尿。发汗则谵语，下之则额上生汗，手足逆冷。若自汗出者，白虎汤主之。

【注释】

口不仁：症状名。语言不利，口舌麻木，食不知味。

面垢：面部污秽，如蒙尘垢，难以洗去，多由胃热熏蒸或内有积滞，邪气循足阳明胃经上达面部所致。

【释义】本条提出阳明经证里热炽盛的证治、方药与禁忌。

本条是倒装句法。其最后一句"若自汗出者，白虎汤主之"应接在"谵语，遗尿"之后。本条虽然冠以三阳合病，实则是阳明经证，其中某些症状被误认为是太阳和少阳证甚或是阳明腑实证，因而出现误治。邪热内盛，气机不畅，出现腹满，但因此被误认为是阳明腑证而采用下法；身重是阳明热盛，耗伤气津的结果，但容易被误认为是太阳表证，如第 39 条 "伤寒脉浮缓，身不疼，但重，乍有轻时"的大青龙汤证。难以转侧是里热盛，三焦气机不利的表现，也容易被认为是少阳病的症状。由于脾胃开窍于口，胃热炽盛，津不上承，故口不仁；足阳明胃经循行于面部，胃热蒸腾，则面部垢腻。内热上扰心神，出现谵语；神志昏蒙，膀胱失约则遗尿或尿失禁。里热炽盛，迫津外出则自汗出，这表明内外俱热，应当使用白虎汤清解里热。

如果因为辨证错误，继而采用辛温的药物发汗，则里热更盛，会加重神昏谵语的症状；如果采用下法，则阴竭于下，阳无所依而上越，则出现额上生汗、手足逆冷等危象。

（三）热盛津伤证

第 168 条：伤寒若吐、若下后，七八日不解，热结在里，表里俱热，时时恶风，大渴，舌上干燥而烦，欲饮水数升者，白虎加人参汤主之。

【释义】本条讨论伤寒吐下之后，热蕴于里，阳明经证气津两伤的证治与方药。

伤寒病在吐下之后，又经过七八天，邪气入里，化燥生热。热邪外越，当见身热，汗出，不恶寒，反恶热等阳明病的外证，也可见阳热内盛，津液损伤的内证，如大渴、舌苔干燥、心烦等，所以这是表里俱热。病人时时恶风，这是汗出过多，卫表不固的征兆。对于此类里有燥热，气津两伤的情况，应当使用白虎加人参汤清解里热，益气生津。

关于白虎加人参汤的药物组成和方解，请参阅第四章"辨太阳病变证、坏病和夹杂证脉证并治"中的第 26 条条文。

本条和下一条提出在阳明经证中，当出现"时时恶风""背微恶寒"等阳明病的非典型症状时，必须仔细分析其症状产生的原因。这类症状并非外感风邪入侵，而是卫气虚弱，肌表不固的表现，所以白虎加人参汤中的人参除了生津止渴之外也有益气、护卫和固表的作用。

第 169 条：伤寒无大热，口燥渴，心烦，背微恶寒者，白虎加人参汤主之。

【注释】背微恶寒：由于汗出过多，表卫不固，导致背部略感凉意。

【释义】本条提出阳明经证气津两伤的证治与方药。

伤寒无大热，是因为邪气已经进入阳明经，导致大汗出，热随汗出，故表现为无大热。燥热伤津故口燥渴；内热扰心故心烦。背微恶寒是阳明经证的一个非典型症状，是因为出汗太多，导致肌肤腠理不致密，卫阳不固所产生的一个主观症状，与太阳病的全身性恶寒不同，也与少阴虚寒所致的背恶寒有本质上的区别。从程度上来说，本条的背恶寒是轻微恶寒，白虎加人参汤中的人参能益气生津，扶卫固表，从而消除"背微恶寒"的症状。

第 170 条：伤寒，脉浮，发热，无汗，其表不解，不可与白虎汤。渴欲饮水，无表证者，白虎加人参汤主之。

【释义】本条提出阳明病的治疗禁忌，以及热盛津伤的证治与方药。

伤寒脉浮，发热，无汗，这是伤寒太阳表实证，可使用麻黄汤治疗。症状中还应包括恶寒等症。之所以仲景在本条中没有列出恶寒，却专门提到发热，是因为发热的症状容易和阳明经证相混淆。仲景指出：表证未解者不可服用白虎汤。其缘由乃因为白虎汤中的石膏性大寒，用于治疗表证容易导致寒邪冰伏，尽管《名医别录》等称石膏具有"主除时气，头痛，身热，三焦大热，皮肤热，肠胃中膈热"和"发汗"的功效，但临床很少将其作为解表药使用，否则一方面邪气不除，表证不解，另一方面大寒的药物损伤脾胃阳气，使邪气内陷，容易造成结胸、痞证或脏结等变证。若病人内热炽盛，渴欲饮水，津伤气耗，必须在确信无表证的情况下才能使用白虎加人参汤治疗。

第 222 条：若渴欲饮水，口干舌燥者，白虎加人参汤主之。

【释义】本条提出阳明里热炽盛，耗伤津液的证治与方药。

第 168 和 169 条有大汗后出现恶风、背部微寒等表卫不固的气虚症状，本条则为里热炽盛引起津液亏损，出现渴欲饮水之症，偏重于津亏液耗，这是与第 168 和 169 条不相同的地方。胃中有热，津液不能上承，所以见口干舌燥，当用白虎加人参汤治疗。白虎汤清里热，人参益气生津，合用则标本皆治。

人体的气和津液密不可分。气能生津，津能载气，二者相偕而行，共同分布于体内。临床上气虚不必兼津伤，但津亏液耗常兼气虚，所以临床上脱水的病人在口干舌燥，渴欲饮水的同时常有乏力懒言，无精打采，精神疲倦和身体虚弱等气虚的表现。单纯饮水只能解决津伤的问题，于气虚无补。人参既能益气，又能生津，非常符合气津两虚病证的治疗。

（四）水热互结证

第 223 条：若脉浮，发热，渴欲饮水，小便不利者，猪苓汤主之。

猪苓汤方

猪苓（去皮） 茯苓 泽泻 阿胶 滑石（碎）各一两

上五味，以水四升，先煮四味，取二升，去滓，内下阿胶烊消。温服七合，日三服。

【释义】本条提出阳明病水热结于下焦的证治与方药。

阳明病属里证，大凡上焦及胸膈部位的热郁证用栀子豉汤，中焦热从燥化用白虎汤，下焦热与水互结用猪苓汤。本条脉浮是阳气外越的表现，当见汗出，身热等症。发热是阳明病的主证之一，渴欲饮水是阴津耗伤的表现。但如果此时出现小便不利，这是下焦受邪，水热互结。这里需要将单纯的津液耗伤所致的小便不利与水热互结的小便不利区别开来。津液耗伤所引起的小便不利是津亏液脱的表现，仅见小便量的减少，没有其他小便不适的症状，不能用猪苓汤利水，否则津液损伤更严重。仲景在下一条会专门讨论猪苓汤的禁忌证。本条小便不利是下焦郁热与水互结，所以应有小便短赤，淋漓涩痛，甚至尿血的症状，治疗应当清热、利水、养阴，方用猪苓汤。

纵横《伤寒论》
——《伤寒论》释义与方证比较及应用

猪苓汤方

猪苓（去皮）Sclerotium Polypori Umbellati ································ 15 克

茯苓 Sclerotium Poriae Cocos ·· 15 克

泽泻 Rhizoma Alismatis Orientalis ·· 15 克

阿胶 Gelatinum Corii Asini ·· 15 克

滑石（碎）Talcum ··· 15 克

煎服方法：用 4 杯水煎煮除阿胶外的其余 4 味药，直到剩下 2 杯。过滤，入阿胶加热烊化，搅匀。每次服 2/3 杯，日 3 次。

猪苓汤中的猪苓和茯苓甘淡渗湿、利水通淋，是方中的君药。泽泻利水渗湿、清热养阴，是方中的臣药。滑石清热、利水、渗湿，加强前三药利水渗湿的功能，是方中的佐药。方中的另一味佐药是阿胶，既能养阴润燥，也可补血止血，适用于尿血的情况。本方在清热利水的同时又养血滋阴，所以不但用于阳明病的下焦水热互结，仲景还将此方用于少阴热化证的小便不利，这也是异病同治的一个实例。不过少阴热化是以阴虚为主，而本证则以热结为主，具有虚实的不同。这是两证的区别。

《金匮要略·消渴小便利淋病脉证并治第十三》也有同名方剂，治疗"脉浮发热，渴欲饮水，小便不利"，辨属水热互结，郁热伤阴之证，其药物组成、剂量和服用方法与本方同。此外，《金匮要略·呕吐哕下利病脉证治第十七》还有"猪苓散"一方，使用等分的猪苓、茯苓和白术捣末为散，治疗胃中停饮，上逆于胸膈所致的呕吐症状。

猪苓汤与治疗太阳蓄水证的五苓散均可用于治疗小便不利的病证，但两方在基本病机和治则治法上均有不同。关于两方的比较，请见表5-1。

表5-1　五苓散和猪苓汤的比较

类别	五苓散	猪苓汤
病因	太阳病外感寒邪，表邪由经入腑。	阳明病邪热客于膀胱。
病机	气不化水，津液停聚，水蓄膀胱。	水热互结，膀胱气化不利。
症状	脉浮，小便不利，微热消渴。或渴欲饮水，水入则吐。	脉浮，小便不利，发热，口渴欲饮。
病位	太阳表里同病。	阳明里证。
治疗	化气行水，表里双解。	清热利水，润燥护阴。
药物	茯苓，猪苓，泽泻，白术，桂枝。	茯苓，猪苓，泽泻，阿胶，滑石。
药性	偏温，重在化气行水，兼以健脾。	偏凉，除清热利水之外，还兼养阴润燥。
应用	全身性水液代谢疾患，包含头目眩晕，吐涎沫，及霍乱发热身痛，热多欲饮水，水入即吐。	多治疗局部水液代谢疾病，尤其是小便不利一类的疾患，包括小便带血和少阴病热化证。

第224条：阳明病，汗出多而渴者，不可与猪苓汤，以汗多胃中

燥，猪苓汤复利其小便故也。

【释义】本条提出猪苓汤的使用禁忌证，即汗出多者不可使用猪苓汤利小便。

阳明病中焦热盛，迫汗外出故汗出多，再加上胃热化燥伤津，故口渴喜饮，这是津液严重耗伤的表现，与水热互结于下焦津液不布的"渴欲饮水"有本质上的不同。中焦热盛津伤，不能用猪苓汤，因为"汗多胃中燥"已经导致津液大量耗伤，如果再用猪苓汤利小便，则津液的损伤会更加严重，容易导致热从燥化，加快形成阳明腑实证。对于中焦阳明热盛伤津的症状，当用白虎加人参汤治疗。

本证的关键是看汗出的多寡。第223条虽有"发热，渴欲饮水"，但并无"汗出多"的症状，说明其小便不利是水热互结造成的。而本条小便不利是由于"汗出多"，津亏液耗所致，这是两者最大的不同。

四、阳明腑证（实证）

（一）热蕴内实证

第248条： 太阳病三日，发汗不解，蒸蒸发热者，属胃也，调胃承气汤主之。

调胃承气汤方

甘草二两（炙） 芒硝半升 大黄四两（清酒洗）

上三味，以水三升，煮取一升，去滓，内芒硝，更上火微煮令沸，少少温服之。

【释义】本条提出太阳病汗不如法，转属阳明腑证的证治与方药。

太阳病三日，其病位已从太阳传至阳明，如第186条说"伤寒三日，阳明脉大。"如果此时发汗，不但症状不会缓解，其辛温之品还会耗伤胃津，使邪气加速从热而化或从燥而化，病人出现蒸蒸发热，即是佐证。"蒸蒸发热"是一种由内向外穿透力强的热，代表阳明腑实已经形成。除蒸蒸发热之外，病人亦当有濈然汗出，脉沉实有力，腹胀满或谵语等症，应该使用泻下的方法，泄热和胃，缓下热结，方用调胃承气汤。

调胃承气汤方

甘草（炙）Radix Glycyrrhizae Praeparata ······························ 10 克

芒硝 Mirabilitum ··· 20 克

大黄（酒洗）Radix et Rhizoma Rhei ·································· 20 克

煎服方法：用 3 杯水煎煮炙甘草和大黄直到剩下 1 杯。过滤，入芒硝加热溶化，搅匀。每次服 1/3 杯。

本方大黄苦寒泄热，荡涤腑实，芒硝润燥软坚，泄热通大便，炙甘草和胃缓急，调和诸药。取名"调胃"，实则大肠、小肠皆属于胃，腑气通降则胃气调和。

关于调胃承气汤的方名，不少《伤寒论》注家认为包含五行学说"亢则害，承乃治"的含义，比如某一脏腑之气过于亢盛，按照五行生克制化的原理，就由与该脏腑具有"克我"关系的其他脏腑对其进行制约，从而维持脏腑之间的生理平衡状态。实际上，从五行的配属来看，胃属土，小肠属火，大肠属金，小肠与胃、胃与大肠之间是母子相生，并非"我克"和"克我"的关系，因此，其方名与五行学说中的"亢则害，承乃治"并没有联系。再者，方名"承气"，主要关乎气机的运行，并非涉及"亢害承制"的生克制化。按照《说文解字》的解释：承，奉也，受也，说明"承"具有顺承，奉承之意。《易·归妹》载："女承筐无实。"虞注："自下受上称承"，说明"承"有承接的意思。笔者比较倾向于清代名医王子接在《绛雪园古方选注》中所说的"承气者，以下承上也"，认为其最符合仲景的方名原旨。下者，大肠小肠也；上者，胃也。阳明腑实证为热从燥化，燥屎与秽浊有形之物结聚肠中，导致腑气不通，胃气不降，因此诸承气汤的作用在于荡涤积滞，泄热通腑，使肠中腑气畅通，从而承接胃气下降，这是六腑以通为用，以降为顺的生理特性的体现。

白虎汤是治疗阳明经证的代表方，调胃承气汤是治疗阳明腑证的首方，它们分别代表了两类不同的治法，有必要将它们进行比较，请见表 5-2。

表 5–2　白虎汤与调胃承气汤的比较

类别	白虎汤	调胃承气汤
病因	多由太阳病传变而来，或经误治。	由阳明经证发展而来，或经伤寒太阳、少阳阶段的误治。
病机	邪热弥散于经中，内外皆热，以热为主。	邪热蕴积于胃腑，与胃中有形之物相结合，以实热为主。
病位	邪热在气分，以全身症状为主。	邪热在胃中，以局部症状为主。
症状	身热，汗出，不恶寒，反恶热。	蒸蒸发热，腹胀满，心烦。
治法	从上从外发散邪热，属于清法。	从内从下清泄实热，属于下法。
药物	知母，石膏，甘草，粳米。	大黄，芒硝，甘草。

第 249 条：伤寒吐后，腹胀满者，与调胃承气汤。

【释义】本条提出伤寒病吐后伤胃，导致阳明腑实轻证的证治。

伤寒吐后，不独胃气受伤，胃中津液的损伤更加严重，导致邪从燥化，热邪聚结于胃肠，气机不利，故出现腹部胀满拒按，脉沉实有力等，但尚未出现邪热与秽浊之邪相合及燥屎内结的严重证候，因此用调胃承气汤泄热去实，调和胃气。

胀满一症表明病位属于胃肠，但太阴病也可见到吐后腹满，喜温喜按，脉迟缓虚弱，属于脾阳虚的虚寒证，不可采用攻下治法。因此临床上对于腹胀腹满的症状必须通过触诊加以鉴别。仲景非常强调腹部触诊在阳明病的症状鉴别诊断中的重要性，以免医者误诊误治，犯"虚虚实实"之戒。

第 207 条：阳明病，不吐，不下，心烦者，可与调胃承气汤。

【释义】本条提出阳明腑证，内热实烦的证治与方药。

历代《伤寒论》学者对于条文中提到的"不吐，不下"属于症状还是治法争议较大，有不同的解释。比如成无己认为"不吐，不下"是未经医者使用吐、下之法治疗；一些《伤寒论》注家认为"不吐，不下"是病人的症状。笔者依从成无己的解释，"不吐，不下"应当是未经吐法和下法治疗的阳明病证。未经吐下，则没有脾胃虚弱之虞，邪气内盛，正气不虚，属于阳明腑实证的表现。若将"不下"当症状解，本证并没有"热结旁流"的病机，不应当出现下利。即便有下利，按照仲景的行文风格，也应该写成"不利"，如第 141、346、384 条；或"不下利"，如第 33 条；或"不得利"，如第 104 条等，方才符合他在《伤寒论》中对"不下利"的一贯的称谓，而非"不下"。此外，阳明腑实证的病势趋下，症状主要表现在腹部，如腹满、腹痛、不转矢气、大便难等，阳明病的条文偶有"呕不能食"或"攻其热必哕"等，但并无"吐"症。相反，第 204 条还告诫"伤寒呕多，虽有阳明证，不可攻之"，表明"呕"和"吐"并非阳明病的主证。因此这里的"不吐""不下"应当是指治法，而非症状。

关于"心烦"一症，有虚烦和实烦之分。凡经吐下甚至温针误治之后，损伤正气，导致邪热内陷，留于胸膈心下，上扰心神，出现心烦，但邪热未与有形邪气相结合的称为虚烦，当用栀子豉汤治疗；未经吐下而产生心烦的称为实烦，是实热与肠中有形的秽浊之邪相合，上扰心神所致。本证的"心烦"未经吐下，故属于实烦的范畴。本条除心烦之外，还可见到第 248 和 249 条提到的蒸蒸发热，汗出，腹胀满等症状。

实烦在热证和实证的症状表现上比虚烦更加严重。治疗当用调胃承气汤泄热去实，和胃通腑。关于虚烦和实烦在病因、病机、病位和症状表现上的区别，请见表 5-3。

表 5-3　虚烦与实烦的区别

类别	虚烦	实烦
病因	伤寒误治，吐下或加温针，导致内虚，邪气乘机内陷。或病后余邪留恋，兼津亏、血虚等。	未经吐下及其他误治，正气未受到损伤，呈现实证的临床表现。
病机	内陷之邪热上扰心神，导致心烦。胃气空虚，客气动膈。	阳明热盛，或与燥屎及秽浊之物等有形的邪气相结。
病位	胸膈、心中或心下。	胃及肠中。
症状	烦躁不得眠，心中懊憹，心愦愦，或怵惕，舌上苔者。	心烦，发热，蒸蒸汗出，不大便，潮热，谵语，舌上苔燥。
治法	清宣胸膈郁热，宁心除烦。	清泄邪热，荡涤腑实，安神定志。
方药	栀子豉汤、酸枣仁汤（《金匮要略》）等。	白虎汤、三承气汤等。

（二）热蕴内实加气滞证

第 213 条：阳明病，其人多汗，以津液外出，胃中燥，大便必硬，硬则谵语，小承气汤主之。若一服谵语止者，更莫复服。

小承气汤方

大黄四两（酒洗） 厚朴二两（炙，去皮） 枳实三枚（大者，炙）

上三味，以水四升，煮取一升二合，去滓。分温二服。初服汤当更衣，不尔者尽饮之；若更衣者，勿服之。

【释义】本条提出阳明病多汗伤津，胃燥肠实的证治与方药。

阳明病多汗，这是里热炽盛，迫津外出所致。津液亏虚，导致胃肠热结，热从燥化，必致大便干硬。由于大便干硬，腑气不通，浊热上扰心神，则见烦躁和谵语。腑气不通，病人当有腹满拒按，甚或腹痛等症。上述病机，环环相扣，揭示津亏肠燥的病机发展。但此证尚未达到大承气汤的严重程度，还没有燥屎形成、潮热及严重的神志症状，所以使用小承气汤通腑泄热，行气消满。

小承气汤方

大黄（酒洗）Radix et Rhizoma Rhei ·· 30 克

厚朴（炙，去皮）Cortex Magnoliae Officinalis ······················· 15 克

枳实（炙）Fructus Aurantii Immaturus ································ 1.5 个或 25 克

煎服方法：用 4 杯水煎煮以上 3 味药物，直到剩下 1 杯多一点。过滤，分成 2 份，温服 1 份。服药后当解大便。若不大便，再服 1 份。若大便下，停服。

小承气汤是大承气汤去芒硝，并减枳实和厚朴的用量而成，所以通腑泻下，软坚散结的效力不如大承气汤。方中大黄苦寒，泻下积滞，清热通腑，厚朴行气、消痞、除满，枳实导气下行，消痞除满。由于方中的厚朴和枳实都是破气、行气药，所以本方适用于阳明腑实的燥坚不甚，但腑气不通，腹部痞、满、胀等以气机失调为主要症状表现的腑实证。

小承气汤是中等强度的泻下方剂，使用时应当中病即止，不可多服，并根据服药后的反应来调整用药量。《金匮要略·呕吐哕下利病脉证治第十七》之第 34 条曰："下利谵语，有燥屎也，小承气汤主之。"

方中之大黄未注明须酒洗。大黄别名"川军"，酒洗大黄俗称"酒军"，功力更甚。使用酒洗大黄的目的在于增强其荡涤积滞的功效。《金匮要略·腹满寒疝宿食病脉证治第十》厚朴三物汤与小承气汤的药物组成相同，但厚朴为八两，大黄四两，枳实五枚，以水一斗二升，先煮厚朴、枳实，内大黄，煮取三升，温服一升。以利为度。用于治疗"痛而闭"，胀重于积滞的腹满之症。又《金匮要略·痰饮咳嗽病脉证并治第十二》的厚朴大黄汤与本方的药物组成相同，厚朴一尺，大黄六两，枳实四枚，以水五升，煮取二升，分温再服，用于治疗支饮兼胃家实的腹痛腹满之症。小承气汤、厚朴三物汤和厚朴大黄汤药物组成相同，但剂量和方名不同，故而治疗各有侧重，体现了仲景遣方用药的不同法度。

第 218 条：伤寒四五日，脉沉而喘满。沉为在里，而反发其汗，津液越出，大便为难，表虚里实，久则谵语。

【释义】本条提出阳明病误汗，导致表虚里实证。

伤寒四五日，出现脉沉。沉主里证，这是邪热内陷的征兆。病人喘满，是肺气不利，宣降失司的症状。如果医者误认为喘满是表证，而采用发汗的方法，在外会损伤阳气，在内会导致津液的损失，胃津不足，邪从燥化，形成燥屎，导致大便困难，形成表虚里实的病理变化。当阳明腑实形成之后，邪热扰乱神明，病人还会出现谵语等症状。

本条说明：伤寒疾病下之太早属于误治，但是如果阳明疾病已经形成，却继续发汗也是误治，因为这会导致津液的损伤，且辛温之品还会导致邪热壅盛，加速阳明腑实证的形成。

第 250 条：太阳病，若吐、若下、若发汗，微烦，小便数，大便因硬者，与小承气汤，和之愈。

【释义】本条提出太阳病汗吐下误治伤津，导致热结成实的阳明腑实证的证治与方药。

阳明病经过吐、下、或发汗的误治之后，津液耗伤，表邪入里，邪从燥化。邪热上扰心神，出现心烦。初看此微烦，好像属于"虚烦"的范畴，但因阳明腑实的原因，实则与"实烦"无异。本证出现小便数，大便硬结，知道病位不在上焦胸膈，而在下焦腹部。小便频数导致津液耗伤更加严重，热从燥化，因而大便硬结。反过来，因为大便坚硬，腑气不通，迫使津液从小便而出，故小便更为频数。这里的小便数和大便硬互为因果。同时小便数也成为判断大便坚硬程度的一个重要症状。但由于本证病人仅仅微烦，而且大便虽硬，但并未到达燥屎的程度，更重要的是，病人尚未出现潮热、谵语等症，因此仲景建议使用小承气汤泄热通腑，调理肠胃气机，治疗的目的是要达到以通促和，以降为顺。

（三）热蕴内实、气滞加燥结证

第 220 条：二阳并病，太阳证罢，但发潮热，手足漐漐汗出，大便难而谵语者，下之则愈，宜大承气汤。

大承气汤方

大黄四两（酒洗） 厚朴半斤（炙，去皮） 枳实五枚（炙） 芒硝三合

上四味，以水一斗，先煮二物，取五升，去滓，内大黄，煮取二升，去滓，内芒硝，更上微火一两沸。分温再服。得下，余勿服。

【注释】漐漐汗出：形容连绵不断的汗出。《康熙字典》载："汗出貌。一曰漐漐，小雨不辍也。"

【释义】本条提出二阳并病，而太阳证罢，阳明腑实，燥屎已成的证治与方药。

太阳与阳明合病，即表里同病，治疗应当微发其汗，待表解后再治里证。本证太阳病已罢，邪热进入胃肠，从燥而化，出现潮热。潮热是阳明腑实，燥坚已成的代表证候。脾胃主肌肉四肢，有阳明腑热故见手足漐漐汗出。燥坚已成，故见大便难；胃热上扰心神，故见谵语。病人还应当有腹满拒按及腹痛等症，因此治疗应当通腑泄热，荡涤积滞，方用大承气汤。待腑气通，燥屎去，燥热清，则病可除。

大承气汤方

大黄（酒洗）Radix et Rhizoma Rhei ·················· 30 克

厚朴（炙，去皮）Cortex Magnoliae Officinalis ·················· 60 克

枳实（炙）Fructus Aurantii Immaturus ·················· 2.5 个或 45 克

芒硝 Mirabilitum ·················· 18 克

煎服方法：用 10 杯水先煎煮厚朴和枳实，直到剩下 5 杯左右。加大黄续煎，直到剩下 2 杯。过滤，加芒硝以小火溶化，搅匀。分成 2 份。温服 1 份。若大便下，停服余药。本方剂量超大，为泻下峻剂，须在医生指导下使用。

大承气汤中的大黄泄热通便，荡涤积滞，为方中的君药。芒硝协助大黄通腑泻实，并软坚润燥，是臣药。厚朴和枳实破气散结，消除痞满，帮助大黄和芒硝推荡积滞，加速排除热结，共为佐使之药，它们在本方中的用量均比小承气汤大。所以本方泻下的效力比调胃承气汤和小承气汤都强。本方的煎煮也非常讲究。为了增强大黄的功效，应当先煎厚朴和枳实，然后下大黄合煎，最后用小火溶化芒硝，加入后调匀药液温服。

其实，大承气汤是调胃承气汤与小承气汤的合方减去炙甘草。去炙甘草的目的是增强大承气汤峻下的作用，直捣病所，发挥荡涤积滞的功效。因此大承气汤兼具调胃承气汤和小承气汤的所有治疗作用，其泻下的作用在三方当中也最强，请见表5-4、图5-2。

表 5-4　阳明病三承气汤的区别

类别	调胃承气汤	小承气汤	大承气汤
病机	热，实，燥，坚。	热，实，痞，满。	热，实，痞，满，燥，坚。
部位	胃	小肠	大肠
功效	三方中最弱。	中等强度。	三方中最强。
谵语	无	有	严重
潮热	无	可有	必有。提示燥屎已成。
腹痛	轻	中	重，拒按。
燥屎	有	可有	燥结难解。
汗出	蒸蒸发热。	其人多汗。	手足濈然汗出。
神志	轻，以烦躁为主。	中等程度。实烦。	谵语等严重神志症状。
药物组成	大黄，芒硝，甘草。	大黄，厚朴，枳实。	大黄，厚朴，枳实，芒硝。
功效	调和肠胃，泄热通便。	荡涤胃肠，除满消痞。	峻下热结，通腑泻实。
煎煮	先煎大黄和甘草，最后下芒硝溶化。	诸药共煎煮。	大黄后下，芒硝溶化后加入。

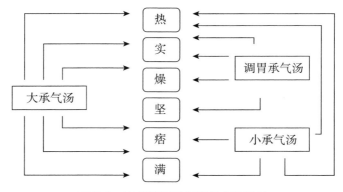

图 5-2　阳明病三承气汤的主治异同

第 212 条：伤寒若吐、若下后，不解，不大便五六日，上至十余日，日晡所发潮热，不恶寒，独语如见鬼状。若剧者，发则不识人，循衣摸床，惕而不安，微喘直视，脉弦者生，涩者死，微者但发热谵语者，大承气汤主之，若一服利，则止后服。

【注释】

独语如见鬼状：即谵语。

循衣摸床：指病人在昏迷时，两手经常不自主地抚摸床沿和衣被的症状。多见于昏迷重症。

直视：两眼发直，瞳仁无光。

【释义】本条讨论阳明腑实重证和正虚邪实的治法、方药及预后。

伤寒病初期当用汗法，如果误用吐法或者下法，不但症状不缓解，而且会耗伤阴津，导致五六天不大便。这是津伤化燥的里实证。如果这时能够及时治疗的话，病情不至于发展到阳明腑实重症的地步。疾病持续发展十余天，这时燥屎内结，腑气不通，病人出现典型的日晡所发潮热，这是燥屎已经形成的标志。此时表证已去，故不恶寒，反恶热。由于热极津竭，病人出现心神错乱的神志症状，独语如见鬼状。表现更加剧烈者，还可见到神志模糊，不省人事，或循衣摸床，惊惕不安的危象。这是阴血衰竭，心无所主，神无所依的征候。肾阴衰竭，元气虚亏，肾不纳气，则微喘；肝阴枯竭，则直视。

当此之时，脉弦者生。弦脉端直以长，预示阴液尚未完全枯竭，正气犹存，还有一线生机，应当急下以存阴液。脉涩者死，涩脉预示脏腑和气血津液已经枯竭，生命垂危。如果症状较轻，只是发热和谵语，可用大承气汤通腑泄热，荡涤积滞。由于阴津损伤十分严重，治疗应当中病即止，以免进一步伤伐正气。

张仲景在使用大承气汤一类峻下剂的时候，大都采用的是建议的口吻，如"宜""可与"，但本条明确提出"大承气汤主之"，因为病情到了非常紧急的关头，必须尽快使用大承气汤泻下通腑，否则疾病将进一步恶化。

第 241 条：大下后，六七日不大便，烦不解，腹满痛者，此有燥屎也。所以然者，本有宿食故也，宜大承气汤。

【释义】本条提出大下之后，若燥屎复结，仍可再下的病机、证治和方药。

使用承气汤一类的方剂泻下之后，如果大便通利，脉静身凉，病人很快可以得到康复。如果大下之后，病人六七天还不大便，说明邪气未尽，腑实仍存。燥热内扰，故其烦不解；腹满痛而拒按，这是内有积滞，气机不通的表现。这时医者面临多种选择：使用调胃承气汤泄热通腑，调和胃气；或用小承气汤泄热通便，除满消痞。仲景根据病情推断，病人六七天不大便，宿食与燥热相结，形成燥屎，故仲景说："所以然者，本有宿食故也。"本证还可见日晡所潮热、谵语等症。上述调胃承气汤和小承气汤药轻病重，不敷使用，恐重蹈覆辙，因此仲景建议直接使用大承气汤治疗。

本来使用大承气汤一类的峻剂，应当中病即止，不可一再使用。但如果燥热相结，腑气不通，病人仍然处于邪实的状况，则可以再次使用，否则会出现第 212 条提到的"不大便五六日，上至十余日，日晡所发潮热，不恶寒，独语如见鬼状"的情况，错失最佳治疗时间，导致危象发生。

第 242 条：病人小便不利，大便乍难乍易，时有微热，喘冒不能卧者，有燥屎也，宜大承气汤。

【释义】本条讨论由于小便不利，导致大便时难时易的非典型阳明腑实的证治与方药。

大承气汤证的典型症状包括大便坚硬、日晡所潮热、谵语等症。但本条的大便是乍难乍易，与大便坚硬有所不同；时有微热，也非潮热可比，这些症状似乎并不能说明燥屎的形成。但大便乍难乍易，是与小便不利相关联的。由于小便不利，津液时时从肠道而下，所以才会出现大便乍难乍易。时有微热，是因为邪热深伏于里，故肌表仅现微热。喘促和眩晕是由于燥屎结于肠中，浊气上冲胸和头目所致。因此，应当用大承气汤荡涤积滞，泄热通腑，恢复气机的通降。有伤寒学家认为大便乍难乍易与热结旁流的病机相类似，可作参考。

第 252 条：伤寒六七日，目中不了了，晴不和，无表里证，大便难，身微热者，此为实也。急下之，宜大承气汤。

【注释】

目中不了了：形容视物昏花，模糊不清。了了：清楚分明的意思。

晴不和：指眼球转动不灵活。

【释义】本条提出阳明腑实证导致肝肾阴虚，须急下存阴的治则与方药。

本条是阳明病三急下证之一。伤寒六七日，出现视物昏花，眼球转动不灵活的症状。这是邪热深伏，肝肾阴液耗伤的表现。《灵枢·大惑论》说："五脏六腑之精气，皆上注于目而为之精。""目者，五脏六腑之精也。"由于邪热耗伤肝肾之阴，故阴精不能濡养眼目，所以导致"目中不了了，晴不和"。这与一般的胃津不足的临床表现有很大的区别。这里提到的"无表里证"，是邪热深伏，阳明腑实的症状不明显，所以病人仅仅出现身微热。大便难是邪热与燥屎相结，腑气不通的表现，也是造成肝肾阴液亏虚的原因。由于肝肾阴精亏耗，症状危重，必须急下以存阴，唯有大承气汤堪此重任。

本证在辨证上难度比较大。因为单从无表里证、大便难和身微热来看，阳明腑实的症状较轻，更看不出属于急证，用调胃承气汤或小承气汤足矣。但从目中不了了和眼球转动不灵活来看，的确绝非轻症。辨证的要点在于此证不是津亏而是液脱，精气枯竭，病变更加深重，若不及时治疗，将很快出现神志症状。关于人体津和液的区别，请见表5-5。

表5-5　津和液的区别

类别	津	液
性质	质地清稀，轻清类水。	质地黏稠，浑浊，重着。
功能	滋润肌肤体表。	濡养五脏六腑和奇恒之腑。

分布	体表的广泛部位，包括肌肤、腠理、毛发及五官九窍。	身体较深的部位，如五脏、关节内，以及脑部、脊髓等。
输布	流动性较大，与卫气偕行。	流动性小，聚集于体腔内。
脏腑	肺、胃、大肠及五官。	肝肾及奇恒之腑，如脑、髓、骨、女子胞等。
病机	外邪入侵，首先伤津，然后耗液，故津伤可见于疾病初期。	多见于外感热性疾病后期，但在内伤疾病中液脱亦可较早出现。
预后	津伤容易恢复，预后较好。	液脱较难恢复，预后较差。
症状	口渴喜饮，口中及咽喉干燥，皮肤及毛发干燥。	口不渴，形体消瘦，毛发枯槁，关节活动不灵活，髓海不充。
治疗	补益脾胃，生津止渴。	滋养肝肾，补液生髓。
方药	沙参麦冬汤、五汁饮，植物块根和蔬果类。	加减复脉汤、生髓汤及动物等血肉有情之品。

第 253 条：阳明病，发热，汗多者，急下之，宜大承气汤。

【释义】本条提出阳明腑实证发热汗多，应当急下以存阴。

本是阳明病，理当出现身热和出汗的症状。本条的突出症状在于汗多，这是邪热炽盛，迫津外出。其后续症状当是津液亏虚，阴精枯竭，因此必须用大承气汤急下以存阴。从症状上判断，本条的急下证比上一条（第 252 条轻）的症状"目中不了了，睛不和"要轻，这也是津伤和液脱的区别。此条也再一次告诉我们津液在人体生理、病理和治疗上的重要性。

本条发热汗多，是否可用白虎汤清解表里之热，甚或使用白虎加人参汤清热益气生津？从仲景使用大承气汤以及急下的治法，知道这是阳明腑实，燥屎已成，当有日晡所潮热，谵语等症，无论从病变的部位、轻重和病势来看，都必须使用大承气汤泻下腑实以救急。此乃清解以生津，急下以救液，属"釜底抽薪"之法。

第 254 条：发汗不解，腹满痛者，急下之，宜大承气汤。

【释义】本条提出阳明腑实重症，应当急下通腑的治则与方药。

太阳表证当发汗而解，病人却出现腹痛胀满等症，这是发汗伤津，热从燥化，与肠中积滞相结，导致腑气不通的急证，相当于现代医学的急腹症。其腹满痛必定是痛而拒按，伴随腹肌紧张和痉挛，坚硬如石，甚至有压痛和反跳痛等局部症状。所以必须采用急下的方法，荡涤积滞，令腑气通畅。另一方面，使用本方也有急下以存阴的目的。历代《伤寒论》注家大多从急下存阴的角度解释，但腑气不通导致的腹满痛本身也是一个急症，若不及时治疗病人将有生命危险，故而本证的突出症状是腹部满痛的里实证。

以上阳明病的三急下证代表阳明腑实证的危候，虽然是针对邪气实所采取的攻下方法，但其目的却是保护正气，防止变证的产生。这也说明，中医药只要辨证准确，使用得当，临床上完全可以用于对急重症的抢救和治疗。比如仲景在《金匮要略·疮痈肠痈浸淫病脉证并治第十八》中创制大黄牡丹皮汤泄热破瘀、通腑逐实、散结消肿，用以治疗肠痈，就是以调胃承气汤为基础方，去甘草，加牡丹皮、桃仁和冬瓜子等组成，具有非常好的临床疗效。

《金匮要略·痉湿暍病脉证治第二》针对"刚痉"一病，症见"胸满，口噤，卧不着席，脚挛急，必齘齿"等，亦使用大承气汤通腑泄热，急下存阴，与《伤寒论》使用大承气汤治疗阳明病的三急下证具有异曲同工之妙。只要病机一致，伤寒方同样可以用于治疗内伤杂病。

《金匮要略·腹满寒疝宿食病脉证治第十》使用大承气汤治疗宿食。今录于后，供参考：

腹满不减，减不足言，当须下之，宜大承气汤。（13）

问曰：人病有宿食，何以别之？师曰：寸口脉浮而大，按之反涩，尺中亦微而涩，故知有宿食，大承气汤主之。（21）

脉数而滑者，实也，此有宿食，下之愈，宜大承气汤。（22）

下利不欲食者，有宿食也，当下之，宜大承气汤。（23）

《金匮要略·呕吐哕下利病脉证治第十七》也有若干条急下和当下的病证，使用大承气汤治疗，亦录于后，供临证中参考：

下利，三部脉皆平，按之心下坚者，急下之，宜大承气汤。（37）

下利，脉迟而滑者，实也，利未欲止，急下之，宜大承气汤。（38）

下利，脉反滑者，当有所去，下乃愈，宜大承气汤。（39）

下利已差，至其年月日时复发者，以病不尽故也，当下之，宜大承气汤。（40）

大承气汤见于《金匮要略》的许多章节，应用十分广泛，如《金匮要略·妇人产后病脉证治第二十一》使用大承气汤治疗郁冒解后转为胃实的病证，症见"病解能食，七八日更发热者"。

第255条：腹满不减，减不足言，当下之，宜大承气汤。

【释义】本条提出实证腹满的证治与方药。

本条中的腹满具有持续性的特点，不是时有时无，或时轻时重，所以仲景说"腹满不减"；第二句"减不足言"是形容其严重程度，代表阳明腑证，热从燥化，与积滞相结，腑气不通，气机不畅。由于是邪热与有形的燥屎或秽浊之物相结合，并非无形的气机阻滞，所以具有病位固定，症状持续的特点，应当使用下法荡涤积滞，泄热通腑，则腹满得到缓解。当然临床上腹满也可由于虚寒所致，即"脏寒生满病"，属于太阴病的范畴，应当注意鉴别。由此可见，腹部触诊对判断疾病的病性、病位以及严重程度具有十分重要的意义。关于实证腹满和虚证腹满的区别，请见表5-6。

表5-6　实证和虚证腹满的症状鉴别诊断

类别	实证腹满	虚证腹满
病因病机	邪热化燥，与肠内有形的燥屎、宿食等秽浊之物相结，导致邪热壅盛，腑气不通，气机阻滞。	脏寒生满病。脾气或脾阳虚衰，脾失健运，运化无力，气机升降失调。脾虚越重，腹满越甚。
疾病	阳明腑实证，热结成实，腑气不通。	太阴虚寒证，寒气凝滞，气机不畅。
病性	热证、实证，可见真实假虚。	寒证、虚证，常可因虚致实。
加重	食后腹满尤甚。	食前腹满加重。
表现	持续时间长，腹满不间断。	时有时无，呈间断性。
疼痛	常兼疼痛，拘急或痉挛，拒按。	无痛，或时时隐痛，无拘挛痉急。
喜恶	腹部肌肉紧张、痉挛，拒按。	腹部肌肉柔软，喜温喜按。
兼证	兼便秘，烦躁，口渴喜饮，舌红苔黄，或厚腻，脉沉，滑数有力。	兼泄泻，纳差，手足逆冷，口不渴，疲倦，乏力，喜蜷卧，舌淡，脉弱。
治则	通腑泻下，荡涤积滞。	温中散寒，健脾益气。
方剂	三承气汤等。	理中汤、四逆汤等。

第 256 条：阳明少阳合病，必下利，其脉不负者，为顺也。负者，失也。互相克贼，名为负也。脉滑而数者，有宿食也，当下之，宜大承气汤。

【注释】其脉不负者，为顺也。负者，失也。互相克贼，名为负也：如果脉证出现五行相克的，称为"负"。譬如阳明脉本滑数，少阳脉本弦，如果阳明少阳合病，单见弦脉，这是肝木克土，名为负也，属于逆证。如果阳明少阳合病脉见滑数，是土旺，木不能克土，为顺。滑数脉与阳明腑实内有积滞的病机相吻合。脉证相合，亦为顺。

【释义】本条辨阳明少阳合病，宿食内停的脉证、治法与方药。

阳明和少阳合病，胆胃不和，气机升降失调，故下利。阳明腑实的代表脉象为沉、滑、实和数，少阳病的代表脉象为弦脉。如果阳明和少阳的代表脉象之间不相克伐，为顺证，反之为逆证。比如，症见弦脉，代表木旺乘土，这是逆证；脉象滑数，木不能克土，属顺证，乃由于内热与宿食相结，腑气不通，所形成的阳明腑实证，与少阳无关，应当使用下法，用大承气汤治疗即可。

有的伤寒学家认为本段条文应为两条。"脉滑而数者，有宿食也，当下之，宜大承气汤"是第二条，它与前半段讨论脉象五行生克的内容不相关，疑有错简，可供参考。

第 239 条：病人不大便五六日，绕脐痛，烦躁，发作有时者，此有燥屎，故使不大便也。

【释义】本条讨论阳明腑实，燥屎内结的临床表现。

病人不大便五六日，是里有燥热的阳明腑实证。但燥屎是否形成，是判断使用调胃承气汤、小承气汤和大承气汤的关键症状之一，只有当燥屎已成才能使用大承气汤。病人出现肚脐周围的疼痛，是燥热与积滞相结，阻塞肠道，腑气不通所致。浊热上扰心神则烦躁。由于矢气不通，引肠道阵阵痉挛，所以疼痛和烦躁的症状发作有时，代表燥屎已然形成。在阳明腑实证的其他条文中，仲景提出日晡所潮热也是燥屎形成的标志，应当与本条互参。

本条承接第 238 条"若有燥屎者，宜大承气汤"，所以应当采用相同的治疗方法，使用大承气汤泄热通腑，荡涤积滞。

第 215 条：阳明病，谵语，有潮热，反不能食者，胃中必有燥屎五六枚也。若能食者，但硬耳，宜大承气汤下之。

【释义】本条以能食与不能食鉴别阳明病大便硬和燥屎内结及其治疗与方药。

大、小承气汤的使用区别在于：大承气汤治疗燥屎内结，小承气汤治疗大便硬。在临床上如何区别燥屎内结和大便硬？仲景提出看患者能食与否。通常阳明病胃热盛，患者当消谷善饥，如果反不能食，要考虑多种原因。首先排除脾胃气虚或胃中虚寒所引起的食欲减退，然后考虑胃热从燥而化，浊气和积滞聚于胃肠之中，腑气不通，气机壅阻所引起的不能食。仲景断定肠中必有燥屎若干，建议使用大承气汤治疗。如果患者能食，说明腑气不通和气机壅阻的情况尚不严重，只是大便硬而已。本条承接第214条"阳明病，谵语，发潮热，脉滑而疾者，小承气汤主之"，因此此处"大便硬结"仍然使用小承气汤治疗。本条也是倒装句法，最后一句"宜大承气汤下之"应接在"胃中必有燥屎五六枚也"之后。

第217条：汗出，谵语者，以有燥屎在胃中，此为风也。须下者，过经乃可下之。下之若早，语言必乱，以表虚里实故也。下之则愈，宜大承气汤。

【注释】此为风也："风"即太阳中风，故使汗出，此处指表证未解。

【释义】本条提出表里同病的治则、治法和方药。

本条是倒装句，最后一句"下之则愈，宜大承气汤"，应接在"过经乃可下之"的后面。此条的汗出，并非阳明证的大汗出，而是太阳中风的表虚证，除汗出之外，还兼发热，恶寒，头痛，脉浮缓等脉症。谵语是内有燥屎的阳明腑实证，故还应当见到潮热，腹痛，大便难等症状。仲景在这里讨论的是太阳阳明合病的病证。其治疗原则必须先解表，待表解之后，再行下法。如果下之过早，表证未除，则表邪内陷，导致本已存在的胃热更盛，必然会上扰心神，导致神识迷糊，语言错乱。这是表虚里实的缘故。解表宜桂枝汤，泻下用大承气汤。

这条条文给我们的启示是：对于伤寒疾病应该"汗不厌早，下不厌迟"，否则就会出现类似本条提出的"下之若早，语言必乱"之类的变证。即便是太阳阳明合病，也必须等待太阳表证解除，方才使用下法。

第 238 条：阳明病，下之，心中懊恼而烦，胃中有燥屎者，可攻。腹微满，初头硬，后必溏，不可攻之。若有燥屎者，宜大承气汤。

【释义】本条辨阳明病可下与不可下，以及可再下的证治与方药。

本是阳明病，使用下法之后，病人出现心中懊恼而烦的症状，这与第 228 条栀子豉汤证的情况类似。必须考虑是不是因为阳明腑实未成，下之过早，邪气内陷，形成虚烦的问题。倘若是虚烦，邪气内陷，郁热通常停于胸膈和心下的部位，除了心中懊恼而烦之外，还应当见到饥不能食、头汗出等症，应使用栀子豉汤清宣胸膈的郁热。本证虽然也见到心中懊恼而烦，但没有饥不能食和头汗出的情况。相反，虽然经过第一次的泻下，病人邪热尚存，与积滞相结，腑气不通，导致燥屎内结。这是阳明病的实烦，其部位在胃肠，症状还包括大便难、腹痛、日晡所潮热、谵语、脉沉实等脉证。应当使用大承气汤再次泻下，荡涤积滞，泄热通腑。但是病人如果仅仅出现腹部微满，大便先硬后溏，这不是燥屎内结，不应当使用下法治疗，尤其不能使用峻下作用强的大承气汤。本条也是倒装句法，最后一句"若有燥屎者，宜大承气汤"应接在"胃中有燥屎者，可攻"之后。从泻下之后，若肠中有燥屎，还可再下，到如果大便先硬后溏，则不可攻之，反映出临床辨证的重要性，以及根据病人服药后的反应随时调整治疗的必要性。

第 217 条提出"谵语者，以有燥屎在胃中"，本条提出"胃中有燥屎者，可攻"，这两条里的"胃中"二字都应该是"肠中"的意思，诚如《灵枢·本输》篇所说："大肠小肠皆属于胃。"

（四）脾约证

第 247 条：趺阳脉浮而涩，浮则胃气强，涩则小便数，浮涩相搏，大便则硬，其脾为约，麻子仁丸主之。

麻子仁丸方

麻子仁二升　芍药半斤　枳实半斤（炙）　大黄一斤（去皮）　厚朴一斤（炙，去皮）　杏仁一升（去皮尖，熬，别作脂）

上六味，为末，蜜和丸，如梧桐子大，饮服十丸，日二服，渐加，以知为度。

【注释】

趺阳脉：指足背上的动脉，在足阳明胃经的冲阳穴处。

其脾为约：即脾约证。盖因脾运化失调，不能为胃行其津液，津亏肠燥，导致便秘。

【释义】本条提出脾约证的证治与方药。

趺阳脉属于足阳明胃经，诊其脉象可以判断胃气的盛衰和存亡。如果趺阳脉浮，是胃气强或胃中有热的表现。涩代表脾阴不足，是脾约的证候。此证胃强而脾弱，脾的运化和转输功能为胃热所约束。一方面脾不能为胃行其津液，导致胃肠燥热，大便困难；另一方面，津液从小肠偏渗于膀胱，故小便频数。脾约证宜用麻子仁丸润肠泄热，行气通便。

麻子仁丸方

麻子仁 Semen Cannabis Sativae ································· 100 克

芍药 Radix Paeoniae ····································· 60 克

枳实（炙）Fructus Aurantii Immaturus ···················· 60 克

大黄（去皮）Radix et Rhizoma Rhei····················· 120 克

厚朴（炙）Cortex Magnoliae Officinalis ·················· 120 克

杏仁（去皮尖）Semen Pruni Armeniacae ················ 110 克

服用方法：将上述药物碾成药粉，加入蜂蜜，制成如梧桐子大小的药丸。每次服 10 丸，每日 2 次。逐渐增加剂量，直到症状缓解。

麻子仁丸是小承气汤加麻子仁、杏仁和芍药。麻子仁润肠通便，为方中的主药。杏仁具有润肺降气，润肠通便的作用，以加强麻子仁的功效。芍药补脾之阴，还有缓急止痛的作用。大黄、枳实和厚朴泄热通腑，行气导滞，消痞除满。此证可有腹满、腹胀等气机不利等症，但无日晡所潮热、谵语、汗出等燥热之象。

使用药丸而不是汤剂，是因为本证与急性的阳明腑实证不同，有脾阴的不足，类似于现在的习惯性便秘和老年性便秘，需要较长的治疗时间和康复过程。在服用的时候可以逐渐加量，直到症状缓解为止。

《金匮要略·五脏风寒积聚病脉证并治第十一》亦用麻子仁丸治疗脾约证。《伤寒论》条文中"大便则硬"一句在《金匮要略》中为"大便则坚"。两方虽都名为麻子仁丸，但一些药物的剂量有所不同。在《伤寒论》的麻子仁丸中枳实为半斤，厚朴为一斤；《金匮要略》的枳实为一斤，厚朴为一尺。厚朴一斤为 250 克，而厚朴一尺经实际测定为 30 克左右，悬殊极大，这是重量和容量单位不同所造成的。《伤寒论》

中麻子仁、枳实和大黄的用量均相当大，若厚朴仅 30 克则与他药的比例不符，当以《伤寒论》中厚朴的剂量为准。此外，在麻子仁丸的服法中，《伤寒论》为"饮服十丸，日二服"，《金匮要略》为"饮服十丸，日三服"，录此以作参考和比较。

（五）润导外治法

第 233 条：阳明病，自汗出，若发汗，小便自利者，此为津液内竭，虽硬不可攻之，当须自欲大便，宜蜜煎导而通之，若土瓜根及与大猪胆汁，皆可为导。

蜜煎导方

食蜜七合

上一味，于铜器内，微火煎，当须凝如饴状，搅之勿令焦著，欲可丸。并手捻作挺，令头锐，大如指，长二寸许，当热时急作，冷则硬。以内谷道中，以手急抱，欲大便时乃去之。

土瓜根方（已佚）

猪胆汁方

又大猪胆一枚，泻汁，和少许法醋，以灌谷道内，如一食顷，当大便出宿食恶物，甚效。

【注释】

手捻作挺：用手将加热浓缩的蜂蜜搓成条形而坚挺的圆柱体。

谷道：即肛门。

法醋：即食醋。

一食顷：一顿饭的时间。

【释义】本条讨论津亏肠燥，大便欲解不得的外治方法。

本条与第 203 条的病机基本相同，都是阳明病本自汗出，又被医者强行发汗，故津亏肠燥，导致大便不通。但不同之处在于彼证小便减少，津液入于肠中，故不久即大便。而本条的小便自利，加重了津液的耗伤，所以病人虽有便意，且燥屎已迫近肛门，大便却仍然欲解不得，因此应当使用蜂蜜煎制成栓剂，插入肛门，起到润肠通便的外治作用。此方法今天仍然被广泛使用，而仲景早在一千八百多年前就已经将栓剂应用到临床，可被尊为中药栓剂应用的始祖。其他的药物如土瓜根和猪胆汁也有泄热通便，导气下行的作用。

本条的大便困难与脾约证的麻子仁丸和阳明腑实证的三承气汤证都不一样，是津亏肠燥所致，常见于老年性便秘。本方实则是一种外治法，须等到病人自己有便意的时候使用，效果才佳。

（六）试药法及下法辨证

第 208 条： 阳明病，脉迟，虽汗出不恶寒者，其身必重，短气，腹满而喘，有潮热者，此外欲解，可攻里也。手足濈然汗出者，此大便已硬也，大承气汤主之。若汗多，微发热恶寒者，外未解也，其热不潮，未可与承气汤。若腹大满不通者，可与小承气汤，微和胃气，勿令致大泄下。

【释义】本条提出若表证未解，不可使用攻法的治则，以及大小承气汤的不同适应证。

此条文比其他各段长，试将其分为三部分。从开始到"大承气汤主之"为第一段，提出大承气汤的适应证。迟脉来去迟缓，一息不足四至。《脉经》曰："呼吸三至，去来极迟。"临床上迟脉多见于里寒证，但《伤寒论》中的迟脉常见于许多不同的病证，不仅仅局限于里寒。《伤寒论》中的迟脉实际上还提示虚证、实证、阳气郁结以及气滞血瘀等。请见表 5-7。

表 5-7　迟脉的相关条文及其临床意义比较

序号	条文	临床意义
50	脉浮紧者，法当身疼痛，宜以汗解之。假令尺中迟者，不可发汗。何以知然？以荣气不足，血少故也。	营血不足，虽有伤寒表实证，仍不可发汗。迟脉是营血虚的表现。
62	发汗后，身疼痛，脉沉迟者，桂枝加芍药生姜各一两人参三两新加汤主之。	太阳病发汗太过，损伤气营，其脉当迟而无力。脉迟亦主营血虚弱。

序号	条文	临床意义
98	得病六七日，脉迟浮弱，恶风寒，手足温，医二三下之，不能食而胁下满痛，面目及身黄，颈项强，小便难者，与柴胡汤，后必下重。本渴，饮水而呕者，柴胡汤不中与也。食谷者哕。	脾阳素虚，感受风寒之邪，误下之后，邪气入里，而表证未解，故出现脉迟而浮弱，治疗应当温中解表。迟脉主阳气不足。
134	太阳病，脉浮而动数，浮则为风，数则为热，动则为痛，数则为虚，头痛，发热，微盗汗出，而反恶寒者，表未解也。医反下之，动数变迟，膈内拒痛，胃中空虚，客气动膈，短气躁烦，心中懊恼，阳气内陷，心下因硬，则为结胸，大陷胸汤主之。若不结胸，但头汗出，余处无汗，剂颈而还，小便不利，身必发黄也。	邪气内陷，与痰水一类的阴邪相结合，故而脉象变迟，浮脉因病邪入里而消失。脉象应当迟而有力，属实脉的范畴。
143	妇人中风，发热恶寒，经水适来，得之七八日，热除而脉迟，身凉，胸胁下满，如结胸状，谵语者，此为热入血室也。当刺期门，随其实而取之。	妇人经水适来，外感邪气，病邪乘虚入里，邪热与血相结于血室之中，脉道阻滞不利，所以脉迟。应当迟而有力，是实证的表现。
195	阳明病，脉迟，食难用饱，饱则微烦，头眩，必小便难，此欲作谷疸。虽下之，腹满如故。所以然者，脉迟故也。	胃阳虚弱，中焦有寒，气化失司，寒湿停聚中焦，欲作谷疸。治当温阳化气，散寒除湿。不可使用下法。迟脉是阳虚的表现。
208	阳明病，脉迟，虽汗出不恶寒者，其身必重，短气，腹满而喘，有潮热者，此外欲解，可攻里也。手足濈然汗出者，此大便已硬也，大承气汤主之。若汗多，微发热恶寒者，外未解也，其热不潮，未可与承气汤。若腹大满不通者，可与小承气汤，微和胃气，勿令致大泄下。	此处的脉迟必当迟而有力，或沉迟而涩，是由于实热化燥，与有形的燥屎或宿食等秽浊之物相结，壅遏肠道，腑气不通，脉道不利，故见迟脉。应当使用大承气汤荡涤积滞，通腑泄热。
225	脉浮而迟，表热里寒，下利清谷者，四逆汤主之。	表热里寒，下利清谷的格阳证及其治疗。迟而微弱。迟脉主阳虚。

序号	条文	临床意义
234	阳明病，脉迟，汗出多，微恶寒者，表未解也。可发汗，宜桂枝汤。	此处迟脉应当迟而有力，代表阳明腑实，腑气不通。
324	少阴病，饮食入口则吐，心中温温欲吐，复不能吐，始得之，手足寒，脉弦迟者，此胸中实，不可下也，当吐之。若膈上有寒饮，干呕者，不可吐也，急温之，宜四逆汤。	虽然本条冠以少阴病，脉迟似乎是脾肾阳虚的反映，但弦迟则不是少阴虚寒证，而是邪阻胸中的实证。脉当弦迟而有力。
333	伤寒脉迟，六七日，而反与黄芩汤彻其热。脉迟为寒，今与黄芩汤复除其热，腹中应冷，当不能食；今反能食，此名除中，必死。	仲景在此处明言"脉迟为寒"，这是胃阳不足，中焦虚寒的表现。本应温阳散寒，如果辨为热证而使用黄芩等寒凉的药物，则更伤胃阳，恐发为除中。
357	伤寒六七日，大下后，寸脉沉而迟，手足厥逆，下部脉不至，咽喉不利，唾脓血，泄利不止者，为难治，麻黄升麻汤主之。	大下之后，阳气内陷，郁而不伸，出现寸脉迟，下部脉不至。病人喉咽不利，唾脓血，为上热下寒，上实下虚的复杂证候。
366	下利，脉沉而迟，其人面少赤，身有微热，下利清谷者，必郁冒，汗出而解，病人必微厥。所以然者，其面戴阳，下虚故也。	脾肾阳虚的戴阳证，故下利清谷，脉沉而迟，阳气虽虚，但尚能与阴寒相争，故出现郁冒，汗出而解。

上表告诉我们，尽管迟脉通常代表寒证，但寒证并非迟脉的唯一主病。在《伤寒论》中，迟脉的主病取决于证候，若证候改变，则迟脉的临床意义也随之变化。《伤寒论》中的浮、沉、滑、细、紧和涩脉与证候最相吻合，其主病和临床意义大多比较固定，若在条文中见到这类脉象，医者可以依据它们来制定治疗原则和遴选处方，但迟脉不在此例。在《伤寒论》中，共有十三条条文提到迟脉，仅有不到一半的条文涉及阳气不足，阴寒内盛的虚寒证，其余则见于阳气郁滞、痰湿内阻、宿食内停和气滞血瘀等实证，也包括本条腑气壅滞不通所致的迟脉。

回到本段条文，阳明病中出现迟脉，反映出内热和积滞壅阻于胃肠，导致腑气不通。尽管脉迟，但迟而强盛，触指有力。病人汗出但不恶寒，说明表证已罢；大汗出是里热炽盛，逼迫津液外出的表现；身体沉重，呼吸急促，腹满是三焦气机受阻；午后潮热是阳明腑实证的典型表现。有鉴于此，仲景提出这是外邪欲解，阳明里实已成，可以采用攻下的治法。

攻下可有多种选择，例如大承气汤、小承气汤和调胃承气汤，应该做何选择？接下来的一句话特别重要："手足濈然汗出者，此大便已硬也，大承气汤主之。"关于阳明病究竟应当是全身出汗还是手足出汗的问题，金代成无己的解释比较贴切：津伤不严重者，全身出汗；津伤严重的，则为手足出汗。由于脾胃主肌肉四肢，手足出汗强调脾胃与四肢的密切联系。由于邪热迫使大量的津液外泄，导致胃和肠中的津液不足，热从燥化，大便硬结，故而出现燥屎内结，腑气不通的病机，满足大承气汤的使用条件。出汗的部位除了与津伤的程度有关之外，笔者认为也与燥屎内结的严重程度有关：如果仅为内热炽盛，腑气不通的多为全身出汗；若燥屎内结，壅塞肠道的则为手足出汗。换言之，手足出汗是阳明腑实，燥屎内结和部位局限化的反映。

第二部分从下一句开始，到"未可与承气汤"。仲景提出，如果汗出多，但病人发热恶寒，未见午后潮热，这是里实未成，兼有表证，因此不能轻易地使用大承气汤治疗。

最后一段提出小承气汤的适应证。如果患者以腹胀痞满为主要症状，可以使用小承气汤调和胃气，行气消滞。从"勿令致大泄下"，知道小承气汤属于缓下之剂。虽然小承气汤的泻下功效不如大承气汤，但因为枳实和厚朴都是破气和行气的药物，通腑气，消积滞，所以能够通降气机，恢复腑气的通畅。这段条文明确地指出了大、小承气汤在作用机理和适应证方面的区别。

第214条：阳明病，谵语，发潮热，脉滑而疾者，小承气汤主之。因与承气汤一升，腹中转矢气者，更服一升；若不转气者，勿更与之。明日又不大便，脉反微涩者，里虚也，为难治，不可更与承气汤也。

【释义】本条提出阳明腑实轻证的治法和里虚不可下的禁忌证。

阳明腑实证，若出现谵语和午后潮热，表明肠中燥屎已成，当用大承气汤泻下腑实。然而本条脉象是滑而疾，不是沉而有力，代表热虽重，大便已硬，但还没有达到燥和坚的程度。所以仲景提出用小承气汤进行治疗，看得出仲景选方用药非常谨慎。

服药之后，密切观察病人的反应尤为重要。第一种情况是病人出现腹中肠鸣，矢气连连，说明肠中腑气开始运动，浊气下趋。此时应当让病人续服小承气汤，并增大剂量以通腑泻实。第二种情况是服药之后，并没有出现矢气的症状，说明情况比较复杂，要么病重药轻，要么是兼有其他变证。此时，最稳妥的办法就是停药观察一段时间。第三种情况是用药之后的第二天，病人仍不大便，且脉象微涩。微是气虚，涩是津枯血燥的表现，这是里虚的脉证，提示虚实夹杂，预后不佳，仲景警示"不可更与承气汤也"，以免徒伤正气，使病情更加复杂。此时应当"观其脉证，知犯何逆，随证治之"。明代伤寒学家陶节庵在《伤寒六书》中提出用"黄龙汤"治疗，即大承气汤加当归、人参和甘草益气、补血、和中，可作参考。

虽然张仲景提出的"试药法"是针对阳明腑实证的治疗，其方剂涉及大小承气汤。举一反三，其他各经的疾病，甚或内伤杂病的治疗何尝不可以通过"试药法"的途径，找出最佳的方剂和最恰当的药物剂量。《伤寒论》中不仅有药物试探法，还有食物试探法、饮水试探法、喜恶试探法、望闻试探法等，皆为协助鉴别诊断、选择治则治法以及确定方剂而设，其内容十分丰富，值得临床辨证、诊断和治疗所借鉴。

第 209 条：阳明病，潮热，大便微硬者，可与大承气汤，不硬者，不可与之。若不大便六七日，恐有燥屎，欲知之法，少与小承气汤，汤入腹中，转矢气者，此有燥屎也，乃可攻之。若不转矢气者，此但初头硬，后必溏，不可攻之。攻之必胀满不能食也。欲饮水者，与水则哕。其后发热者，必大便复硬而少也，以小承气汤和之。不转矢气者，慎不可攻也。

【释义】本条提出大小承气汤的证治，以及误下后的变证。

本条较长，试分为四段。从条文开始到"不硬者，不可与之"为第一段，提出大承气汤的适应证。阳明病，潮热，大便硬，这是阳明腑实，燥屎已成的标志，可以使用大承气汤，其中的关键症状是大便坚硬。如果不硬，则不是大承气汤的适应证，不可与之。

从接下来的一句，到"乃可攻之"是第二段，提出使用药物试探的方法，判断其病性。如果六七日不大便，是不是可以用大承气汤呢？鉴别的关键不在患病时间的长短，而在肠中燥屎是否已经形成。何以知之？仲景创立了药物试探的办法，使用比大承气汤药力缓一些的方药如小承气汤，让病人少量、缓缓地服下。因为药力缓，无大碍，所以病人的反应也比较平和，更重要的是不至于引起严重的副作用。病人在服用小承气汤之后通常会频频地矢气，其味臭，这是燥屎已然形成的标志，提示可以使用大承气汤荡涤积滞。这段条文将临床药物试探法的应用追溯到张仲景的时代。

从下一句，到"与水则哕"为第三段，提出药物试探法的另外一种结果和误用下法所引起的变证。如果服用小承气汤之后没有出现矢气的情况，而是大便先硬后溏，这是肠中没有燥屎的表现，不可使用峻猛的大承气汤攻逐，否则病人会因为下后脾虚而出现水谷运化失常，产生腹部胀满，食欲减退，或不得食等症状。由于脾气虚，不能为胃行其津液，所以产生口渴。由于胃阳已虚，中焦虚寒，而水亦属阴，水入胃中，导致胃失和降，故出现哕逆的症状。这些都是峻下所产生的变证，虽症状不一，但都属于中焦脾胃虚寒的病机。仲景详细地记述峻下的副作用和症状表现。

从接下来的一句到本条的最后为第四段，提出如果在使用下法之后，病人出现发热，这是里实热的表现，热从燥化，导致大便变硬，这时可以使用小承气汤缓下，以调和为治疗的目的。最后一句，"不转矢气者，慎不可攻"，既是对使用下法的谆谆告诫，更是对由此可能产生变证的警示。

仲景反复告诫"不转矢气者，慎不可攻"，说明峻下的方法必须谨慎使用。"试药法"的实质是谨守"伤寒下不厌迟"的治疗原则。从本条也可以看出，临床上对于阳明腑实证的查体、触诊和鉴别诊断尤为重要。比如，在临床上使用峻下之前，医者应当使用腹部触诊的诊断方法，检查腹部胀满的情况、肌肉紧张的程度、燥屎的数量、大小和大致部位、腹部喜按还是拒按、有无压痛以及反跳痛，并与服药之后的症状和体征进行对照比较，等等，这对于辨别疾病的虚实和轻重，指导正确选方用药，以及判断治疗的效果和预后，都具有非常重要的意义。

第251条： 得病二三日，脉弱，无太阳柴胡证，烦躁，心下硬，至四五日，虽能食，以小承气汤少少与，微和之，令小安。至六日，与承气汤一升。若不大便六七日，小便少者，虽不受食，但初头硬，后必溏，未定成硬，攻之必溏，须小便利，屎定硬，乃可攻之，宜大承气汤。

【释义】本条辨阳明证的发展变化和大小承气汤的适应证。

患病二三日，无太阳和少阳病，那就剩下阳明病。病人烦躁，这是阳明实热上扰心神所致。本证未经误治，不存在邪气内陷的情况，所以心下硬不是痞证，而是胃热盛，气机不利的表现。到了四五日，病人能食，这是胃热盛所致，腑气不通的情况尚不是很严重。最重要的是，病人脉弱，正气不足，此时不宜峻下攻逐，应当使用小剂量的小承气汤，以和胃为治疗目的，让症状得到缓解。到了第六天，如果症状仍然未去，这时可以增加小承气汤的剂量至一升。之所以用药如此谨慎，主要是因为燥屎未成，且正气不足。

如果便秘六七日，病人不能食，这是燥屎形成，腑气不通，浊气积聚的标志。但病人小便少，说明津液渗入肠中，病人会出现先硬后溏的情况。在大便尚未燥结坚硬的时候强行泻下，必然会损伤脾胃的阳气，导致大便稀溏，甚至成为太阴病。

等到小便正常，可知燥屎已成，这时才可以使用大承气汤攻下。能食与不能食、小便利与不利成为判断腑气不通和津伤化燥的严重程度的重要临床依据。这三段内容，反映出仲景高超的临床辨证技巧和审时度势的用药经验，非常值得后世学习。

从第208条"与小承气汤，微和胃气"，到第209条"以小承气汤和之"，再到本条"以小承气汤少少与，微和之"，都有一个"和"字。小承气汤明明是泻下剂，何以具有"和"的功效呢？这正是张仲景的匠心独运之处，也是广义"和法"的实际应用。一般人只看到小承气汤泻下积滞，消痞除满，仲景却用它来收调和之功。由此看来，不但桂枝汤与小柴胡汤有调和的作用，其实只要应用得当，小承气汤同样也有调和的功效，就连"调胃承气汤"的方名也与"调和"相关，说明仲景虽然以三承气汤作为泻下剂，但泻下腑实是以身体调和作为最终目标的，其立意非常高远。在《金匮要略·痰饮咳嗽病脉证并治第十二》中，张仲景还有关于"病痰饮者，当以温药和之"的治疗大法。温热类药辛温燥烈，具有温阳散寒的功效，能够温之、热之和燥之，怎能具有"和之"的作用呢？其道理和方法与使用小承气汤一脉相承。只要诊断准确，应用得当，攻也为和，补也为和；温也为和，清也为和。各种治疗方法只是为达到身体调和目的的工具和手段而已。方是死的但人是活的；方为人用，法为人施，体现出活用经方的最高境界。

当然小承气汤毕竟还是泻下剂，为了令其达到"和"的目的，剂量的使用是关键，第 208 条说"与小承气汤，微和胃气，勿令至大泄下"；第 209 条说"少与小承气汤"；本条更说"以小承气汤少少与，微和之，令小安"。使用较小剂量的承气汤既可以达到试药的目的，也可以取得调和脏腑之气的功效。

第 203 条：阳明病，本自汗出，医更重发汗，病已瘥，尚微烦不了了者，此大便必硬故也。以亡津液，胃中干燥，故令大便硬。当问其小便日几行。若本小便日三四行，今日再行，故知大便不久出。今为小便数少，以津液当还入胃中，故知不久必大便也。

【释义】本条讨论津液亏虚导致大便硬的病机，及根据小便的量推测大便坚硬的程度。

阳明病汗出，津液已伤，医者却更发其汗，症状虽有所缓解，但病邪已经入内，从燥而化。病人心中微烦，这是由于津液亡失，肠胃干燥，导致大便硬结，浊气上扰心神所致。此时医者应当询问病人小便的次数，比如平常每天小便三四次，而现在只有二次，这说明病人很快会解大便，因为小便次数减少，表示胃中的津液不偏渗于膀胱，而注于肠道之中，使肠道得到滋润和濡养，则腑气通畅，故知不久必大便也。

本条一方面揭示大便硬结既可以由胃中燥热内结，腑气不通的实证所引起，治疗当泄热通腑，荡涤积滞；也可以由津液不足，肠胃干燥的虚证所引起，治疗上与前者不同，需要养阴生津，滋阴润燥。另一方面，津液的调节和输布对于便秘的形成也有着非常直接的关系。脾约证的小便数而大便硬；本条的小便少则大便通；蜜煎导方中的小便自利而大便硬等，都强调大小便之间的关系，这是小肠分清泌浊的生理功能在病理上的表现。第 251 条中提到的"须小便利，屎定硬"便是小肠分清泌浊的生理功能恢复正常的表现。

第 244 条：太阳病，寸缓，关浮，尺弱，其人发热汗出，复恶寒，不呕，但心下痞者，此以医下之也。如其不下者，病人不恶寒而渴者，此转属阳明也。小便数者，大便必硬，不更衣十日，无所苦也。渴欲饮水，少少与之，但以法救之。渴者，宜五苓散。

【释义】本条提出太阳病的几种传变途径，以及对口渴的辨析与治法和方药。

太阳病出现寸缓，关浮，迟弱，这是阳浮而阴弱的太阳表证的脉象。病人发热，汗出，兼恶寒，符合太阳中风表虚证的症状，可以使用桂枝汤疏风解表。病人不呕，这是没有少阳证。如果出现心下痞的症状，这是医者使用下法，导致邪气内陷，气机失调的痞证。

如果未经误下，病人出现不恶寒，口渴，这是太阳病转属阳明，出现阳明病的经证。阳明经的其他症状如第182条所述：身热，汗自出，不恶寒，反恶热。由于热邪耗伤津液，加上汗出，所以病人出现口渴喜饮的症状。此时可以使用白虎加人参汤治疗。

如果病人出现小便数，而大便硬的症状，这是阳明病的津液偏渗。由于胃中燥热，津液不能进入胃肠，转而渗入膀胱，因此出现小便频数，大便坚硬。仲景将其称为太阳阳明的"脾约"证。脾不能为胃行其津液，故而出现便秘，但其程度比阳明腑实的燥屎内结轻微，所以即便是十余日不大便，病人并无多大痛苦。如果病人欲饮水，可以少少与之，使胃气调和，气化恢复，津液自还，则渐渐康复。

最后一句，"渴者，宜五苓散"，这是太阳经的邪气传入太阳膀胱腑所导致的蓄水证而非阳明病，故应与第三章的太阳腑证的相关条文互参，如第71条"五苓散"证曰："若脉浮，小便不利，微热消渴者，五苓散主之。"此微热消渴与阳明病的口渴具有完全不同的病机。阳明病的口渴是实热伤耗津液，"渴欲饮水，少少与之，但以法救之"；五苓散中的口渴是因为膀胱气化失司，水道失调，水邪积聚于内，不能化为津液上承，所以出现口渴。此口渴不会因饮水而缓解，相反会出现"渴欲饮水，水入则吐"，亦即第74条所说的"水逆"证。

本条太阳病的传变，有误治后的痞证、太阳传阳明的阳明经证，还有太阳阳明的脾约证，以及由太阳经传入太阳腑的蓄水证，将太阳病传变的几种可能性——进行分析，并对阳明病的口渴和太阳腑证蓄水证的口渴进行鉴别比较，对临床具有很强的指导意义。

历代《伤寒论》注家对于此条文有比较大的争议，有的认为这是王叔和的错简。一些《伤寒论》教材也将其列入参考原文中而未加注释。其实这段条文相当精彩，不但提出太阳病的传变途径，也提出太阳病误治的变证，和阳明经、腑证，以及口渴的症状鉴别。对于《伤寒论》的条文，我们不能轻易地加以否定，不妨保留其原貌，留待后人评说。

（七）阳明病下法禁忌

第204条：伤寒呕多，虽有阳明证，不可攻之。

【释义】本条提出频繁呕吐者，不可单纯使用泻下的治法。

病人患伤寒，出现频繁呕吐的症状，虽然有阳明腑证，亦不可使用下法。具体分析，本条"呕多"的症状有三方面的可能性。第一，"伤寒呕多"有可能是阳明少阳合病。少阳病忌汗吐下和利小便，只能采用和解少阳的治法，否则单纯攻下容易产生变证。第二，"伤寒呕多"是胃气上逆的表现，其病位偏上，病势趋外，不可采用下法逆其病势，只能因势利导，采用涌吐的方法，从上而治，否则攻下会导致邪气内陷，正气受损。第三，"伤寒呕多"提示胃津已伤，攻下更伤津液，会导致阴液枯竭，变证丛生，所以虽有阳明证，不可攻之。

即便是少阳兼阳明证，也应当采用和法与下法协同治疗，如第103条少阳病兼里实，出现"呕不止"的大柴胡汤证，即是二法的配合应用。

第205条：阳明病，心下硬满者，不可攻之。攻之，利遂不止者死，利止者愈。

【释义】本条讨论阳明病心下硬满禁用下法及误治后的病证与预后。

阳明病出现心下硬满，这是邪气内陷，与无形之热结于心下，其病位不在肠胃，也没有燥热和秽浊之物结聚于腹部，更没有燥屎，因此不能使用下法，否则会导致脾胃阳气受损，运化失司，出现下利的症状。如果下利及时停止，说明脾胃受损不严重，胃气会很快恢复，预后良好。反之若下利不止，代表脾胃阳气衰微，病情发展，可能出现太阴病或产生其他变证。

从心下硬满的症状看，此证与结胸证类似，但是结胸证当有硬如石块，疼痛拒按等症状，故本条的心下硬满是无形的邪气内扰，中焦气机阻滞所致，属于痞证的范畴，治疗当行气消痞，可使用泻心汤一类的方剂进行治疗。

第 206 条：阳明病，面合色赤，不可攻之。必发热，色黄，小便不利也。

【注释】面合色赤：此处以面赤指代阳明经外证。合：匹配，对应，也有全部、总共之意。

【释义】本条讨论阳明经证不得使用下法，否则误下后会导致湿热发黄。

阳明病，出现面部深红色，这是风寒之邪入里化热，郁于阳明之经的表现，因为阳明经分布于面颊和头额的部位。如果没有阳明腑实证，切忌使用下法，否则会损伤脾胃。脾虚则水湿不得运行，热邪入里，与湿气相合，湿热熏蒸，形成黄疸，则见发热、身黄和小便不利等症。这段条文从误治的角度加深了对"阳明病，胃家实是也"条文的理解，即只有出现阳明腑实，邪热与有形的秽浊之物相结，以及燥屎内结，才能使用承气汤一类的泻下方药，否则会产生变证。

其实，本条如果既有阳明经证，也有阳明腑证，正确的治法也应当先使用清法治疗阳明经证，然后再行下法，这也是伤寒"下不厌迟"的道理。

第 189 条：阳明中风，口苦咽干，腹满微喘，发热恶寒，脉浮而紧。若下之，则腹满、小便难也。

【释义】阳明病表证未解，里实未成，禁用下法。

阳明病，见到发热，恶寒，脉浮而紧的证候，这是太阳阳明同病，同时又有口苦和咽干等少阳病的症状，属于三阳合病。腹满微喘，这是阳明里证的表现。气机阻滞，故见腹满；大肠与肺互为表里，病人出现微喘，这是肺气不利的表现，但并没有谵语、潮热、腹痛等燥屎内结的症状。病人处在阳明病表证未解里实未成的病理阶段，不可使用下法。须待表已解，里实已成，方才可行下法，否则便会损伤脾胃，导致邪气深陷，气机更加阻滞，腹满更甚；津液受损还会出现气化不利，小便难的症状。

第 192 条：阳明病，初欲食，小便反不利，大便自调，其人骨节疼，翕翕如有热状，奄然发狂，濈然汗出而解者，此水不胜谷气，与汗共并，脉紧则愈。

【注释】

奄然：忽然的意思。

与汗共并：指战汗之时，水湿邪气随汗而出。并：合并，兼并，并行。

【释义】本条提出阳明热证胃气强盛，水湿邪气随战汗而解。

既为阳明病，则有里实的病机。病人欲食，这是胃气盛的表现。大便自调，显示没有阳明腑证。小便反不利，提示内有水湿。水湿浸淫关节，则关节疼痛。水湿闭阻，阳气怫郁，病人感觉有热，但与外感寒邪的表证有异。如果病人突然出现烦躁狂乱的情志症状，这是阳气发动，欲将水湿之邪逐出体外的前兆。病人出现战汗之后，水湿之邪随汗而去，表明水湿之邪在与胃气的较量中败北，故仲景说："此水不胜谷气。"紧脉紧张有力，坚搏抗指，脉管的紧张度和触手的力度都比弦脉更强，有左右弹手的感觉，属于实脉的一种。因此这里的脉紧是正邪交争，正胜邪退的表现，与外感寒邪的浮紧脉无关。

五、阳明虚寒证

第 190 条：阳明病，若能食，名中风；不能食，名中寒。

【释义】本条以能食和不能食辨别阳明病的寒热虚实。

太阳病以有汗和无汗作为辨别中风与伤寒的关键症状，有汗是太阳中风表虚证，无汗是太阳伤寒表实证，这是基于仲景对六淫邪气的致病特点具有深刻的理解，并结合临床实践经验所总结出来的真知灼见。阳明病涉及胃肠的腐熟和转输水谷的功能，所以本条以能食、不能食作为判断阳明病的寒热虚实的主要依据，并沿用"中风"和"中寒"的术语来表达。阳明中风为阳证、实证和热证，阳明中寒为阴证、虚证和寒证。阳明病属于里证，所以这里提到的"风"与"寒"不再具备六淫邪气中的风邪和寒邪的概念。

如果病人能食，这是阳明里实的病证。由于胃热炽盛，病人常消谷善饥，口渴饮冷，仲景称其为阳明病的"中风"，是阳明病的热证和实证，亦即阳证，因为风亦属阳。如果病人不能食，说明这是胃阳虚，不能腐熟和运化水谷，稍食则胃中宿食积聚，病人还兼手足冷、胃中冷痛和腹泻等症，仲景称其为阳明病的"中寒"，属于阳明病的虚证和寒证，亦即阴证，因为寒属阴。

从辨太阳病和阳明病的中风和中寒我们可以看出：仲景善于抓住每个疾病最关键的症状进行鉴别，判断其寒热虚实的病性，这的确对临床的辨证非常有帮助，人们形象地将这种辨证方法称为"捉证"。当然临床还须结合其他的症状、体征和舌脉，才能做出一个准确的诊断。

第 191 条：阳明病，若中寒者，不能食，小便不利，手足濈然汗出，此欲作固瘕，必大便初硬后溏。所以然者，以胃中冷，水谷不别故也。

【注释】固瘕：胃肠疾病的一种。主要症状为大便先硬后溏，或燥屎和稀便夹杂而下，或夹有未消化的食物和水液。由胃肠中寒气结聚所致。

【释义】本条提出阳明病胃肠虚寒的病机和临床表现。

阳明病的中寒，既可因长期食用寒凉食物，损伤胃阳所致，也可因素体胃阳不足，中焦虚寒而起。胃不能腐熟水谷，所以不能食；胃肠虚寒，不能分清别浊，水液不输膀胱则小便不利；津液偏渗大肠则大便初硬后溏。脾胃主肌肉四肢，阴寒内盛，阳气不固，则手足濈然汗出。这里的手足汗出与第 208 条的手足汗出有本质上的差异。此手足濈然汗出是中焦阳虚所致，所以应当是出冷汗，说明虽然手足濈然汗出是阳明病的典型表现之一，但也有虚实的不同。气聚为瘕，由于脾胃阳虚，寒湿内停，气机不畅，肠间寒气积聚，久之会引起固瘕的变证。治疗当用理中汤，或附子理中汤一类的方药温中散寒。

第 194 条：阳明病，不能食，攻其热必哕，所以然者，胃中虚冷故也。以其人本虚，故攻其热必哕。

【释义】本条提出胃中虚冷者，禁用下法，否则导致气机逆乱的哕证。

第 215 条以病人"不能食"作为鉴别阳明腑实，腑气不通，燥屎已成的一个关键症状。本条的阳明病也有不能食的症状，但这是胃中虚冷引起的，不能想当然地采用泄热通腑的方法治疗，否则就会犯"虚虚实实"之戒，导致胃阳虚，使胃中虚寒更甚，气机升降失调，引起哕逆。

由此可见，阳明腑证出现不能食，应结合其他症状和舌脉辨明病证的寒热虚实，从而避免犯错。比如第215条云"阳明病，谵语，有潮热，反不能食"，这是阳明腑实，内热炽盛，病人有日晡所潮热、谵语、脉实大滑数等脉证。因为病人胃中有燥屎五六枚，导致腑气不通，则反不能食。这与本条胃中虚冷迥异，临床上结合症状、体征和脉象应该不难鉴别。

第225条：脉浮而迟，表热里寒，下利清谷者，四逆汤主之。

【释义】本条提出表热里寒，下利清谷的格阳证及其治疗。

浮脉并非都属表证。一般而言，在疾病的始发阶段和急性期，浮脉多主表证，是人体正气亟起抗邪的表现。浮脉也见于阳明病中，这是里热炽盛，阳气外越的表现。在虚劳内伤、慢性病或疾病的恢复期，浮脉常常提示虚证，比如阴虚不能制阳，阳气浮越于外等。如果在伤寒疾病的三阴病，尤其是少阴病中见到浮脉，还必须排除阴盛格阳，阳浮于外的病变。当然这种情况下的浮脉大多浮而无力，或脉微欲绝。本证脉象浮而迟，这是脾肾阳虚，阴寒内盛，格阳于外的表现，所以仲景称为"表热里寒"。"表热"是假热，"里寒"为真寒。阳气虚弱不能腐熟水谷，则下利清谷，病人还可出现四肢厥逆，小便清长，但欲寐等症。治疗应当使用四逆汤温阳散寒，回阳救逆。如果此时误将"脉浮"辨为表证而采用发汗解表的治法，则会导致表里俱虚，甚至导致亡阳的危候。

在阳明病的条文中出现本条的内容似乎比较突兀。四逆汤是治疗少阴寒化证的代表方剂，其基本病机是肾阳虚衰，阴寒内盛。虽然仲景在太阴病中亦说"当温之，宜服四逆辈"，但针对的是脾阳虚的虚寒证，而非如191、194、226条中的胃中虚冷。临床上脾阳虚和胃阳虚在症状表现方面各有特点，脾阳虚以食欲减退，腹部满胀，喜温喜按，下利清谷等为特点；而胃阳虚则以胃中冷痛，喜温喜按，口不能食，呕吐哕逆等为特点。脾阳虚的代表处方是理中汤，具有温阳散寒，健脾益气的功效；而胃阳虚的代表处方是吴茱萸汤，能够温中散寒，和胃止呕。笔者在临床上常用"脐以上的症状体征属胃，脐以下的症状体征属脾"的辨证方法区分脾与胃的病变，无论虚实，大抵如此。

实际上，考虑到比较和鉴别的方法贯穿于《伤寒论》的全书，因而可以推测仲景在这里列出此条的本意是欲将其与下一条（第226条）相鉴别，揭示脾阳虚与胃阳虚的症状区别。

第 226 条：若胃中虚冷，不能食者，饮水则哕。

【释义】本条讨论胃中虚冷，胃失和降，饮水致哕的病证。

若寒邪入侵，或贪食生冷，或素有虚寒，均可导致胃中虚冷，不能腐熟和消化水谷，无法正常地进食。中焦虚寒，饮水则哕，因为本已胃中虚冷，而水饮亦属阴，故饮水令胃中虚寒更甚，气机失调，导致胃气上逆，出现哕逆，或者呕逆等症。由于这是胃中虚冷，未涉及脾，所以没有腹胀、下利等脾阳虚衰的症状。本条似有与上一条进行比较和鉴别的目的。

第 225 条属于脾肾阳虚，症状以下利清谷为主。本条是胃阳虚，胃中虚冷，以不能食，饮水则哕为主症。尽管本条辨为阳明病中寒，但更属于杂病的范畴。从这个角度去理解，第 225 条丝毫不显突兀。

第 243 条：食谷欲呕，属阳明也，吴茱萸汤主之。得汤反剧者，属上焦也。

吴茱萸汤方

吴茱萸一升（洗）　人参三两　生姜六两（切）　大枣十二枚（擘）

上四味，以水七升，煮取二升，去滓。温服七合，日三服。

【释义】本条是关于阳明病寒热致呕的鉴别，及胃寒致呕的证治与方药。

阳明中寒，胃阳不足，不能受纳和腐熟水谷，故不能食，或者食谷欲呕，这是寒饮内停，胃气上逆的表现，应该使用吴茱萸汤温中和胃，降逆止呕。

吴茱萸汤方

吴茱萸（洗）Fructus Evodiae Rutaecarpae ·················· 15 克

人参 Radix Ginseng ·················· 15 克

生姜（切）Rhizoma Zingiberis Officinalis Recens ·················· 30 克

大枣（掰开）Fructus Zizyphi Jujubae ·················· 4 个或 15 克

煎服方法：用 7 杯水煎煮上 4 味药，直到剩下 2 杯左右。过滤，温服 2/3 杯。日 3 次。

吴茱萸大热，味辛而苦，能温中散寒，降逆止呕，还能疏肝止痛，为本方的君药。人参大补元气，温脾健胃，是方中的臣药。大剂量的生姜温胃散寒，和中止呕；大枣补中健脾，与生姜共用，还有调和营卫的功效，皆为佐药。四药同用，起到温胃散寒，和中补虚，降逆止呕的作用。本方在少阴病和厥阴病中都有应用，分别用于治疗"少阴病，吐利，手足逆冷，烦躁欲死"的阴盛阳虚，正邪交争，浊阴上逆的危象，和厥阴病"干呕，吐涎沫，头痛"的肝寒犯胃，浊气上逆之证。

如果呕吐是因为太阳或少阳所致，邪热在上焦或半表半里，则会因为吴茱萸汤的辛温之性，以热助热，加重胃气上逆的病机，故根据"得汤反剧"的症状，可以判断属于热在上焦。"得汤反剧者，属上焦也"，实际上也具有试药法的作用和效果。如果方证相投，则效若桴鼓相应；如果服药后，症状反而加重，则药不对症，应当及时改弦更张。

《金匮要略·呕吐哕下利病脉证治第十七》有"茱萸汤"，药物组成和剂量与本方相同，主治"呕而胸满"和"干呕，吐涎沫，头痛"等症。其药物煎煮方法与本条不同"上四味，以水五升，煎取三升，温服七合，日三服"，而本条"以水七升，煮取二升，去滓。温服七合，日三服"，说明本条吴茱萸汤的煎煮时间远长于彼条，盖因久煎可减少吴茱萸的毒性，同时增强和提高人参、大枣的补益作用。

第 210 条： 夫实则谵语，虚则郑声。郑声者，重语也。直视，谵语，喘满者死，下利者亦死。

【释义】本条辨谵语和郑声的虚实性质以及预后。

谵语和郑声都是疾病发展到危重阶段所出现的意识不清而语言混乱的症状。

谵语是胃热炽盛，上扰心神，神明逆乱所致，常见于阳明腑实，实热与有形的秽浊之邪互结，燥屎已成，浊气上逆的病证当中。而郑声多见于慢性消耗性疾病的最后阶段，也常见于三阴病虚寒证中。如果病人在谵语中还见到直视，眼球转动不灵活，这是阳盛至极，肝肾阴精衰竭，精气不能上注于目的危象。如果肾的元气衰竭，失于敛纳，故在上则出现喘满，在下则出现大便失禁，这是阴竭而阳无所依，正气将脱的危象，故仲景连用了两个"死"字来形容其严重程度。关于谵语和郑声的区别请见表5-8。

表 5-8 谵语和郑声的区别

类别	谵语	郑声
病因	热极	寒极
病机	邪热亢盛，扰乱神明。	精气消亡，神无所依。
症状	神志不清，声高有力，语无伦次，胡言乱语，喘促不宁，眼睛直视。	神志不清，精神散乱，语言重复，声音低微，时断时续。精神疲乏，不能自主。
病性	阳热极盛的实证。	真阴衰竭，元气虚脱的虚证。
阶段	伤寒病的阳明病阶段，也可见于温热病热入心包中。	伤寒病的三阴证及各种消耗性疾病的危重阶段和生命的后期。
治疗	通腑泄热，安神定志。	大补元气，养阴固脱，补神益志。
方剂	大承气汤急下存阴。	参脉散、参附汤、通脉四逆散等。

第 211 条：发汗多，若重发汗者，亡其阳，谵语，脉短者死；脉自和者不死。

【释义】本条通过脉象辨别亡阳所致谵语的预后。

仲景在太阳和阳明病中提到的大部分谵语都是邪热上扰神明所引起的谵语神昏，属于实证和热证。但是也有一部分谵语是由发汗太过，阴精衰竭，阳无所附，导致亡阳所致。汗为心之液，反复和大量的发汗导致心的阴液衰竭，阳气衰亡，阴阳离决，神无所依，因而导致谵语。此谵语多伴神志愦愦，心神恍惚，心悸，短气，乏力等症。短脉是虚脉之一，代表气血虚弱，津亏液耗，脏腑衰竭，故预后不佳。如果脉象平和而安稳，则阴阳之气尚未离决，病人还有一线生机。

第 245 条：脉阳微而汗出少者，为自和也。汗出多者，为太过。阳脉实，因发其汗，出多者，亦为太过。太过者，为阳绝于里，亡津液，大便因硬也。

【释义】本条讨论汗出过多，导致津液不足，大便变硬的阳明腑证病机。

如果脉象浮取微弱而和缓，且病人出汗少，没有给正气造成太大的伤害，这是邪却正胜，疾病向愈的表现。如果汗出太多，正气损伤严重，这是"太过"的表现，容易造成变证。倘若脉象浮取充实有力，此属于表实之证，可发汗而解，但如果汗出太多亦属"太过"。其结果是阳盛于里，津液亡失，导致大便坚硬，燥屎内结。

这段提出津液亡失是阳明腑证的基本病机，这与第181条"缘何得阳明病""此亡津液，胃中干燥，因转属阳明"的病机解释完全相同。津液的存亡在阳明病乃至其他疾病的发生发展过程中起着非常重要的作用。因此顾护津液是保护正气，祛除病邪十分重要的一环。

第246条： 脉浮而芤，浮为阳，芤为阴，浮芤相搏，胃气生热，其阳则绝。

【释义】本条从脉象进一步讨论阳明病胃热津伤的病机。

脉浮为阳气盛，是阳气外越之征。芤脉是阴血不足的表现，阳气盛而阴血不足，就会导致胃热盛阴血虚，阴阳平衡失调。阳盛津亏的结果引起阳明腑实证，出现腑气不通，燥屎内结，阳热盛极，变证丛生。

第196条： 阳明病，法多汗，反无汗，其身如虫行皮中状者，此以久虚故也。

【释义】本条以无汗和其身如虫行皮中的症状辨阳明病的虚证。

阳明病胃热盛，病人法当出汗多，如第188条说"伤寒转系阳明者，其人濈然汗出也"，第182条也说"问曰：阳明病外证如何？答曰：身热，汗自出，不恶寒，反恶热也"。本条病人反无汗，这是胃气虚弱的表现，因为脾胃为津液生化的源泉，胃虚则化源不足，所以无汗。此外病人还有皮肤下似有虫行的感觉。皮肤的下面为肌肉，脾胃主肌肉四肢，胃气虚，中气不足，津伤血燥，故有皮肤虫行的感觉。

太阳病的有汗和无汗是鉴别表虚和表实的关键症状，阳明病的有汗和无汗则是鉴别胃实与胃虚的关键症状，就像能食、不能食是鉴别阳明病的胃热和胃寒的原理一样，只有弄清楚疾病的寒热虚实，才能对疾病进行正确的诊断和用药。

第197条： 阳明病，反无汗，而小便利，二三日呕而咳，手足厥者，必苦头痛；若不咳、不呕、手足不厥者，头不痛。

【释义】本条讨论阳明病中焦虚寒，呕咳肢冷，头痛无汗，水饮上逆的病证。

阳明病有汗为阳气外越，无汗为中焦虚寒。"小便利"一方面说明病不在下焦和膀胱，另一方面也提示没有湿邪阻遏。中焦虚寒则水饮内蓄，胃失和降，上逆则为呕；寒水射肺，肺失清肃则为咳；阳气不达四肢，因而手足厥冷；寒气上逆，带动水饮上犯头部，故出现头痛。相反，如果没有中焦虚寒和水气上逆所引起的咳嗽、呕吐和四肢厥冷，则没有头痛的发生。由此可以看出头痛与其余症状之间的关联：中焦虚寒为本，头痛为标。治疗可使用吴茱萸汤，温阳散寒，降逆止呕。

第 198 条：阳明病，但头眩，不恶寒，故能食而咳，其人必咽痛；若不咳者，咽不痛。

【释义】本条讨论阳明中风，热邪上扰头部和胸咽的病证。

阳明病能食，这是阳明中风的表现，多由于外邪入里化热所致。既为里证，故可有发热，但不恶寒。胃中有热故能食；热邪上扰清阳则头目眩晕。邪热犯肺，肺失肃降则咳嗽。邪热上扰咽喉会出现咽喉干痛的症状。咽喉为呼吸的门户，为肺所主，与手太阴肺经相连，所以肺与咽喉相关联。如果邪热不扰肺则不咳嗽，自然也不会出现咽喉疼痛。

六、阳明病兼变证

（一）阳明病兼表证

第 231 条：阳明中风，脉弦浮大而短气，腹都满，胁下及心痛，久按之气不通，鼻干，不得汗，嗜卧，一身及面目悉黄，小便难，有潮热，时时哕，耳前后肿，刺之小差。外不解，病过十日，脉续浮者，与小柴胡汤。

【释义】本条提出三阳合病，兼湿热黄疸的证治与方药。

本条"阳明中风"，与第 190 条"阳明病，若能食，名中风；不能食，名中寒"不同，本条为患阳明病复外感风邪。弦脉是少阳病的脉象，浮脉则为中风表证，大脉是阳明病的征候，如第 186 条说："伤寒三日，阳明脉大。"病人短气并非气虚，结合后文分析，应当是气机不利的表现。"腹都满"是阳明病气机阻滞，腑气不通的表现。胁下及心痛提示少阳经脉不利，疏泄不畅。症状并不因长时间的按揉而缓解，提示气滞的严重程度。鼻干不得汗，提示表邪束缚，邪不能从汗而解。病人嗜卧是气机郁滞，水湿不行的表现。少阳枢机不利，肝胆湿热，所以病人出现一身面目俱黄。湿热闭阻，故小便困难。潮热是阳明腑实的表现。由于三焦气机壅滞，导致胃气上逆，故时时哕逆。湿热随少阳经脉上犯，故耳前后重，使用针刺手法在局部施治，可使肿痛得到缓解。

如果其外证不解，病过十余日，仍然表现为浮弦而大，说明三阳合病的病机仍然存在。三阳合病，治在少阳，可与小柴胡汤。

本条的阳明少阳合病，病位在阳明经证，阳明腑实并不严重。如果少阳病兼阳明腑实，则可以使用大柴胡汤。小柴胡汤和解少阳，也可以治疗黄疸，如《金匮要略·黄疸病脉证并治第十五》说"诸黄，腹痛而呕者，宜柴胡汤"。本证湿热闭阻，三焦气机不畅，一身面目俱黄和小便不利，为了增强清热利湿和退黄的治疗效果，应当随证加减，如去大枣加茵陈蒿、五苓散等清热利湿，通利小便，使湿邪有去路。这是尊经而不囿经和对经方的灵活加减运用。

之所以将本条中的脉浮解读为表证，而不是阳明热盛，阳气外越的浮脉，是因为接下来的第 232 条曰"脉但浮，无余证者，与麻黄汤"，提示伤寒表证的诊断确凿无疑。第 231 和 232 条的内容连贯，可以视作同属一条条文，否则第 232 条最后一句"若不尿，腹满加哕者，不治"的关格病证会因为缺乏上下文的联系而显得唐突，毕竟"腹都满""小便难""时时哕"等与关格证相关的症状和体征都出自第 231 条。

关格是指以脾肾阳虚，气化失司，浊邪壅塞三焦，导致小便不通与呕吐并见为临床特征的危重病证，仲景在 232 条的最后对关格的预后进行总结："若不尿，腹满加哕者，不治。"

第 232 条：脉但浮，无余证者，与麻黄汤。若不尿，腹满加哕者，不治。

【释义】本条提出阳明中风的治疗，以及"关格"的预后。

本条应当与第 231 条合参。上条是三阳合病，而本条仅仅是太阳中风，没有阳明和少阳病。何以见得？上条脉弦浮大，但本条脉象浮，但没有弦和大等其他脉象，而且"无余证"，即除了"鼻干，不得汗"之外，没有"腹都满，胁下及心痛，久按之气不通，嗜卧，一身及面目悉黄"等阳明里证，亦无少阳和湿热黄疸等症状，因此可给予麻黄汤辛温发汗，散寒解表。

病人出现"不尿，腹满，加哕"，这是"关格"证的表现。"关格"

的病名始见于《内经》的《素问》和《灵枢》，但其论述的关格，一是指脉象，二是指病理，而非具体的病证名。张仲景在《伤寒论》中正式将"关格"作为病名。《平脉法》篇说"关则不得小便，格则吐逆"，提出关格以小便不通和呕吐作为主证，其基本病机是脾肾虚衰，气化不利，气水关系失调，浊邪壅塞三焦，病变累及到肾，属虚实夹杂证。关格的症状特点是小便不通与呕吐呃逆并见，多见于水肿、癃闭和淋证的晚期，属于危重证候，故仲景预言本病预后不佳，属"不治"之证。

第 234 条：阳明病，脉迟，汗出多，微恶寒者，表未解也。可发汗，宜桂枝汤。

【释义】本条讨论阳明病兼太阳中风表虚证，当先解表的证治与方药。

本条应当与第 208 条合参。第 208 条曰"阳明病，脉迟，虽汗出不恶寒者，其身必重，短气，腹满而喘，有潮热者，此外欲解，可攻里也"，本条曰"阳明病，脉迟，汗出多，微恶寒者，表未解也"。第 208 条是表已解，本条是表未解，但脉象都是迟脉。这是迟而有力，代表实热互结，腑气不通。阳明病应当"不恶寒，反恶热"，而本条除了汗出外，还微恶寒，提示这是阳明中风的表证未解，因此应当发汗解表。鉴于恶寒不甚，而汗出多，不可使用发汗峻剂，可与桂枝汤解表散邪，调和营卫。

第 235 条：阳明病，脉浮，无汗而喘者，发汗则愈，宜麻黄汤。

【释义】本条提出阳明病兼太阳伤寒表实证，当发汗解表的证治与方药。

阳明病脉浮，通常是内热鸱张，阳气外泄的表现。本条虽然脉浮，但却无汗，这说明不是阳明经证见到的脉浮，而是太阳表实证的脉浮，提示邪气在表。由于寒邪束缚肌表，故而无汗。寒邪伤肺，肺气不宣，所以出现喘促的症状。对于此阳明伤寒证，应当发汗解表，宣肺平喘，使用麻黄汤治疗。在治疗表里同病的时候，"先解表，后治里"的治疗顺序不能颠倒，否则会导致变证丛生。

从"太阳中风""阳明中风"，到"少阳中风""太阴中风""少阴中风"和"厥阴中风"，我们可以得出如下的结论：第一，六经皆可感受外邪，非独太阳经。进一步说，除了皮肤肌腠之外，六淫邪气还可通过五官七窍侵犯人体。从六经经络的循行看，足阳明胃经"起于鼻……下循鼻外，入上齿中，还出挟口环唇"，与口鼻相连；足太阴脾经"上膈，挟咽，连舌本，散舌下"，开窍于口；足太阳膀胱经"起于目内眦"，与眼相系；足少阴肾经"循喉咙，挟舌本"，与咽喉和口腔后部相连。肾开窍于耳；足少阳胆经"起于目锐眦，上抵头角，下耳后……其支者，从耳后入耳中，出走耳前，至目锐眦后"，与耳目相连；足厥阴肝经"连目系，上出额，与督脉会于巅。其支者，从目系下颊里，环唇内"，与眼口相交。头面五官七窍的经络分布是六淫邪气入侵人体和在体内传变的通道。第二，"六经皆可感邪"揭示六经疾病既可由外邪入侵太阳后逐经传变而来，也可由外邪直接入侵五官七窍，并通过与之相连的经络引发六经中风与伤寒，这是张仲景对中医发病学和疾病传变学作出的重大贡献。第三，由于六经的经络循行路线和分布不同，六经所处的病理阶段和病位深浅不一，尤其是六经的正邪斗争态势各异，导致六经中风和伤寒的临床症状也不相同，特别是三阴经的中风和伤寒实际上是表里相兼，虚实夹杂，因此六经中风和伤寒与太阳中风与伤寒的治疗也不相同。第四，"六经中风与伤寒"的理论为头窍五官疾病按伤寒六经辩证体系进行辩证施治提供了重要的依据，如临床上使用白虎汤和承气汤清泄邪热，荡涤腑实，治疗牙龈口齿方面的疾病；使用理中汤治疗慢性口腔溃疡；使用桔梗汤治疗咽喉疾患；使用小柴胡汤和其他柴胡类的方剂和解少阳，治疗各种耳疾；以及使用四逆散疏肝理气，降眼压，治疗眼睛疾患，等等。

阳明经证可以出现阳明中风和阳明伤寒；其他经亦然，如第 327 条说："厥阴中风，脉微浮为欲愈，不浮为未愈。"这种"六经皆有表证"的理论丰富了《伤寒论》的发病理论和六经辨证的内容。那么，阳明中风和伤寒，与太阳中风和伤寒有没有区别呢？回答是肯定的。首先太阳中风和伤寒证通常恶寒重，发热轻，汗出少或无汗；阳明中风和伤寒证发热重，恶寒轻，汗出较多，这是因为阳明经的经证阳热较盛的缘故。其次，太阳中风和伤寒有沿太阳经脉循行路线出现的症状，如头痛、颈背强痛、腰背痛、小腿及足后跟痛，等等。阳明中风和伤寒则出现沿阳明经循行路线出现的症状，如前额痛、目痛、鼻梁痛、颧骨处以及颊腮部疼痛等。不过虽然症状有所不同，但太阳中风伤寒与阳明中风伤寒的用药基本相同，与第234和235条关于阳明中风伤寒所使用的方药一致。必须特别说明的是，阳明经的中风和伤寒不可一汗再汗，应当中病即止，否则因出汗太多会增加胃中津液的伤伐，加快邪从燥化的速度；同时辛温的药物也会使内热更盛，加重阳明疾病。以此类推，其他各经的中风与伤寒都具有各自的病机和症状特点，在治疗上应当知常达变，灵活运用。

阳明中风和伤寒的概念必须与第190条关于"阳明病，若能食，名中风；不能食，名中寒"的内容区别开来，因为"能食""不能食"与阳明病外感风寒之邪无关。

第240条：病人烦热，汗出则解，又如疟状。日晡所发热者，属阳明也。脉实者，宜下之；脉浮虚者，宜发汗。下之，与大承气汤，发汗，宜桂枝汤。

【释义】本条提出阳明腑实兼阳明中风的证治与方药。

病人出现心烦、发热而不恶寒，这是里有实热的表现，热邪应当随汗而解。如果出现日晡所发潮热，像疟疾的周期性发作一样，这是阳明实证的表现。如果脉象也为实脉，这是阳明腑实，燥屎已成，可以使用泻下的方法进行治疗，方用大承气汤。如果脉浮而虚者，这是阳明中风表虚证，病人可兼有发热重、恶寒轻、出汗多等阳明中风的特点，采用发汗解表的方法进行治疗，方用桂枝汤。

太阳主表，但太阳病也有里证；阳明主里，但阳明病也有表证。在张仲景的辨证治疗体系中，六经皆有表里、寒热、虚实和阴阳。阳明病既可从太阳病传变而来，也可独自受邪，出现类似太阳中风和伤寒的症状。因此，太阳病中有阳明证，阳明病中也有太阳证，它们互相交织在一起，形成合病、并病等各种变化。其他各经亦然。这充分说明人体是一个开放的系统，临床上的症状复杂多变。这是伤寒疾病的多样性所决定的，由此伤寒六经成为一个辨证统一的有机整体，各经各病属于整体中不可分割的一部分。这非常符合临床实际，也极大地丰富了《伤寒论》的辨证体系和内容。

一些《伤寒论》注家认为本条应按太阳阳明合病来理解，于理亦通，但仍须遵从"先解表，后攻里"的治疗顺序。

（二）黄疸证

第 199 条： 阳明病，无汗，小便不利，心中懊恼者，身必发黄。

【释义】本条讨论阳明病湿热郁阻中焦，肝胆疏泄失调所引起的阳黄证。

阳明病具有汗出多，蒸蒸发热，口渴欲饮和脉洪大滑数等症状和体征。但如果里热与湿气相合，由于湿性黏滞，湿热不能外泄则无汗；水湿不得下行则小便不利；湿热上扰心神则出现心中懊恼。湿热郁阻中焦，影响肝胆的疏泄功能，导致胆汁外溢，则出现以目黄、身黄、小便黄为特征的黄疸症状。其黄色鲜艳如橘柑色，即所谓的阳黄证。

这段条文揭示：里热炽盛有燥化和湿合两种可能性。内热从燥而化引起阳明腑实证，内热与湿相合引起黄疸的变证。当然由于热邪具有伤津的特点，容易导致津亏肠燥，因此临床上热邪从燥而化，燥屎内结，导致阳明腑实证的概率远远高于内热与湿相合引起阳黄证的概率。

第 200 条： 阳明病，被火，额上微汗出，而小便不利者，必发黄。

【释义】本条提出阳明病误用火法，内热炽盛，与湿邪相合而发黄。

阳明病本有内热，又被火攻，则里热炽盛，应当见到阳明病的基本症状，尤其是全身蒸蒸发热，汗出濈濈然。而本条仅仅是额上微汗出，何以如此？这是因为郁热与湿气相合，蒸腾向上，故仅仅额上微汗；湿性黏滞重浊，妨碍阳气外越，故余处无汗；湿热郁遏下焦，湿无出路，则小便不利。由于湿热郁阻，肝胆疏泄失常，胆汁外溢，故发黄。

与上一条相比，本条阳明病被火误治，导致里热炽盛，故热象更加明显，且湿热遏阻上中下三焦，症状亦更加严重。本条小便不利是判断湿热发黄的关键症状。

第 236 条： 阳明病，发热，汗出者，此为热越，不能发黄也。但头汗出，身无汗，剂颈而还，小便不利，渴引水浆者，此为瘀热在里，身必发黄，茵陈蒿汤主之。

茵陈蒿汤方

茵陈蒿六两　栀子十四枚（擘）　大黄二两（去皮）

上三味，以水一斗二升，先煮茵陈，减六升，内二味，煮取三升，去滓。分三服，小便当利，尿如皂荚汁状，色正赤，一宿腹减，黄从小便去也。

【注释】

热越：热邪向外发泄、扩散的意思。越，《广雅》：越，渡也。《国语·晋语》：使越于诸侯。有传播、宣扬的意思。

瘀热：指郁滞在里的热邪。瘀：郁积、停滞。

【释义】本条提出阳明病湿热瘀阻于里，导致阳黄的病机、证治与方药。

阳明病，若出现发热，大汗出，这是在内的热邪未受任何羁绊和阻挡，自由地向外发泄的表现，仲景称之为"热越"。热邪若有去路，则不会与内在的水湿邪气相合，所以不会引起发黄的症状。如果病人只是头部出汗，到颈部而止，身上没有汗，这是热与湿邪相合，成为湿热内阻。头为诸阳之会，湿热之邪蒸腾而上，故头部出汗，到颈部而止。因湿性黏滞，妨碍热邪的外越，故身体的其余部位无汗。湿热阻滞膀胱，气化失司，故小便不利；由于里热炽盛，热重于湿，故口渴欲饮；所饮之水浆其性黏滞其味酸甜，容易碍邪，会加重内湿。热不得从汗而出，湿不得从小便而出，则瘀阻于内。湿热熏蒸，肝胆疏泄失调，胆汁外溢，故发为黄疸，当用茵陈蒿汤清热、利湿、退黄。

茵陈蒿汤方

茵陈蒿 Herba Artemisiae Yinchenhao ················· 30 克

栀子（掰开）Fructus Gardeniae Jasminoidis ················· 5 个或 10 克

大黄（去皮）Radix et Rhizoma Rhei ················· 10 克

煎服方法：用 10 杯水，先煎煮茵陈蒿。待剩下 6 杯药液，加入其余 2 味药继续煎煮，直到剩下 3 杯药液。过滤，温服 1 杯，日 3 次。服药后小便当恢复正常，尿色如深深的红茶颜色。一宿之后腹满减轻，湿热从小便去。

茵陈蒿汤被尊为中医治疗湿热黄疸的第一方。茵陈蒿苦寒，清热利湿，退黄疸的功效最佳，故为方中的君药。栀子既有轻清宣发之功，又通利三焦，尤其擅长清理三焦的湿热，引湿热从小便而出，是方中的臣药。大黄苦寒，泄热逐瘀，荡涤积滞，通利大便，尤善除郁积的湿热，为佐使之药。本方药味虽少，但均为精兵强将，使湿热瘀滞从前后二阴而出，黄疸即消。仲景在方后说"一宿腹减"，当知病人可有腹满、便秘等阳明腑证的表现。

《金匮要略·黄疸病脉证并治第十五》使用茵陈蒿汤治疗谷疸,症见"寒热不食,食即头眩,心胸不安,久久发黄为谷疸"。其药物组成和剂量与本方相同,唯彼方"以水一斗,先煮茵陈,减六升,内二味,煮取三升,去滓,分温三服"。与本条"以水一斗二升"相比,煎煮用水减少意味着煎煮时间缩短和药物更加浓缩。在剂量和服法不变的情况下,其清泄湿热的作用得到增强。

茵陈蒿汤适用于湿热发黄热重于湿的黄疸疾病。方中的茵陈蒿因其良好的退黄效果,一直受到后世医家的推崇。凡退黄之方药,多加入茵陈蒿,如茵陈四逆汤、茵陈理中汤等。茵陈蒿汤近年来广泛应用于治疗急性黄疸型传染性肝炎、胆囊炎、胆石症、钩端螺旋体病等黄疸型疾病,亦取得非常好的疗效。

第 260 条: 伤寒七八日,身黄如橘子色,小便不利,腹微满者,茵陈蒿汤主之。

【释义】本条提出湿热发黄所致阳黄的症状特点和证治与方药。

第 236 条着重讨论湿热发黄的病机,而本条则详述其发黄的症状特点和辨证治疗。伤寒七八日,预示疾病已经传里。身黄如橘子色是一种色泽鲜明,有光泽,而且明亮的颜色,又称"阳黄",这是湿与热合,热重于湿的表现。由于湿热郁阻下焦,膀胱气化不利,故出现小便不利;湿热瘀滞,气机不畅,故腹满。但此处的腹满与腑气不通,燥屎内结所引起的腹满完全不同,所以仲景说"腹微满"。本证还可见到汗出不畅、目黄、小便黄等症,当用茵陈蒿汤清利湿热,消疸退黄。

第 261 条: 伤寒,身黄,发热者,栀子柏皮汤主之。

栀子柏皮汤方

肥栀子十五个(擘) 甘草一两(炙) 黄柏二两

上三味,以水四升,煮取一升半,去滓。分温再服。

【释义】本条讨论湿热发黄,既不在里也不在表的证治与方药。

伤寒出现身黄、发热,这是湿热壅遏,热重于湿的表现。但本证既没有病邪在表需要使用麻黄和连翘解表的情况,也没有热与湿邪瘀阻在肠胃,导致腹满和小便不利的症状,而是介于表里之间,即介于茵陈蒿汤证和下条(第 262 条)麻黄连轺赤小豆汤证之间,故使用栀子柏皮汤清热利湿退黄。

栀子柏皮汤方

栀子（掰）Fructus Gardeniae Jasminoidis ····················· 7.5 个或 10 克

甘草（炙）Radix Glycyrrhizae Praeparata ························ 8 克

黄柏 Cortex Phellodendri ······································· 15 克

煎服方法：用 4 杯水，煎煮上述 3 味药，直到剩下 1.5 杯。过滤，分 2 次温服。

栀子苦寒，具有轻清之性，能宣散郁热，清三焦的湿热，尤走上焦，所以也常用于治疗心烦、心中懊恼等症。黄柏擅长清下焦的湿热，同时还能护阴。甘草健脾益胃，和中缓急，不使苦寒之品损伤脾胃，生湿碍湿。三药合用，各司其职，从上中下三焦而治，使湿热得以消除，脾胃得到保护。为了增强退黄的效果，后世一些医家建议本方酌加茵陈蒿效果更好，可作参考。

第 262 条：伤寒，瘀热在里，身必黄，麻黄连轺赤小豆汤主之。

麻黄连轺赤小豆汤方

麻黄二两（去节） 连轺二两 杏仁四十个（去皮尖） 赤小豆一升 大枣十二枚（擘） 生梓白皮一升（切） 生姜二两（切） 甘草二两（炙）

上八味，以潦水一斗，先煮麻黄，再沸，去上沫，内诸药，煮取三升，去滓。分温三服，半日服尽。

【注释】

连轺：即连翘的根。轺，音 yáo 摇，明·李时珍《本草纲目》将连翘根附在连翘项下，谓"根名连轺"，其性味苦寒，专下热气，主治伤寒瘀热在里之发黄证。

潦水：即雨水。《释名》：降注雨水谓之潦，又淫雨为潦。《本草纲目》：甘平，无毒。煎用潦水者，取其味薄则不助湿气。

【释义】本条提出阳黄兼表证的证治与方药。

病人患伤寒，表证未解，当有发热、恶寒、无汗、身痒、脉浮等症，同时又有瘀热在里。瘀热与湿邪相合，熏蒸肝胆，疏泄失调，胆汁外溢而发黄，病人当见小便不利等症。这其实是湿热郁遏于里引起的阳黄兼风寒外束的表寒里湿热证。由于风寒束表，则湿热郁遏更甚，小便不利，邪无出路，所以仲景说"必发黄"。仲景此处用一个"必"字，指出瘀热发展的必然趋势，也让后学感受到仲景对疾病发展变化了如指掌的那份胸有成竹和自信。这样的"必"字在《伤寒论》的条文中比比皆是。治疗应当解表散寒，清热利湿，利水退黄，方用麻黄连轺赤小豆汤。

麻黄连轺赤小豆汤方

麻黄（去节）Herba Ephedrae ···································· 10 克

连轺 Radix Forsythiae ··· 10 克

杏仁（去皮尖）Semen Pruni Armeniacae ············· 13 个或 5 克

赤小豆 Semen Phaseoli ··· 50 克

大枣（掰）Fructus Ziziphi Jujubae ··················· 4 个或 15 克

梓白皮（切）Cortex Catalpae······························· 50 克

生姜（切）Rhizoma Zingileris Officinalis Recens ·········· 10 克

甘草（炙）Radix Glycyrrhizae Praeparata ················ 10 克

煎服方法：用 10 杯水，先煎煮麻黄 10 分钟，去泡沫，加入其余的药物，继续煎煮，直到剩下 3 杯。过滤，分 3 次温服，半日内服完。

本方实为麻黄汤加减。麻黄辛温宣发，解表散邪。去桂枝以免过于温热。肺为水之上源，杏仁助肺气肃降，开通上焦。连轺清热，并制约麻黄的温性。连轺市面上无售，今人多用连翘代替。赤小豆清热利水，梓白皮泄肺热，利小便，协助赤小豆，使湿热从小便而出。生姜、大枣、甘草有顾护脾胃和调和营卫的作用。诸药共用，起到解表、散邪、清热、除湿、利水等作用，达到表里同治的目的。如果黄疸严重，可以酌加茵陈蒿退黄。

梓白皮为紫葳科植物梓的根皮或树皮的韧皮部，味苦性寒，归胆、胃经，具有清热利湿，降逆止呕，杀虫止痒的功效，主治湿热黄疸，胃逆呕吐，皮肤瘙痒等症。如无梓白皮，亦可用桑白皮代替。

第 259 条：伤寒，发汗已，身目为黄，所以然者，以寒湿在里不解故也。以为不可下也，于寒湿中求之。

【释义】本条讨论寒湿发黄所致阴黄的证治及其禁忌。

伤寒病发汗已毕，说明已经产生"热越"的效果，排除湿热郁遏于里的基本病机，按理不能发黄。然而病人不但皮肤发黄而且连眼睛也发黄。这是因为脾胃虚寒，寒湿中阻，影响肝胆的疏泄功能，使胆汁外溢，导致阴黄。由于病因病机不同，本证以阳虚寒湿内困为主，所以不可采用清法和下法，而应当着眼于寒湿，以温阳散寒、燥湿退黄作为治疗的方法。本条一方面说明黄疸疾病并非都是由于瘀热在里所引起，还有脾虚寒湿的证型；另一方面，本条也提示，对于脾虚寒湿所引起的黄疸，发汗不是其正治方法，必须"于寒湿中求之"。仲景没有提出具体的处方，王海藏主张"阴黄治法，小便利者，术附汤；小便不利，大便反快者，五苓散"。刘渡舟教授建议用"茵陈理中汤。手足厥冷，四逆汤里加茵陈蒿"等。关于阳黄和阴黄的鉴别，请见表5–9。

表5–9　阳黄与阴黄的鉴别

类别	阳黄	阴黄
病因	时令湿热，或瘟疫之邪入侵。	寒湿之邪或血虚、瘀血所致。
病机	素体阳盛或疫毒之邪壅遏中焦，热毒炽盛，与湿邪相合，导致肝胆湿热，热毒熏蒸，胆汁外溢，不循常道。	脾胃阳虚，运化失常，导致寒湿中阻，进而肝气郁滞，疏泄不利，使胆汁外溢，不循常道，溢于肌肤，下注膀胱。
病位	脾胃肝胆，可兼心包和膀胱。	脾胃肝胆，可兼肾与膀胱。
病性	湿热熏蒸，热毒炽盛的实证，具有发病急、病程短的特点。较少转为慢性。	阳虚夹湿的虚实夹杂证，病程长，病势缓，多转为慢性。
症状	黄色鲜明，伴发热、口干苦、小便短赤、大便燥结，舌红，苔黄腻，脉弦滑而数。其急黄者，发病急骤，疸色如金，兼神昏谵语，高热。	黄色晦暗，色泽不明，伴脘腹痞满胀闷，食少纳呆，畏寒神疲，气短乏力，舌体淡白胖大有齿痕，或紫黯夹瘀斑，苔白腻，脉濡缓或沉迟而弱。
治法	清热解毒，清肝利胆，利尿通便，除湿退黄。	温中散寒，健脾益气，除湿退黄。或养血活血，祛瘀退黄。
方剂	茵陈蒿汤、栀子柏皮汤等。	茵陈术附汤、茵陈四逆汤等。

第195条：阳明病，脉迟，食难用饱，饱则微烦，头眩，必小便难，此欲作谷疸。虽下之，腹满如故。所以然者，脉迟故也。

【注释】

食难用饱：由于胃阳虚，不能有效的运化和腐熟水谷，导致食入难化，稍多食即感难受，故难以饱食。

谷疸：疾病名。五疸之一。因饥饱失当，食滞胃腑，湿热熏蒸，或胃阳不足，不能运化和腐熟水谷，寒湿内阻所致。主要症状包括食即头眩，烦闷，胃中不适，腹满，小便不利，大便溏泄，身面发黄等。

【释义】本条提出阳明病胃寒，欲作谷疸的病机和症状。

阳明病本当见洪大滑数或沉实有力的脉象，今见脉迟，这是胃阳虚弱，中焦有寒，即阳明中寒证，脉象应当迟而无力。由于胃阳虚，不能腐熟水谷，所以不能饱食，否则脾胃的运化功能受损，导致水谷不化，郁阻中焦，气机升降失调，清阳不升则头眩晕，浊阴不降则腹满胀。胃失和降则心烦，膀胱气化失司则小便难。这是欲作谷疸的征兆。如果误认为腹满是阳明里实证而采用下法，则腹满不去或腹满更甚。此腹满与太阴病脾阳虚弱所引起的腹满的病机相一致，都是因为脉迟无力，脾胃阳虚的缘故。

按谷疸有湿热和寒湿两种，本证应当为脾胃阳虚，寒湿内停所引起的黄疸，属于阴黄的范畴，可使用四逆汤或理中汤加茵陈蒿进行治疗。

（三）阳明血热证

第 202 条：阳明病，口燥，但欲漱水，不欲咽者，此必衄。

【释义】本条辨阳明经证，热在血分欲作鼻衄的病证。

阳明病，本当有发热、口渴喜饮、大汗出及脉洪大等症。但本条并无烦热口渴、喜冷饮的阳明实热证，相反仅见口燥，但欲漱口却不欲吞咽，这是热邪在血分而不在气分的缘故。营血属阴，津液是营血的重要组成部分，热在营血，蒸腾津液，故虽口燥却不欲饮水自救。足阳明胃经起于鼻旁，若热邪在阳明经的血分，则势必循经上行，灼伤脉络，导致衄血。其出血以血色鲜红、量大为特点，缘于阳明经多气多血之故。

第 227 条：脉浮，发热，口干，鼻燥，能食者则衄。

【释义】本条辨阳明气分热盛，迫血妄行，发为衄血。

脉浮和发热多见于太阳病，但须有恶寒、有汗或无汗，方为表证。而本证见能食，这是胃热盛的症状。因此反推脉浮与发热当是阳明病阳气外越的表现。胃热上蒸，则口干；阳明经起于鼻翼旁，胃热循经而上，故鼻燥；热甚灼伤脉络，则导致鼻衄。

大凡阳明病，热邪灼伤脉络皆可引起鼻衄。本条和第 202 条比较，其区别在于：本条阳明邪热在气分，病位比较表浅，阳热症状更加突出，具有典型的阳明病外证。而第 202 条为阳明病热在血分，病位较深，阳热的症状不突出，没有典型的阳明病外证，反而时时可见营阴受损的症状。

第 216 条：阳明病，下血，谵语者，此为热入血室。但头汗出者，刺期门，随其实而泻之，濈然汗出则愈。

【释义】本条提出阳明病热入血室的症状和针刺期门的治法。

无论是阳明经证还是腑证均可见到谵语，乃热扰心神所致。但是本证的谵语发生在妇女月经下血的时候，这是阳明热邪侵入血室所致。邪热迫血妄行，则引起妇女月经下血；邪热随血上行，扰乱心神，则发为谵语。由于邪热在血分而不在气分，故没有阳明经、腑的典型外证，而仅见头汗出，这是血热上蒸的表现。由于血室与胞宫和肝经有关，所以本证还可以见到月经量多，血色鲜红，以及少腹及胁肋急结疼痛等症状。治疗应当采用针灸的泻法，刺肝经的募穴期门，使邪热经肝经宣泄透达，病人濈然汗出而愈。

对于"血室"的具体部位，历代医家有不同的见解。唐代王冰认为："冲为血海，诸经朝会，男子则运而行之，女子则停而止之，谓之血室。"明代张景岳在《类经附翼·求正录》中说"故子宫者……医家以冲任之脉盛于此，则月事以时下，故名之曰血室。"清代医家柯韵伯在《伤寒来苏集·阳明脉证上》中说："血室者，肝也，肝为藏血之脏，故称血室。"由于历代医家对血室的部位有不同的观点，我们不妨从广义和狭义的角度来理解。狭义的"血室"指胞宫，广义的"血室"包括胞宫、冲脉和肝脏，它们之间通过经脉相连。冲脉为"血海"，起于胞宫，冲脉的阴血充足，有助于月经和胎孕的正常功能。冲脉与肝经在任脉的曲骨、中极和关元相会，这样肝经通过冲脉与胞宫相连。肝藏血，主疏泄，肝的功能与月经和胎孕的关系非常密切，胞宫、冲脉和肝脏一道都属于广义"血室"的范畴，这是在中医整体观指导之下对"血室"的认识，可合理地解释针刺肝经的募穴期门穴治疗热入血室和月经失调的原理。本条亦见于《金匮要略·妇人杂病脉证并治第二十二》中，除个别字词有出入外，其基本内容与本条同。

第 237 条：阳明证，其人喜忘者，必有畜血。所以然者，本有久瘀血，故令喜忘，屎虽硬，大便反易，其色必黑者，宜抵当汤下之。

【注释】

喜忘：即健忘。喜：善于，容易。《百喻经·婆罗门杀子喻》："人命难知，计算喜错。"

畜血：瘀血离经，停留体内。畜，通蓄。

【释义】本条讨论阳明蓄血的证治与方药。

阳明邪热与宿留的瘀血相结，称为"阳明蓄血证"。邪热与瘀血相合，导致心不藏神，神识异常，故善忘失忆。在中医基础理论和临床实践中，七情所病皆为气病，如怒则气上，思则气结，喜则气缓，恐则气下，悲则气消，以调理气机为治疗大法，其治在肝和胆；神志疾病多为血病，如血虚则健忘、失眠、记忆力减退；血瘀则喜忘易错，神识昏蒙，比如车祸头部损伤或脑梗等；血热则发狂，或登高而歌，弃衣而走；精神狂躁，甚或出现幻听、幻视等，如吸毒、使用鸦片类药物等，治疗或养血安神，或活血化瘀，或凉血清热，安神定志，其治在心与脑。本条"其人喜忘"，属于血病的范畴。

既为阳明病，必大便难，但本证大便反易，这是因为血液属阴，其性濡润，离经的瘀血与燥屎相合，肠道反而不像阳明腑实证一样干涩，所以大便容易排出，其颜色黑如柏油，这是阳明瘀血证的特征，应该属于胃肠出血证中"远血"的范畴，病位在胃中。治疗当用抵当汤泄热导滞，破血逐瘀。

太阳病有蓄血证，阳明病也有蓄血证，关于二者的鉴别请见表5-10。

表5-10 阳明蓄血证与太阳蓄血证的区别

类别	太阳蓄血证	阳明蓄血证
病因	太阳经证失治，邪热内陷。	阳明邪热与瘀血相结。
病机	瘀热内结，扰乱神志。	瘀热互结，神识异常。
病位	下焦、小肠或胞宫。	胃、大肠、小肠。
主证	少腹急结，或硬满疼痛，神志错乱，如狂，甚则发狂。小便自利。脉沉涩或沉结。	少腹硬满疼痛，消谷善饥，健忘失记，或谵语，大便色黑，排便反易，脉沉而数。

类别	太阳蓄血证	阳明蓄血证
病势	较轻。病在肠中，小便如常。	较重。病在胃肠，大便反易。
治法	活血化瘀，通腑泄热。	通腑泄热，活血化瘀。
方药	轻证桃核承气汤；重证抵当汤。	抵当丸或抵当汤。

第 257 条：病人无表里证，发热七八日，虽脉浮数者，可下之。假令已下，脉数不解，合热则消谷喜饥，至六七日，不大便者，有瘀血，宜抵当汤。

【释义】本条提出阳明腑实证邪热与瘀血互结的证治与方药。

病人无表里证，是说病人没有典型的表证和里证。虽发热七八日，但没有恶寒，这是阳明里证。既无表证，这里的浮脉当是内热炽盛，阳气外越的表现，故浮而数。仲景提出可使用下法，言外之意是指病人具有阳明腑实证。假设使用下法之后，应当脉静身凉，诸症尽消，但病人脉数不去，且消谷善饥，这是阳明气分之热已去，而血分之热不解，故脉数。胃热盛则消谷善饥，同时还有便秘的症状，这是瘀血与热邪互结所致。治疗应当破血消瘀，泄热导滞，使用抵当汤治疗。由于胃肠中有瘀血，本证当见大便黑而呈柏油样，与燥屎结于肠中的不大便有显著区别。此外也可见少腹硬痛、喜忘或发狂等蓄血的其他症状。

第 258 条：若脉数不解，而下不止，必协热便脓血也。

【释义】本条承第 257 条提出下后出现便脓血的变证。

本条应与上条合并，成为完整的一段条文。仲景在条文中假设：攻下会导致两种病机变化。一种是攻下之后脉数不解，病人仍不大便，这是邪热不得宣泄，热与血结，成为蓄血，应当使用抵当汤破血消瘀，泄热解结，如上条所言。第二种病机则如本条所说：脉数不解而下利不止，说明热邪得以下泄，出现里急后重，肛门灼热等证候，即协热痢。热邪灼伤脉络，迫血妄行，则便脓血。此处便脓血非一般的便血，其色鲜红，是肠中热毒炽盛所致，所以尽管泻下不止，仍脉数不解。

上条与本条提出：阳明腑实，邪热壅阻于胃肠，伤于血分，既可导致与瘀血相结的远血，也可引起邪热灼伤脉络，产生便脓血的近血，这和现代医学的某些消化系统的出血性疾病是非常吻合的。远血是因为大便难，故血蓄于中焦胃腑，应当使用抵当汤破血消瘀，通腑泄热。而近血是因协热利，迫血下行，故出现脓血便，治当清热解毒，凉血排脓。

"远血"和"近血"的概念也是张仲景最早提出来的。他在《金匮要略·惊悸吐衄下血胸满瘀血病脉证治第十六》中说："下血，先便后血，此远血也，黄土汤主之。下血，先血后便，此近血也，赤小豆当归散主之。"提出远血和近血的症状鉴别要点和治疗方药，为后世治疗血液疾病奠定了基础。

七、小结

《伤寒论》阳明病篇共有 84 条条文。在宋本《伤寒论》中，前 28 条条文（179～206）阐述阳明病的病因、病机、主证、主脉、分类、传变以及治疗禁忌等，占全篇三分之一的篇幅。关于阳明病的成因，一是太阳表证化热入里，或太阳病汗不得法，汗出不彻，转属阳明经证（又称阳明热证）；或太阳病经过汗吐下以及利小便之后，津液亏损，导致胃中干燥，燥屎内结，腑气不通，转属阳明腑证（又称阳明实证）。至于太阳阳明、正阳阳明以及少阳阳明的不同名称，实则是对引起阳明病的基本病因和传变途径的归类。三阴经阳盛阴退，转出阳明，也可导致本病。

阳明病多从太阳而来，邪从热化，引起阳明经证；邪从燥化，与燥屎相合，导致阳明腑证。阳明经证的基本病机是里热，其反映于体表的外证包括身热，濈然汗出，不恶寒，反恶热，以及"伤寒三日，阳明脉大"。阳明腑证的基本病机是里实，病人不更衣，内实，大便难，以及腹满，腹痛，午后潮热，谵语，以及手足漐漐汗出等。从临床表现上看，阳明腑证包括阳明经证的基本症状，但阳明经证不兼阳明腑证的主证，这是由病位的深浅和邪热是否与有形的秽浊之邪相合所决定的。

阳明经证（热证）按邪热停留的部位辨证施治。若出现热留上焦胸膈，心烦不眠，心中懊憹，饥不能食的虚烦，当用栀子豉汤清宣胸膈的郁热；如果邪在中焦，表里俱热，濈然汗出，脉洪大，则用白虎汤清解表里之热；如若阳明热盛伤津，出现口干舌燥，渴欲饮水，当用白虎加人参汤，清解里热，益气生津；若水热结于下焦，渴欲饮水，小便不利，则使用猪苓汤清热利水，养阴润燥。

阳明腑证（实证）以蒸蒸发热，手足濈然汗出为特点。阳明热结内实者，应当泄热通腑，和胃润燥，方用调胃承气汤的泻下轻剂；待到胃热内实，秽浊积聚，腑气不降，出现腹胀，腹痛，谵语，大便不通者，当用小承气汤荡涤积滞，泄热通便；及至出现谵语，午后潮热，手足濈然汗出，腹部满痛，热结旁流，燥屎已成，舌苔黄燥等，则使用大承气汤攻下结热，荡涤燥屎。更有因汗出太多，阴液有消亡之虞，或腑气不通，腹部满痛的危急证候，则当使用大承气汤急下存阴，或急下通腑。

阳明腑实已成，在攻与不攻以及采用峻攻、缓攻还是两害相权取其轻的选择上，仲景创立临床药物试验法，通过少与小承气汤的方法，投石问路，密切观察病人的反应，然后决定是否攻下以及如何攻下，若"不转矢气者，慎不可攻也"；或根据病人小便的次数，推测胃肠燥结的情况，"今为小便数少，以津液当还入胃中，故知不久必大便也"，为后世四诊合参，辨证论治提供了宝贵的经验。

对于胃强脾弱，脾受约束，不能敷布津液但输膀胱的脾约证，当滋润肠燥，缓行通便，使用麻子仁丸。仲景更创制蜜煎方、土瓜根方及猪胆汁方等外用的药方，纳入肛门，导下通便，丰富了阳明腑实证的临床治法。

攻下的方药易耗伤津液，损伤正气，不能轻易使用，所以仲景提出下法的禁忌：如果伤寒呕吐、病势向上的，或病位在胃不在肠道的，或里实未成，以及胃中虚冷者，皆不可使用攻下，否则会出现下利不止，小便不利，腹满以及哕逆等变证。

在阳明病的兼变证中，如果阳明邪热与湿相合，导致湿热郁遏中焦，影响肝胆的功能，瘀热在里，身必发黄，此为阳黄，可使用茵陈蒿汤清热利湿退黄，或用栀子柏皮汤清三焦湿热。如果兼有表证，则使用麻黄连轺赤小豆汤解表散邪，清热除湿。鉴于茵陈蒿的退黄效果显著，后两方都可加茵陈蒿以增强退黄的疗效。如果是寒湿中阻导致的阴黄，治疗原则是"不可下也，于寒湿中求之"，即采用温中散寒，除湿退黄的方法，而不可采用清下的治法。此外，还有水谷不化，湿邪郁滞，导致谷疸的病证。这些都为后世治疗黄疸疾病开创了先河。

就像任何事物都具有正反两方面一样，阳明病虽以实热病证为主，但也有虚证和寒证。胃中虚冷与脾阳虚具有明显的区别。脾阳虚以自利益甚或自利不渴为典型症状，胃中虚冷则不能食，水谷不化，欲作固瘕；若寒饮上逆导致哕逆及食谷欲呕者，使用吴茱萸汤温中和胃，降逆止呕。此外还有实则谵语，虚则郑声，以及久虚之人患阳明病，其身如虫行皮中状等，对其寒热虚实的病机应当详加辨别。

阳明病使用大寒清热和峻猛泻下之剂实属权宜之计，应该中病即止，不可常用、久用。使用峻烈药物的着眼点应在于"以通促和""以通促调"，而非单纯为泻而泻，所以张仲景在阳明病的若干条文中反复使用"调"与"和"的字眼，如"调胃气"（207）、"微和胃气"（208）、"以小承气汤和之"（209）、"胃气因和"（230）、"与小承气汤，和之愈"（250）、"以小承气汤，少少与，微和之"（251）等，昭示使用泻下剂所欲达到的最终目的和治疗的最高境界是"谨察阴阳所在而调之，以平为期"（《素问·至真要大论篇》）。

第六章

辨少阳病脉证并治

一、少阳病概述

（一）足少阳胆经的经络循行

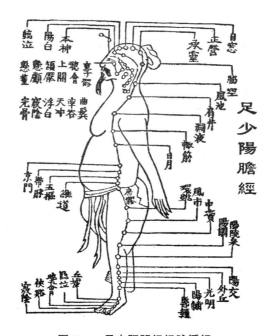

图 6-1　足少阳胆经经脉循行

足少阳胆经起于目外眦，向上到达额角处，下行至耳后。沿着颈部行于手少阳经的前面到达肩部，交出于手少阳经的后面，向下进入缺盆。

耳部的支脉从耳后进入耳中，然后从耳前出来，到达目外眦的后方。外眦部的支脉从目外眦处分出，下走大迎，会合于手少阳经到达目眶下，下行经过足阳明经的颊车穴，由颈部向下会合前脉于缺盆处，然后向下进入胸中，通过横膈入腹腔，联络肝脏，属于胆腑。然后该经脉沿着胁肋内，出于少腹两侧腹股沟动脉处，经过外阴部毛际，横行进入髋关节部。

缺盆部直行的经脉下行腋部，沿着侧胸部，经过季胁，向下会合前脉于髋关节部。然后沿着大腿的外侧下行，出于膝外侧，经腓骨前面，直下到达腓骨下段，再下到外踝的前面，沿足背部进入足第四趾外侧端。

足背部的支脉从胆经足临泣处分出，沿着第一、二跖骨之间，出于大趾端，穿过趾甲，回转到趾甲后的毫毛部，与足厥阴肝经相接。

足少阳胆经联络的脏腑器官包括侧头部、目、耳、咽喉、缺盆、胁肋、肝胆，以及身体的外侧等。足少阳胆经的循行错综复杂，在一定程度上代表了少阳疾病的复杂性。

足少阳胆经的主要病候为口苦，目眩，疟疾，头痛，颔痛，目外眦痛，缺盆部肿痛，腋下肿，胸、胁、股及下肢外侧痛，足外侧痛及足外侧发热等。

（二）胆的生理病理特点

少阳经包括手少阳三焦经和足少阳胆经。三焦总司人体的气化，是气和水液运行的通道，以通畅条达为生理特点，三焦的病变特点是气的失常、津液失调，以及气和津液的关系失调。胆与肝相表里，共主疏泄，性喜条达而恶抑郁。少阳是气机升降的枢纽，少阳的病变常常与气机的壅遏郁滞有关。肝胆内寄相火，相火也以三焦为通道。如果相火内郁，常常会出现火热的症状。由于肝胆和脾胃共属中焦，脏腑相连，经络相通，且脾胃运化和转输水谷的功能是以气机的调畅作为前提条件的，因此少阳和肝胆的疾病常常影响到脾胃的生理功能，出现水谷运化的失调。

胆腑参与水谷的运化和腐熟，既是六腑之一，又属奇恒之腑，被称为中正之官。《素问·六节藏象论篇》曰："凡十一脏取决于胆也。"胆气的强弱还与情志和决断有关，胆气虚或胆气郁结，常会出现情志抑郁，默默不欲饮食，或易受惊吓等情志症状。

（三）少阳病的范围

少阳病既不属于太阳的表证，又不属于阳明的里证。从时间上看，是邪气从太阳传入阳明的中间阶段；从部位上看，是间于太阳经和阳明经之间的半表半里的位置；从经络的循行上看，阳明经在前，太阳经在后，而少阳经居于二者之间，行于躯干的侧面。这决定了少阳疾病既可从太阳传变而来，也可从阳明传变所至；既可一经结束传至下经，也可一经未了，两经同病。再者，由于肝胆之间的表里关系，当厥阴疾病转出的时候也会转属少阳病。因此少阳病具有较多的合病和并病。

少阳病的提纲是口苦、咽干、目眩，以及寒热往来、胸胁苦满、默默不欲饮食、心烦喜呕。心烦、口苦、咽干是胆胃有热；胸胁苦满、默默不欲饮食是气机郁滞的表现；正邪交争，进退有时，则见寒热往来；肝胃不和，气机逆乱，则纳呆喜呕；目眩是胆火上炎，循少阳经上扰清窍。当外邪传至少阳阶段，其病邪的性质已经由寒转热，同时正气受到一定程度的损伤，因此，少阳病的疾病特点是郁、热、虚。

少阳疾病的治疗也是围绕郁、热、虚的疾病特点来组方用药的，由于病不在表，非发汗所宜；病不在里，非攻下可施；病不在上，非涌吐可用；病不在下，非利尿能治，唯有和解少阳方为最佳选择。汗吐下和利尿会伤伐正气，产生变证。

在少阳病阶段，正邪处于一个相持的状态。由于少阳是三阳经的最后一经，若伤寒病继续传变将会由阳入阴，从少阳传至太阴脾经。此外由于与胆相连的肝脏主疏泄与藏血，与妇女的月经有关，肝经通过冲脉与胞宫相连；胞宫为血室，冲脉为血海，因此少阳病还可见到热入血室的一类病证。

二、少阳病的基本内容

（一）少阳病提纲

第 263 条：少阳之为病，口苦，咽干，目眩也。

【释义】本条提出少阳病口苦，咽干，目眩的提纲。

少阳属半表半里，是人身气机的枢纽。邪入少阳，胆火上炎，灼伤津液，则见口苦和咽干。手足少阳经脉起止于目锐眦，胆与肝通过表里经脉相连；肝开窍于目，且肝经上达颠顶与督脉相会于头顶百会穴，因此胆火上犯，会导致头目眩晕的症状。

少阳病除上述症状外，还有寒热往来、胸胁苦满、默默不欲饮食、心烦喜呕、脉弦等，分别出现在少阳病的其他条文中。之所以"口苦，咽干，目眩"成为少阳病的提纲，而不是"往来寒热，胸胁苦满，嘿嘿不欲饮食，心烦喜呕"等症，是因为与下一条"少阳中风"密切相关，强调少阳的邪气属于风火，常出现与头面部少阳经络分布相关的症状。

（二）少阳病中风与伤寒

第 264 条：少阳中风，两耳无所闻，目赤，胸中满而烦者，不可吐下，吐下则悸而惊。

【释义】本条讨论少阳中风经证的表现、治疗禁忌以及误治后的变证。

足少阳胆经起于目外眦，向上到达额角处，下行绕耳郭到耳后，其中一条分支在手少阳三焦经的翳风穴处入于耳，然后从耳前绕出。因此当风邪侵入少阳，与胆火相合，风火上扰手足少阳经，会导致突然性的耳聋无所闻和目赤的症状。胆经从颈部下行，到达胸部，贯膈络肝属胆，循胸胁部位下行，所以当邪气结于胸胁，胆之经气不利则出现胸中满。胆火上扰心神，则出现烦躁。对于此半表半里之证，须采用和解的治疗方法。如果因为胸中满而行吐法，或因为目赤、心烦而用下法，则会伤伐正气。心胆气虚，或胆气不宁，则出现心悸和易惊的变证，引起神志异常的症状。

第 265 条：伤寒，脉弦细，头痛发热者，属少阳。少阳不可发汗，发汗则谵语，此属胃，胃和则愈，胃不和，烦而悸。

【释义】本条提出少阳病的脉象、少阳病不可发汗的治禁和误汗后的变证及转归。

头痛发热是非常普遍的临床症状，在三阳病中都可以见到。如果脉浮而头痛发热，这是太阳表证，当发汗解表；如果头痛发热，脉洪大滑数，这是阳明病，应当清热泻下。本条是头痛发热、脉弦细，这是病在少阳。少阳病的本脉是弦脉，代表少阳肝胆的疾患，如第 100 条说："伤寒，阳脉涩，阴脉弦，法当腹中急痛，先与小建中汤；不瘥者，小柴胡汤主之。"本条中的细脉是邪气结在少阳的表现，如第 148 条说

"脉细者，阳微结也"。

仲景在本条明确提出"少阳不可发汗"，因为发汗耗伤津液，津液外泄，胃中干燥，热从燥化，胃热炽盛，导致谵语。此处以"谵语"指代阳明病，说明误汗伤津之后，疾病多累及到胃。此时胃气的强弱尤为关键。如果胃气盛，津液来复，则疾病痊愈；如果胃气弱，津伤化燥，则胃热上扰，出现烦躁、心悸的变证。

综上，本条提出少阳病的典型脉象，并结合第 264 条补齐少阳病禁汗、吐和下法的几大治疗原则，这是治疗少阳病的常法。当然少阳病也有用柴胡桂枝汤发汗及用大柴胡汤泻下的，但均是在和解少阳的基础上发汗和泻下，这是针对少阳病的变证而提出的变通治法。医者在临床上必须知常达变，才能灵活地应用治疗原则，不至于胶柱鼓瑟，束手无策。

（三）少阳病欲解时

第 272 条：少阳病，欲解时，从寅至辰上。

【注释】从寅至辰上：寅时，早上 3：00 至 5：00；辰时，早上 7：00 至 9：00。

【释义】本条提出少阳病症状缓解的时间为早上 3：00 到 9：00。

少阳胆在五行中属木，在四季中属春季，在一日之中属于早晨太阳升起的前后一段时间。一年之计在于春，一日之计在于晨。此时旭日东升，大地和万物从沉睡中苏醒。自然界的这种升发清阳、开宣气机、万物复苏、舒缓调畅的气象有助于肝气的条达和胆气的舒畅，它能够缓解少阳和肝胆之气的郁结，使少阳枢机通畅，气血津液运行正常，少阳之腑得自然之气相助，疾病和症状因而得到缓解。

三、少阳半表半里证

（一）小柴胡汤证

第 96 条：伤寒五六日，中风，往来寒热，胸胁苦满，嘿嘿不欲饮食，心烦喜呕，或胸中烦而不呕，或渴，或腹中痛，或胁下痞硬，或心下悸、小便不利，或不渴、身有微热，或咳者，与小柴胡汤主之。

小柴胡汤方

柴胡半斤　黄芩三两　人参三两　半夏半升（洗）　甘草（炙）　生姜（切）各三两　大枣十二枚（擘）

上七味，以水一斗二升，煮取六升，去滓，再煎取三升。温服一升，日三服。

若胸中烦而不呕者，去半夏、人参，加栝蒌实一枚。若渴者，去半夏，加人参，合前成四两半，栝楼根四两。若腹中痛者，去黄芩，加芍药三两。若胁下痞硬，去大枣，加牡蛎四两。若心下悸、小便不利者，去黄芩，加茯苓四两。若不渴，外有微热者，去人参，加桂三两，温覆微汗愈。若咳者，去人参、大枣、生姜，加五味子半升，干姜二两。

【注释】

胸胁苦满：苦于胸胁胀满。苦：困扰，苦于。

嘿嘿：形容表情沉默，情绪低落。嘿：古同默，不作声。

【释义】本条提出少阳病的证治和方药。

病人患中风或伤寒五六日，出现寒热往来，这是典型的少阳病症状。少阳处于半表半里的部位，正邪分争，正胜则热，邪胜则寒；或邪气出于阳则热，邪气入于阴则寒，寒热交替出现。这与太阳表证的发热恶寒同时并见不一样，也与阳明病不恶寒，反恶热，以及三阴证但寒不热不相同。同时，少阳病寒热往来与疟疾的寒热一日一作，或间日发作，发作定时也不一样。少阳经脉入胸中，循胁而下，少阳枢机不利，则胸胁苦满，肝胆气郁，进而影响情志以及脾胃的运化，故默默不欲饮食。胆火上扰，则心烦；肝胆犯胃，胃失和降，则频繁呕吐。治疗当用小柴胡汤和解少阳，调畅气机。

小柴胡汤方

柴胡 Radix Bupleuri ……………………………………………… 40 克

黄芩 Radix Scutellariae ………………………………………… 15 克

人参 Radix Ginseng ……………………………………………… 15 克

半夏（洗）Rhizoma Pinelliae Ternatae ………………………… 20 克

甘草（炙）Radix Glycyrrhizae Praeparata …………………… 15 克

生姜（切）Rhizoma Zingiberis Officinalis Reccens …………… 15 克

大枣（掰）Fructus Ziziphi Jujubae ··················· 4 颗或 15 克

煎服方法：用 12 杯水，煎煮以上 7 味药物，直到剩下 6 杯。过滤，继续煎煮，直到最后剩下 3 杯。温服 1 杯，日 3 服。

加减：如果胸中烦闷但不呕吐者，去半夏、人参，加栝蒌实（Fructus Trichosanthis）15 克；如口渴，去半夏，增加人参（Radix Ginseng）用量到 20 克，并加栝楼根（Radix Trichosanthis）20 克；若腹中痛者，去黄芩，加芍药（Radix Paeoniae）15 克；若胁下痞硬，去大枣，加牡蛎（Concha Ostreae）20 克；若心下悸，小便不利者，去黄芩，加茯苓（Sclerotium Poriae Cocos）20 克；若不渴，外有微热者，去人参，加桂枝（Ramulus Cinnamomi）15 克，加盖衣被微汗出则愈；若咳者，去人参、大枣、生姜，加五味子（Fructus Schisandrae）9 克、干姜（Rhizoma Zingiberis Officinalis）10 克。

小柴胡汤是和解少阳的专方。方中的君药柴胡具有清热透邪，疏肝理气，和解少阳之功，其剂量的大小非常考究。作为和解少阳的主药，柴胡的用量可达到 40 克。但用于疏肝理气，柴胡的剂量可用 10 ～ 15 克；用于升举阳气，柴胡的剂量通常为 3 ～ 5 克。虽然有"柴胡劫肝阴"之说，但通过醋制和剂量的控制，可将其副作用减少到最小。黄芩苦寒，清热除湿，尤善清少阳之火，是方中的臣药。半夏、生姜降逆行气，和胃止呕，消痞除满，且生姜又可制约半夏的毒性；人参、甘草补中益气，共为方中的佐药。大枣益气补血，养胃生津，调和诸药，是方中的使药。柴胡的升配半夏的降，黄芩的清配人参的补，使胃气调和，气机条达，少阳舒畅。针对少阳病郁、热、虚的基本病机，本方用柴胡解郁，黄芩清热，人参益气，环环相扣，体现出和解少阳的组方意图。

关于少阳病的或然症，因人而异，各有不同。如只有胆火上扰，而未犯胃者，则仅见胸中烦而不呕；如果胆火灼伤津液则渴。少阳统辖胆与三焦，三焦是气与津液运行的通道，因此三焦气机不利，上可见咳嗽，中可见泻下痞硬；下可见腹中痛；三焦水液失调，上可见水气凌心，出现心下悸；中可见水停胃中，则不渴；若水停下焦，膀胱气化失司，则小便不利。上述或然症印证了少阳三焦的病变乃气、水以及气水关系失调的疾患。微热是表邪尚未完全解除的表现。

本方药物的加减亦十分精当：胸中烦而不呕，去止呕的半夏和益气的人参，加化痰散结，清热宽胸的瓜蒌实以除烦。若渴者，去温燥的半夏，加人参益气生津，天花粉止渴生津。若腹中痛者，去苦寒的黄芩，加芍药柔肝、缓急、止痛。若胁下痞硬，去滋腻碍邪的大枣，加牡蛎软坚散结。若心下悸，小便不利者，去苦寒泄热的黄芩，加茯苓淡渗利水。若不渴，外有微热者，去补益的人参，加桂枝解肌发表。若咳者，去人参、大枣、生姜，加五味子、干姜温肺散寒止咳。

小柴胡汤去柴胡、生姜，加黄连和干姜，便成为治疗痞证的半夏泻心汤。痞证与少阳证在症状上有不少相似之处，比如呕吐、心下硬满、胁下有水气、下利等。那么，少阳证和痞证在病机和治法上有什么区别呢？少阳证和痞证都具有枢机不利，气机失调的病机，也都采用和解的治法。其不同之处在于，少阳证是表里失调，气机出入失常，证在半表半里；痞证是上下失调，气机升降失常，证在中焦脾胃。故少阳证表现为胸胁苦满，寒热往来；痞证出现心下痞满，腹中雷鸣，干呕心烦。在治疗上，少阳证应当和解表里，沟通内外，方用小柴胡汤；痞证则必须调理气机，协助升降，交通上下，使用小柴胡汤的变方半夏泻心汤，即小柴胡汤去柴胡加黄连，并改生姜为干姜，达到辛开苦降的目的。两方在调理气机的升降和出入上下功夫。气机就是生机。少阳证和痞证的病机与治疗诠释了《素问·六微旨大论篇》关于"出入废则神机化灭，升降息则气立孤危。故非出入，则无以生长壮老已；非升降，则无以生长化收藏"的真谛。

《金匮要略·呕吐哕下利病脉证治第十七》亦用小柴胡汤治疗"呕而发热"的病证，其半夏的用量为"半斤"，与柴胡的用量相同，而非本条的半升。按半夏半斤约为 125 克，而半升则为 55～65 克，二者相差约一半左右。若半夏的用量与柴胡相等，恐不为小柴胡汤，应以本条"半夏半升"的用量为是。

第 97 条：血弱气尽，腠理开，邪气因入，与正气相搏，结于胁下，正邪分争，往来寒热，休作有时，嘿嘿不欲饮食。脏腑相连，其痛必下，邪高痛下，故使呕也，小柴胡汤主之。服柴胡汤已，渴者属阳明，以法治之。

【注释】

脏腑相连：脏腑通过经络相连，具有阴阳表里的关系，如肝与胆、脾与胃等。

其痛必下：肝失疏泄，克伐脾土，必出现下焦的腹中痛。

邪高痛下，故使呕也：邪在肝胆，伤及脾胃，气机逆乱，则为呕逆。

【释义】本条讨论少阳病的病因、病机和证治与方药，以及少阳转属阳明的证治与方药。

"血弱气尽，腠理开，邪气因入"，是指正气虚弱，表卫不固，邪气容易侵犯人体，这是提出少阳病的病因。"与正气相搏，结于胁下"，是邪犯少阳，胁下乃少阳经脉所过之处，这里提出病位。"正邪分争，往来寒热，休作有时，默默不欲饮食"，指出正气胜则热，邪气胜则寒，正邪交争，故寒热往来，发作有时。肝胆之气郁结，故情绪低落，食欲减退。这是少阳病的基本病机。"脏腑相连，其痛必下，邪高痛下，故使呕也"，指出肝胆相连，脾胃相关。根据五行理论，肝木克脾土，肝胆的疾病常影响脾胃的功能，仲景在《金匮要略》的首篇开宗明义指出"夫治未病者，见肝之病，知肝传脾，当先实脾，四季脾旺不受邪，即勿补之；中工不晓相传，见肝之病，不解实脾，惟治肝也"，这是肝病及脾的病机传变。肝胆之气犯脾，脾土受累，导致脾胃不和，气机失调，在下则引起腹痛，在上则出现呕吐。此句"脏腑相连，其痛必下，邪高痛下，故使呕也"指出脏腑之间的病理联系和影响。既为少阳病，应当使用小柴胡汤和解少阳，行气解郁，健脾和胃，调理中焦。

服用小柴胡汤之后，如果出现口渴的症状，这是胃中有热，津伤化燥，少阳转属阳明，应该按照阳明病的治疗原则进行对症处理。

第266条：本太阳病不解，转入少阳者，胁下硬满，干呕不能食，往来寒热，尚未吐下，脉沉紧者，与小柴胡汤。

· 【释义】本条提出太阳病未经误治，传入少阳的证治与方药。

本是太阳病，当其发生传变的时候，既可传入阳明，也可传至少阳，本条为传入少阳。少阳经分布于胁肋部位，如果经气不利，则胁下硬满。胆胃不和，故干呕不能食。正邪交争于少阳半表半里，则见寒热往来。尚未吐下，表明正气尚未受到严重损害，疾病仍在少阳，没有传至三阴或成为变证。脉象沉为里证，紧脉是弦甚的表现，因此辨属少阳病，使用小柴胡汤治疗。

第99条：伤寒四五日，身热，恶风，颈项强，胁下满，手足温而渴者，小柴胡汤主之。

【释义】本条提出三阳合病，从少阳而解的证治与方药。

患伤寒四五日，身热，恶风，颈项强，表明邪气仍在太阳。胁下满是邪入少阳的表现。手足温而口渴，是阳明病的症状。此句"手足温"与阳明病的手足濈然汗出类似；此外，"手足温"也说明疾病尚未入三阴证，否则当出现四肢厥冷。在表里证同在的情况下，通常应该先解表。但少阳病禁汗吐下，所以既不能发汗解表，伤伐津液，也不能泻下通腑，引邪内陷，应当采用和解的方法，使用小柴胡汤治疗。

小柴胡汤是为少阳病而设，而本证为三阳合病，因此应当对其进行加减化裁。清代伤寒学家钱天来建议："太阳表证未除，宜去人参加桂枝；胁下满，当加牡蛎；渴则去半夏，加栝蒌根为是。"这与仲景关于小柴胡汤的加减化裁是一脉相承的，可以作为参考。

第100条：伤寒，阳脉涩，阴脉弦，法当腹中急痛，先与小建中汤；不瘥者，小柴胡汤主之。

【释义】本条提出少阳兼中焦虚寒应先补益脾胃，后和解少阳，以及证治与方药。

伤寒病其脉象浮取涩，沉取弦。涩是中焦虚寒，气血不足，弦是病在少阳，肝胆邪郁。弦脉也主痛证。脾胃虚，肝胆实，则土虚木乘，故见腹中急痛，这是腹部肌肉挛急的结果。因此应当先用小建中汤温中补虚，益气养血，缓急止痛。方中的芍药量大，也有柔肝缓急的作用，与甘草合为芍药甘草汤，具有标本兼治的功用。经过服用小建中汤，病人的大部分症状可望得到缓解。如果尚未痊愈，再用小柴胡汤和解少阳，疏肝解郁。

第96条提及少阳或然证亦可兼腹痛，仲景使用小柴胡汤去黄芩加芍药治疗。与本条腹中急痛的区别在于，少阳或然证中的腹痛是以少阳病为主，腹痛只是有可能出现的一个症状，其基本病机是少阳邪郁，属于实证；而本证的腹中急痛是脾胃阳虚，气血不足所致，其基本病机是中焦虚寒，属于虚证，少阳邪郁是兼证。因此二者存在虚实和脏腑主次关系的不同，治疗上应当区分先后缓急，抓住重点。

第101条：伤寒中风，有柴胡证，但见一证便是，不必悉具。凡柴胡汤病证而下之，若柴胡证不罢者，复与柴胡汤，必蒸蒸而振，却复发热汗出而解。

【释义】本条提出少阳病的辨证要点，及误下后续服小柴胡汤的反应。

太阳伤寒或中风，出现小柴胡汤的适应证，这是邪入少阳的表现。仲景提出：只要出现小柴胡汤证的主要症状，如寒热往来，胸胁苦满，默默不欲饮食，或心烦喜呕等，便可认定这是少阳证，不必等待所有的脉证俱备。这一方面说明，如果太阳病见到少阳的症状，汗法就不再适合，因此应当果断、及时地诊断为少阳证，采用和解治法，以免误汗。另一方面，少阳为枢机，转出可至阳明、太阳，传入可到太阴、少阴，因此应当抓住机会，尽早治疗，以减少正气的进一步耗伤，防止疾病的传变，故"但见一证便是，不必悉具"，以免错失良机。再者，少阳病包括三焦气、水及其关系的失常，症状纷繁复杂，给辨证带来很大的挑战。仲景提出但见一证便是，具有执简驭繁的作用，能够帮助排除干扰，下定决心，果断和及时地进行诊断和治疗。

少阳病忌汗、吐、下等法，如果将少阳病误认为是阳明病而采用下法，则会产生变证。如果柴胡证依然存在，说明病人体质尚可，疾病没有发生传变或成为坏病，仍然可以采用小柴胡汤进行治疗。不过正气毕竟已经受到伤害，亟需得到帮助。服药之后，正气得药力之助，奋起抗邪，正邪交争，引起寒战、出汗等剧烈反应，邪气最终随汗而解。

第 229 条：阳明病，发潮热，大便溏，小便自可，胸胁满不去者，与小柴胡汤。

【释义】本条提出少阳阳明并病，阳明腑实未成，当用小柴胡汤，从少阳而治。

日晡所发潮热是阳明腑实的表现，当有燥屎内结，大便坚硬，本条虽有潮热，但大便稀溏，说明燥屎尚未形成。小便自可也说明内热并非很盛。胸胁满是少阳病的典型症状之一。这里的"胸胁满不去"一句，说明本证是先有少阳证，然后才出现阳明病，且阳明腑实还处在逐渐形成的过程之中，燥屎和内热都不严重，所以从少阳论治。

本条冠以"阳明病"，且阳明病的症状多于少阳病，少阳病仅"胸胁满"一症，仲景仍使用小柴胡汤和解少阳，使潮热和大便溏等症状从少阳而解。这是对"有柴胡证，但见一证便是，不必悉具"的最好诠释和应用。

第 230 条：阳明病，胁下硬满，不大便而呕，舌上白苔者，可与小柴胡汤。上焦得通，津液得下，胃气因和，身濈然汗出而解也。

【释义】本条提出少阳阳明合病，以少阳为主，阳明热不盛，仍用小柴胡汤从少阳而治的机理。

阳明病不大便，这是腑实的表现。病人胁下硬满、呕吐，这是少阳病的症状。因此本证是阳明与少阳合病。倘若此，可用大柴胡汤和解少阳，通下腑实。"舌上白苔"，提示该病仍然以少阳为主，因为若是阳明腑实，内热炽盛，当见舌苔黄燥，而非白苔。且大柴胡汤证还须有郁郁微烦、心下急等化燥成实的症状。辨明病机之后，仲景提出可使用小柴胡汤进行治疗。

小柴胡汤和解少阳，宣畅气机，调理三焦。三焦是气津运行的通道，上焦宣通，则津液得下；肠道滋润，则大便通利；气机调畅，胁下硬满消除。胃气和降，则呕吐自止。气能化津，津液充足则周身汗出，邪去而病解。

第 148 条：伤寒五六日，头汗出，微恶寒，手足冷，心下满，口不欲食，大便硬，脉细者，此为阳微结，必有表，复有里也。脉沉，亦在里也。汗出，为阳微。假令纯阴结，不得复有外证，悉入在里，此为半在里半在外也。脉虽沉紧，不得为少阴病，所以然者，阴不得有汗，今头汗出，故知非少阴也，可与小柴胡汤。设不了了者，得屎而解。

【注释】

阳微结：病证名。表证未罢，里有热结，心下满，口不欲食，此为三阳合病。但汗出，燥屎未成，故称阳微结。"阳结"见于《伤寒论》"辨脉法第一"中，以脉浮而数，能食，不大便为病证特点。

阴结：寒实便秘，无外证，以大便硬，不能食，体重，脉沉迟为特点。"阴结"亦见于《伤寒论》"辨脉法第一"中。

阴不得有汗：三阴证不得有汗，尤其不得有头汗出。

【释义】本条鉴别阳微结与纯阴结的脉证异同，并提出阳微结的证治与方药。

伤寒五六日，疾病发生传变应属大概率事件。病人微恶寒而汗出，这是太阳表证未解。但出汗的症状仅仅发生在头部，这是因为头为诸阳之会，阳气郁结，故汗出独见于头部，这与湿热相合，惟头部汗出的机理类似。病人复有心下满，不欲食的少阳证和大便硬的阳明里实证，再加上太阳表证，此为三阳合病，所以仲景说"必有表，复有里也"。

与一般三阳合病的不同之处是病人手足冷。四肢为诸阳之本，今手足冷，这是阳微结的表现。综合本段提到的脉象，阳微结的脉象应当是脉沉细紧，或沉弦细，紧是弦盛的表现。沉弦细表明阳气郁结，经络不通，气血不行。由于病人手足冷，微恶寒，脉沉，与阴寒凝结的纯阴结有相似之处，必须进行鉴别。首先，如果是纯阴结的话，病人应该没有外证，纯粹是里证。第二，三阴证不得出汗，尤其不会有头汗出的症状。第三，三阴证不会出现沉紧或弦而有力的脉象，因此这不是纯阴结或少阴病。因为病人既有外证也有里证，而阳微结是因邪气结于胸胁，气机不利，津液不下，胃气失和所致，因此仲景提出"此为半在里，半在外也"，治疗应当使用小柴胡汤和解少阳，使上焦得通，津液得下，胃气因和，则阳微结的病机得到解除。如果病人服药之后余邪未尽，依旧不了然，则可用调胃承气汤微通其便，剩余的症状会因大便通畅而尽数消解。

本条提示，小柴胡汤具有和畅气机，沟通表里，调和阴阳的作用，除了治疗少阳证外，还可治疗"阳微结"的病证。本条也反证少阳病具有阳气郁结，符合其"郁""热""虚"的病机特征。

（二）小柴胡的使用禁忌

第98条：得病六七日，脉迟浮弱，恶风寒，手足温，医二三下之，不能食而胁下满痛，面目及身黄，颈项强，小便难者，与柴胡汤，后必下重。本渴，饮水而呕者，柴胡汤不中与也。食谷者哕。

【释义】本条提出少阳疑似证和小柴胡汤的使用禁忌。

患伤寒疾病六七天，病人脉浮、恶寒，这是表证未去的征象。同时脉迟且弱，这是脾阳虚衰的太阴病。医者见手足温，以为是"濈然汗出"的阳明腑证，误用下法若干次，导致脾胃更虚。胃虚不能腐熟水谷，受纳无权，所以不能食；脾虚运化失常，寒湿内停；寒湿影响肝胆的疏泄，胆汁不循常道，溢于周身，所以胁下满痛，面目及皮肤发黄。这是寒湿所致的阴黄，与仲景在阳明病中提到的阳黄不同。寒湿阻遏，水气不行，所以小便难。这里的颈项强，与风寒外袭无关，而属寒湿闭阻经气，正如《素问·至真要大论篇》所说："诸痉项强，皆属于湿。"治疗应当温中散寒、健脾除湿，佐以解表。如果因为"不能食，胁下满痛"而误认为这是少阳病，而使用小柴胡汤，则苦寒之品更伤脾阳，寒湿下注，病人还会出现泻利下重的症状。如果脾阳虚，气化失司，水液内停，津液不能上承，则出现口渴。本条口渴是津液内停的表现，所以病人饮水之后水湿更盛，胃失和降，出现呕吐，这是"水逆"的表现。如果以为"少阳喜呕"，而辨为少阳病，采用小柴胡汤治疗，则对脾胃的伤害更重。中气衰败，则食谷即哕。

归纳起来，本段提出脾阳虚，寒湿中阻，出现"胁下满痛，不能食"，以及中焦虚寒，寒饮内停，出现"喜呕"的少阳疑似证，不可妄用小柴胡汤，否则会导致其他的变证，足见症状鉴别诊断的重要性。

四、少阳病兼变证

（一）少阳兼变证的治疗原则

第 267 条：若已吐、下、发汗、温针，谵语，柴胡汤证罢，此为坏病，知犯何逆，以法治之。

【释义】本条提出少阳病误治后出现变证的治疗原则。

少阳病本当使用和解少阳的小柴胡汤，如果使用汗、吐、下法以及温针夺其汗，出现谵语，这是津伤化燥，里热炽盛，上扰心神的表现，而原有的小柴胡汤证已经不复存在，疾病转向危重，仲景指出这是坏病。经过人为的不当干预，疾病的性质和部位以及正邪斗争的态势已经发生改变，疾病不再按伤寒疾病的发展规律进行传变，因此必须根据其临床表现，推演其病机变化，制定相应的治疗措施。本条说明：六经皆可出现坏病，不独太阳。

"知犯何逆，以法治之"，与太阳病中对变证和坏病提出的治疗原则"观其脉证，知犯何逆，随证治之"一脉相承，强调辨证施治在治疗变证和坏病中的重要性。这个治疗原则具有普遍的适用性，伤寒疾病如此，内伤杂证亦然。

（二）少阳兼表证

第146条： 伤寒六七日，发热，微恶寒，支节烦疼，微呕，心下支结，外证未去者，柴胡桂枝汤主之。

柴胡桂枝汤方

桂枝一两半（去皮） 黄芩一两半 人参一两半 甘草一两（炙）半夏二合半（洗） 芍药一两半 大枣六枚（擘） 生姜一两半（切）柴胡四两

上九味，以水七升，煮取三升，去滓。温服一升。

【注释】

支：通肢。《易·坤》曰："而畅于四支。"《淮南子·原道》曰："四支不勤。"

心下支结：支，支撑。感觉心下胃脘部有物体支撑结聚。

【释义】本条提出太阳少阳并病轻证的证治与方药。

伤寒六七日，病人有发热、微恶寒和肢节烦痛，提示表证仍在。"微恶寒"一方面说明表证不严重，另一方面也说明邪气有向热转化的趋势。病人微呕，心下支结，这是少阳病的症状。微呕而不是喜呕，心下支结而不是心下满痛，也说明少阳病的症状并不严重。此太阳少阳并病轻证，且以太阳证多于少阳证，应当使用柴胡桂枝汤和解少阳，兼以解表。

柴胡桂枝汤方

桂枝（去皮）Ramulus Cinnamomi ·················· 8 克

黄芩 Radix Scutellariae ·················· 8 克

人参 Radix Ginseng ·················· 8 克

甘草（炙）Radix Glycyrrhizae Praeparata ·········· 5 克

半夏（洗）Rhizoma Pinelliae Ternatae ·········· 10 克

芍药 Radix Paeoniae ·················· 8 克

大枣（掰）Fructus Zizyphi Jujubae ·········· 2 颗或 8 克

生姜（切）Rhizoma Zingiberis Officinalis Reccens ·········· 8 克

柴胡 Radix Bupleuri ·················· 20 克

煎服方法：用 7 杯水，煎煮以上 9 味药物，直到剩下 3 杯。过滤，温服 1 杯。

柴胡桂枝汤是小柴胡汤和桂枝汤的合方。从仲景连用两个"微"字可知，本条的太阳和少阳病都属于轻证，因此方中的药物剂量减半。小柴胡汤和解少阳，调理气机；桂枝汤发表解肌，调和营卫。二方合用，表里双解，通调营卫、气血和阴阳。后世不少医家将该处方用于治疗内、外、妇、儿各科的疾病，亦是借其具有调和性质的功效。既然本方的太阳证重于少阳证，何以处方以柴胡桂枝汤命名，而非桂枝柴胡汤呢？这是因为虽然目前的太阳证尚在，但疾病已经过了六七日，疾病进入少阳病的阶段，随着疾病的进一步发展，太阳证会越来越少，而少阳证会越来越多。因此冠以柴胡桂枝汤，是强调疾病目前所处的阶段和病变发展的趋势。此外，方名也与柴胡在方中的剂量最大、是方中的主药相关。

少阳病禁汗、吐、下，但柴胡桂枝汤却使用了汗法，盖因本方不唯解表，在解表的同时还有小柴胡汤和解少阳，且减量后桂枝汤的发汗作用更弱，保留其调和营卫阴阳的功效，因此两方配伍使用，更加相得益彰。

仲景旨在通过本条告诫我们：临床既要知道少阳禁汗、吐、下之常法，也要知道少阳兼太阳或阳明病的治疗之变法，临证才能知常达变，灵活应用。

《金匮要略·腹满寒疝宿食病脉证治第十》有《外台》柴胡桂枝汤条，治疗因突然感受外邪而致的"心腹卒中痛"，其药物组成和用量与本条相同。在煎煮和服法上，彼方提出"上九味，以水六升，煮取三升，温服一升，日三服"，与本条"上九味，以水七升，煮取三升，去滓。温服一升"的煎煮方法略有出入。

（三）少阳兼里实证

第 103 条： 太阳病，过经十余日，反二三下之，后四五日，柴胡证仍在者，先与小柴胡汤；呕不止，心下急，郁郁微烦者，为未解也，与大柴胡汤下之则愈。

大柴胡汤方

柴胡半斤　黄芩三两　芍药三两　半夏半升（洗）　生姜五两（切）枳实四枚（炙）　大枣十二枚（擘）

上七味，以水一斗二升，煮取六升，去滓，再煎。温服一升，日三服。一方用大黄二两。若不加，恐不为大柴胡汤。

【释义】本条提出少阳兼里实证的证治与方药。

"过经"是指外感疾病由一经转入到另外一经，而原来一经的证候也随之消失。本条太阳病，过经十余日，太阳病已解。医者反复使用下法，又过了四五日，所幸病人身体素质尚好，小柴胡汤证仍然存在，因此首先使用小柴胡汤和解少阳，调理气机。如果出现呕吐不止，心下急，郁郁微烦，这是因为反复泻下之后，一部分病邪已经进入阳明，化燥成实。呕吐不止和心下急都说明疾病的严重程度。虽然少阳病禁下，但此条兼阳明里实，又不得不下，因此仲景提出在和解少阳的同时加入泻下的药物，以治疗少阳阳明合病的病证，方用大柴胡汤。

大柴胡汤方

柴胡 Radix Bupleuri ···································· 40 克

黄芩 Radix Scutellariae ······························ 15 克

芍药 Radix Paeoniae ································· 15 克

半夏（洗）Rhizoma Pinelliae Ternatae ·············· 20 克

生姜（切）Rhizoma Zingiberis Officinalis Reccens ······· 25 克

枳实（炙）Fructus Aurantii Immaturus ············ 1.5 个或 25 克

大枣（掰）Fructus Zizyphi Jujubae ··············· 4 颗或 15 克

大黄 Radix et Rhizoma Rhei ······················ 10 克

煎服方法：用 12 杯水，煎煮以上 7 味药物，直到剩下 6 杯。过滤再煎，直到最后剩下 3 杯。温服 1 杯，日 3 次。一方用大黄 10 克。如果不加大黄，恐不能称为大柴胡汤。

大柴胡汤是小柴胡汤去人参、炙甘草，加芍药、枳实和大黄而成。柴胡和解少阳，疏肝利胆，为方中的君药，黄芩清肝胆郁热，除少阳之邪气，大黄、枳实通腑泄热，荡涤积滞，共为臣药。芍药缓急止痛，与大黄合用治腹中疼痛；半夏降逆止呕，配伍大剂量的生姜，治疗呕逆不止，共为佐药。大枣与生姜健脾和胃，调和诸药，为方中的使药。诸药合用起到和解少阳，泄热通腑的作用。本方近现代多用于治疗急性胰腺炎、急性胆囊炎，以及阑尾炎等急腹症，具有比较好的疗效。

关于方中之大黄，查《金匮玉函经》卷七之大柴胡汤下有大黄，

《金匮要略·腹满寒疝宿食病脉证治第十》的大柴胡汤也有大黄，且剂量均为二两，治疗少阳阳明合病，症见"按之心下满痛"。本条在大柴胡汤条后云"若不加，恐不为大柴胡汤"，诚不谬也。

张仲景在太阳病中有大小青龙汤，阳明病中有大小承气汤，少阳病中则有大小柴胡汤。方名相同，但有大小之分，表明了它们之间既相互关联又相互区别的关系，临床上应当辨别应用。关于大小柴胡汤的区别，请见表6-1。

类别	小柴胡汤	大柴胡汤
病因病机	少阳受邪，枢机不利，肝胆气郁，疏泄失常，运化失司，脾胃不和。	肝胆疏泄失调，里有实热和积滞。
病位	少阳半表半里，肝胆和脾胃。	少阳阳明合病，肝胆和胃肠。
症状	口苦，咽干，目眩，往来寒热，胸胁苦满，嘿嘿不欲饮食，心烦喜呕，心下或胁下硬满，干呕不能食。	往来寒热，胸胁苦满，呕不止，心下急或心下满痛或痞硬，郁郁微烦，大便不解。
舌象	舌苔薄白。	舌质红，苔黄，厚腻。
脉象	脉沉，弦细或弦紧。	脉沉，弦滑或弦数。
治疗	和解少阳，调畅气机。	和解少阳，通腑泄热。
药物	柴胡，黄芩，人参，半夏，甘草，生姜，大枣，苦辛并用，补泻同施。	小柴胡汤去人参、甘草，加大黄、枳实、芍药以通腑泄热，泻下止痛。

第165条：伤寒，发热，汗出不解，心下痞硬，呕吐而下利者，大柴胡汤主之。

【释义】本条提出少阳兼阳明腑实出现热结旁流的证治和方药。

伤寒病发热，但汗出之后，热仍不解，说明这不是表证的发热，而是里实的阳气外越所引起的发热。病人心下痞硬，这是邪入少阳，气机不利，加上阳明里实，腑气不通所致，与泻心汤证的痞满不同。胆气犯胃，胃失和降故呕吐。此处的下利不是脾胃虚弱，或寒湿困阻，而是属于热结旁流，虽然下利，但阳明里证仍在，因此需用大柴胡汤，既和解少阳，疏通气机，又泄热通腑，属于"通因通用"的治法。

第104条：伤寒十三日不解，胸胁满而呕，日晡所发潮热，已而微利。此本柴胡证，下之以不得利，今反利者，知医以丸药下之，此非其治也。潮热者，实也。先宜服小柴胡汤以解外，后以柴胡加芒硝汤主之。

柴胡加芒硝汤方

柴胡二两十六铢　黄芩一两　人参一两　甘草一两（炙）　生姜一两（切）　半夏二十铢（本云五枚，洗）　大枣四枚（擘）　芒硝二两

上八味，以水四升，煮取二升，去滓，内芒硝，更煮微沸。分温再服。不解，更作。

【释义】本条提出少阳兼里实误下后，用和解少阳与泄热通下的轻剂善后。

伤寒病十三日不解，疾病已经发生了传变。病人出现胸胁满而呕，这是少阳枢机不利，胆气犯胃的少阳证。日晡所发潮热，说明阳明腑实已成。然而病人微下利却令人费解。仲景提出：这是少阳阳明合病的大柴胡汤证，病人服药后本不该有下利，究其原因，应当为前医误用下法所致。少阳阳明合病若单纯使用下法，则属于误治。病人有潮热，这是里有实热的表现，说明阳明腑实证未完全消除。因此应当先服小柴胡汤和解少阳，再用柴胡加芒硝汤和解少阳，泄热除实，和胃润燥。

柴胡加芒硝汤方

柴胡 Radix Bupleuri ·· 20 克

黄芩 Radix Scutellariae ·· 8 克

人参 Radix Ginseng ··· 8 克

甘草（炙）Radix Glycyrrhizae Praeparata ················· 8 克

生姜（切）Rhizoma Zingiberis Officinalis Reccens ········ 8 克

半夏（洗）Rhizoma Pinelliae Ternatae ····················· 6 克

大枣（掰）Fructus Ziziphi Jujubae ···················· 2 颗或 8 克

芒硝 Mirabilitum ··· 15 克

煎服方法：用4杯水，煎煮头7味药物，直到剩下2杯。过滤，加芒硝，上火令其溶化，搅匀。分2次温服。若不缓解，再煎更服。

大柴胡汤和柴胡加芒硝汤都具有和解少阳，泄热通腑的作用，但二者在治疗原则和遣方用药上有所区别，详情请见表6-2。

表 6-2　大柴胡汤和柴胡加芒硝汤的比较

类别	大柴胡汤	柴胡加芒硝汤
病因病机	少阳阳明合病，虽经反复误下但正气未伤，少阳兼里实证。	少阳阳明合病，误下致微利，少阳兼里实轻证。
症状	往来寒热，胸胁苦满，默默不欲饮食，心烦喜呕，或呕不止，心下急，郁郁微烦者，或心下痞硬，呕吐而下利。	伤寒十三日不解，胸胁满而呕，日晡所发潮热，已而微利。病人当有往来寒热，胸胁苦满，默默不欲饮食等少阳证。
治疗	和解少阳，调畅气机，通腑泄热，荡涤积滞。	和解少阳，泄热通腑，调和胃气，畅达气机。
药物	小柴胡汤去人参、炙甘草，加芍药、枳实和大黄。	三分之一剂量的小柴胡汤和解少阳，加芒硝调和胃气。泻下轻剂。
应用	少阳阳明合病的重证。	少阳阳明合病的轻证。

（四）水饮内结证

第 147 条：伤寒五六日，已发汗而复下之，胸胁满微结，小便不利，渴而不呕，但头汗出，往来寒热，心烦者，此为未解也，柴胡桂枝干姜汤主之。

柴胡桂枝干姜汤方

柴胡半斤　桂枝三两（去皮）　干姜二两　栝楼根四两　黄芩三两
牡蛎二两（熬）　甘草二两（炙）

上七味，以水一斗二升，煮取六升，去滓，再煎取三升。温服一升，日三服。初服微烦，复服，汗出便愈。

【释义】本条讨论少阳病兼中焦虚寒，气不化津的证治与方药。

伤寒五六日，发汗再加泻下，既伤阴津又伤阳气，疾病遂传入少阳。病人具有少阳病的一些典型症状，如少阳经气不利，出现胸胁满，微结；正邪交争，正胜则热，邪胜则寒；胆火内郁，上扰心神则心烦。但少阳病一般是呕而不渴，小便自可，本条出现相反的症状，小便不利，渴而不呕，但头汗出。临床上出现症状不相吻合的时候，往往正是辨证的着力点和要害之处。本条除了少阳胆经病证之外，还因汗下误治之后，阳气受损，脾胃虚寒，少阳三焦气化不利，津不上承则口渴，三焦决渎功能失常，故小便不利。胃气不上逆故不呕。头汗出亦是三焦水道不畅，阳气郁阻于中，不能畅达全身，蒸腾津液，上达于头部所致。治疗应当使用柴胡桂枝干姜汤和解少阳，温中散寒，通阳、化气、行水。

柴胡桂枝干姜汤方

柴胡 Radix Bupleurum ·························· 40 克

桂枝（去皮）Ramulus Cinnamomi ·················· 15 克

干姜 Rhizoma Zingiberis Officinalis ················ 10 克

瓜蒌根 Radix Trichosanthis Kirilowii ·············· 20 克

黄芩 Radix Scutellariae ······················ 15 克

牡蛎 Concha Ostreae ························· 10 克

甘草（炙）Radix Glycyrrhizae Praeparata ··········· 10 克

煎服方法：用 12 杯水，煎煮以上 7 味药物，直到剩下 6 杯药液。过滤后继续煎煮，直到最后剩下 3 杯。温服 1 杯，日 3 次。初服或觉微烦。续服，汗出便愈。

柴胡桂枝干姜汤是小柴胡汤化裁而来。方中柴胡、黄芩并用，和解少阳；病人不呕，故去半夏；天花粉和牡蛎并用，散结止渴，桂枝、干姜、炙甘草温补脾胃，通阳化气，帮助津液的气化、输布和排泄；三焦水道不利，故去人参和大枣的壅塞滋腻。

本方与大柴胡汤适成对照。大柴胡汤是少阳病兼阳明证，而本方柴胡桂枝干姜汤是少阳病兼太阴证，所以方中除了小柴胡汤之外，治疗太阴病的主方四逆汤中的三味药在本方中便占两味。这充分说明，少阳作为枢机，其传变出可到阳明，入可至太阴，因此少阳病的兼证也常常可以见到阳明病和太阴病的症状。

《金匮要略·疟病脉证并治第四》有柴胡桂姜汤，其药物组成与本方同，用于治疗"疟寒多微有热，或但寒不热"的疟病，具有和解少阳，平调阴阳寒热的作用。唯《金匮要略》中牡蛎的用量为三两，而本条为二两。

（五）胆气不宁证

第 107 条：伤寒八九日，下之，胸满烦惊，小便不利，谵语，一身尽重，不可转侧者，柴胡加龙骨牡蛎汤主之。

柴胡加龙骨牡蛎汤方

柴胡四两　龙骨　黄芩　生姜（切）　铅丹　人参　桂枝（去皮）
茯苓各一两半　半夏合半（洗）　大黄二两　牡蛎一两半（熬）　大枣六
枚（擘）

上十二味，以水八升，煮取四升，内大黄，切如棋子，更煮一二
沸，去滓。温服一升。本云：柴胡汤，今加龙骨等。

【释义】本条论述伤寒误下，邪入少阳，枢机不利，烦惊谵语的证
治和方药。

伤寒病八九日，经过误下，疾病已经发生传变。病人出现胸满，这
是少阳经脉气机不利的表现。胆胃郁热上扰心神，病人烦躁。胆气虚
怯，病人胆小易惊。小便不利是太阳膀胱气化无权或三焦决渎失司的表
现。里热炽盛，上扰神志，则出现谵语，辨属阳明里实证。病人一身尽
重，不可转侧，是少阳经气不利和三焦气机不畅所致。治疗应当和解少
阳，通阳化气，泄热清里，重镇安神，兼治太阳和阳明，方用柴胡加龙
骨牡蛎汤。

柴胡加龙骨牡蛎汤方

柴胡 Radix Bupleurum ··· 15 克

龙骨 Os Draconis ··· 6 克

黄芩 Radix Scutellariae ··· 6 克

生姜（切）Rhozoma Zingiberis Officinalis Recens ·············· 6 克

铅丹 Minium ··· 6 克

人参 Radix Ginseng ·· 6 克

桂枝（去皮）Ramulus Cinnamomi ······································· 6 克

茯苓 Sclerotium Poriae Cocos ·· 6 克

半夏（洗）Rhizoma Pinelliae Ternatae ································· 5 克

大黄 Radix et Rhizoma Rhei ·· 8 克

牡蛎（熬）Concha Ostreae ·· 6 克

大枣（掰）Fructus Zizyphi Jujubae ······························ 2 颗或 6 克

煎服方法：用 8 杯水，煎煮除大黄以外的 11 味药物，直到剩下 4 杯，加入切
碎的大黄，继续煎煮数分钟。过滤，温服 1 杯。铅丹可导致急性铅中毒，目前已停
止使用，可用生铁落或磁石等药代替。

本方是小柴胡汤去炙甘草加减化裁而成。炙甘草甘甜，容易碍邪，影响气机的通畅，故从原方中删除。加桂枝通阳化气，解表散邪，大黄泄热通腑，龙骨、牡蛎、铅丹重镇安神，定志除惊，茯苓安神宁心且通利小便。

目前已经停止使用有毒的铅丹，且市售的柴胡加龙骨牡蛎汤有含大黄和不含大黄的不同成药。该经方对于治疗焦虑、郁证、癫痫、小儿多动症、小儿舞蹈症，以及精神分裂症都有一定的疗效。

以上治疗少阳兼变证的方剂皆为小柴胡汤的类方，关于其所在条文和方剂的作用与功效，请见表6-3。

表6-3 《伤寒论》小柴胡汤的类方比较

方剂名称	作用和功效
大柴胡汤（103、136、165）	和解少阳，内泄热结，表里双解。
柴胡加芒硝汤（104）	和解少阳，泄热通腑，轻剂。
柴胡加龙骨牡蛎汤（107）	和解少阳，通阳化气，泄热清里，重镇安神。
柴胡桂枝汤（146）	祛风解表，和解少阳，太少两治。
柴胡桂枝干姜汤（147）	和解少阳，温中散寒，化气行水。

后世医家们在小柴胡汤的基础上创制了不少临床效果良好的小柴胡汤类方，如柴胡白虎汤、柴胡羚角汤、柴胡陷胸汤、柴胡达原饮（以上均出自《重订通俗伤寒论》）、柴胡清肝散（《外科枢要》）、陶氏小柴胡汤（《外感温热篇》）、柴胡枳桔汤（《张氏医通》）、柴苓汤（《杂病源流犀烛》）、柴平汤（《景岳全书》）、柴葛解肌汤（《伤寒六书》）、柴葛芩连汤（《症因脉治》），等等。

（六）热入血室证

第143条：妇人中风，发热恶寒，经水适来，得之七八日，热除而脉迟，身凉，胸胁下满，如结胸状，谵语者，此为热入血室也。当刺期门，随其实而取之。

【释义】本条提出经水适来，热入血室的证候及针刺治疗。

妇人患伤寒中风七八日，有发热恶寒的表证。此时恰逢月经来临，血室空虚，邪气乘虚而入。由于表邪入里，故而表热除而身凉。入里的邪气化热，与血相搏，结于血室，致脉道阻滞不利，故出现脉迟。这里的脉迟不是虚寒的症状，而是血行不畅，二者必须分辨清楚。病人胸胁下满，这是肝的经气不利的表现。一方面肝藏血，热入血室，必影响到肝的疏泄功能；另一方面，肝经与起于胞宫的任脉交会于曲骨、中极和关元，热入血室必造成冲任不调，肝气不舒，胁下胀满，如结胸状，但其病机与结胸证并不一样。由于血热上涌，扰乱神明，则发谵语。这和阳明里实、燥屎内结的谵语也完全不同。由于肝经与胞宫通过任脉相联系，因此针刺肝经的募穴能够泄胞宫的热邪，使血热得解，冲任调和，诸证悉除。若刺络放血则效果更佳。

第144条：妇人中风，七八日续得寒热，发作有时，经水适断者，此为热入血室。其血必结，故使如疟状，发作有时，小柴胡汤主之。

【释义】本条讨论热入血室，经水适断，寒热发作如疟状的证治与方药。

妇人中风七八日，这是太阳表证。然后病人开始出现寒热往来，发作有时，月经也突然停止，这是热入血室的表现。由于热与血结，瘀阻胞宫，冲任不调，所以经水适断。而寒热往来，发作有时，是正邪交争的结果。它的临床表现如疟状，但基本病机不同。治疗用小柴胡汤和解少阳，调理气机，扶正祛邪。考虑到小柴胡汤行气解郁，没有凉血、活血和行血之品，而本证是热入血室，因此一些凉血活血、化瘀通络的药物亦可酌情加入，例如牡丹皮、生地黄、桃仁、红花、益母草等，或使用小柴胡汤合桃核承气汤治疗。

本条提出使用小柴胡汤治疗寒热往来，发作有时，与疟疾类似的病证，扩充了小柴胡汤的临床应用范围。此外本证没有胸胁下满如结胸状，因此没有选择针灸治疗。

第145条：妇人伤寒，发热，经水适来，昼日明了，暮则谵语，如见鬼状者，此为热入血室。无犯胃气及上二焦，必自愈。

【释义】本条提出经水适来，热入血室的治疗禁忌和自愈证。

妇人患伤寒病，出现发热的症状，适逢月经来临，热邪乘虚侵入胞宫，导致热入血室。气属阳，血属阴；昼属阳，夜属阴。本证属于血病，不是气病，所以病人白天神志清楚，到晚上血热上扰心神，则出现谵语和其他神志症状。本条的谵语不是阳明里实证，所以不能采用泻下的治法，否则会损伤胃气。同时也不能使用发汗和涌吐的治法，因为病位不在上中二焦。仲景判断该热入血室之证应当会自然痊愈，因为病人正处于月经期间，瘀热尚有出路，病邪随经血外泄，所以不久便会自愈。这与"桃核承气汤"中提到的"血自下，下者愈"的道理类似。

第 143、144 条和 145 条集中讨论了"热入血室"的病证和治疗。三条均为"热入血室"，但受影响的部位和症状轻重不一，所以治疗也不相同。第 145 条最轻，仲景提出"无犯胃气及上二焦，必自愈"。第 144 条具有"如疟状，发作有时"的少阳病特征，故使用小柴胡汤治疗。第 143 条出现"胸胁下满，如结胸状"的经气不舒症状，故"当刺期门，随其实而取之"。此外，其症状轻重与"经水适来"和"经水适断"很有关系。"经水适来"者，纵然邪气乘虚而入，导致热入血室，但经水未断，邪热尚有出路，所以无需药物治疗，或仅需使用针刺期门，其痊愈可期。而"经水适断"者，邪无出路，热入血室，邪热与血相结，则需使用小柴胡汤开郁解结，和解少阳。与经水适来者相比，经水适断者症状更加严重，更容易产生变证，预后也更差。

《伤寒论》中与"热入血室"相关的还有第 216 条："阳明病，下血，谵语者，此为热入血室。但头汗出者，刺期门，随其实而泻之，濈然汗出则愈。"本条中"下血"症状的病理意义与第 143 和 155 条"经水适来"相同，邪热与血结的病机可随下血而得到缓解。病机相同，治疗也一致，皆采用针刺期门的外治方法，散其邪而泻其实。《金匮要略·妇人杂病脉证并治第二十二》亦有上述三段"热入血室"的条文，除个别字词不一样之外，其基本内容与第 143、144 和 145 条相同。

五、少阳病的传变和预后

第 268 条：三阳合病，脉浮大，上关上，但欲眠睡，目合则汗。

【注释】上关上：指脉象浮大而长，从关部往上，直达寸口。

【释义】本条提出三阳合病的脉证。

本条为三阳合病。脉浮是太阳病的典型脉象，大脉是阳明热盛的表现，如第 186 条说："伤寒三日，阳明脉大。"这是仲景"以脉代证"的叙事方式。"上关上"，关部是中部脉，对应肝胆脾胃、少阳三焦以及胁肋部位。如果浮大脉在关部反映出来，这是少阳证的表现。少阳病的典型脉象是弦或弦细，所以有人认为"上"字应为"弦"，代表少阳的脉象。

病人从太阳发热恶寒，汗出，到阳明里热盛，大汗出，再到少阳寒热往来，体内阳气已经出现"一而再，再而三，三而竭"的状态，"但欲眠睡"正是这种状态的体现，符合第96、97条所说"胸胁苦满，默默不欲饮食"的情志状态。值得注意的是，此条"但欲眠睡"与少阴病的"脉微细，但欲寐"病机不同。此条"但欲眠睡"是热盛伤阴所引起，而少阴病的"但欲寐"是脾肾阳虚的表现，二者存在阴虚与阳虚的不同病机。"目合则汗"是盗汗的表现，这是火郁伤阴，责之少阳相火。应当使用一些清透的药，如柴胡、青蒿等疏通少阳，清热解郁，即"火郁发之"的治疗原则。

第269条：伤寒六七日，无大热，其人躁烦者，此为阳去入阴故也。

【释义】本条提出伤寒病由表入里的证候表现。伤寒六七日，从时间上判断疾病应当已经发生传变。何以见得？病人无大热，这是阳证已去的表现。邪气入里，由阳入阴，出现"躁烦"之症。仲景在《伤寒论》中有多处关于"烦躁"和"躁烦"的症状描述，病机各不相同，应当仔细品味，不可一带而过。烦是情志症状，躁是形体症状。烦躁是烦而兼躁，以烦为主，属阳胜；躁烦是躁而兼烦，以躁为主，属阴胜。如《素问·至真要大论篇》曰："少阳之复，大热将至……心热烦躁。""少阴之胜……呕逆躁烦。"所以"烦躁"和"躁烦"一为阳证，一属阴证，烦为心疾，躁属肾病。本条其人躁烦，是阴证的表现，故而仲景叹曰：此为阳去入阴故也。此处的阳去入阴，既可理解为伤寒的传变由三阳经传至三阴经，也可理解为由表入里，或由腑入脏，如柯韵伯说："或入太阳之本，而热结膀胱；或入阳明之本，而胃中干燥；或入少阳之本，而胁下硬满；或入太阴，而暴烦下利；或入少阴而口燥舌干；或入厥阴而心中疼热，皆入阴之谓。"根据此处"躁烦"的症状，笔者认为伤寒疾病由三阳传入三阴最符合仲景的本意，应与下条第270条合参。

第270条：伤寒三日，三阳为尽，三阴当受邪。其人反能食而不呕，此为三阴不受邪也。

【释义】本条根据能食不呕的表现判断少阳病未传入三阴经。

伤寒三日，三阳为尽，这是根据《素问·热论篇》"计日传经"提出的一个约数，就像上一条提出的"伤寒六七日"也是一个约数一样，不必拘泥。仲景以时间为线索，指出目前病人处在少阳病的末期阶段。如果疾病进一步传变，下一步就应当传入三阴。太阴病的提纲是"腹满而吐，食不下"，少阴病有"欲吐不吐"，厥阴病有"饥而不欲食"，都与脾胃的症状有关，所以如果病人出现"食不下""欲吐""不欲食"，即可判断三阴已受邪。目前病人能食而不呕，说明中气充足，脾胃健运，疾病尚未发生传变。这里"能食而不呕"既说明三阴病症状未见，是判断三阴未受邪的重要依据，而更深层的含义是，"能食而不呕"是胃气强盛的表现，胃气盛则疾病不会发生传变。这与第8条"若欲作再经者，针足阳明，使经不传则愈"同理。如果说，"观其脉证，知犯何逆，随证治之"是针对变证已然发生之后所采取的被动的应对措施的话，那么扶助胃气则是预防传变的主动手段，与仲景在《金匮要略》首篇中提出"见肝之病，知肝传脾，当先实脾"的治疗原则一脉相承。

仲景在本条讨论疾病的传变问题，乃因少阳是三阳经的最后一经，疾病继续传变就会到达三阴经，且前面讨论的柴胡桂枝干姜汤已经是少阳病兼太阴证的治疗，因此必须对疾病的转归做出一个前瞻性的判断。仲景同时也暗示少阳作为枢机，在疾病传变中起到重要的作用，医者应该把握住疾病仍在少阳的机会，积极治疗，以免病邪传入三阴，增加疾病的复杂性和治疗的难度。因此，辨少阳疾病转归的重要性和紧迫感不言而喻。

第 271 条：伤寒三日，少阳脉小者，欲已也。

【释义】本条提出少阳病欲愈的脉象。

本条与第 186 条的脉象刚好相反。第 186 条曰"伤寒三日，阳明脉大"，说明阳明病邪热鸱张，里热炽盛，阳气鼓动于外，故脉象大而有力；而本条伤寒三日，少阳脉小，说明正气虽衰，但邪气已去，假以时日，痊愈可期。《素问·离合真邪论篇》提出"其至寸口中手也，时大时小，大则邪至，小则平"，《脉诀》也说"大则病进，小则病退"，故此条脉小的预后较好。不过，如果脉虽小，但临床症状却恶化和加剧，这是邪胜正衰的表现，预后较差。临床上必须脉证合参，才能进行准确的诊断。

六、小结

本章共有 27 条条文，其中 10 条属于宋本《伤寒论》的少阳病篇，而其余 17 条（包括小柴胡汤条）则见于太阳病篇。这一方面说明少阳病与太阳病的联系十分紧密，同时也说明各经疾病本无严格的区别，只存在人为的划分。其实太阳病中有少阳病，少阳病中有阳明病，既可有合病，也可是并病，这是由少阳枢机的地位决定的，其症状复杂多样，瞬息万变。

少阳病的基本证候包括口苦，咽干，目眩，往来寒热，胸胁苦满，默默不欲饮食，心烦，喜呕，脉弦。其中目眩（还可有目赤、耳聋、耳鸣、头角或侧头痛）和胸胁苦满是足少阳胆经的症状，其余皆为脏腑症状。少阳病没有区分经腑疾病，因为经证和腑证的治疗都采用小柴胡汤清热除烦，解郁散结，调畅气机，益气补中，和解少阳。对于少阳证的辨证治疗，仲景强调：伤寒中风，有柴胡证，但见一证便是，不必悉具。因为少阳病的症状繁杂，可见于上中下三焦，有许多或然证，增加了辨证的难度；再者少阳为枢，少阳疾病容易发生传变，应当抓住时机，治病防变。在治疗原则上，仲景告诫：少阳不可吐下，吐下则悸而惊，神志虚怯；少阳也不可发汗，发汗则津伤热盛，腹满谵语。

当太阳病传入少阳，出现少阳症状，应当使用小柴胡汤治疗；如果是三阳合病，亦应当从少阳论治，以小柴胡汤和解少阳。如果少阳兼里虚寒证，应当先健脾益气，温补中焦，然后使用小柴胡汤收和解之功。本阳明病，若见胸胁满等少阳证者，当用小柴胡汤治疗；也有少阳病服小柴胡汤后，转属阳明者，亦当以法治之。还有柴胡证误下，正气受到伤害，而柴胡证仍在者，使用小柴胡汤之后，病人会因正邪剧烈交争，振振恶寒，蒸蒸而汗，邪去而解。

如果因误下导致脾阳虚，寒湿中阻，出现类似柴胡证者，不得使用小柴胡汤。或者使用吐下发汗，温针之后，柴胡证已罢，病人出现坏病，仲景提出的治疗原则是"知犯何逆，以法治之"。在少阳病的兼变证中，如果少阳病兼表证，使用柴胡桂枝汤解表散邪，和解少阳；少阳病兼里实，使用大柴胡汤通腑泻实，和解少阳；少阳病兼里实轻者，正气较虚，则使用柴胡加芒硝汤和解少阳，补虚泻实。

少阳病兼水气停聚三焦，使用柴胡桂枝干姜汤，温化水饮，和解少阳。如果伤寒误下，致气水失调，邪气弥漫三焦，胆气抑郁，烦惊谵语，则在和解少阳的同时，通阳泄热，解郁安神，三阳同治。

若少阳病继续传变，三阴自当受邪。若病人出现躁烦，无大热，说明疾病由阳转阴，发生传变。如果其人反能食而不呕，说明胃气未虚，中焦调和，疾病不会传变，提示健脾和胃，补中益气是预防少阳疾病传变的关键。此外，由于胆与胞宫同属奇恒之腑，肝藏血，与胞宫通过冲脉相连，因此当经水时来或时断，热入血室，可选择针灸和中药，使用小柴胡汤或针刺期门进行治疗，其治疗原则是"无犯胃气及上二焦"，再次强调汗吐下诸法之不可为。

总之，少阳为人体之气运行的枢机，也是疾病传变的中转站，处在一个十分紧要和关键的位置；少阳多合病和并病；少阳病尤其重转归。在这一阶段，重视疾病的转归比预测疾病的预后具有更加重要的临床意义。

第七章

辨太阴病脉证并治

一、太阴病概述

（一）足太阴脾经的经脉循行

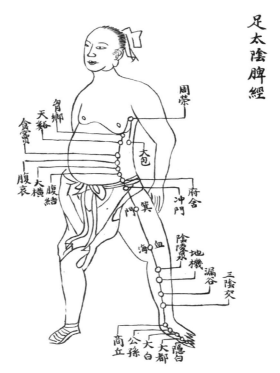

图 7-1　足太阴脾经经脉循行

足太阴脾经起于大趾末端，然后沿大趾内侧赤白肉际，经过大趾本节后的第一跖趾关节后面，上行至内踝前面。经脉再上小腿内侧，沿着胫骨的后面，在内踝上 8 寸处交出足厥阴经的前面；经过膝股部内侧的前缘，进入腹部，属于脾脏，连络胃脏。经脉继续向上通过横膈上行，夹咽部两旁，连系舌根，散于舌下。

脾经在胃部的支脉向上通过横膈，流注于心中，与手少阴心经相接。

脾经的主要证候包括胃脘痛，食则呕，嗳气，心烦，腹胀，便溏，黄疸，身重无力，舌根强痛，下肢内侧肿胀，大趾不用和厥冷等。

（二）脾的生理病理特点

脾位于中焦，所以脾脏又称中脏，脾气也称中气。脾主运化，为后天之本，气血生化之源。脾主运化是通过脾气升清的作用来完成。脾气主升，将水谷中的精微物质输送到上焦的心肺，然后敷布全身；将清阳送达颠顶，维持头部、髓海和五官九窍的功能活动；同时也托举和固定内脏器官，维持正常的脏腑位置和功能。如果脾气下陷，在上为心肺和五官九窍失养，在下则出现下利泄泻，正如《素问·阴阳应象大论篇》所说："清气在下，则生飧泄，浊气在上，则生䐜胀。此阴阳反作，病之逆从也。"脾为阴土，易出现寒证、湿证和虚证。外感寒湿和内生湿邪皆易犯脾。如果湿困脾阳，则出现脘腹胀满，食少纳呆，口淡无味，四肢困重，头重如裹，大便稀溏等症。

脾和胃共居中焦，在生理功能上相反相成，在病理传变上相互影响，容易出现升降失常，虚实相兼，寒热错杂的病变。

（三）太阴病的范围

太阴病以脾阳虚为主，仲景称"以其脏有寒也"。太阴病可由太阳病误下，伤伐脾阳，转属太阴；或阳明病苦寒泻下太过，损伤脾阳所致。太阴病的提纲是"腹满而吐，食不下，自利益甚，时腹自痛"，此处两个"自利""自痛"，说明太阴病除了可由伤寒沿六经传变而来之外，饮食不节、过食寒凉或情志内伤所致的脾胃受损也是导致太阴病的重要内在因素。由于脾胃的生理病理联系极其密切，太阴病提纲中的"吐"与"食不下"其实是胃气虚弱的表现。因此，虽然本章冠以太阴病的病名，实际上胃气虚弱也包括在其中，正如第280条所说："太阴为病……其人胃气弱。"

太阴病的治疗原则是以温补为主，宜采用四逆汤一类的方药。仲景在这里并没有指定某一方剂，而是提出温中补阳一类的方药，自然也包括理中汤和理中丸等，这对临床用药具有重要的意义，仲景示人以法而非示人以方，启示后世更加灵活变通地运用经方。不过由于脾胃在生理功能上相反相成，病理变化上相互影响，因此在温补脾阳的时候也要兼以顾护胃阴；升阳举陷的同时也要防范胃气上逆，等等，处处维持中焦脾胃功能的协调与平衡。

此外太阴疾病可兼表证，或太阳误下邪陷太阴。太阴病也可出现"大实痛"的实证和热证。另一方面，太阴为湿土之脏，感受外邪之后，外寒与内湿相合，郁滞中焦，影响肝胆的疏泄，胆汁外溢则出现黄疸病变。在疾病的转归上，由于脾胃在生理病理上的紧密联系，如果病变由湿化燥，由寒转热，由虚变实，由阴出阳，则可成为阳明病，反之亦然，疾病遵循"实则阳明，虚则太阴"的病理演变规律。

二、太阴病的基本内容

（一）太阴病提纲

第 273 条：太阴之为病，腹满而吐，食不下，自利益甚，时腹自痛。若下之，必胸下结硬。

【注释】

胸下：即胃脘部位，有时也作心下。

结硬：触诊局部痞满硬结。

【释义】本条提出太阴虚寒证的辨证提纲。

太阴病可因外感伤寒，由三阳经传入太阴，其中由阳明经传入的，称为表里经传变。太阴病的传变多由于医者误用汗吐下的治法，损伤脾胃阳气所致。脾胃居于中焦，是气机升降的枢纽，脾胃对饮食的受纳、腐熟、吸收和转运功能都依赖气机的升降。脾胃虚寒，气机失调，因此导致腹满。这里的腹满与阳明病的腹满有本质上的区别。脾胃虚弱的腹满喜温喜按，且按之柔软。清阳不升，脾气下陷则自利，且随脾胃虚寒的病机发展而不断加重。浊阴不降，胃气上逆则呕吐。脾胃不能腐熟水谷则食不下。脾阳虚衰，胃肠失于温煦，气机失调，故时时腹痛。此腹痛与腹满一样皆属于虚证，并非突然而剧烈的腹痛，而是时有时无，若隐若现，喜温喜按，且疼痛不因下利而缓解。若医者根据腹满腹痛误诊为阳明腑实证而采取泻下的治疗方法，则会导致脾胃阳虚更加严重，中焦虚寒更盛，出现胸膈和胃脘部的痞满胀硬，成为痞证，如第131条所说"病发于阴，而反下之，因作痞也"。

（二）太阴病的传变

第187条：伤寒脉浮而缓，手足自温者，是为系在太阴。太阴者，身当发黄，若小便自利者，不能发黄。至七八日，大便硬者，为阳明病也。

【释义】本条提出太阴病或发黄，或不发黄，或转属阳明的病机传变。

首句提出太阳伤寒与太阴伤寒在症状上的区别。脉浮而缓是太阳中风表虚证的主脉，此外还可见到发热，恶风，头痛，汗出等症。本条伤寒脉浮而缓，不是中风表虚，而是"系在太阴"，属于太阴病的感邪发病。由于太阴病脾胃阳虚，正气不足，不能奋起抗邪，因而不能出现如太阳表证的发热、汗出、恶风等全身性症状。由于脾主四肢，四肢为诸阳之本（《素问·阳明脉解篇》），所以仅仅表现为手足自温。脾为太阴湿土，脾胃虚寒，容易导致邪气从太阴湿化。寒湿阻滞，可发为阴黄。但如果小便自利，则气化正常，湿有去路，湿不与寒相合，不会引起黄疸疾病。到了七八日，如果出现大便硬，这是胃中津亏，邪从燥化，成为阳明腑实的里实热证。

本条提出太阴疾病的三种转归，当伤寒邪气入里，从太阴湿化，寒湿相合，发为阴黄；若小便自利，湿有去路，则不发黄；若邪从阳明燥化，导致大便硬结，腑气不通，实热内盛。可见若邪入太阴，多虚多寒；邪入阳明，多实多热，即"实则阳明，虚则太阴"的病理机制。根据正邪斗争的胜负和体质的强弱状态，疾病可以在寒热、虚实以及脏腑之间发生病理转化，并影响疾病的预后。

仲景此处用"系在太阴"一词，十分耐人寻味。系，指维系、关联、挂靠，具有从属的和临时的含义。一个"系"字，尽显动态的特征，此时的疾病好似一部具有往返功能的交通工具停靠在一个中转站，尚未到达终点。一旦正邪交争的态势发生改变，其病位、病性也随之而变化。本条应当与第278条合参。第278条前半段与本条完全相同，但后半段的病机演变与本条不同，提出太阴疾病的第四种转归，说明太阴疾病作为三阴疾病的门户，存在传变的多种可能性。

第 274 条： 太阴中风，四肢烦疼，脉阳微阴涩而长者，为欲愈。

【释义】本条提出太阴中风的主证和欲愈的脉象。

太阴中风与太阳中风不同，没有发热的表证，这是脾阳虚无力抗邪的表现。脾主肌肉和四肢，脾阳不足，不能为诸阳之本，故四肢烦疼。脉浮取微弱是阳虚的表现，也代表风邪将去。沉取脉涩是脾阳虚引起气血凝滞的征象。长脉是中气充足的表现，代表正气来复，正胜邪去，病人有望痊愈。

第 278 条： 伤寒，脉浮而缓，手足自温者，系在太阴。太阴当发身黄，若小便自利者，不能发黄。至七八日，虽暴烦下利，日十余行，必自止，以脾家实，腐秽当去故也。

【释义】本条提出太阴病传变的多种途径以及疾病向愈的征兆和机理。

本条前半段与第 187 条完全相同。伤寒脉浮而缓，这是太阳中风表虚证的脉象，当见发热、恶风、汗出等证。如果仅仅出现手足自温，这是太阴感邪的表现，因为太阴病脾阳虚，正气不足，身体虚弱，不足以对外邪产生全身性的抵抗，故仅仅出现手足自温，算是身体对外邪入侵所做出的应答。这是太阳病和太阴病感邪之后的不同反应，也是二者临床症状的重要鉴别要点。

太阴为湿土之脏，如果邪犯太阴，与湿相合，无论是寒湿还是湿热，均可影响肝胆的疏泄功能，导致胆汁外溢，出现阳黄或阴黄。但是如果小便如常，则说明气化正常，湿有去路，不会发黄。

患病七八天之后，如果病人突然出现烦乱不安，这是正气来复，正邪交争的表现。此时脾阳恢复，脾气健运，清阳得升，浊阴得降，每天多达十余次的泄泻，将肠道内壅塞的秽浊邪气排除，病人得以康复。必须留意的是，太阴病本身就有"自利益甚"的症状，如何区分此时的下利是脾阳来复，还是脾阳进一步虚衰引起的下利呢？答案来自对临床症状进行全面、综合的分析和辨证。比如，在突然出现心烦的同时，泻下腐败秽浊之物，腹泻之后病人感觉神清气爽，手足温暖，这是正胜邪退，疾病向愈。如果病人泻下清稀如水，泄泻不止，同时手足厥冷，精神困顿，疲乏无力，则是脾阳更虚，疾病恶化的标志。

（三）太阴病欲解时

第275条：太阴病欲解时，从亥至丑上。

【注释】从亥至丑上：亥时，晚上9：00到11：00。丑时，凌晨1：00到3：00。

【释义】本条提出太阴病症状缓解的时间为晚上9：00到早上3：00。

伤寒三阳病属阳，病情在白天的变化较大，缓解的时间也多在早晨、中午和日落的时分。而三阴病属阴，其病情的变化在夜晚较为突出。夜半一阳生，身体的阳气在过了夜半子时之后逐渐成长，故太阴病脾阳虚弱的症状可望在此期间得到缓解。

三、太阴病本证的治疗

第277条：自利不渴者，属太阴，以其脏有寒故也。当温之，宜服四逆辈。

【释义】本条提出太阴病的主证、病机、治则和方药，以及与少阴病的鉴别。

太阴病脾阳虚，清气不升，故自下利。中焦虚寒，但津能上承，所以通常不会出现口渴。这是与少阴病"自利而渴"相鉴别的要点。仲景指出这是太阴脾脏有寒，阳气不足所致，治疗应当温阳散寒，使用四逆汤一类的方剂。

仲景在这里只是提出四逆汤一类的方剂，并未出示具体的方药，饶有深意。首先，在病机和治则确定的情况下，方剂的选择可以根据医者的个人用药习惯和喜好来确定，这增加了治疗的灵活性；其次提到四逆汤，则理中汤也包括在其中。如果是脾阳不足，中焦虚寒的下利，则理中汤更加适合。但脾阳根于肾阳，若脾阳虚继续发展，会很快导致肾阳虚，从预防传变和"治未病"的角度看，四逆汤可成为首选。基于脾阳和肾阳的这种密切联系，后世还将附子加入到理中汤中，成为附子理中汤，以达到脾肾双补的目的。

仲景提出使用四逆汤类的方药，实际上也是希望医者在临床上根据病情的轻重选方用药，比如虚寒下利轻证用理中汤，重证用四逆汤。总之选方应根据病情的轻重和病位属中焦还是下焦来确定。在总的治疗原则指导之下选用不同的处方，仲景处处示人以灵机圆活。

本条"自利不渴，属太阴"与前一条"伤寒，系在太阴"的病机特点不同。"自利不渴，属太阴"是一个比较稳定的病理状态，脾阳虚的诊断确凿无疑，且疾病暂时没有继续传变的后顾之忧。"伤寒，系在太阴"是一个动态变化的病理状态，存在发黄、不发黄或脾阳来复等若干可能性。当传变发生之后，疾病也由"系在太阴"转为其他疾病或传往下一经。

四、太阴病兼变证

（一）太阴病兼表证

第276条：太阴病，脉浮者，可发汗，宜桂枝汤。

【释义】本条提出太阴病兼表证的证治与方药。

历代伤寒学家对本条属于太阴中风表证，还是太阴病兼太阳表证意见不统一。太阴中风脉象浮而微（274）；太阴伤寒的脉象浮而缓（278），都是浮脉兼虚脉，反映太阴病脾胃虚弱的本质。而本条只提脉浮，从逻辑推理来看，将其作为太阴病兼表证更加合理一些。

太阴病属里证，脉象当沉而反浮，说明里虚不重，正气仍然可以与邪气相搏于外，故见脉浮，因此可以使用汗法解其表。但毕竟是脾阳不足的太阴病，断不可使用麻黄汤一类的发汗峻剂，而是采用发汗解肌，调和营卫的桂枝汤。桂枝汤倍芍药加饴糖为小建中汤，具有温中补虚，健脾养胃的功效，说明桂枝汤既可解表，也可治里，所以使用桂枝汤来治疗太阴病兼表证，起到调和营卫，健脾和胃的作用，也是最相宜的。

（二）太阴病腹痛证

第279条：本太阳病，医反下之，因而腹满时痛者，属太阴也，桂枝加芍药汤主之。大实痛者，桂枝加大黄汤主之。

桂枝加芍药汤方

桂枝三两（去皮） 芍药六两 甘草二两（炙） 大枣十二枚（擘） 生姜三两（切）

上五味，以水七升，煮取三升，去滓。温分三服。本云：桂枝汤，今加芍药。

桂枝加大黄汤方

桂枝三两（去皮） 大黄二两 芍药六两 生姜三两（切） 甘草二两（炙） 大枣十二枚（擘）

上六味，以水七升，煮取三升，去滓。温服一升，日三服。

【释义】本条讨论太阳病误下，邪陷太阴，气血不和及里有实热的证治与方药。

第四章"辨太阳病变证、坏病和夹杂证脉证并治"讨论了太阳病误下导致的许多兼变证。总的说来，其兼变证大多位于胸膈、胁肋和胃脘等部位，如结胸、痞证等。而本证出现腹满时痛的症状，显示部位在腹部，仲景断定属于太阴病的范畴。本条太阴病的"腹满时痛"与第273条太阴病提纲里讨论的太阴病"时腹自痛"相比较，虽然都称"腹满时痛"，但基本病机是不相同的。太阴病提纲中的"腹满时痛"是由脾胃阳虚，中焦虚寒所致，故还有呕吐，食不下，尤其是自利等症状，所以用理中汤或四逆汤温中散寒，补脾和胃。而本条的太阴病是由误下所致。在《伤寒论》的误治理论中，误汗伤阳气，误下伤阴血，因此本条误下之后出现脾胃失调，气血不和的基本病机。气机阻滞则腹满，血行不畅则腹痛，所以用桂枝加芍药汤调和气血，柔肝缓急，止痛消满。

桂枝加芍药汤方

桂枝（去皮）Ramulus Cinnamomi ······················· 15 克

芍药 Radix Paeoniae ······································ 30 克

甘草（炙）Radix Glycyrrhizae Praeparata ··············· 10 克

大枣（掰）Fructus Ziziphi Jujubae ·············· 4 颗或 15 克

生姜（切）Rhizoma Zingiberis Officinalis Recens ········· 15 克

煎服方法：用 7 杯水，煎煮以上 6 味药物，直到剩下 3 杯。过滤，温服 1 杯，日 3 服。

桂枝加大黄汤方

桂枝（去皮）Ramulus Cinnamomi ·· 15 克

大黄 Radix et Rhizoma Rhei ·· 10 克

芍药 Radix Paeoniae ·· 30 克

生姜（切）Rhizoma Zingiberis Officinalis Recens ················· 15 克

甘草（炙）Radix Glycyrrhizae Praeparata ·························· 10 克

大枣（掰）Fructus Zizyphi Jujubae ································ 4 颗或 15 克

煎服方法：用 7 杯水，煎煮以上 6 味药物，直到剩下 3 杯。过滤，温服 1 杯，日 3 服。

历代《伤寒论》学者对本条是否兼有表证争论不休。持赞成观点的医家认为，本条原为太阳病，误下之后续用桂枝汤，以方测证，所以主张本条兼有表证，并列举桂枝具有"升举下陷之阳邪"的功效为佐证。持反对意见的医家认为，既然仲景已经断言"属太阴"，且未像其他兼表证的条文一样明确提出"表未解"，尤其是病人无脉浮的体征，应该是里证无疑。其实本条是否兼表证并不重要，但如果将两方中的桂枝汤仅仅理解为解表，那就曲解了仲景的制方原意。

实际上，桂枝汤的精妙之处，就在于能够调和营卫、气血、脾胃和阴阳，既可以解表，也可以救里；既可以补虚，又可以祛邪。桂枝加芍药汤其实就是小建中汤去饴糖。饴糖甘甜，健脾益气，但本条气血不调，脾虚较轻，所以没有必要加滋腻的饴糖，以免妨碍气血的运行，加重腹胀的症状。加倍使用芍药正是从柔肝缓急，酸甘化阴的方面考虑的。芍药是血药，所以本条的血病重于气病。

从治疗太阳中风表虚证的桂枝汤，到本条太阳病误下邪陷太阴，气血不和的桂枝加芍药汤，再到伤寒里虚的小建中汤，处处体现出仲景辨证的准确、用药的精当和制方的连贯。对于本证的治疗，仲景并没有另外创制一个与桂枝汤毫无关系的新方，而是在桂枝汤的基础上进行加减化裁，折射出证与证之间的相互影响，方与方之间的脉络关联。一剂桂枝汤，串起了伤寒与杂病、外感与内伤、表证与里证之间的内在联系，让后学不得不佩服仲景的鬼斧神工和匠心独运。

当病人在脾胃失调，气血不和的基础上又出现阳明腑气不通的大实痛时，必须使用桂枝加大黄汤泄热通腑，荡涤积滞。这也说明太阴与阳明的关系是"实则阳明，虚则太阴"，太阴与阳明疾病随正邪斗争和虚实变化的态势而发生角色的转换。本条与下一条（第280条）的区别在于病人虽经医者的误下，但患者脾胃虚弱的症状不突出，所以使用阴寒的芍药和泻下的大黄并无大碍；而下一条因为病人胃气虚弱，即便需要使用大黄、芍药，也必须减量，否则容易引起变证。

第280条：太阴为病，脉弱，其人续自便利，设当行大黄、芍药者，宜减之，以其人胃气弱，易动故也。

【注释】

行：使用的意思。

动：变动，罹患，如动气，动怒，动火。

【释义】本条提出太阴病脾胃虚弱，攻伐的药物应当减量。

本条是针对第279条桂枝加芍药汤和桂枝加大黄汤提出的用药指导。如果太阴病脉弱，持续下利，这是脾胃虚寒的表现，在需要使用大黄和芍药的情况下，药物的剂量应当酌减，这是因为脾胃虚寒，承受不了大黄和芍药的阴寒之性，且大黄的清热泻下作用会导致下利更加严重。

这一条实际上也反证第279条中的腹满时痛属于脾胃气血失调，而非脾胃阳虚中寒之证，故而可以倍芍药，并加大黄。本条脉弱，自利，属于脾胃虚寒，与第273的太阴病提纲是相同的病机。所以假设必须要使用大黄、芍药，它们的用量必须酌减。否则就像太阴病提纲的最后一句所警示的那样"若下之，必胸下结硬"，出现"病发于阴，而反下之，因作痞也"的变证。

五、小结

宋本《伤寒论》中太阴病篇的条文是各篇条文中最少的，总共只有8条。由于太阴病是伤寒三阴病中的首病，与接下来的少阴和厥阴病相比较，病人阳气的损伤并不非常严重；疾病的位置位于中焦而非下焦，病变不像少阴和厥阴病那样错综复杂；病情也不十分危急，所以没有像少阴病和厥阴病那样有许多专门讨论疾病预后的条文（少阴病关于疾病预后的条文计有13条；厥阴病更是多达26条）。实际上太阴病的条文中，没有任何一条条文涉及"为难治""不治""不愈"或"死"的预后。

太阴病的基本病机为脾阳不足所引起的虚寒证。其主证是"腹满而吐，食不下，自利益甚，时腹自痛"。太阴病除了由阳明和少阳传变而来或太阳误下伤阳等原因之外，亦可由饮食不节，过食寒凉，导致脾阳虚弱的自身原因所引起。值得指出的是，除了脾阳虚的病机之外，胃气虚弱也包含在太阴病之中，如第280条说"太阴为病……其人胃气弱"。治疗应当使用四逆汤、理中汤一类的方剂补益脾胃，温中散寒。仲景在此处没有指定方剂，是"示人以法"，而非"示人以方"的灵活做法。考虑到脾胃相反相成的生理病理特点，补益脾阳的药物不宜过于温燥，以免伤伐胃阴，化燥生变。

如果太阴病兼表证，仲景提出"可发汗，宜桂枝汤"，这是由于太阴病的里虚证并不严重的缘故，不需要采用像厥阴病第372条所述"先温其里，后解其表"的治法。如果太阳病误下，邪陷太阴，尚没有脾胃虚寒证，治宜桂枝加芍药汤，温中补虚，和中缓急，调理气血。如果大便转硬，这是太阴病转为阳明病的标志，即"实则阳明，虚则太阴"，代表疾病由阴转阳，由虚转实，腑气不通，病人出现腹部疼痛加剧，出现阳明可下之证，则加大黄泻实导滞。当然，正如仲景所警示的那样，太阴病具有脾胃虚弱的基本病机，若需要使用大黄、芍药等阴寒或泻下的药物，这类药物应当减量使用。

太阴病脾阳虚容易导致寒湿郁滞，影响肝胆的疏泄功能，进而导致胆汁外溢，引发黄疸。此类黄疸属于阴黄的范畴，与第259条提出"伤寒，发汗已，身目为黄，所以然者，以寒湿在里不解故也。以为不可下也，于寒湿中求之"的病机是一致的，与阳明病湿热所致的阳黄存在寒热虚实的不同。仲景在《伤寒论》中提出的阳明发黄和太阴发黄，以及《金匮要略》中关于黄疸的论述，为后世黄疸疾病的理论和治疗起到奠基的作用，具有重要的临床指导意义。仲景没有提出太阴发黄的相关处方，后世建议使用理中汤加茵陈蒿，或茵陈术附汤治疗。仲景在辨证中还特别强调"若小便自利者，不能发黄"，这是因为湿邪从小便而去的缘故，为发黄的病理机制、症状鉴别以及临床治疗提供了依据。

第八章

辨少阴病脉证并治

一、少阴病概述

（一）足少阴肾经的经脉循行

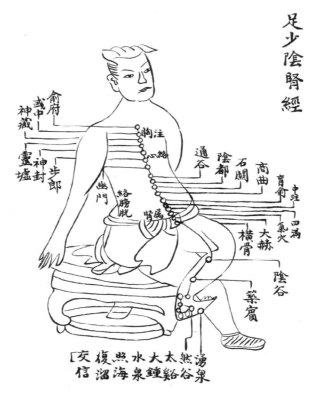

图 8-1　足少阴肾经经脉循行

　　足少阴肾经起于足小趾之下，斜向足心，出于足内侧舟骨粗隆下。然后沿内踝之后进入足跟，再向上行于小腿内侧后缘，出腘窝的内侧，向上行股内后缘，通向脊柱，属于肾脏，联络膀胱。其表浅的经脉，向上行于腹部前正中线旁开 0.5 寸处和胸部前正中线旁开 2 寸处，终止于锁骨下缘的俞府穴。

在腹腔内直行的经脉从肾向上通过肝脏和横膈进入肺脏，再向上沿着喉咙，止于舌根部。一条支脉从肺部分出，联络心脏，流注于胸中，与手厥阴心包经相连接。

足少阴肾经所联络的脏腑和组织包括：膀胱、肝、肺、心包、咽喉及舌等。在所有的经脉中，足少阴肾经与内脏的联系最为广泛，故肾为"五脏六腑之本"。

根据《灵枢·经脉》的论述，肾经的病变包括：饥饿不欲食，面色晦暗，咳唾有血，喘促，恐惧，心悸怔忡，口干舌燥，咽喉肿痛，心痛，黄疸，泄泻，腰骶部疼痛，痿证，手足冷，嗜睡，足底发热，疼痛等。

（二）肾的特性与少阴病的病变特点

肾为水火之脏，藏元阴而寓真阳，为先天之本、生命之根，主藏精、纳气、津液的气化等，开窍于耳及二阴。少阴肾脏的病变既可因为阳虚而出现寒化证，也可因为阴虚而出现热化证。但是无论寒化还是热化，少阴病都可出现水液代谢失调的疾患，以及二便失司，小便清长或不利，泄泻或便秘等。

肾具有恶寒、恶燥的生理特性，因此如果正气不足，肾阳虚衰，则太阳之邪最易直中少阴，即"实则太阳，虚则少阴"的疾病传变，因此少阴病的里证容易兼太阳表证。肾与心，一为手少阴，一为足少阴，具有阴阳水火的联系。如果阴阳水火的关系失调，心肾阳虚，则水气泛滥，心悸怔忡，但欲寐；心肾阴虚，则心中烦，不得卧。根据五行理论，肝为肾之子，又为心之母，心与肾通过肝脏相连接，所以如果肝郁气滞，阳气不伸，也可见到四逆之证。足少阴肾经与足太阳膀胱经具有经络表里的联系，肾与膀胱相连，少阴病也可见到热移膀胱的病变。

由于肾的经脉循喉咙，夹舌本，因此少阴病证还包括咽喉肿痛的病变，既可由肾的阴虚火旺所致，也可由寒热邪气客犯所引起。太阳病表证和外证鲜见咽喉疼痛的症状，这点与温病初起大多出现咽喉疼痛的症状有很大的不同，这是因为太阳疾病多伤于寒，而温病多伤于热的缘故；也与伤寒邪气首犯太阳，太阳经脉的循行路线沿头项而下，不经过咽喉部，而温邪上受，首先犯肺，与肺经连接咽喉的经络循行有关系。

二、少阴病的基本内容

（一）少阴病提纲

第 281 条： 少阴之为病，脉微细，但欲寐也。

【释义】本条提出脉微细，但欲寐为少阴病提纲。

肾位于下焦，为五脏六腑之根本，疾病发展到肾，一般多预示疾病发展到后期阶段，容易出现危重的证候。肾亦为阴阳之根本，所以少阴病具有阳虚和阴虚的寒化和热化证。

少阴病脉微细，微是阳虚，细是阴虚，说明少阴病可有阴阳两虚和寒化热化之证。一些《伤寒论》注家和教材将细脉解释为营血不足，实则少阴病较之营血不足更为严重，以元阴元阳的虚衰为主。脉细也可是阴寒内盛，小便频多，下利清谷，津亏液耗的结果。少阴病提纲的脉象为"微细"而非"细微"，说明少阴病在阴虚与阳虚之间，应当以阳虚为主，以阳虚为先，以阳虚为甚，这是由"寒为阴邪，易伤阳气"的致病特点所决定的。仲景十分注意症状和体征的先后顺序，如前述太阳病"发热，汗出，恶风"的症状顺序，以及本条脉"微细"，而非"细微"。"微"在"细"之前，提示少阴病以阳虚阴寒内盛的寒化证为主要病证特点。

病人但欲寐，这也是阳气不足的表现。《素问·生气通天论篇》说"阳气者，精则养神，柔则养筋"，说明阳气旺，精气足，则神清气爽，精神抖擞。若肾中元阳虚衰，神气得不到鼓动，则但欲寐。生活中见到老年人多寐，这也是肾中阳气虚弱的表现，其脉亦多微细。此但欲寐与大病初愈的嗜卧和阳明病高热神昏的嗜卧具有不同的病机，必须加以鉴别。

有关《伤寒论》中"嗜卧""欲寐"和"多眠睡"的条文请见表8-1。

表 8-1 《伤寒论》涉及"嗜卧""欲寐"的条文及其病机

序号	条文	病机
6	太阳病，发热而渴，不恶寒者，为温病。若发汗已，身灼热者，名风温。风温为病，脉阴阳俱浮，自汗出，身重，多眠睡，鼻息必鼾，语言难出。若被下者，小便不利，直视失溲。若被火者，微发黄色，剧则如惊痫，时瘛疭，若火熏之。一逆尚引日，再逆促命期。	邪热灼伤气津，意识昏蒙，神失所养。
37	太阳病，十日以去，脉浮细而嗜卧者，外已解也。设胸满胁痛者，与小柴胡汤；脉但浮者，与麻黄汤。	静养待正气来复。
231	阳明中风，脉弦浮大而短气，腹都满，胁下及心痛，久按之气不通，鼻干，不得汗，嗜卧，一身及目悉黄，小便难，有潮热，时时哕，耳前后肿，刺之小差。外不解，病过十日，脉续浮者，与小柴胡汤。	气机郁滞，湿困脾阳。
268	三阳合病，脉浮大，上关上，但欲眠睡，目合则汗。	热盛伤阴。
281	少阴之为病，脉微细，但欲寐也。	肾阳虚。
282	少阴病，欲吐不吐，心烦，但欲寐，五六日，自利而渴者，属少阴也。虚故引水自救。若小便色白者，少阴病形悉具。小便白者，以下焦虚有寒，不能制水，故令色白也。	肾阳虚。
300	少阴病，脉微细沉，但欲卧，汗出不烦，自欲吐，至五六日，自利，复烦躁不得卧寐者，死。	少阴虚寒。

（二）少阴病的基本病机

第 282 条：少阴病，欲吐不吐，心烦，但欲寐，五六日，自利而渴者，属少阴也。虚故引水自救。若小便色白者，少阴病形悉具。小便白者，以下焦虚有寒，不能制水，故令色白也。

【注释】

欲吐不吐：欲吐但无物可吐。

小便色白：色白与色黄相对，指小便清长。

下焦：指肾与膀胱。

第八章 辨少阴病脉证并治

【释义】本条提出少阴病下焦虚寒，自利而渴的病机和辨证。

少阴病肾阳虚衰，寒气上逆，影响胃气，故出现恶心欲吐的症状，但恶心欲吐并非是由于中焦脾胃不和所引起，其症状实为恶心而非呕吐，故仲景说"欲吐不吐"。病人虽然有心烦，但并无躁证，与三阳病中经常提到的"烦躁"不同。且病人喜卧，但欲寐，症状中处处显露出由于阳气不足，难以祛邪外出的乏力状态。到了五六日，由于肾阳虚加剧，肾阳不能温煦脾阳，所以出现脾气不升，反而下陷所致的下利；更由于肾阳虚不能蒸腾和气化津液，津液不能上承，所以导致口渴。自利而渴是少阴病与太阴病最大的区别，也是病在中焦或病在下焦的重要鉴别点。

病人肾阳虚衰，不能制水，所以出现小便清长色白，这是下焦虚寒的表现，所以仲景指出"少阴病形悉具"。"悉具"一词亦说明虚寒的严重程度。本条的口渴除了津液不能上承的原因之外，由于下利和小便清长，丢失津液，导致津液不足，也是口渴和脉微细的一个重要原因，所以仲景提出"虚故饮水自救"。此外，少阴病口渴与阳明病口渴的兼症完全不同。阳明病口渴，小便当色黄；而少阴病口渴，小便为色白。因此小便清长和小便色白是鉴别口渴属少阴还是阳明的关键症状。仲景解释这是"下焦虚有寒，不能制水"的缘故。

第283条：病人脉阴阳俱紧，反汗出者，亡阳也。此属少阴，法当咽痛，而复吐利。

【释义】本条辨少阴病亡阳和阴盛格阳的脉证。

少阴病的脉象当见微细，而本条病人的脉象在寸部和尺部都是紧脉。紧脉是太阳伤寒表实的脉象，如《伤寒论》第3条说："脉阴阳俱紧者，名曰伤寒。"倘若是伤寒表实证，还应该见到发热、恶寒、头痛、无汗等症状。而本条病人虽然脉紧，却反汗出，说明已经不属于太阳表实证，而是少阴里寒的表现。紧脉既主表寒，又主里寒，主里寒时脉多为沉紧。仲景在"汗出"的症状之前加一"反"字，说明此处的"汗出"是一个反常的症状。对于这类"反见证"，必须予以足够的重视。少阴里寒，按理不应当出汗，所以此番出汗，是少阴阴盛亡阳的表现，比少阴虚寒证更加严重，属于少阴证的危候，其出汗必为冷汗淋漓，兼四肢厥冷。由于足少阴肾经从咽喉经过，虚阳上越，还可见到喉咙疼痛。此"咽痛"与第317条"其人面色赤，或腹痛，或干呕，或咽痛，或利止脉不出者"的病机相同。病人"复吐利"，说明之前已有过吐利的症状，"复吐利"是疾病加重的标志。

本条仲景未出示具体的治法和方药，但大抵应当使用姜附桂和通脉四逆汤等方药回阳救逆，力挽狂澜。

（三）少阴病欲解时

第 291 条： 少阴病欲解时，从子至寅上。

【注释】从子至寅上：子时，夜半，晚上 11：00 到早晨 1：00。寅时，早晨 3：00 到 5：00。

【释义】本条提出少阴病的症状缓解时间为晚上 11：00 到早晨 5：00。

少阴病以肾阳不足，命门火衰为基本病机，以下利清谷，四肢厥冷，脉微细弱为症状特征。夜半子时，阴气尽，阳气复生，这有助于人体阳气的恢复，因此少阴疾病在从子时到寅时的这段时间里症状比较轻微。《素问·脏气法时论篇》曰"肾病者，夜半慧，四季甚，下晡静"，说明肾病在夜半的时候精神爽慧，症状最轻。"下晡"为日落之际，约在申酉两时的末尾，即申后五刻。人体受自然界的阴阳法则和宇宙规律影响，医者可以考虑在"从子至寅上"的这个时间段采取治疗措施，增强补肾的功效。如《素问·刺法论篇》说："肾有久病者，可以寅时面向南，净神不乱思，闭气不息七遍，以引颈咽气顺之，如咽甚硬物，如此七遍后，饵舌下津令无数。"其练功的时间正好与少阴病欲解时相合，俾其能更加有效地补益肾气。

（四）少阴病的治疗禁忌

第 285 条： 少阴病，脉细沉数，病为在里，不可发汗。

【释义】本条提出少阴病无论是寒化证还是热化证皆禁用汗法。

少阴病有寒化和热化之分，本条从脉象上看是少阴热化证。少阴之病，断不可发汗。仲景此番提不可发汗，推测病人有少阴里虚兼太阳的表证，医者欲让表证从汗而解。脉沉为里病，细数为阴虚的典型脉象。见此脉象，无论是否有表证，皆不可发汗，否则辛温之品会导致虚热更盛，汗出更加伤耗阴液，容易动血生风。有伤寒学家认为这是阳虚内寒，脉象沉细数无力。倘若如此，也应当温补肾阳，散寒救逆，发汗并非所宜。总之，少阴病元阴元阳已伤，经不起发汗，否则会导致亡阴和亡阳的危象。推而广之，少阴病禁汗、吐、下等攻伐治疗，以免犯"虚虚实实"之戒。

第286条：少阴病，脉微，不可发汗，亡阳故也。阳已虚，尺脉弱涩者，复不可下之。

【释义】本条提出少阴病阴阳两虚，不可采用汗下的攻伐治疗。

少阴病脉微，这是阳气虚的表现。阳气虚不可发汗，否则汗出会导致亡阳。阳气已虚，尺脉弱且涩，表明阴液也不足，因此也禁止泻下，此所谓"发汗伤阳，泻下伤阴"的缘故。

阳虚不可发汗，但绝不是说可以泻下；阴虚不可泻下，也绝不意味着可以发汗。少阴病属虚证，不可攻伐，汗吐下皆非所宜，否则会导致亡阴亡阳的危候。不过，任何事情都有例外，少阴病也有三急下症，这是在充分考量轻重缓急和疾病的主要矛盾之后所采取的权宜之计。即便是急下，也须中病即止，不可久攻。

三、少阴寒化证

（一）肾阳虚证

第323条：少阴病，脉沉者，急温之，宜四逆汤。

四逆汤方

甘草二两（炙）　干姜一两半　附子一枚（生用，去皮，破八片）

上三味，以水三升，煮取一升二合，去滓。分温再服。强人可大附子一枚，干姜三两。

【释义】本条提出少阴病脉沉阳微，应从速回阳救逆的治法与方药。

作为少阴病，除脉沉外，还应当见到微细的脉象和但欲寐、自利而渴等症状。仲景提出急温之，说明疾病发展到危重的阶段，必须尽快救治，以避免亡阳亡阴，危及生命，方用四逆汤温阳散寒，回阳救逆。

四逆汤方

甘草（炙）Radix Glycyrrhizae Praeparata ························· 15 克

干姜 Rhizoma Zingiberis Officinalis ························· 10 克

附子（生用，去皮，碎）Radix Aconiti Lateralis ············· 1/2 枚或 7.5 克

煎服方法：用 3 杯水，煎煮以上 3 味药物，直到剩下 1 杯多一点。过滤，分两次温服。体质强壮者可用大附子 1/2 枚，干姜 20 克。附子生用有大毒，须在医生的指导下使用。

四逆汤为甘草干姜汤和干姜附子汤的合方，是回阳救逆的代表方剂，治疗少阴病阳虚阴盛的四肢厥逆，所以方名"四逆汤"。生附子辛热有毒，为温补命门之火，散阴盛之寒的要药，是方中的君药。干姜辛热，助附子温中、下焦之阳气，散里寒，为方中的臣药。炙甘草补益中气，解附子的毒性，也能缓和附子和干姜的燥烈之性，为佐药。诸药合用，温心、脾、肾和命门的阳气，具有很强的回阳救逆的功效。因为四逆汤具有回阳救逆的功效，所以临床上可以用于急救，治疗亡阳的危重证候，故仲景提出"急温之"。《金匮要略·呕吐哕下利病脉证治第十七》亦有四逆汤，治疗虚寒呕吐和阴盛格阳的病证，症见"呕而脉弱，小便复利，身有微热"，其药物组成、剂量和煎煮方法与本方同。方后还有"见厥者，难治"的自注。

第 324 条：少阴病，饮食入口则吐，心中温温欲吐，复不能吐，始得之，手足寒，脉弦迟者，此胸中实，不可下也，当吐之。若膈上有寒饮，干呕者，不可吐也，急温之，宜四逆汤。

【注释】温温：温，通愠，怨恨恼怒的意思。《说文解字》曰："愠，怒也。"

【释义】本条提出少阴病阳虚寒饮与胸中寒实的鉴别和证治与方药。

少阴病出现食物入口即吐，这是胸中寒实与痰食相结的实证。由于阳气郁结，寒邪和痰湿阻滞，所以心中愠愠欲吐，却什么都吐不出来。由于胸阳被阻，膻中的阳气不能荣于四肢，所以手足寒冷。弦脉主痰食，迟脉为寒实，所以这是胸中的寒实证。胸中有寒实不可泻下，而应该因势利导，使用瓜蒂散一类的涌吐方剂，通过吐法来排除胸中的痰食和寒积。如果病人膈上有寒饮，出现干呕，这是脾肾阳虚，下焦虚寒，

不能化气行水布散津液，所以导致寒饮停留。有的伤寒注家认为膈上应为膈下，从饮停的角度来看区别不大，因为寒饮可以停留在上中下三焦的任何部位。尽管寒饮停留的部位可变，但脾肾阳虚的基本病机不变。正因为寒饮停于膈上，而证属脾肾阳虚，所以仲景才提出"不可吐也"。对于这类阳虚寒饮的少阴病证，必须温阳散寒，温化寒饮，俾阳气复则气化行，不逐饮而饮自去。

（二）真寒假热证

第317条：少阴病，下利清谷，里寒外热，手足厥逆，脉微欲绝，身反不恶寒，其人面赤色，或腹痛，或干呕，或咽痛，或利止脉不出者，通脉四逆汤主之。

通脉四逆汤方

甘草二两（炙） 附子大者一枚（生用，去皮，破八片） 干姜三两（强人可四两）

上三味，以水三升，煮取一升二合，去滓。分温再服。其脉即出者愈。面色赤者，加葱九茎；腹中痛者，去葱，加芍药二两；呕者，加生姜二两；咽痛者，去芍药，加桔梗一两；利止脉不出者，去桔梗，加人参二两；病皆与方相应者，乃服之。

【释义】本条讨论少阴病阴盛格阳的证治与方药。

少阴病具有脾肾阳虚的基本病机。脾阳虚不能运化水谷，则下利清谷。里寒外热是阴胜于内，格阳于外的表现。此处的"里寒"是真寒，而"外热"则是假热，所以本证实为一个真寒假热，阴盛格阳的病证。手足厥逆，脉微欲绝，是阳气衰竭到极点的危候。由于阳气浮越于外，所以身反不恶寒。其人面色赤，这是戴阳证。判断寒热的真假，一般假象多出现在肌表和四肢末端，因为四肢末端是手足阴阳经脉交会的地方。虚阳浮越的假象也常见于面部，因为头为诸阳之会，手三阳经与足三阳经脉交会于头面部，阳气浮越则颧红如妆。

本证也有或然证。如脾肾阳虚，肌肉失于温养则腹痛；阴寒犯胃，胃气不和则干呕；虚阳循肾之经脉上越则咽痛；阳气虚弱，阴血衰竭，故利虽止，而脉不出。此阴盛格阳，阳虚的程度比少阴病提纲更加严重，亦非四逆汤所能胜任，必须采用通脉四逆汤交通阴阳，回阳救逆。

通脉四逆汤方

甘草（炙）Radix Glycyrrhizae Praeparata ································· 15 克

附子（生，去皮，碎）Radix Aconiti Lateralis ················· 2/3 枚或 10 克

干姜（体质壮实者 30 克）Rhizoma Zingiberis Officinalis ············· 20 克

煎服方法：用 3 杯水，煎煮以上 3 味药物，直到剩下 1 杯多一点。过滤，分两次温服。脉象复还者预后良好。附子生用有大毒，须在医生的指导下使用。

加减：两颧潮红，加葱白（Bulbus Allii Fistulosi）5 根；腹中疼痛者，去葱白，加芍药（Radix Paeoniae）15 克；呕吐者，加生姜（Rhizoma Zingiberis Officinalis Recens）15 克；咽痛者，去芍药，加桔梗（Radix Platycodi）8 克；泄泻止仍无脉者，去桔梗，加人参（Radix Ginseng）15 克。方证相合，始可服用。

通脉四逆汤的药物组成与四逆汤完全相同，只是干姜加倍，附子的剂量也更大，以增强其温阳散寒，交通阴阳，回阳救逆的功效。其着眼点在于方中所说"其脉即出者愈"，所以方名为"通脉四逆汤"。

关于本方的加减，面色赤加葱白，因为葱白散寒通阳，用于阴寒内盛，格阳于上；腹痛加芍药，缓急止痛；干呕加生姜，取其和胃止呕之功；咽痛加桔梗，缘于桔梗利咽喉；下利不止而脉不出，加人参益气生津，固脱而复脉。有伤寒注家据此加减认为，通脉四逆汤原方中应当有人参。该方大辛大热，是回阳救逆和力挽狂澜的方药，不能轻易使用，必须方证相符才可用于急症，所以仲景曰："病皆与方相应者，乃服之。"

在"辨霍乱病脉证病治"篇中，有四逆加人参汤治疗霍乱亡阳脱液的危候，以及通脉四逆加猪胆汁汤治疗阳亡阴竭及阴阳格拒之证。这是因为霍乱病导致上吐下泻，挥霍缭乱，病情比伤寒疾病更加危重，所以必须在伤寒方的基础上增加药物进行治疗，才能收到更强的疗效。本方亦见于《金匮要略·呕吐哕下利病脉证治第十七》中，用治寒厥下利，阴盛格阳，症见"下利清谷，里寒外热，汗出而厥"，其组成、剂量和服法均与本方同。

第 314 条：少阴病，下利，白通汤主之。

白通汤方

葱白四茎　干姜一两　附子一枚（生用，去皮，破八片）

上三味，以水三升，煮取一升，去滓。分温再服。

【释义】本条提出真寒假热的戴阳证的证治与方药。

本条症状很少，如果单从少阴病下利看的话，这是脾肾阳虚，阴寒内盛，故下利清谷，可以使用四逆汤温阳散寒，回阳救逆。但是本方取名白通汤，用葱白而不是炙甘草，其功效和主治显然有异于四逆汤。证诸仲景在通脉四逆汤的或然证中说"其人面色赤者，加葱九茎"，加葱白的目的是通达阳气，散寒开窍，用以治疗真寒假热，虚阳上浮的症状。

白通汤方

葱白 Bulbus Allii Fistulosi ································· 2 茎或 8 克
干姜 Rhizoma Zingiberis Officinalis ············· 8 克
附子（生，去皮，碎）Radix Aconiti Lateralis ·········· 1/2 枚或 7.5 克

煎服方法：用 3 杯水煎煮以上 3 味药物，直到剩下 1 杯。过滤，分两次温服。附子生用有大毒，须在医生的指导下使用。

本方亦用葱白，说明本方当有面色赤的戴阳症状，以及阴盛于内的四肢厥逆、脉微细等。但本方中葱白只用 4 茎（通脉四逆汤中为 9 茎），干姜的用量仅占通脉四逆汤的三分之一，同时也减少了附子的用量，说明虽然通脉四逆汤和白通汤都可以治疗真寒假热的戴阳证，但通脉四逆汤是治疗戴阳重症，而白通汤用于治疗戴阳轻症，具有温阳散寒，交通上下的作用。

第 315 条：少阴病，下利，脉微者，与白通汤。利不止，厥逆无脉，干呕，烦者，白通加猪胆汁汤主之。服汤，脉暴出者死，微续者生。

白通加猪胆汁方

葱白四茎　干姜一两　附子一枚（生，去皮，破八片）　人尿五合
猪胆汁一合

上五味，以水三升，煮取一升，去滓，内胆汁、人尿，和令相得。分温再服，若无胆，亦可用。

【释义】本条提出阴盛戴阳，服热药发生呕吐格拒的证治及其预后。

少阴病，下利，脉微者，与白通汤。此段与上一条类似，唯一不同的是多一个脉微，这是少阴病的主脉。服药之后下利不止，四肢厥逆，

甚至脉象深伏不出，干呕而烦，这是阳药被阴盛之邪所格拒。气机逆乱导致脾气下陷，泻利不止；胃气上逆，故干呕不断。这并非药不对症，而是阴阳格拒，上下不通，需要将正治的方法变成从治，引阳入阴，交通上下。所以仲景仍然使用白通汤破阴会阳，宣通上下，但加入猪胆汁和人尿，用咸苦阴寒的猪胆汁和人尿引阳药进入体内，避免服温热药时发生呕吐的格拒现象，从而更好地发挥回阳救逆的功效。

白通加猪胆汁方

葱白 Bulbus Allii Fistulosi ······························ 2 茎或 8 克

干姜 Rhizoma Zingiberis Officinalis ····················· 8 克

附子（生，去皮，碎）Radix Aconiti Lateralis ·············· 1/2 枚或 7.5 克

人尿 Human Urine ·· 100 毫升

猪胆汁 Pig Bile ·· 20 毫升

煎服方法：用 3 杯水，煎煮葱白、干姜和附子，直到剩下 1 杯。过滤，然后加入胆汁、人尿，搅匀，分 2 次温服。若没有猪胆汁本方亦可使用。附子生用有大毒，须在医生的指导下使用。

如果服药之后，脉象陡然显现，暴露无遗，这是阴液枯竭，元气暴脱，阳虚无根的表现，病人很快会出现阴阳离决的危象，故属于死候。如果脉象缓慢但持续地显现，这说明真阴未尽，阳气渐复，预后较好。

本方为白通汤加猪胆汁和人尿。白通汤交通阴阳，回阳救逆。猪胆汁和人尿都属于生物体的排泄产物。胆汁苦寒，人尿咸寒，归心、肺、膀胱和肾经，能引阳入阴，减少或预防热药所引起的格拒症状。中医学将这种顺从疾病的症状表现所采取的治疗称为"从治"。同时又因其与正常的治疗方法不一样，所以也称"反治"或"反佐"。在猪苦胆和人尿之间，似乎人尿更加重要，盖因仲景曰"若无胆，亦可用"。

（三）肾阳虚水湿内停证

第 316 条：少阴病，二三日不已，至四五日，腹痛，小便不利，四肢沉重疼痛，自下利者，此为有水气。其人或咳，或小便利，或下利，或呕者，真武汤主之。

真武汤方

茯苓　芍药　生姜（切）各三两　白术二两　附子一枚（炮，去

皮，破八片）

上五味，以水八升，煮取三升，去滓。温服七合，日三服。若咳者，加五味子半升，细辛、干姜各一两；若小便利者，去茯苓；若下利者，去芍药，加干姜二两；若呕者，去附子，加生姜，足前成半斤。

【释义】本条提出少阴病阳虚水泛，三焦气水不利的证治与方药。

患少阴病二三日不愈，肾阳更加衰竭，阴寒更加严重。所以到了四五日，脾肾阳虚，筋脉失养，出现腹痛。这是虚寒性的腹痛，触诊应当喜温喜按。肾阳虚衰，膀胱气化失司则小便不利。小便不利的结果导致水湿内停，流溢四肢则出现四肢沉重。经脉受阻，气血运行不畅则肢体疼痛。脾肾虚寒，中气下陷则自下利。水湿内停，三焦气化失司，气水关系失调则出现多种或然证：如水停上焦，肺失肃降，则咳嗽；肾阳虚，不能固摄津液，则可能出现小便反利。其色必白，提示虚寒；水停下焦，水湿下注大肠，可使下利更甚；如果寒饮停于胃中，胃气不和，还可见呕吐。这些症状都是肾阳虚，水气内停所致，因此应当用真武汤温补肾阳，化气行水。

关于真武汤的方解已在第82条的太阳兼变证中讨论过，彼处使用真武汤治疗太阳病误汗伤阳，疾病沿表里经传变，导致少阴病肾阳虚，出现心悸，头目眩晕，筋肉跳动和昏昏欲倒的症状。而本条是脾肾阳虚，气化失司的水气泛滥，病机相同，则治法和方药亦相同。这两条可以结合起来研习，以加深对真武汤适应证的全面理解。

关于或然证的治疗，如有咳嗽，加干姜、细辛温肺散寒和五味子收敛肺气；小便利，则无需使用茯苓；如果下利，减去阴寒的芍药，加干姜温补脾肾阳气；水寒犯胃，胃气上逆，则加倍使用生姜，增强和胃降逆止呕的功效。原方有"去附子，加生姜"，恐怕有误，因为去附子之后本方恐怕就不能被称为真武汤了。

第305条：少阴病，身体痛，手足寒，骨节痛，脉沉者，附子汤主之。

附子汤方

附子二枚（炮，去皮，破八片）　茯苓三两　人参二两　白术四两　芍药三两

上五味，以水八升，煮取三升，去滓。温服一升，日三服。

【释义】本条讨论少阴寒化证寒湿阻络，身痛和骨节痛的证治与方药。

本条包含两组症状：手足寒和脉沉是少阴寒化证的表现。脉沉主里证，本条脉沉应当沉而微弱或微细，这是命门火衰，阳气不足，鼓动乏力的表现。阳气虚弱，不能温养四肢，故手足寒冷。这是本条的主证和本证。第二组症状是身体痛、骨节痛。如果单看这两个症状，第35条太阳伤寒也有这些症状，为寒邪侵犯太阳经脉，经气运行不畅所致，是麻黄汤的主证。但是本条的身体痛和骨节痛是寒湿留着于肌肉筋骨之间所引起。本条与第35条之间存在外寒和内寒的区别。它们属于本条的副证和标证，治疗当用附子汤温经散寒，除湿止痛。

<h3 style="text-align:center">附子汤方</h3>

附子（炮，去皮，碎）Radix Aconiti Praeparata ············· 2/3 枚或 10 克
茯苓 Sclerotium Poriae Cocos ···································· 15 克
人参 Radix Ginseng ·· 10 克
白术 Rhizoma Artractylodis Macrocephalae ················· 20 克
芍药 Radix Paeoniae ·· 15 克

煎服方法：用 8 杯水，煎煮以上 5 味药物，直到剩下 3 杯。过滤，温服 1 杯，日 3 次。附子有毒，须在医生的指导下使用。

附子汤使用两枚附子温补肾阳，祛散寒邪，通经止痛，为本方的君药。人参大补元气，助附子以壮元阳，是方中的臣药。白术健脾燥湿，补中益气；茯苓健脾除湿，淡渗利水；芍药和营血，通血痹，三者相合，除湿和营通络，共为佐药。后世的参附汤就是从本方衍化而来的。

附子汤与真武汤相比，在药物上只有一味之差，但两方在主治和功效上有较大的差异，请见表8-2。

表 8-2 附子汤与真武汤的比较

类别	真武汤	附子汤
病因	水气泛滥。水气重。	寒湿凝聚。寒湿重。
病机	肾阳虚，阴寒内盛，水湿内停。	肾阳虚，阴寒内盛，寒湿凝聚。
病位	病变范围广，病变部位深，累及三焦，头面五官以及内脏。	病变范围较局限，病变部位浅，主要累及身体的关节和肌肉。

类别	真武汤	附子汤
症状	腹痛，小便不利，四肢沉重疼痛，自下利，或咳，或小便利，或下利，或呕者。	少阴病，身体痛，手足寒，骨节痛，脉沉者。
治疗	温阳散寒，化气行水，健脾补肾。利水消肿的功效强。	温肾阳，补命门之火，散寒除湿，温经止痛。温阳散寒力强。
药物	附子一枚，茯苓、芍药、生姜各三两，白术二两。	附子两枚，茯苓、芍药各三两，白术四两，人参二两。
药性	温补脾肾的作用弱于附子汤，但化气行水，消散水气的作用强。	温补脾肾，温通经脉，散寒止痛强于真武汤，利水气的作用稍弱。

《伤寒论》中的许多处方都有人参、白术、茯苓、甘草和一些温药，它们具有温补脾胃，温肾壮阳，健脾除湿，化气利水等功效，如附子汤、理中汤等。但是将这四味药物合在一起，组成一个新的处方，即四君子汤，是在《伤寒杂病论》问世几百年之后的事情。四君子汤首见于宋代《太平惠民和剂局方》（公元1085年）一书中。之所以称为"四君子汤"，是因为方中的四味药物皆具有补益的作用，且药性温良平和。受《伤寒论》制方理论的启发，笔者创制"新加四君子汤"应用于临床，收效甚佳。请见表8-3。

表 8-3　传承张仲景的制方理论创立新加四君子汤

方剂名称	来源	药物组成
桂枝去桂加茯苓白术汤	第 28 条	芍药，甘草，生姜，白术，茯苓，大枣。
桂枝人参汤	第 163 条	桂枝，甘草，白术，人参，干姜。
茯苓桂枝白术甘草汤	第 67 条	茯苓，桂枝，白术，甘草。
附子汤	第 305 条	附子，茯苓，人参，白术，芍药。
真武汤	第 316 条	茯苓，芍药，生姜，白术，附子。
理中汤	第 386 条	人参，干姜，甘草，白术。

方剂名称	来源	药物组成
四君子汤	《太平惠民和剂局方》公元 1085 年	人参，白术，茯苓，甘草。
新加四君子汤	本书作者	人参，白术，芍药，茯苓，甘草。

在分析张仲景的制方理论和用药经验的基础上，尤其是受到仲景在"小建中汤"中重用芍药温中补虚，和里缓急，健脾益胃的启发，笔者在临床上创制"新加四君子汤"，即四君子汤加芍药，使处方发挥比原方更好的疗效。白芍酸苦，微寒，归肝、脾经，具有养血敛阴，柔肝止痛，平抑肝阳和调和营卫的作用。芍药虽然属于阴药，但也有益气健脾的功效，如《神农本草经》说芍药："主邪气腹痛……止痛，利小便，益气。"金代张元素《珍珠囊》曰：白芍"泻肝补脾胃……其用有六：安脾经，一也；治腹痛，二也；收胃气，三也；止泻痢，四也；和血脉，五也；固腠理，六也。"清代汪昂在《本草备要》中提出白芍"补血，泻肝，益脾"。笔者认为四君子汤加芍药，可以补脾胃之气，滋脾胃之阴，柔肝缓急，预防肝木过旺，克伐脾土。

另外，在白术、炙甘草、人参等温性的药物当中加入微寒的芍药，也有助于平衡阴阳，体现出吴鞠通在《温病条辨》中提出的"治中焦如衡（非平不安）"的用药原则。笔者在近四十年的临床治疗用药中，凡需要使用四君子汤的时候，都在四君子汤中加入芍药，取得非常好的临床治疗效果。

再来看看另一个在临床上经常使用的处方"四物汤"。虽然该方也首载于《太平惠民和剂局方》，但是在张仲景的《金匮要略》中已经具有四物汤方的雏形。比如当归散和当归芍药散便已然包含四物汤中的三味药物。《金匮要略·妇人妊娠病脉证并治第二十》治疗妇人崩漏、胞阻及胎动不安的"芎归胶艾汤"则包含四物汤的所有四味药物。值得注意的是，当归散和当归芍药散都有白术。在当归散中白术用于安胎，而在当归芍药散中，白术的功效是健脾除湿，协助茯苓和泽泻利水消肿。关于上述各方的组成和功效，请见表 8-4。

表 8-4　传承张仲景的制方理论创立新加四物汤

方剂名	来源	组成	功效
当归散	《金匮要略》	当归, 芍药, 川芎, 白术, 黄芩。	养血安胎, 主治孕妇血少有热, 胎动不安及腰腹疼痛。
当归芍药散	《金匮要略》	当归, 芍药, 川芎, 白术, 茯苓, 泽泻。	养血调肝, 健脾利湿, 主治孕期水肿。
芎归胶艾汤	《金匮要略》	当归, 芍药, 川芎, 干地黄, 阿胶, 艾叶, 甘草。	养血止血, 调经安胎。主治月经不调、崩漏。
四物汤	《太平惠民和剂局方》	当归, 熟地黄, 芍药, 川芎。	养血补血, 活血调经, 兼润肤养颜。
新加四物汤	本书作者	当归, 熟地黄, 芍药, 川芎, 白术。	补养营血, 健脾益气, 补充化源, 燥湿利水, 预防滋腻之品碍湿生痰。

　　根据张仲景的制方理论和笔者长期的临床实践, 四物汤加白术能增强补血的功效, 同时生血不碍湿。首先, 脾胃为气血生化之源, 补血必先健脾, 白术健脾益气, 使气血生化有源。其次熟地黄养血滋阴, 补精益髓, 但其性黏腻, 有碍脾胃的运化, 凡气滞痰多, 脘腹胀满, 食少便溏者忌服。笔者在临床上也经常见到血虚气弱的病人在服用四物汤原方之后出现食欲减退、腹胀, 甚至泄泻的症状。临床上在使用的时候虽然可将熟地黄换成生地黄, 但养血补血的临床疗效受到一定的影响。如果在四物汤中加入白术燥湿健脾, 促进脾胃的运化功能, 则熟地黄滋腻的副作用会得到有效的制约, 使用中不会有后顾之忧。在《金匮要略》中与四物汤的组成相类似的当归散和当归芍药散也有白术, 尽管在两方中白术用于安胎和除湿, 但都与健脾有关。综上原因, 新加四物汤在四物汤原方的基础上加入白术, 既补益气血生化之源, 同时也避免四物汤的滋腻碍湿的副作用, 可谓一举两得, 从而传承和发扬仲景的制方理论。

　　在中药上千年的应用历史中, 唐宋之前的传统处方大多含有温热的药物, 药性偏温、偏燥、偏热, 后世医家们将《伤寒论》《金匮要略》经方里的热性药物删去, 使整个处方的药性更加温和平顺, 成为我们今

天经常使用的一些方剂，如前面讨论的四君子汤、四物汤，以及六味地
黄汤（出自宋代钱乙《小儿药证直诀》，即金匮肾气丸去桂附）、济生肾
气丸，等等。由此可见，《伤寒论》和《金匮要略》中的经方的确可以
称为"方剂之鼻祖"，这对我们今天学习《伤寒论》，活用、妙用经方，
掌握组方用药的技巧，提高方剂加减化裁的能力，增强经方的治疗效果
具有重要的指导意义。

（四）肾阳虚呕利证

第309条：少阴病，吐利，手足逆冷，烦躁欲死者，吴茱萸汤
主之。

【释义】本条提出少阴病吐利烦躁，正邪剧争的证治与方药。

少阴病出现呕吐、下利和手足厥冷的症状，这是脾肾阳虚，阴寒内
盛的表现。既为少阴病，病机、症状亦吻合，为何不使用四逆汤治疗，
而要采用吴茱萸汤治疗呢？关键在于"烦燥欲死"之症。该症状提示虽
然脾肾阳虚严重，阴寒内盛，但正气尚能与之进行抗争，故烦躁至极，
应当用吴茱萸汤温胃散寒，降逆止呕。以方测证，本条少阴病当以呕
吐、烦躁为主，与四逆汤证以下利、手足厥冷为主证有显著的不同。

张仲景在阳明病、少阴病和厥阴病中都分别使用了吴茱萸汤，其
主证均为呕吐。阳明病胃中虚寒，食谷欲呕；厥阴病干呕，吐涎沫；本
条少阴病，吐利，手足逆冷，烦躁欲死，虽然症状有所不同，但病机一
致，所以治疗也相同。这充分体现了异病同治的临床治疗特点。关于吴
茱萸汤的方解，请参见第243条。

第306条：少阴病，下利，便脓血者，桃花汤主之。

桃花汤方

赤石脂一斤（一半全用，一半筛末） 干姜一两 粳米一斤

上三味，以水七升，煮米令熟。去滓。温服七合，内赤石脂末方寸
匕，日三服。若一服愈，余勿服。

【释义】本条提出少阴病虚寒下利滑脱，便脓血的证治与方药。

一般而言，下利便脓血多责之于湿热，而本条的下利便脓血是脾肾
阳虚，大肠滑脱所引起。肾司前后二阴，大小便均归肾所主，所以临床
上大小便病证中辨属虚证的多采用温肾补肾的方法治疗，如五更泻等。

本条既然是肾阳虚的虚寒滑脱，还应当见到四肢厥冷、脉沉微细、口中和等症状，治疗当用桃花汤温中、涩肠、固脱。

桃花汤方

赤石脂（一半与他药煎煮，一半碾末）Halloysitum Rubrum⋯⋯⋯ 40 克

干姜 Rhizoma Zingiberis Officinalis ⋯⋯⋯⋯⋯⋯⋯⋯⋯⋯ 5 克

粳米 Semen Oryzae Nongglutinosae ⋯⋯⋯⋯⋯⋯⋯⋯⋯⋯ 80 克

煎服方法：用 7 杯水，煎煮以上 3 味药物，直到粳米熟为度。过滤，温服 2/3 杯，服前加 2 克赤石脂（Halloysitum Rubrum）粉末，日 3 次。服药后如果症状消除，不必尽剂。

本方药味虽简，但功效卓著。赤石脂甘温，酸涩，能够涩肠止泻，同时还有止血的功效，是本方的君药。干姜温阳散寒，辅助赤石脂治疗泻利日久，滑脱不禁，是方中的臣药。粳米补益中气，健脾养胃，是方中的佐使之药。三药合用，治疗虚寒下痢，便脓血不止。本方的煎服方法十分特别。一半的赤石脂与其他的药物一起煎煮，另外一半磨粉备用。每次以少量赤石脂粉末冲服熬好的药液，让赤石脂粉直接进入肠道，附着于大肠的内壁，类似于我们今天使用的附着剂，发挥更强的收敛止泻的作用。这反映出古人非常高超的用药技巧，是智慧和经验的结晶。

桃花汤亦见于《金匮要略·呕吐哕下利病脉证治第十七》，用于治疗虚寒下利，便脓血的病证。彼方中粳米的用量为一升。按粳米一升大约为 175 克，小于本方"粳米一斤"的用量。同一味药，《伤寒论》使用重量单位，而《金匮要略》使用容量单位，导致实际剂量的不同。他如半夏泻心汤中的半夏也存在类似的情况，疑为抄写错误。本方首味药物赤石脂使用"斤"的重量单位，粳米亦采用同样的重量单位，都为"一斤"，更加合乎逻辑和情理。

关于阳虚内寒引起的下利及其治疗，不外以下几种：中焦脾阳虚，中气下陷所致的下利，使用理中汤；下焦肾阳虚引起的下利，使用四逆汤；如果是肾阳虚，下利便脓血，滑脱不禁的下利，则使用桃花汤。

本方称为"桃花汤"是因为赤石脂煎煮之后药液颜色鲜红，好似桃花的颜色，故而得名。也有《伤寒论》注家认为，桃花汤并非是以赤石脂煎煮后的汤药颜色来命名，而是因为肾阳虚病人使用，好比在寒冷的

山谷中，看到桃花盛开的春暖之色，形容桃花汤的温补收敛之性，可作参考。桃花汤用于虚寒性的下利滑脱，有无便脓血皆可使用，但对于湿热及余邪未尽的，切勿使用，以免导致邪气羁留。

关于湿热引起的下利便脓血和脾肾阳虚所致的下利便脓血的区别，请见表8-5。

表8-5　湿热下注和脾肾阳虚所致便脓血的区别

类别	湿热下注的便脓血	脾肾阳虚的便脓血
病因	湿热邪气内陷。	脾肾阳虚，脾失健运，肾失摄纳。
部位	大肠	脾、肾、大肠。
下利	黏滞秽浊，暴注下迫。	下利清谷，水样便，夹杂不消化物。
里急后重	里急后重，肛门灼热。	没有里急后重，亦无肛门灼热。
大便失禁	总有未解完的感觉。	倾泻而下，甚或失禁。
便血	量大，鲜红色，伴脓性分泌物。	量少，深红色，少脓。
疼痛	急性腹痛，拒按，腹部紧张痉挛，泻下后缓解，疼痛明显。	慢性腹痛，时痛时止，喜温喜按，疼痛不明显。
口渴	常有口渴。	口淡无味，口不渴或渴不喜饮。
舌象	舌质红，苔黄腻而厚。	舌质淡白，有齿痕，苔白滑。
脉象	滑数脉。	脉沉微而细。
治疗	清热利湿，凉血止利。	温补脾肾，固涩止泻。
方药	葛根黄芩黄连汤、白头翁汤等。	桃花汤

第307条：少阴病，二三日至四五日，腹痛，小便不利，下利不止，便脓血者，桃花汤主之。

【释义】本条承接第306条，补充腹痛，小便不利等桃花汤的主治病证。

少阴病，从二三日到四五日，肾阳虚衰，阴寒内盛，筋脉失养，故腹痛。这种虚寒性的腹痛与少阴病其他条文中提到的腹痛具有同样的症状特点，都是腹中隐隐作痛，喜温喜按。此处的小便不利，既可以是肾阳虚，膀胱气化不利引起，也可以是因为下利不止，耗伤阴液所致。从条文分析，后者的可能性更大。此处的便脓血也无里急后重，相反有滑脱不禁之势，所以应当使用桃花汤温中涩肠，固脱止泻。

（五）少阴病的针灸治疗

第304条：少阴病，得之一二日，口中和，其背恶寒者，当灸之，附子汤主之。

【注释】口中和：指口中不苦、不燥、不渴，无异常感觉。

【释义】本条提出阳虚寒湿的症状特点和艾灸及药物治疗。

少阴病，得之一二日，出现口中和，即口淡的感觉。这是脾肾阳虚，寒湿内盛的表现，因为脾喜燥恶湿，寒湿之邪易犯脾土。脾开窍于口，脾经连舌本，散舌下，所以寒湿内困，病人常出现口淡无味的症状。背部为阳腑，是督脉循行所过的部位。督脉总督诸阳，为阳经之海，所以阳虚寒湿凝滞，督脉最先受到影响，病人常常感到背部寒冷。此处的恶寒实则是畏寒，得衣被或近火热而缓解。如果是足少阴肾阳虚弱，命门火衰，病人出现寒冷的部位常常是腰背部，尤其是督脉的命门穴周围。如果是手少阴心阳虚，则寒冷的部位多出现在两肩胛之间、督脉经上至阳穴的部位。本条背部恶寒的症状也应当和第305条的身体痛结合起来分析。

仲景提出使用灸法温阳散寒。这是仲景在《伤寒论》中首次提出使用灸法治疗。在"辨太阳病变证、坏病和夹杂证脉证并治"一章中有很多因为使用火疗不当造成变证的病例，所以仲景对火疗的应用格外小心。少阴病脾肾阳虚，故仲景提出使用灸法温阳散寒。但仲景并没有提出施灸的部位，有的伤寒注家认为可灸气海、关元，温补元阳。其实也可直接在感觉寒冷的病变部位施灸，如腰背寒冷灸命门、腰阳关以及肾俞穴，背心寒冷灸至阳、心俞穴等。在局部阿是穴施灸，效果更加直接和快捷，尤其是在病情比较紧急的时候。在施灸的同时服用附子汤温阳通经，散寒除湿，这是仲景灸药结合、内外并治的又一范例。

第169条中有"伤寒无大热，口燥渴，心烦，背微恶寒者，白虎加人参汤主之"，与本条存在着寒热虚实的不同。阳明病的"口燥渴，心烦"是实热的表现，而本证的"口中和"是寒湿困脾的症状，两者在病机上具有天壤之别。阳明病是"背微恶寒"，而本条是"其背恶寒"，二者也存在程度上的差异。阳明病"背微恶寒"是汗后恶风的表现，本条的"恶寒"实为"畏寒"。临床上医者询问病人口苦、口燥或口中和等自觉症状，及背部恶寒的程度，对于诊断和鉴别诊断具有重要的意义。

第 308 条：少阴病，下利，便脓血者，可刺。

【释义】本条提出少阴病下利便脓血，可采用针刺治疗。

前一条，即第 307 条提出对于脾肾阳虚，滑脱不禁，固摄无权的虚寒性腹泻，应当使用桃花汤温涩固脱。本条更像是对上一条的补充说明，即除了药物之外针刺方法也可以治疗下利便脓血。仲景没有提出具体的穴位，一些穴位如长强、百会、承山、气海、关元，以及靠近肛周的穴位如会阳等都具有治疗泄泻滑脱不禁的功效。

也有《伤寒论》注家认为，针刺的作用是泄热，因此本条的下利便脓血应该属于热证和实证。其实针刺具有补虚泻实的双向调节作用，无论虚实皆可应用针刺治疗，施以不同手法达到治疗目的。临床上应根据舌脉和其他相关的症状进行辨证，然后选择对应的针刺补泻手法。

第 292 条：少阴病，吐，利，手足不逆冷，反发热者，不死。脉不至者，灸少阴七壮。

【注释】

灸少阴：在足少阴肾经上选穴施灸，如涌泉、太溪等穴。

七壮：艾灸一炷为一壮。七为阳数，灸七个艾炷可增强温阳、补阳和壮阳的功效。

【释义】本条提出少阴病阳气来复的预后和灸法治疗。

少阴病的呕吐下利是脾肾阳虚，阴寒内盛的表现。有阳气则生，无阳气则死，此时阳气的多寡是判断少阴病预后的重要标志。如果手足不逆冷，反而发热，这是阳气来复的表现。四肢为诸阳之本，阳气来复，则气血通畅，手足温暖，预后良好，所以仲景言"不死"。不过这里的"手足不逆冷，反发热"的症状一定要和阴寒内盛，格阳于外的真寒假热证进行鉴别。如何能够鉴别出这是阳气来复，而不是真寒假热呢？《伤寒论》第 11 条提供了答案："病人身大热，反欲得近衣者，热在皮肤，寒在骨髓也；身大寒，反不欲近衣者，寒在皮肤，热在骨髓也。"此外，假热的症状多从头面、皮肤和四肢末端表现出来，真寒的症状和体征集中在躯干、排泄物以及舌脉等，从不同的部位进行四诊的信息收集，有助于在临床上分辨症状的真假。

本条的"脉不至"不是阴阳离决的征象，而是因为吐利耗伤阴津与阳气，脉气一时不相接续所致，应当采用灸法，温通肾脉，益火之源，使阳气通则脉自复。仲景提出灸少阴，但未提出具体的穴位，有的医家提出灸涌泉、太溪、复溜等穴位。如果脉不至是因为脉气一时不相接续，也可以灸手少阴心经的通里和手厥阴心包经的内关穴，以助阳复脉。至于七壮之数，七为单数属阳，为阳之初生，七壮之灸，含温补肾阳之意，此处可理解为反复和多次施灸，不必拘泥于具体的施灸次数。

第 325 条： 少阴病，下利，脉微涩，呕而汗出，必数更衣，反少者，当温其上，灸之。

【注释】

数更衣，反少者：如厕次数多，大便量反少。

温其上：灸身体上部的穴位，常选的穴位如头顶百会穴。

【释义】本条提出少阴病阳虚气陷的症状特点和灸法治疗。

下利是少阴病的主证，是脾肾阳虚，运化失常，中气下陷的表现；脉微属阳虚，脉涩是津液和阴血不足的征候；呕是胃中有寒，胃气上逆的表现；汗出是阳气不足，表卫不固所致。由于阳气下陷，所以如厕的次数多，但因为胃中有寒，阴血不足，其量反少。在药物治疗上需要考虑的因素较多，如果升阳举陷，会导致呕吐更甚；如果降逆止呕，会使下利更加频繁；温阳太过又会损伤阴血和津液，可见采用药物治疗会有很多顾忌。纵观全局，本证以阳虚气陷为主，故仲景建议使用灸法温其上，从而避免中药可能带来的各种弊端。仲景未提具体的穴位，清代医家喻嘉言等大部分医家提出灸头顶百会升阳举陷，这是缘于对仲景"当温其上"的"上"代表身体上部的理解。"当温其上"的"上"字也可指足少阴肾经经脉上的穴位，如太溪、复溜等。当然，灸气海、关元以及命门也具有温肾壮阳，益气固脱的作用，不必拘泥。

以上 292、304 和 325 条提出使用灸法治疗少阴病"背恶寒""脉不至"以及阳虚气陷频频下利的病证，一方面说明灸法确实有较好的温阳效果，且简便快捷；另一方面也说明张仲景并未排斥火疗、温针及灸法等治疗手段，而是有是证而用是法，只要在辨证准确的前提下，对治疗有利的各种内、外治疗方法皆可使用。

（六）少阴寒化证的预后

第287条：少阴病，脉紧，至七八日，自下利，脉暴微，手足反温，脉紧反去者，为欲解也。虽烦，下利必自愈。

【注释】脉暴微：脉象突然间转为微弱。

【释义】本条提出少阴病寒去阳回，正胜邪退的脉证及预后。

紧脉主寒。少阴病见紧脉，这是寒甚的表现。到了七八日，紧脉消失，说明寒甚的情况有所改观。病人下利，这是脾肾阳虚，阴寒内盛的表现。脉象突然变得微弱无力，似乎预示症状加重，但病人手足温暖，是阳气回复的表现。心烦也是正邪斗争，正胜邪退的征兆。所以当出现"手足反温，紧脉反去"的时候，仲景判断"为欲解"；仲景更进一步根据"心烦"的症状确定"下利必自愈"，因为"烦"属阳证。本条中"手足反温""脉紧反去"和"虽烦"等脉证是仲景做出寒去阳回判断的关键症状。这两个"反见症"，道出了疾病不循常规继续发展和恶化的趋势，所以是阳气回复的表现，说明疾病获得转机，出现缓解并有望自愈。

这段条文提出脉证合参是判断疾病预后的重要依据，同时也寓示：观察和掌握临床上那些反常的症状可以帮助医者准确判断正邪斗争和消长的态势，以便决定治疗的手段。《伤寒论》中的"未见证"和"反见证"都具有超乎一般症状和体征的重要意义和特殊的诊断价值，必须特别留意。

第288条：少阴病，下利。若利自止，恶寒而蜷卧，手足温者，可治。

【释义】此条提出少阴病下利止，手足温者预后良好。

少阴病脾肾阳虚，阴寒内盛，故下利。病人还可出现腹部冷痛，时作时止，喜温喜按等症状。由于阴寒内盛，故病人恶寒，蜷卧，这是寒主收引的结果。这符合少阴寒化证的主要特征。此时如果下利止，提示疾病有向好的方向和坏的方向发展的两种可能性。从好的方面看，病人下利止，虽然神情疲惫，恶寒而蜷卧，但阳气来复，气化恢复正常，精和气血津液得以化生，身体逐渐回到阴平阳秘的正常状态。坏的结果是：如果利止，但手足仍然厥逆冰冷，这是阴精耗竭的征兆，提示疾病向坏的方向发展，病人很快会出现阴阳离决的危象。手足温暖也有两种可能性，一种可能性是病人手足温属于假象，即真寒假热证，这是疾病进一步恶化的标志。如果排除了真寒假热的情况，那么手足温预示阳气回复。即使病人有恶寒而蜷卧，但阳复阴退，其总体预后良好。此时可以考虑使用四逆汤或白通汤温阳散寒，回阳救逆。

本条对临床辨证、诊断和判断预后启发良多。首先临床上可以根据病人眠卧的姿势辨寒热虚实：如果病人仰卧，四肢分开，手足松弛，这种姿势代表热证。相反如果病人蜷卧收腹，手足敛缩，抱成团状，这是寒证无疑。其次，手足的温暖或厥冷可以协助判断少阴病的预后。从第287条、292条以及本条，我们都可以看出，凡是手足温者，预后大多良好。而第295、296和298条中出现手足逆冷，或四肢逆冷者，预后大都不好。这正应了厥阴病第368条所说："手足温者生，脉不还者死。"再者，本条给后学留下逻辑思维的空间，因为诊断和辨证是一个层层深入、剥茧抽丝的过程，具有很强的逻辑性。以本条为例，下利止似乎是一个好的征兆，但其实有好有坏，必须根据手足温暖或是手足寒冷来确定；进一步说，手足温暖既可是假象，也可以是真象，假象是疾病恶化的标志，真象是阳气来复的表现。可见，临床上每一步的判断都必须依靠相关的症状、体征和脉象来支持。医者必须运用逻辑思维，才有可能最终得出正确的诊断。辨证施治是《伤寒论》的精髓，辨证的过程就是一个逻辑思维和推理的过程，医者根据临床提供的症状和体征，做出合乎逻辑的诊断。从这个层面来说，张仲景不愧是中医"循证医学"的奠基人。

第289条：少阴病，恶寒而蜷，时自烦，欲去衣被者，可治。

【释义】本条根据少阴病"时自烦，欲去衣被"判断阳气来复，预后良好。

少阴病脾肾阳虚，阴寒内盛，所以有恶寒、蜷缩而卧的症状。如果出现时自烦，这是正邪交争，正胜邪退的表现。如果欲去衣被，这是阳气来复的佳兆，预示病人具有治疗的前景和痊愈的可能。

关于"欲去衣被"的症状，我们必须结合《伤寒论》第11条，判断此时"欲去衣被"的症状反映的是疾病的真象还是假象："病人身大热，反欲得近衣者，热在皮肤，寒在骨髓也；身大寒，反不欲近衣者，寒在皮肤，热在骨髓也。"本条少阴病恶寒而蜷，欲去衣被，提示真热，为阳气来复。"烦"为阳证，进一步佐证阳气来复的判断。

除"自烦"外，第288条"下利止""手足温"等也被视作阳气来复的征兆，医者必须充分利用现有的症状、体征和舌脉等进行综合分析，才可能得出正确的判断。

第290条：少阴中风，脉阳微阴浮者，为欲愈。

【释义】本条通过脉象阳微阴浮推断少阴病预后良好。

本条的阳微阴浮是指寸脉微而尺脉浮。当风邪侵犯少阴时，寸脉应当为浮脉，因为浮脉主表。如果此时在寸部出现微脉，提示病邪已衰，正气也不足。反过来，少阴病尺部应当出现微脉，如果反见浮脉，即阳脉，这是阳气来复的征兆。根据《伤寒论·平脉法第二》"凡阴病见阳脉者生，阳病见阴脉者死"的疾病预测规律，疾病有向愈的可能。

第295条：少阴病，恶寒，身蜷而利，手足逆冷者，不治。

【释义】本条提出少阴病纯阴无阳的危候。

本条应该和第288条对照起来分析。两条都有下利、恶寒、蜷缩而卧等症，提示脾肾阳虚，阴寒内盛。但是第288条下利自止，且手足温暖，这是阳气来复的征兆，所以尽管病人仍然还有阳虚的症状，但预后良好。而本条除了"下利，恶寒，身蜷"的共同症状和体征外，病人下利未止，说明阴寒内盛的病机依然存在。更重要的是，病人手足逆冷，这是阳气衰败，纯阴无阳的表现。四肢是诸阳之本，为脾胃所主，所以"手足逆冷"提示阳气衰竭，胃气消亡，因此预后不佳。

仲景说"不治"，这是一个相对的概念。少阴病代表疾病发展到危重的阶段，而且正气受损，阴阳俱虚，病情瞬息万变，面临着恶化的危险。但不应当理解为病人必死无疑，只是说明治疗难度大。如果积极地施救，及时使用四逆汤、参附汤、白通汤或通脉四逆汤等，或可力挽狂澜，回阳救逆，挽救病人的性命于万一。

第296条：少阴病，吐，利，躁烦，四逆者，死。

【释义】本条提出少阴病阴盛阳衰的危候。

如果将此条与第309条对比起来看，便可知道本条预后不佳的原因。第309条是"少阴病，吐利，手足逆冷，烦躁欲死者，吴茱萸汤主之"。"烦躁"是一个寻常和普通的症状，常见于许多疾病中，尤其是实热证和情志一类的疾病。它与其他症状没有主次和轻重的区别。第309条虽言"烦躁欲死"，但"欲死"与本条的"死"候有天壤之别。当"躁烦"出现在《伤寒论》条文中的时候，大多传达一个递进或转折的意思，预示疾病加重或发生传变。如第四条讨论太阳病的传变，"颇欲吐，若躁烦，脉数急，为传也"，说明伤寒疾病已经发生由太阳经到少阴经的表里经传变。第110条，"胃中水竭，躁烦，必发谵语"，这是根据"躁烦"的症状判断"必发谵语"。第269条也是这样："其人躁烦者，此为阳去入阴故也。"本条更将"躁烦"作为判断少阴病预后不佳的指标性症状。

　　本条的另一个症状"四逆"，与前面许多条文中出现的"手足厥冷"或"手足逆冷"也不一样。"手足厥冷"或"手足逆冷"，其症状仅仅局限于腕关节和踝关节以下的手和足，范围较局限，而本条的症状是"四肢逆冷"，其部位从手足扩展到四肢，部位更加广泛，这提示诸阳皆尽，寒凝经脉，气血闭阻不通的危证，所以其预后很差。必须立即采用灸法急救其阳，温通经脉，并服用四逆汤、白通汤或参附汤等回阳救逆，转危为安。

　　第 297 条：少阴病，下利止而头眩，时时自冒者，死。

　　【释义】本条提出阴竭于下，阳脱于上的少阴病危候。

　　将本条与第288条相比较，两条都有"下利止"，但是预后却迥然不同。这是因为两条的病机非常不一样：第288条下利自止，手足温，阳气来复，恶寒和蜷卧的症状很快随着回阳救逆的治疗而好转，所以预后良好。但本条的病人有头晕、眼前发黑和一阵阵昏眩的症状，这是阳脱于上的表现。因此，反推本证中的"下利止"是阴精衰竭的征兆。阴竭于下，阳脱于上，阴阳离决，精神乃绝，所以本证属于少阴病的危候。

　　真寒假热也是少阴病的危候之一，它与阳气虚脱的亡阳在病因、病机和症状表现上不一样，亡阳比真寒假热更加严重。关于真寒假热与亡阳的区别，请见表8-6。

表 8-6 真寒假热与亡阳的区别

类别	真寒假热证	亡阳证
病因	误治，或疾病发展到危重阶段，或中毒及感染疫疠病邪等。	汗吐下误治所致，病人处于疾病的末期，生命行将结束。
病机	阴盛格阳，阳气浮越于外。	阴阳离决，阳气亡失。
脉象	脉浮大而无力。	脉沉微欲绝，时有时无。
舌象	舌淡体胖，苔白滑。	舌质淡，体胖，舌苔白润。
面色	两颧潮红如妆，皮肤热，或咽痛。	面色苍白。
肢体	躁动不宁，身热反欲盖衣被。	四肢厥逆，手足厥冷。
出汗	自汗出或无汗。	汗出如珠，冷汗淋漓，味淡。
口渴	口渴，喜热饮，饮亦不多。	口不渴，或渴喜热饮。
精神	痿顿淡漠，神志迷乱。	神情淡漠，气息微弱。
治疗	温阳散寒，交通表里。	回阳救逆。
方药	通脉四逆汤、白通加猪胆汁汤。	四逆加人参汤、参附汤等。
严重程度	正邪交争，阴阳格拒，但身体尚能做出反应。	脏腑功能衰竭，精和气血津液枯竭，阴阳离决，精气乃绝。

第 298 条： 少阴病，四逆，恶寒而身蜷，脉不至，不烦而躁者，死。

【释义】本条提出少阴病阳绝神亡的危候。

人体一身的阳气由心脾肾和命门所主。心阳充足，鼓动血脉运行，则气血流畅，脉搏有力，脉律正常；脾阳旺盛，则脾升胃降，运化正常。脾主肌肉四肢，则肌肤、四肢和手足温暖；肾阳充盛，则命门火旺，元气充盈，精神饱满，生机旺盛。本条中的少阴病出现四逆，这是脾阳虚衰，不能温养四肢，寒凝经络的表现。阴寒盛，寒主收引，则恶寒而身蜷缩。脉不至，乃心阳虚衰，无力鼓动血脉，导致气血凝滞，血脉不通。烦为心所主，心阳虚，无热邪扰乱，则不烦。躁为肾所主，命门火衰，阴阳离决，则病人躁动不宁，似循衣摸床，又似撮空理线，神志迷乱，进入生命的弥留阶段，所以这是阳绝神亡的危候，预后极差。

本条与第 292 条相比，都有"脉不至"的情况，为何仲景提出 292

条的预后为"不死"，而本条为死候呢？第 292 条有吐利，因为吐下太过，正气暴虚，导致气血一时性不相接续，所以脉气不至。但病人手足不逆冷，反而发热，说明阳虚的情况不严重，所以预后较好，采用灸法通阳复脉，则脉搏归复正常，这与本条的心脾肾阴寒内盛，阳绝神亡有本质上的不同。

第 299 条：少阴病，六七日，息高者，死。

【注释】息高：指呼吸表浅，吸气短促。

【释义】本条提出少阴病肾不纳气的危候。

从中医整体观的角度看，呼吸虽然在肺中进行，但与许多脏腑的参与密不可分。《难经·四难》曰："呼出心与肺，吸入肾与肝，呼吸之间，脾受谷味也，其脉在中。"中医认为肺主呼气而肾主纳气，深长、自然、顺畅的呼吸除了肺的统领之外，必须有肾的参与和元气的支持，正如清代医家林珮琴在《类证治裁》中所说："肺为气之主，肾为气之根。肺主出气，肾主纳气。阴阳相交，呼吸乃和。"气功锻炼尤其重视调息，要求深呼吸，使气沉丹田。

《难经》提出"呼出心与肺，吸入肾与肝"固然与心和肺居于上焦，肝与肾位于下焦有关，但主要涉及气机的升降原理。本条少阴病已逾六七日，说明病情进一步加重。病人呼吸表浅，清气不能下达，这是肾不纳气，气息无根，肾气将绝的征兆，预后极差。

第 298 条是心肾阳气衰竭所引起的脉不至和不烦而躁的阳绝神亡；本条是元气无根，肺气衰于上，肾气绝于下的肾不纳气。这与临床上观察到临终病人出现呼吸短促、表浅、无规律，和最后死于心衰或呼衰的疾病规律是相吻合的。

第 300 条：少阴病，脉微细沉，但欲卧，汗出不烦，自欲吐，至五六日，自利，复烦躁不得卧寐者，死。

【释义】本条提出少阴病阴阳离决的危候。

少阴病，脉微细沉，但欲卧，这符合少阴病的提纲和主证。如果此时使用四逆汤温阳散寒，回阳救逆，温补脾肾，病人尚有机会缓解和痊愈。如果出现汗出不烦，这是病情进一步加重的标志，汗出是阳气外脱的表现，这种汗出应当是汗出如珠，冷汗淋漓的亡阳症状。不烦是正气衰微，无力抗邪的表现。欲吐是阳绝而阴邪上逆，病人处于生命垂危的阶段。如果此时立即使用白通加猪胆汁汤的从治方法，回阳救逆，通达上下，或许仍可挽救病人的生命。本条病情拖上五六日，迁延不治，病人出现下利，这是脾肾阳气进一步衰竭的表现。下利导致阴精枯竭，病人烦躁不得卧寐，这是阴阳离决的征兆，病人命悬一线，生还的可能性非常渺茫。正如《素问·生气通天论篇》所说："阴阳离决，精气乃绝。"

本条中，病人从不烦到复烦躁，从欲吐到自利，从但欲卧到不得卧寐，经历了从阳虚不温，到阳脱不固，最后到阴阳离决的三个阶段。如果病人得到及时的救治，温阳散寒，回阳救逆，病情不会发展到如此危重的地步，正如仲景在第323条所强调的一样，"少阴病，脉沉者，急温之，宜四逆汤。"有关阳虚发展的几个病理阶段，请见图8-2。

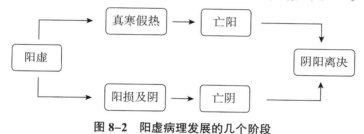

图 8-2　阳虚病理发展的几个阶段

关于阳虚病理发展阶段的临床症状表现，请见表8-7。

表 8-7　阳虚病理发展阶段的症状比较

病证	症状和体征
阳虚证	畏寒肢冷，小便清长，下利清谷，口淡不渴，或渴喜热饮，神疲嗜睡，蜷卧懒动，疲乏无力，气短懒言，面色㿠白，舌淡胖嫩，脉沉迟无力。
真寒假热证	手足不温，下利清谷，小便清长色白，舌淡苔白滑，身虽热反欲盖衣被，面红但仅颧部潮红，口虽渴但喜热饮，饮亦不多，脉大但无力且无根，可有躁动不宁，或神情淡漠。
阳损及阴	在阳虚症状的基础上，出现阴虚的表现，如潮热盗汗，咽干口燥，手心烦热，但以阳虚症状为主。
亡阳证	面色苍白，四肢厥冷，大汗淋漓，气息微弱，小便清长，下利清谷，口不渴，或渴喜热饮，神情淡漠，或神识昏蒙，舌淡苔白滑，脉沉欲绝，时有时无。

病证	症状和体征
阴阳离决	神志昏迷，处于失神或假神的状态，躁动不宁，气息微弱，大小便失禁，汗出如注，冷汗黏稠，面色苍白，四肢逆冷，脉微欲绝，散乱无根。

四、少阴热化证

第 303 条：少阴病，得之二三日以上，心中烦，不得卧，黄连阿胶汤主之。

黄连阿胶汤方

黄连四两　黄芩一两　芍药二两　鸡子黄二枚　阿胶三两（一云三挺）

上五味，以水六升，先煮三物，取二升，去滓，内胶烊尽，小冷，内鸡子黄，搅令相得。温服七合，日三服。

【注释】挺：数量词，用于条状物体的计数。北魏·贾思勰《齐民要术·炙法》："唯急火急炙之，使焦。汁出便熟。作一挺，用物如上。""挺"后来写作"锭"，"一挺"或"一锭"就是一长块的意思。

【释义】本条提出少阴热化证心肾不交的证治与方药。

肾藏元阴元阳，为人体脏腑阴阳的根本。因此少阴病除了肾阳虚的寒化证，也包括肾阴虚的热化证。本条便是少阴热化证的表现。本条中的心烦和失眠均为心火亢奋，扰乱心神的表现。究其原因，是因为肾阴虚，阴虚不能制阳，则导致心火亢奋，心不藏神。五行理论认为：心与肾维系水与火的平衡协调，心火下济于肾，则肾水不寒；肾水上资于心，使心火不亢，从而维持阴阳平衡、水火既济和互根互用的生理关系。在病理状态下，如果肾阴虚，肾水不足，则不能上滋心阴，导致心火亢盛，出现心烦、失眠等症。所以本证的症状在心，但究其根本却在于肾阴虚，中医基础理论将之称为"心肾不交"。它与单纯的心火亢盛或肾阴虚不同，重点在于心肾之间协调平衡的关系被打破。因此治疗不能单独治疗心或肾，必须二者兼顾，既泻心火，又补肾阴，使水火既济，阴阳平衡。

阴阳的属性和阴阳的运动特性是不相同的。从阴阳的属性看，凡是上升的皆为阳，下降的皆属阴，比如日出为阳，日落为阴，所谓"阳升阴降"是也。这是阴阳的属性。但是阴阳之间相互吸引，在上的阳气必须向下交于阴，在下的阴气必须向上交于阳，形成阴阳之气的交流和循环。这正是天地之气的运动规律，正如《素问·阴阳应象大论篇》所说"故清阳为天，浊阴为地；地气上为云，天气下为雨；雨出地气，云出天气"，宇宙维持阴升阳降的阴阳运动过程，从而呈现"天地氤氲，万物化生"的勃勃生机。"阴升阳降"代表阴阳的运动特性。人体好似一个小宇宙，气血在脏腑和经络中的运行也完全遵循这一规律。比如属阳的腑如胃、大肠、小肠、胆、膀胱等，其气下行协助水谷的运化，完成转输和排出糟粕的功能；而属阴的脏如肝、脾、肾、心、肺等，其气上行以完成水谷精微物质的化生、吸收和储藏。经络循行的方向与此相适应，故足三阳经从头到足，足三阴经从足上腹、胸至舌底、舌根甚至颠顶，等等。唯有这样，阴阳之气才能在三焦中（包括头面五官、胸腹及五脏六腑）实现气机的升降出入和人体精微物质的相互转化。具体到少阴心与肾，心火必须下温肾阳，肾水必须上济心阴，使心肾相交，水火既济。黄连阿胶汤正是着眼于恢复人体心肾相交的阴阳平衡。

黄连阿胶汤方

黄连 Rhizoma Coptidis ·· 15 克

黄芩 Radix Scutellariae ·· 5 克

芍药 Radix Paeoniae ·· 10 克

鸡子黄 Egg Yolks ·· 1/2 枚或 15 克

阿胶 Gelatinum Corii Asini ··· 10 克

煎服方法：用 6 杯水，煎煮前 3 味药物，直到剩下 2 杯药液。过滤，加阿胶在火上烊化。待稍冷，加鸡子黄，然后搅匀。每次服 2/3 杯，日 3 次。

方中的君药有三味，黄连、黄芩清心火，安心神，另外一味君药是阿胶，补肾阴，养心血，交通心肾。臣药是鸡子黄，补血养心，滋阴润燥，主治心烦不得眠，协助三味君药发挥功效。芍药是方中的佐药，养血敛阴，能够助阿胶交通心肾。

需要指出的是，本证与栀子豉汤都有心烦，不得眠的症状，但其病机完全不同。栀子豉汤是热扰胸膈，病位在上；其舌苔薄腻微黄，以郁热为主，属于实证。而本证是肾阴不足，少阴热化，导致心火亢盛，病位在下，以虚热为主，其舌质当红或红绛，舌苔应当黄而干燥，或少苔，或有裂纹，属于虚证或本虚标实证，因此治疗方法各不相同。

《伤寒论》中有青龙汤、白虎汤、玄武汤（即真武汤），独缺朱雀汤。专家们在敦煌文物《辅行诀脏腑用药法要》一书中发现大、小朱鸟汤。其中关于"小朱鸟汤"，《辅行诀》曰：小朱鸟汤"治天行热病，心气不足，内生烦热，坐卧不安，时下利纯血如鸡鸭肝者方。鸡子黄二枚，阿胶三锭，黄连四两，黄芩、芍药各二两"云云。大朱鸟汤为黄连阿胶汤加人参和干姜。五畜中惟鸡具有鸟形，故黄连阿胶汤就是"朱雀汤"。至此《伤寒论》与"四象"有关的四大经方已然齐备。道家和风水理论也有关于"四象"的论述，说明张仲景的《伤寒论》与东汉时期逐渐兴盛起来的道家文化有一定的渊源。

第 319 条：少阴病，下利六七日，咳而呕渴，心烦不得眠者，猪苓汤主之。

【释义】本条提出少阴病阴虚有热，水气不利的证治与方药。

本条部分症状与第 303 条相似，如心烦、不得眠等，这是少阴热化证的表现，说明阴虚有热，心肾不交，为什么不使用黄连阿胶汤进行治疗呢？这是因为本证有水气内停，气机不利，三焦气水关系失调的病理变化。下利六七日，是水气偏渗于大肠，下焦气化不利的表现，相应地也应当有小便不利的症状。水气犯于上焦肺脏，导致肺失肃降则咳嗽；水停中焦，胃气上逆则呕吐。水气内停下焦，津液不能敷布则口渴。

本证既有阴虚有热的基本病机，同时也有水气不利的表现，而且水气不利的症状比阴虚内热更加严重。因此黄连阿胶汤已经不敷使用，而必须用猪苓汤清热利水，育阴润燥。猪苓汤虽着眼于治水，但热去则水除，其心烦和失眠也会随之而去，故猪苓汤清热利水，兼有治疗阴虚有热、水气不利两方面病变的作用。

猪苓汤也用于阳明经证热邪伤津，水热互结的病证，与本条的病机基本相同，所以都使用猪苓汤治疗。这是异病同治的又一个例证。其区别是阳明经证的水热互结偏于实热伤阴，而本证则以肾阴虚的虚热证为主。

本条与第 316 条的真武汤证在症状上也有相似的地方。真武汤也有"其人或咳，或下利，或呕"的临床症状。但是真武汤是少阴寒化证，肾阳不足，气不化水，阳虚水泛所致，而本条是少阴热化证，阴虚有热，水热互结所致，二者有寒热的不同。结合其他的临床症状，对二者的鉴别应该不难。

通过真武汤与猪苓汤在治疗水气疾病的比较可以看出，临床上不论肾阴虚，还是肾阳虚，它们都可以引起水气为患的疾病，因为肾的重要功能之一是主水，维持人体水液代谢的平衡。当然临床上以肾阳虚，气不化水所引起的水气内停最为常见，而且治疗也更容易一些。肾阴虚的水气内停在治疗上有不少掣肘的因素，比如养阴多用滋腻的药物，容易阻碍水湿的排泄等。

五、少阴病兼变证

（一）少阴病兼表证

第301条：少阴病，始得之，反发热，脉沉者，麻黄细辛附子汤主之。

麻黄细辛附子汤方
麻黄二两（去节）　细辛二两　　附子一枚（炮，去皮，破八片）

上三味，以水一斗，先煮麻黄减二升，去上沫，内诸药，煮取三升，去滓。温服一升，日三服。

【释义】本条提出少阴兼表证的证治与方药。

少阴病是肾阳虚引起的里虚寒证，一般不会发热，而本条病人刚患少阴病就出现发热，此异常症状必须引起重视，所以仲景提出"反发热"，以示与少阴病常见症状的区别。同时"少阴病，始得之"一句将"发热"与少阴病危重阶段的"真寒假热"区分开来，这个时间概念对于辨证来说尤为重要。究其原因，这是少阴病兼太阳表证，故而发热。但毕竟病人患有少阴病，所以虽发热但脉沉，这是肾阳虚，阴寒内盛的表现。结合脉象和症状，基本可以判断这是少阴病兼表证。少阴与太阳相表里，二者通过经络相联系，这种两经都出现病证的情况又称为"太少两感证"。对于本条少阴病兼表证，应当使用麻黄细辛附子汤温经、助阳、解表。

麻黄细辛附子汤方

麻黄（去节）Herba Ephedrae ································· 10 克

细辛 Herba cum Radice Asari ······························ 10 克

附子（炮，去皮，碎）Radix Aconiti Praeparata ·············1/3 枚或 5 克

煎服方法：用 10 杯水，先煎煮麻黄，直到剩下 8 杯药液，去沫，加入其余的 2 味药物，继续煎煮，直到最后剩下 3 杯。过滤，温服 1 杯，日 3 次。附子有毒，须在医生的指导下使用。

本方使用麻黄解表散寒，附子温补肾阳；细辛芳香气浓，性善走窜，归肺、肾经，佐附子以温经，佐麻黄能解表，表里皆治。关于细辛的剂量，素有"细辛不过钱"的说法，这个用量最早是由宋代陈承提出来的。陈承在《本草别说》中说："细辛，若单用末，不可过半钱匕，多即气闷塞不通者死，虽死无伤。近年关中或用此毒人者，闻平凉狱中尝治此，故不可不记。非本有毒，但以不识多寡之用，因以有此。"李时珍在《本草纲目》中引录这一段话，将细辛"不可过半钱匕"改为"不可过一钱"。本方中细辛的用量与麻黄相同，用量较大，医者应密切观察病人服药后的反应。

太阳病篇第 92 条也是太阳少阴的"两感证"，与本条有相似之处，但其基本病机不完全一样，治疗也不相同，有必要进行鉴别。请见表 8-8。

表 8-8　少阴太阳和太阳少阴两感证的区别

类别	太阳与少阴两感证（92）	少阴与太阳两感证（301）
发热	病发热（当有恶寒）	反发热（当有恶寒或畏寒）
脉象	脉反沉（当有微细）	脉沉（当有微细）
疼痛	头痛，身体疼痛。	未提及。
病机	表里同病，太阳少阴两感，但里虚更重也更急。	表里同病，少阴太阳两感，因为"始得之"，所以阳虚不重。
病性	表里同病，虽有表证，但里虚危重且急迫。	表里同病，肾阳虚不严重。

类别	太阳与少阴两感证（92）	少阴与太阳两感证（301）
治疗	当救其里，须温补肾阳，回阳救逆。	发汗解表，温补肾阳，表里双解。
方药	四逆汤：干姜、附子、炙甘草。	麻黄附子细辛汤

第 302 条：少阴病，得之二三日，麻黄附子甘草汤微发汗。以二三日无证，故微发汗也。

麻黄附子甘草汤方

麻黄二两（去节）　甘草二两（炙）　附子一枚（炮，去皮，破八片）

上三味，以水七升，先煮麻黄一两沸，去上沫，内诸药，煮取三升，去滓。温服一升，日三服。

【释义】本条提出少阴病兼轻微表证的证治与方药。

患少阴病数日，但表证轻微者，可助阳益气，微发其汗，方用麻黄附子甘草汤。

麻黄附子甘草汤方

麻黄（去节）Herba Ephedrae ·· 10 克

甘草（炙）Radix Glycyrrhizae Praeparata ································· 10 克

附子（炮，去皮，碎）Radix Aconiti Praeparata ·················· 1/3 枚或 5 克

煎服方法：用 7 杯水，先煎煮麻黄数分钟，去沫，加入其余的药物，继续煎煮，直到剩下 3 杯药液。过滤，温服 1 杯，日 3 次。附子有毒，须在医生的指导下使用。

本条应与上一条结合起来进行分析。上一条的少阴病是"始得之"，而本条的少阴病是"得之二三日"，说明本条的少阴病更重一些。其次，上一条有"反发热"，但是本条没有提及，说明表证并不严重。因此仲景将辛温走窜的细辛删去，换成健脾益气，和中缓急的炙甘草，以增强补益的功效，毕竟少阴病已经两三天，所以必须顾护脾肾的阳气，不能肆意地发汗。可见麻黄附子细辛汤治疗少阴兼表证，病证偏表的疾患；麻黄附子甘草汤治疗少阴兼表证，病证偏里的病患。

倘若少阴病兼表证在使用麻黄附子细辛汤和麻黄附子甘草汤之后，

疾病仍然没有痊愈，则需要使用四逆汤温补肾阳，固本培元。这在太阳病第92条里已经说得非常清楚："若不瘥，身体疼痛，当救其里，宜四逆汤。"麻黄附子细辛汤、麻黄附子甘草汤和四逆汤单独看似乎是三个不相关联的经方，其实它们代表了少阴病三个不同的阶段、病理变化、临床证型以及相应的治疗方法。只有对原文进行认真分析，并从整体观的角度进行归纳和概括，才能够把握其中所包含的时间、空间和正邪胜负的概念，亦即"证"的三大要素，有的放矢地进行治疗。《伤寒论》398条条文，代表398种治法，诚如斯言。

《金匮要略·水气病脉证并治第十四》麻黄附子汤在药物组成和剂量上与本方相同，用于治疗正水的病证，其条文曰："水之为病，其脉沉小，属少阴；浮者为风，无水虚胀者，为气。水，发其汗即已。脉沉者宜麻黄附子汤；浮者宜杏子汤"。其煎煮方法与本条略有不同："上三味，以水七升，先煮麻黄，去上沫，内诸药，煮取两升半，温服八分，日三服"，兹录以备考。

（二）肝郁肢厥证

第318条： 少阴病，四逆，其人或咳，或悸，或小便不利，或腹中痛，或泄利下重者，四逆散主之。

四逆散方

甘草（炙）　枳实（破，水渍，炙干）　柴胡　芍药

上四味，各十分，捣筛。白饮和，服方寸匕，日三服。咳者，加五味子、干姜各五分，并主下利；悸者，加桂枝五分；小便不利者，加茯苓五分；腹中痛者，加附子一枚，炮令坼；泄利下重者，先以水五升，煮薤白三升，煮取三升，去滓，以散三方寸匕，内汤中，煮取一升半。分温再服。

【释义】本条提出少阴病，阳气郁结导致四肢厥逆的证治与方药。

历代《伤寒论》的注家们对于将本条列入少阴病存在较大的争议：一些医家认为这是热厥的轻证；有的认为四逆与四肢厥冷存在程度上的不同；还有的将本条并入厥阴病中进行讨论。同时，医家们对造成四逆证的基本病机也有不同的认识，如成无己说："此条少阴病，乃伤寒邪在少阳，传入少阴之证。"张路玉说："此证虽属少阴，而实脾胃不和。"

沈明宗还说："此少阴邪气挟木乘胃也。"不一而足。

其实，仲景将本证归入少阴病，是符合少阴病的病理和症状特征的。首先少阴病有四肢厥冷的症状，本条亦然。至于有的医家认为四逆比四肢厥冷的寒象要轻一些，那也仅仅是症状的轻重而已。其次肾是人体阴阳的根本，一身的阳气皆来源于命门之火。临床上医者对肾阳虚的少阴病已经司空见惯，但其实阳气抑郁也是阳气疾患的一种，不能将其孤立地看待。太阳伤寒有阳郁，寒有多重则郁有多重；少阴内寒亦有阳郁，肾有多寒则郁有多重。所以将阳郁所致的四肢厥逆作为少阴病的内容进行讨论是顺理成章的。

导致阳气郁结的基本病机是气机郁结，气机的郁结既可以是因为脏腑功能失调，如肝气郁结，或脾胃升降失常，也可以是寒邪束缚。气机失调，影响上焦的心肺，则或咳，或心悸；影响到下焦水道的通畅，则小便不利，气滞不通，还可见腹中痛。这里的泄利下重是寒滞于下的表现。因此应当使用四逆散调理气机，疏肝解郁。

四逆散方

甘草（炙）Radix Glycyrrhizae Praeparata ······················· 10 克

枳实（碎，水渍，炙干）Fructus Aurantii Immaturus ················· 10 克

柴胡 Radix Bupleuri ·· 10 克

芍药 Radix Paeoniae ·· 10 克

服用方法：以上 4 味药物，各取等分，碾末过筛。每次用米汤服 2 克，日 3 次。

加减：若咳嗽，加五味子（Fructus Schisandrae）和干姜（Rhizoma Zingiberis Officinalis）各 5 克，亦治疗下利；若心悸，加桂枝（Ramulus Cinnamomi）5 克；若小便不利，加茯苓（Sclerotium Poriae Cocos）5 克；若腹痛，加炮附子（Radix Aconiti Praeparata）半枚或 7.5 克；若泄泻伴里急后重，先用 5 杯水煮 60 克薤白（Bulbus Allii Macrostemi）直到剩下 3 杯。过滤后加入 6 克药末，继续煎煮，直到最后剩下 1.5 杯，分 2 次温服。附子有毒，须在医生的指导下使用。

四逆散中的柴胡入肝胆经，具有升发阳气、疏肝解郁，透邪外出的作用，是方中的君药。枳实破气散结，降逆行气，泄热破结，协助柴胡调理气机，是方中的臣药。柴胡主升，枳实主降，一升一降，使气机通畅；白芍敛阴养血，柔肝缓急，能协助柴胡条达肝气，补养肝血，亦为

臣药。柴胡疏散，芍药酸收，一收一放，能调畅气机，使上下内外郁阻的阳气得到伸张，气血得以流通，阳气能够畅达四肢。甘草健脾益气，缓急止痛，调和诸药，行佐使之功。四药合用，疏肝理脾，调畅气机。四肢为脾所主，气机调畅，脾胃健运，则"清阳实四肢"，四肢厥冷的症状得到缓解。

至于本方的加减，咳嗽是肺寒气逆所致，加五味子和干姜温肺散寒。仲景这里还提到"并主下利"，因为干姜除了温肺之外，还温补脾肾；五味子酸收，用于肾阳虚所致的腹泻，能涩精止泻，说明本证既为少阴病，病人可能还有下利的症状，所以仲景指出"并主下利"。心悸者，心阳不足，胸阳不振，使用桂枝温通心阳。小便不利，加茯苓淡渗利水。腹中痛，为脾肾阳虚所致，加附子温阳散寒。泄利下重，寒滞于下，用薤白行气导滞，通阳散结。

一些《伤寒论》注家，如柯韵伯等对本方的加减提出质疑"少阳心下悸者加茯苓，此加桂枝；少阳腹中痛者加芍药，此加附子"，认为这是王叔和当初的编辑之误所致。其实除了茯苓之外，其余的干姜、附子、桂枝、薤白都属温热一类的药物，恰恰坐实了本证是少阴病无疑。仲景巧就巧在用四逆散调理气机，解郁通阳，治疗阳郁致厥的基本病机，而在药物的加减中妙用热药温阳散寒，治疗导致阳郁的基本病因和病机。方名四逆散，与四逆汤仅仅一字之差，前方为阳郁而创，后方为阳虚而设，却都冠以治疗"少阴病"，的确寓含深意。四逆散为通阳行气，疏肝解郁而设，加干姜、附子之类的温药则针对的是少阴病的基本病机。

正因为四逆散原方不是温阳之剂，而是行气解郁，调理气机的方药，所以后世将此方应用于治疗肝郁气滞，胆胃不和的疾病，收到非常好的临床效果。目前该处方被广泛用于治疗慢性肝炎、胰腺炎、胆囊炎、胃炎、结肠炎、阑尾炎、胆石症、妇女月经疾病，以及眼疾和情志方面的病证等，具有显著的疗效。这是对仲景经方的发扬光大。

（三）少阴病急下证

第 320 条：少阴病，得之二三日，口燥，咽干者，急下之，宜大承气汤。

【释义】本条提出少阴病真阴枯竭，应当急下以救阴的证治与方药。

阳明病和少阴病都有三急下证。由于阳明病的三急下证明确提出了"阳明病"，因此比较容易理解。但本条和下两条的少阴病三急下证，由于都明确提出是"少阴病"，这给认识和理解它们的病机及传变带来一些困难。比如，有的《伤寒论》学者认为，这是邪气从阴脏传到阳腑，由虚转实。倘若如此，这是正气旺盛，疾病由深转浅，由内转外，由阴转阳的佳兆，何须急下？且按阴脏传阳腑的规律，少阴病转实证也应该传到与之具有表里经关系的太阳经或腑才对。有的认为这是"大实有羸状"的真实假虚的表现。若为真实假虚，何以冠名"少阴病"？还有的认为，这是因实致虚，既有阳明的里实也有少阴的阴虚，属于虚实夹杂证。分析所有的解释，笔者认为最后一种观点比较符合病机的演变。

既然仲景在少阴病三急下证的每一条都冠以"少阴病"的病名，说明疾病表现出来的症状符合少阴病的提纲和诊断，但是导致这类少阴病的原因是因为有腑实和躁热，而且腑实和燥热已经耗伤真阴，若不及时采用峻下的治法通腑泻实，真阴会进一步衰竭，继而出现阴阳离决的危象。从阳明和少阴的三急下证，我们可以看出，当疾病主要表现为腑实燥热的时候，这是阳明病；当疾病表现出肾阴虚亏的时候，这是少阴热化证，其本质为从阳明病到少阴病的传变过程中所出现的虚实变化。病变的阶段不同，病机和病证也不一样，其着眼点也不相同。

本条少阴病得之二三日，出现口燥咽干，这是因为肾的经脉从咽喉经过，肾的阴津损伤，必然引起口干咽燥的症状，应当使用大承气汤急下以存阴。既然病人出现口干咽燥的症状，仲景为何不采用养阴生津的药物治疗此类肾阴不足的症状？首先，这里的肾阴损伤是因为阳明燥热腑实所致。尽管仲景由于省文的原因，条文中未提到阳明腑实的症状，但病人当有便秘、大便干结、腹痛腹胀、谵语、日晡所潮热等典型的阳明病症状。此时必须釜底抽薪，泻阳明腑实，才能解除阴津损伤的病机。其次，阳易复，阴难填。养阴生津需要更长的时间，从仲景提出"急下之"，我们知道病情处于紧急的状态，必须急下救阴，只有使用大承气汤迅速地荡涤腑实，泻下实热，才能够恢复气机和气化功能，保存和化生阴液。

第 321 条：少阴病，自利清水，色纯青，心下必痛，口干燥者，可（《玉函经》"可"作"急"）下之，宜大承气汤。

【注释】色纯青：指泻下的秽浊之物为纯黑色。青为绿蓝色，也包括黑色。

【释义】本条提出少阴病里实热结旁流，火炽津亏，急下存阴的证治与方药。

燥实内结，逼迫津液旁流，所以病人自利清水，不夹带未消化的食物或食物残渣，颜色呈黑色，这是阳明病"热结旁流"的表现。燥屎内结，腑气不通，胃气壅塞，所以胃脘部疼痛。燥热灼伤真阴，热结旁流耗伤阴液，所以口中干燥，这是津伤的表现，必须急下以存阴液，非大承气汤不足以担当此重任。

本已下利清水，却还使用泻下的方法治疗，《内经》称之为"通因通用"。只有消除腑实的病理隐患，才能让泄泻停止，以挽救损伤的真阴和津液。在少阴病中见此热毒壅盛的证候，实乃危象。

第 322 条：少阴病，六七日，腹胀，不大便者，急下之，宜大承气汤。

【释义】本条提出少阴病腑实壅塞，燥土克伐肾水，当急下存阴的证治与方药。

本条少阴病已到六七日，病人出现腹胀，不大便，这是燥屎内结，腑气不通所致，故病人不大便。不大便的结果导致腹胀更甚，腑气更加壅实阻塞。中医五行理论认为，脾胃属土，如果燥土太盛，会克制肾水，所以急当泻土以救肾水。本条没有提出阴液损伤的症状，如口干、咽燥等，但病人应当已经或者很快出现真阴损伤，阴液不足的症状。

阳明病和少阴病的三急下证应当结合起来分析，而不应当被孤立地看待。现将这几条条文汇到一起，便于比较和分析。请见表 8-9。

表 8-9　阳明病和少阴病的三急下证条文比较

序号	条文	基本病机
252	伤寒六七日，目中不了了，睛不和，无表里证，大便难，身微热者，此为实也。急下之，宜大承气汤。	肝肾阴虚，阴液枯竭。

序号	条文	基本病机
253	阳明病，发热，汗多者，急下之，宜大承气汤。	津液亏虚。
254	发汗不解，腹满痛者，急下之，宜大承气汤。	腑实重症。
320	少阴病，得之二三日，口燥，咽干者，急下之，宜大承气汤。	真阴枯竭。
321	少阴病，自利清水，色纯青，心下必痛，口干燥者，急下之，宜大承气汤。	热结旁流，火炽津亏。
322	少阴病，六七日，腹胀，不大便者，急下之，宜大承气汤。	腑实壅塞。

（四）热郁膀胱证

第293条：少阴病，八九日，一身手足尽热者，以热在膀胱，必便血也。

【释义】本条提出少阴病由阴转阳，移热膀胱，继而便血的传变。

少阴病，得之八九日，如果病人四肢厥冷，下利清谷，但欲卧，这是阳虚进一步发展的表现，要预防亡阳的可能。但本证一身手足尽热，这违反了少阴病以寒象为主的症状特点和疾病发展的规律，必须对其症状进行认真的分析和鉴别。

少阴病手足温或身热，预示不同的病机，请见表8–10。

表8–10 少阴病手足温或身热的不同病机比较

条文	症状	病机
287	少阴病，脉紧，至七八日，自下利，脉暴微，手足反温，脉紧反去者，为欲解也。虽烦，下利必自愈。	少阴病，阳回自愈。
288	少阴病，下利。若利自止，恶寒而蜷卧，手足温者，可治。	少阴虚寒，手足温，预示阳复阴退。
289	少阴病，恶寒而蜷，时自烦，欲去衣被者，可治。	少阴病，阳气来复。

条文	症状	病机
292	少阴病，吐，利，手足不逆冷，反发热者，不死。脉不至者，灸少阴七壮。	少阴病，阳气来复。
293	少阴病，八九日，一身手足尽热者，以热在膀胱，必便血也。	病邪由少阴转属太阳，热移膀胱血分。
301	少阴病，始得之，反发热，脉沉者，麻黄细辛附子汤主之。	少阴病兼太阳表证，发热是表证的症状。
317	少阴病，下利清谷，里寒外热，手足厥逆，脉微欲绝，身反不恶寒，其人面赤色，或腹痛，或干呕，或咽痛，或利止脉不出者，通脉四逆汤主之。	少阴病，阴盛格阳，真寒假热。外热是阳气浮于外的表现。

上表清楚地表明，少阴病出现手足温和身体热大致有四种情况。第287～292条中的"手足温"代表阳气来复，或脾肾阳虚不严重，预后良好；第301条的发热是少阴病兼外感表证；第317条的里寒外热和面赤是阴盛格阳的表现。

从上述各条的发热来看，都不似本条的发热症状严重和广泛。本条的"一身手足尽热"是阴证出阳，即少阴病转出太阳腑证的表现。足少阴肾经与足太阳膀胱经互为表里关系，太阳经主一身之表，所以一身手足皆热。同时由于邪热是由内到外，由里出表，有一种外透的趋势，所以仲景用"尽热"来形容。

由于邪气从阴脏到阳腑，膀胱受邪，故仲景说"热在膀胱"。热邪灼伤血络，所以出现便血的症状。仲景未提及是大便下血还是小便出血，注家们认为皆有可能。不论是哪一种便血，其色必鲜红，出血量亦较大。从热移膀胱推论，似乎尿血更加合乎情理。

仲景未提到使用什么处方治疗热移膀胱的病证，通常认为治疗阴虚有热，水气不利的猪苓汤适用于此证，可酌加一些凉血止血和利尿通淋的药物。

第284条： 少阴病，咳而下利，谵语者，被火气劫故也。小便必难，以强责少阴汗也。

【注释】火气劫：劫：胁迫，强取，即为火疗所伤。

【释义】本条提出少阴病火劫伤津的变证。

少阴病出现咳而下利的条文，仅有四条：第一条是第 316 条，阳虚兼水气内停，其人或咳，或下利。第二条是第 318 条，气机阻滞，阳郁致厥，其人或咳，或泄利下重。第三条是第 319 条，阴虚兼水气不利，病人下利六七日，咳而呕渴。第四条便是本条。从上述各条看出，少阴病无论属寒、属热还是阳郁都禁止发汗。如果使用火法强发其汗，则灼伤阴液；胃中干燥，火邪上扰心神，则发谵语。津液损耗，膀胱无液可藏，排尿不畅，则小便难。这里的小便难不仅仅是量少，还兼小便黄、涩痛等症。

与第 293 条少阴病热移膀胱出现便血相比较，本条似更严重。第 293 条的病机是由阴出阳，由虚转实，代表疾病向好的方向转化的趋势。而本条是经过误治之后，阴津耗损，小便难，同时还有谵语的神志症状，下一步有可能向少阴病热化证的方向发展，或产生其他的变证。

本条提到"少阴汗"，这是由肾中的阴液所化。肾的生理特点是"肾恶燥"，贵在润泽闭藏。任何劫夺少阴汗的治法皆会导致少阴病的变证，出现如第 294 条所说"少阴病，但厥，无汗，而强发之，必动其血。未知从何道出，或从口鼻，或从目出者，是名下厥上竭，为难治"。与之相对应的则有"太阳汗"，为膀胱津液所化；"阳明汗"，为脾胃水谷精气所化。它们皆为人体不可或缺的精微物质，不可轻易地受到损伤。

第 294 条：少阴病，但厥，无汗，而强发之，必动其血。未知从何道出，或从口鼻，或从目出者，是名下厥上竭，为难治。

【注释】下厥上竭：下厥是指肾中阳气衰竭，上竭是指阴液枯竭于头面五官诸窍。

【释义】本条提出少阴病下厥上竭，伤阴动血的变证。

少阴病寒化证，四肢厥冷，无汗。无汗的原因是因为肾阳虚衰，蒸腾无力，所以无汗。如果在没有表邪的情况下强发其汗，一则伤阳，使肾阳虚更加严重，出现下厥；二则伤阴，强迫其汗，则阴液枯竭，引起上竭；三则因发汗药都是温热类的药物，热入血分，容易引起出血的症状。头为诸阳之会，由邪热迫血妄行所引起的出血多发生在头面五官。其中胃热多致血从口腔而出，肺热多引起血从鼻腔而出，本条出血还可从目眦而出。《灵枢·大惑论》曰："五脏六腑之精气，皆上注于目而为之精。""目者，五脏六腑之精也。"肾的阴精枯竭，下厥上虚，则血从目出。

仲景之所以提出难治，不仅仅是因为阳气进一步耗伤，肾中阴精枯竭，更重要的是治疗上存在两难的选择。肾阳虚的下厥必须使用温药回阳救逆，而阴精枯竭的上竭和出血又不可使用温燥的药物，否则症状更加严重。当这类性质相反的病证出现在同一病人的不同部位，会导致病情更加复杂易变，治疗上容易顾此失彼，故难治。

（五）少阴咽痛证

第 310 条：少阴病，下利，咽痛，胸满，心烦者，猪肤汤主之。
猪肤汤方
猪肤一斤
上一味，以水一斗，煮取五升，去滓，加白蜜一升，白粉五合，熬香，和令相得。温分六服。

【释义】本条提出少阴病阴虚咽痛的证治与方药。

本条的基本病机是少阴热化证。此处的下利，既不是阳虚的寒泄，也与第 319 条"猪苓汤"所主的阴虚有热兼水气偏渗于大肠所致的下利不同，而是阴虚有热，与湿相挟所致的湿热下利。但下利的结果使阴液更加虚亏，导致虚火上炎。《灵枢·经脉》曰："肾足少阴之脉……其直者，从肾上贯肝膈，入肺中，循喉咙，挟舌本；其支者，从肺出络心，注胸中。"肾阴虚，虚火上炎，故出现咽喉痛；胸满是经气不利的表现；虚火扰心，则出现心烦。这里的阴虚燥热不能用苦寒之品，否则会致阳虚更甚。猪肤汤具有滋肾阴、润肺燥和补脾气的功效，适用于治疗此证。

猪肤汤方

猪肤 Pigskin ··· 250 克
煎服方法：用 10 杯水，煎煮猪肤，直到剩下 5 杯，加白蜜（white honey）200克和米粉（Semen Oryzae Nonglutinosae）100 克搅匀，熬出香味。分 6 次温服。

猪肤是去掉内层肥白脂肪的猪肉皮，能够润肺肾之燥，解虚烦之热，润喉止痛。白蜜是蜂蜜中的上品，具有润肺清燥的作用，可以增强猪肤润燥的功效。白粉即米粉，味甘性平，健脾益气，扶助中气，上可补益肺气，下可补充化源，滋后天以养先天。

从养阴润燥的角度看，猪脂比猪肤更加有效。何以本方不用猪脂呢？这是因为本证有下利在先。猪脂有滑肠的作用，用于治疗便秘，此处恐使下利更甚，所以选择猪肤而不是猪脂，符合临床的实际情况。

第311条：少阴病，二三日，咽痛者，可与甘草汤。不差者，与桔梗汤。

甘草汤方

甘草二两

上一味，以水三升，煮取一升半，去滓。温服七合，日二服。

桔梗汤方

桔梗一两　甘草二两

上二味，以水三升，煮取一升，去滓。温分再服。

【释义】本条提出少阴病火热邪气引起咽喉红肿热痛的证治与方药。

足少阴经脉循喉咙，夹舌本，火热之邪客于少阴经脉可引起咽痛。但此证火热不盛，病人肾阴未虚，咽部仅出现轻微的红肿疼痛，所以用生甘草清热解毒，消肿利咽。如果一味生甘草功力不够，可考虑使用桔梗汤。桔梗辛开散结，利咽消肿，与甘草相合可增强利咽的效果。后世治疗咽喉疾患的许多处方，如玄麦甘桔汤等，都是在此方的基础上加味而成。

甘草汤方

甘草 Radix Glycyrrhizae ······························· 15 克

煎服方法：用 3 杯水，煎煮甘草，直到剩下 1.5 杯。过滤，温服 2/3 杯，日 2次。

桔梗汤方

桔梗 Radix Platycodi Grandiflori ······················· 8 克

甘草 Radix Glycyrrhizae ······························· 15 克

煎服方法：用 3 杯水，煎煮以上 2 味药物，直到剩下 1 杯。过滤，分 2 次温服。

《伤寒论》中的许多经方都有甘草，但在绝大部分的时候都是使用炙甘草，唯有本方使用生甘草，因为生甘草具有清热解毒，润喉利咽的作用，而炙甘草则主要具有健脾养心，补益中气的功效。

在温热疾病中，由于温邪上受，首先犯肺，肺的经络上连咽喉，所以咽喉肿痛多见于温热疾病的初期；而伤寒疾病多在疾病后期的少阴病阶段出现咽喉红肿疼痛，或在厥阴病中出现阳复太过的喉痹病证，这与感邪的种类、疾病的寒热虚实、经脉的循行分布，以及温病卫气营血和伤寒六经的疾病传变规律等有密切的联系。《金匮要略·肺痿肺痈咳嗽上气病脉证治第七》载有《千金》甘草汤，其药味和煎煮方法与本条"甘草汤"同，用治肺痿；《金匮》亦载桔梗汤，治疗肺痈证见"咳而胸满，振寒脉数，咽干不渴，时出浊唾腥臭，久久吐脓如米粥者"，其剂量和煎煮方法与本方同。其方后曰："亦治血痹"。

第312条：少阴病，咽中伤，生疮，不能语言。声不出者，苦酒汤主之。

苦酒汤方

半夏（洗，破如枣核）十四枚　鸡子一枚（去黄，内上苦酒，着鸡子壳中）

上二味，内半夏著苦酒中，以鸡子壳置刀环中，安火上，令三沸，去滓。少少含咽之。不差，更作三剂。

【注释】

苦酒：即醋。《释名·释饮食》："苦酒，淳毒甚者，酢苦也。"酢音zuò作，即醋。

刀环：即古时刀柄末端的圆环，便于放置鸡蛋壳。

【释义】本条讨论少阴病咽部创伤溃疡，声不出，不能言的证治与方药。

既为少阴病，则咽中伤痛多为阴虚火热，或邪热客于足少阴经，而非刀枪外伤所致。火热之邪灼伤阴液，炼津为痰，故局部出现疮疡肿痛。其肿疡影响到会厌，故不能语言，这是子病及母，金实无声的表现。方用苦酒汤清热涤痰，消肿散结。

苦酒汤方

半夏（洗，碎）Rhizoma Pinelliae Ternatae ····················· 14枚或12克

鸡蛋清（倒进鸡蛋壳中，加入苦酒）Chicken egg ············· 1个或30克

服用方法：将鸡蛋清和醋倒入鸡蛋壳中，加入半夏，然后将鸡蛋壳放置于刀环里固定，在火上加热，待沸腾3次之后，将其过滤。然后少少含于口中，慢慢咽下。若症状不去，按上法再作3剂吞服。

半夏辛温，涤痰散结，利咽止痛，《神农本草经》曰：半夏"主伤寒寒热，心下坚，下气，喉咽肿痛，头眩，胸胀，咳逆，肠鸣，止汗。"鸡子清润燥利咽，醋能消肿敛疮。此方半夏辛燥，辛能发散，而醋则酸收，收能敛阴，发散和酸收，相反相成，清热消肿，敛阴润喉，故利咽喉。

《伤寒论》中提到"酒"的条文有十余处，大多与方药的制备、配伍和煎熬有关。一类是"酒"，多用于药物的制备，如承气汤中的大黄用"酒洗"，以增强药力；一类是"清酒"，多用于煎煮药物的溶液，如炙甘草汤和当归四逆加吴茱萸汤皆以清酒和水混合煎煮药物；再一类是"苦酒"。苦酒虽然冠以酒名，但实为食醋。北魏·贾思勰《齐民要术·作酢法》曰："乌梅苦酒法，乌梅取核，一升许肉，以五升苦酒渍数日，曝干，捣作屑。欲食，辄投水中，即成醋尔。"本条苦酒汤方具有祛痰、敛疮和利咽喉的功效。

第313条：少阴病，咽中痛，半夏散及汤主之。

半夏散及汤方

半夏（洗）　桂枝（去皮）　甘草（炙）

上三味，等分，各别捣筛已，合治之。白饮和，服方寸匕，日三服。若不能散服者，以水一升，煎七沸，内散两方寸匕，更煎三沸，下火，令小冷，少少咽之。半夏有毒，不当散服。

【释义】本条讨论少阴病寒客咽喉，痰凝气结所致咽痛的证治与方药。

本条叙述简洁，仅"咽中痛"一症，似乎难辨寒热虚实。从使用的方药判断，此为辛温之剂。如果咽痛没有风寒郁闭，不得用桂枝；没有痰湿凝结，不得用半夏，所以本条咽痛当属风寒客于少阴，经气不通，寒湿阻络，痰凝咽喉。虽然咽部疼痛非必见症，但喉中应感不适，且可

伴有恶寒，痰涎多，胸闷气紧等症，故用半夏散及汤解表散寒，祛痰散结。

半夏散及汤方

半夏（洗）Rhizoma Pinelliae Ternatae ……………………1/3 等分

桂枝（去皮）Ramulus Cinnamomi ……………………1/3 等分

甘草（炙）Radix Glycyrrhizae Praeparata ……………………1/3 等分

服用方法：将以上 3 味药物分别捣碎，碾为细末，过筛，然后混匀。每次用米汤温服 2 克药粉，日 3 次。若不能服用散剂者，用 1 杯水，先令其沸腾 7 次，再加入 4 克药粉，再让其沸腾 3 次。然后熄火，候其变冷，少少吞咽。半夏有毒，不能当散剂单独吞服。

本方用半夏燥湿化痰，行气散结，治疗咽喉肿痛；桂枝解表散寒，通阳化气；炙甘草和中缓急，故能治疗风寒客于咽喉所致的咽喉疼痛。如果咽喉肿痛因火热灼伤所致，则不能使用本方治疗，盖因方中三药皆属温性，恐加重肿胀之症。临床上常见患感冒的病人在出现咽喉疼痛时不辨寒热，自行服用红糖姜汤，或不避火锅、烈酒及煎炒炙煿之品，结果咽喉疼痛非但没有减轻，疼痛还随即加重，甚或出现失声，因此咽喉疼痛必须辨明寒热虚实。

在半夏散及汤的制备和服法的结尾部分仲景自注曰"半夏有毒，不当散服"，这一点尤其重要。半夏中的有毒成分对局部有强烈的刺激性，生服时可使舌、咽和口腔产生麻木、肿痛、流涎、张口困难等症状，重者可产生呕吐，严重者还可出现窒息，不可单用，必须在医生指导下使用。

少阴病中提到的咽痛共有五条，现将其症状、病机和治疗做一总结。请见表 8-11。

表 8-11　少阴病咽喉疼痛辨析

条文	症状	病机	治疗
310	咽痛	少阴阴虚，咽喉失养。	猪肤汤
311	咽痛	邪热客于少阴经。	甘草汤
312	咽中伤，生疮，不能言语，声不出。	痰火郁结，肺热壅实。	苦酒汤
313	咽中痛	风寒郁闭，痰湿凝结。	半夏散及方

条文	症状	病机	治疗
317	咽痛	真寒假热，虚阳上浮，郁于咽喉。	通脉四逆汤加桔梗

上表清楚地表明咽喉疼痛有寒热虚实之分，临床上必须辨证准确，用药得当，否则若是火热所致，使用辛温之品则会加重疼痛，并导致失声。另外，在厥阴病第334条中，仲景还提出了咽喉肿痛的病名"喉痹"，这是火热之邪上灼咽喉所致。火、热、毒邪侵犯人体具有症状轻重以及涉及部位的不同，请见表8-12。

表 8-12　火、热、毒邪的区别

类别	热邪	火邪	毒邪
来源	外感时令热邪，为六淫邪气之一，四季可见，夏季炎热更易感邪。	误用火疗、灸法、温针、熨法，或晒伤、烧伤、烫伤等。	各种瘟疫、毒气、大头天行、蛇蝎和毒虫咬伤等。
程度	比火邪轻。	重于热邪。	火热最盛。
部位	病变部位广泛。	病变部位局限。	随邪入部位而定。
气血	病在气分。	病在血分。	热入心营。
关系	热为火之渐。	火为热之极。	热甚则肉腐为脓。
症状表现	高热，汗出，口渴，喜冷饮，面红目赤，声高气粗，咯痰黄稠，大便秘结，小便短赤，舌红苔黄，脉洪大滑数。出血量多，色鲜红。	痈疮疔疖，局部红肿赤痛，有灼热感，如乳痈、肺痈、肠痈、喉痹、乳蛾、痤疮等。	瘟疫传染性强。局部红肿热痛，有痈脓形成，胀痛或跳痛。在痈疮顶部形成白色小脓点，脓成溃破。
疾病	阳明病、温病。	外伤及皮肤病。	瘟疫或毒虫咬伤。
治疗	清解邪热。	清热泻火，凉血消肿。	消毒排脓。

关于咽喉与肾的关系，《素问·刺法论篇》曰："肾有久病者，可以寅时面向南，净神不乱思，闭气不息七遍，以引颈咽气顺之，如咽甚硬物，如此七遍后，饵舌下津，令无数。"唾液中浓稠的部分属于肾精，练功者将其从喉部咽下，沿肾经进入肾脏，滋阴润燥，填补肾精，对于

少阴肾脏的养生保健和肾病的治疗具有积极的意义。

六、小结

伤寒疾病发展到少阴阶段主要以里虚为主，病证包括少阴寒化、少阴热化，以及少阴兼变证。本章共有 45 条条文，但少阴热化证仅占数条。整个少阴病以心脾肾阳气衰弱所致的虚寒证为主，这与寒邪致病，易伤阳气的致病特点有关，也与各经疾病误用汗吐下后伤伐阳气有直接的关系。"少阴病，脉微细，但欲寐"是少阴寒化证的主证。少阴病禁汗、吐、下，以免更伤正气，犯"虚虚实实"之戒。

少阴寒化证的基本治法是温补脾肾，回阳救逆，其基础方为四逆汤。如果出现阴盛格阳的情况，则应当加大剂量以增强温补的功效，使用通脉四逆汤破阴回阳，交通内外。如果是阳虚阴盛所致的戴阳证，则需使用白通汤，冀葱白交通上下，姜附回阳救逆。如果服热药发生格拒的情况，则应当采用从治的方法，使用白通加猪胆汁汤破阴回阳，宣通上下。当病证随阳虚程度加重时，治疗也在剂量和药物上相应地进行调整。为了预防发生阴阳格拒和阴阳亡失的危证，应当尽早地温阳防变，所以仲景在第 323 四逆汤条中说"少阴病，脉沉者，急温之，宜四逆汤"，体现出预防为主的思想。除汤药之外，仲景也多次提出使用灸法温阳散寒。

肾主水，无论肾阳虚还是肾阴虚，都可导致小便不利和水液代谢的失调。如果肾阳虚导致三焦水气泛滥，采用真武汤温补肾阳，化气行水；如果肾阳虚导致寒湿留着于经脉骨节之间，则采用附子汤温经散寒，除湿止痛。二方具有治里和治表的区别。对于阴虚有热，水气不利，咳而呕渴，心烦不得眠，小便不利等症，使用猪苓汤清热养阴，利水渗湿。该方也用于阳明病的水热互结证。无论是阳明病的实热证，还是少阴病的虚热证，只要病机相同，则可使用相同的方药。这正是仲景辨证施治，异病同治的精妙所在。

肾开窍于二阴，司大小便，除膀胱和小便的病变之外，大肠的功能和大便的排泄，也为肾所主。如果脾肾阳虚，统摄无权，出现虚寒性的便脓血，应当使用桃花汤温补脾肾，固涩止脱，或采用针刺疗法，调

纵横《伤寒论》
——《伤寒论》释义与方证比较及应用

适阴阳，进行局部治疗。对于少阴病出现津亏阴竭的阳明腑实，肠道阻滞，或热结旁流，则当使用大承气汤急下以存阴。

对于阴虚阳亢，心肾不交的少阴热化证，使用黄连阿胶汤滋阴清火，交通心肾。对于太阳少阴两感证，采用麻黄细辛附子汤温经解表，表里同治，里虚不甚者，与麻黄附子甘草汤。对于肝胃不和，气机阻滞，阳气郁结，出现小便不利，四肢厥冷，当采用四逆散疏肝和胃，宣透阳气。至于热移膀胱，伤津动血，以及下厥上竭者，则当辨明寒热虚实，随证治之。

足少阴肾经循咽喉，夹舌本。肾的虚火上炎，容易引起咽喉肿痛，可使用猪肤汤滋肾润肺利咽；咽喉也容易为外邪所犯，如果是邪热客于咽中，使用甘草汤和桔梗汤清热利咽；如果咽部出现创伤，发生溃疡，则使用苦酒汤；如果寒邪进犯咽喉，则使用半夏散及方散寒通阳，化痰开结。

由于少阴病是伤寒疾病的危重阶段，以脾肾阳虚，阴寒内盛为基本病机，病情容易恶化，导致亡阳亡阴和阴阳离决的危重证候，因此辨少阴病的预后具有重要的意义。本篇涉及预后的条文多达13条以上，涉及"死"候的条文有6条，难治和不治的条文也各占1条。其核心内容是辨阳气的存亡以决生死：阳气回者可治，阳气不回者难治；手足温热者瘥，阳不胜阴者死；阴竭于下，阳脱于上，或阳绝神亡，或肾气绝于下，肺气脱于上，以及阴阳离决等，均属于死候，预后大都不佳，必须及时救治。

探求和研究少阴病的病机、辨证和治疗不但对于伤寒疾病的后期治疗和预后判断有重要的意义，而且对于中医临床危重证候的抢救和预后的判断，以及临终病人的治疗和关怀都具有重要的指导意义。

第九章

辨厥阴病脉证并治

一、厥阴病概述

（一）足厥阴肝经的经脉循行

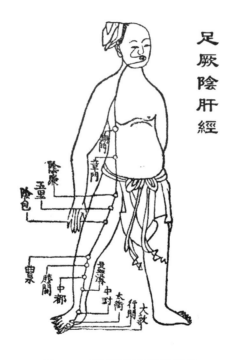

图 9-1　足厥阴肝经经脉循行

足厥阴肝经起于足大趾前端毫毛处，沿足跗部向上，经过内踝前，继续向上至内踝上 8 寸处交出于足太阴经的后面，上行于膝关节的内侧，然后沿股部内侧进入阴毛中，绕过阴部进入小腹。其经脉夹胃旁，属于肝脏，联络胆腑，向上通过横膈，布散于胁肋。经脉然后沿着喉咙的后面向上进入鼻咽部，连接于目系，即眼球与脑相连的部位。经脉再向上出于前额，与奇经八脉中的督脉会合于颠顶百会穴。

足厥阴肝经的一条支脉下行颊里，环绕口唇内。肝经的另一条支脉从肝脏分出，通过横膈向上流注于肺，与手太阴肺经相连接。十二经脉起于手太阴肺经，止于足厥阴肝经。气血在经络中运行，循环往复，如环无端。

足厥阴肝经所联络的脏腑和组织包括阴器、胃、胆、横膈、肺、喉咙、目系等。

根据《灵枢·经脉》记载，足厥阴肝经的主要病证包括腰痛，不可屈伸，男子疝气，女子少腹肿，喉咙干燥，面垢色脱，以及胸满，呕逆，泄泻，小便淋漓不尽，癃闭等症。

（二）肝的生理病理特点

从脏腑功能的角度来看，肝主疏泄，维持气机的条达和舒畅。肝气的升发能够帮助脾胃运化和腐熟水谷，调整人的情绪变化，以及协助胆汁的分泌和排泄。胆汁进入肠道，有助于对食物的消化。

肝主藏血。《素问·五脏生成篇》曰："故人卧血归于肝，肝受血而能视，足受血而能步，掌受血而能握，指受血而能摄。"这种日出而作，日入而卧的人体节律受肝藏血功能的影响。不仅如此，肝气舒畅，将血液送达胞宫，妇女则出现每月一次的规律性的月事活动。由此可见，人体的生物节律与肝的功能密不可分。肝主筋，肝血对筋脉具有滋养和濡润的作用。

足厥阴肝属于风木，足太阴脾属于湿土，木盛则克伐脾土，临床常见到脾胃、肠道等消化系统的症状，如张仲景在《金匮要略·脏腑经络先后病脉证治第一》中开宗明义地说："见肝之病，知肝传脾，当先实脾。"从肝胆的经络循行和阴阳两经的经络关系来看，足厥阴肝经和足少阳胆经互为表里，因此胆的病变常常会影响到肝，反之亦然。

（三）厥阴病的范围

根据阴阳转化的理论，厥阴是三阴的最后一个阶段，所谓"阴尽而阳生"。这个阶段的特殊性决定了厥阴病的复杂性、矛盾性和多样性，临床上会出现上热下寒，或寒热格拒，或阴阳之气不相顺接的病证。事实上，临床上由外邪直入引起厥阴病的情况很少见，病邪多由其他经传至厥阴，尤其是足少阳胆经。少阳疾病可传至厥阴，反之如果厥阴的疾病往外传变，也常常传入少阳经。这种表里经的内外传变代表脏腑寒热虚实的病机变化。

肝主藏血而内寄相火；肝经虽为阴脉，但上达颠顶，与督脉交会于头顶百会，所以肝脏具有体阴而用阳的生理和病理特点，是寒热阴阳的复杂矛盾体，这决定了足厥阴肝经的病变以寒热错杂、虚实相兼为主。肝主疏泄而性喜条达，肝气保持舒畅对于胆汁的分泌和排泄，以及脾胃的运化转输有非常重要的意义。因此厥阴病的主要病变部位包括肝胆、脾胃、大肠、小肠以及三焦，症状包括呕逆、泄泻、上热下寒、厥热胜复等。

厥阴病的寒热错杂既包括空间上的寒热错杂，如上热下寒、内寒外热、寒热格拒等，也包括时间上的寒热错杂，如厥热胜复、先热后厥、或先厥后热等，体现了厥阴疾病的正邪斗争和寒热虚实的变化，以及由此出现的不同病势和传变。本章的病证包括上热下寒证、厥热胜复证、厥逆证、下利证及吐哕证等。

由于厥阴病是伤寒疾病的最后阶段，因此张仲景对厥阴病虚寒证的预后也着墨不少。

二、厥阴病的基本内容

（一）厥阴病提纲

第 326 条： 厥阴之为病，消渴，气上撞心，心中疼热，饥而不欲食，食则吐蛔。下之利不止。

【注释】

气上撞心：心，泛指上焦心胸的部位。病人自觉有一股逆气向上冲撞胸部。

心中疼热：胸部及胃脘部疼痛，有灼热的感觉。

【释义】本条提出厥阴病上热下寒的提纲。

本条厥阴木火燔灼，耗伤津液，故而消渴。肝气横逆犯胃，气机逆乱，则气上撞心。仲景在此处用"撞"而不是"冲"，形容其气机逆乱的激烈程度。肝火犯胃，病人饥饿嘈杂，心中疼热，这些都表现为在上的热象。另一方面，肝旺乘脾，脾虚不能运化，所以不欲食。如果肠中素有蛔虫，由于脾阳虚，肠道寒，蛔虫喜温厌寒，故而还会随肝胃之火上窜，在病人进食之时，从口腔吐出。如果误认为此证是单纯的里热腑实证而采取下法，则会导致中气更伤，病人因脾虚肠寒而下利不止。

（二）厥阴病的治疗禁忌

第 330 条：诸四逆厥者，不可下之，虚家亦然。

【释义】本条提出厥阴病阳虚阴盛引起的厥证以及素体虚弱之人禁用下法。

厥逆之证，有寒厥和热厥之分。由阳气虚衰，阴寒内盛引起的手足厥冷，急当回阳救逆，断不可使用下法，以免犯"虚虚实实"之戒，导致变证丛生。仲景提出"虚家亦然"，进一步解释和强调凡各种虚证和虚寒引起的厥逆证，都不可使用下法。不但如此，其他攻逐的治法也都必须禁止，包括汗法、吐法以及火法，等等。

一句"虚家亦然"，也昭示在"诸四逆厥"中既有虚证引起的四逆厥，如肾阳虚阴寒内盛的手足逆冷；也有实证所致的四逆厥，如真热假寒的热厥证等。临床上对于实热所致的热厥证，不但可以使用下法，而且还可以使用清法，如第 335 条使用下法和 350 条使用白虎汤清泄邪热，治疗热厥。

第 347 条：伤寒五六日，不结胸，腹濡，脉虚复厥者，不可下，此亡血，下之死。

【注释】腹濡：指腹部柔软。濡，通"软"，《诗·郑风·羔裘》："羔裘如濡。"

【释义】本条提出血虚致厥禁用下法。

伤寒五六日，若邪热内陷，与痰浊水饮等有形之邪相合，可形成结胸证。症见心下硬满疼痛，甚至连及少腹，痛不可近，脉象沉紧。如果邪热与燥屎结于肠中，热从燥化，则引起阳明腑实证，腹部胀满而拒按，脉象沉实。本条先提出不结胸，无邪热和有形之邪相结；其次提出腹部柔软，无阳明腑实证；再提出脉虚，指出这是由亡血引起的手足厥冷，因此不可使用下法。

本条是对第 330 条"诸四逆厥者，不可下之，虚家亦然"的延伸，进一步说明血虚也可致厥，属于虚证的范畴，也不能使用下法。同时本条还将腹部的触诊和脉诊结合起来，用于鉴别证候的虚实，值得临床上借鉴。

（三）厥阴病欲解时

第 328 条：厥阴病，欲解时，从丑至卯上。

【注释】从丑至卯上：早上 1：00—7：00。丑时：早上 1：00 到 3：00。卯时：早上 5：00 到 7：00。

【释义】本条提出厥阴病症状自然缓解的时间为早上 1：00—7：00。

厥阴属肝，与少阳互为表里关系。从午夜后的 1：00 到早上 7：00，这是少阳之气旺盛的时候。此时旭日东升，阳气渐旺，能够辅助肝气的升发和条达，如《素问·四气调神大论篇》所说："夜卧早起，广步于庭，被发缓形，以使志生。"阴尽阳生，人体阳气来复，所以病情得到缓解。

从广义的角度看，不仅仅是厥阴病，所有疾病在早晨的时候其症状都会有所缓解，正如《灵枢·顺气一日分为四时》所说："夫百病者，多以旦慧，昼安，夕加，夜甚。""朝则人气始生，病气衰，故旦慧。"

三、上热下寒证

第 338 条：伤寒，脉微而厥，至七八日，肤冷，其人躁无暂安时者，此为脏厥，非蛔厥也。蛔厥者，其人当吐蛔。令病者静而复时烦者，此为脏寒。蛔上入膈，故烦，须臾复止，得食而呕，又烦者，蛔闻食臭出，其人常自吐蛔。蛔厥者，乌梅丸主之。又主久利。

乌梅丸方
乌梅三百个　细辛六两　干姜十两　黄连十六两　附子六两（炮，去皮）　当归四两　黄柏六两　桂枝六两（去皮）　人参六两　蜀椒四两（出汗）

上十味，异捣筛，合治之，以苦酒渍乌梅一宿，去核，蒸之五斗米下，饭熟，捣成泥，和药令相得，内臼中，与蜜，杵二千下，丸如梧桐子大。先食饮服十九，日三服。稍加至二十九。禁生冷、滑物、臭食等。

【注释】

脏厥：因脾肾阳虚，阴寒内盛所致的四肢或手足厥冷。

蛔厥：病证名。因蛔虫病导致急性腹痛和四肢厥冷。发作时症状包括腹部绞痛，四肢发凉，冷汗出，时发时止。

脏寒：脾阳不足，肠中虚寒。

【释义】本条辨脏厥与蛔厥的区别，以及蛔厥的证治与方药。

《伤寒论》的一大特点是仲景运用对比的方法，将临床上有关联的或容易混淆的症状、体征与舌脉进行对比和鉴别，提高人们临床辨证分析的能力。临床症状的鉴别诊断各章都有，而在厥阴病一章中尤为突出。

首句提出脏厥的概念和症状。伤寒疾病出现脉微而手足厥冷，这是典型的少阴病肾阳虚衰的表现。病人还可兼下利，蜷卧，但欲寐等症状。疾病发展到七八日，元阳虚弱，命门火衰，病人体温下降，触诊感觉到病人全身肌肤变冷。病人躁扰不休，无片刻安宁，这是病情恶化，脏气垂危，阴阳离决的征兆。因为厥阴病是由少阴病发展而来，阴寒更甚，出现此垂危的证候，预后极差，急当使用通脉四逆汤、白通汤或白通加猪胆汁汤回阳救逆。

由蛔虫在肠中窜动所引起的蛔厥虽然也有脉微和四肢厥冷，但病人只有烦而没有躁。烦属心为阳证，躁属肾为阴证，说明此时的四肢厥冷并非脏厥，而是脏寒所致。具体而言，"脏寒"是指脾虚肠寒，其内环境的改变导致寄生虫窜动。蛔虫的生理特性是喜温畏寒，由于肠中虚寒，故蛔虫从肠中逆行进入胃中，导致病人心中烦乱，且症状随蛔虫在肠中的活动时发时止，蛔虫蛰伏时则病人安静，在进食和消化时，蛔虫受到胃蠕动的影响，向上窜动，导致胃气上逆，出现呕吐。如果蛔虫数量多，且从肠道逆行进入胃部的话，蛔虫常常随胃中的内容物，从口腔呕吐而出。当此之时，病人烦乱再起，且趋于严重。此段对脏厥和脏寒所致四肢厥冷进行症状鉴别，十分有借鉴意义。

临床上，蛔厥的鉴别诊断包括几个方面：首先，病人具有吐蛔的既往史，如仲景所说："其人常自吐蛔。"临床上蛔虫感染多见于儿童和青少年，因为儿童常有饮食不洁的习惯。其次，从症状上鉴别，蛔厥病人虽然四肢厥冷，但周身皮肤温暖。更具鉴别意义的是，四肢厥冷的症状随蛔虫在体内的活动时发时止。当蛔虫窜动，引起剧烈腹部疼痛的时候，厥冷的症状随即出现或加重，同时伴面色苍白，四肢或全身冷汗等。再者，蛔虫感染常伴有其他一些兼证，如脐周疼痛，饮食习惯的改变或特殊的饮食嗜好，睡觉前肛周瘙痒，甚至面部或口腔出现蛔虫斑，等等。所有这些症状和体征有助于将脏厥和蛔厥区别开来。仲景提出使用乌梅丸温阳通降，滋阴泄热，安蛔止痛，治疗蛔厥证。

乌梅丸方

乌梅 Fructus Pruni Mume ···················· 300 枚或 270 克

细辛 Herba cum Radice Asari ···················· 90 克

干姜 Rhizoma Zingiberis Officinalis ···················· 150 克

黄连 Rhizoma Coptidis ···················· 250 克

附子（炮，去皮）Radix Aconiti Praeparata ···················· 90 克

当归 Radix Angelicae Sinensis ···················· 100 克

黄柏 Cortex Phellodendri ···················· 90 克

桂枝（去皮）Ramulus Cinnamomi ···················· 90 克

人参 Radix Ginseng ···················· 90 克

川椒 Pericarpium Zanthoxyli Bungeani ···················· 60 克

服用方法：将除乌梅之外的 9 味药物分别碾细，过筛，然后混匀。将乌梅浸泡在醋汁中一夜，然后去核，蒸于近 900 克粳米的下部，待米熟，加入所有的药粉，同乌梅与米饭搅拌。然后放入石臼中，加白蜜，捣 2000 次，令药粉与米饭混匀成团，做成如梧桐子大小（每粒重约 0.2 克）的药丸。每餐饭后服 10 丸，日 3 次。剂量可酌加至每次 20 丸。附子有毒，须在医生的指导下使用。服药期间禁食生冷、滑物、臭食等。

乌梅酸平，具有和胃安蛔的作用，是方中的君药，蛔得酸则静。臣药分为两组，第一组包括辛热有小毒的川椒和辛温的细辛，它们的共同特点都是味辛，具有镇蛔的作用，令蛔虫蛰伏。第二组臣药为黄连和黄柏，它们苦寒，一方面清身体上部的热，另一方面借其苦能泄的作用将蛔虫排出体外，这是蛔虫"得苦能下"的治疗方法。方中的佐药包括干姜、附子和桂枝，它们也是辛温或辛热之药，能够温补脾肾阳气，使大

肠不寒，治疗下焦肾和大肠虚寒的症状。此外蛔虫在体内盘踞日久，导致气虚血弱，病人常兼贫血，故用人参和当归补益气血。乌梅用醋汁泡一宿，其果肉容易与果核分离，而且使乌梅肉的酸味更加突出。其味酸的收敛之性也可涩肠止泻，用于阳虚慢性腹泻，所以仲景特地在条文末指出"又主久利"，拓宽了本方的应用范围。

清代医家柯韵伯总结仲景治疗蛔虫证的用药规律，提出蛔虫"得酸则静，得辛则伏，得苦能下"。一些医家将本方奉为治疗蛔虫症的祖方和专剂，后世驱虫的中药方剂大多根据这一组方原则进行配伍。

本方的组成包括辛、甘、酸、苦一类的药物，具有寒温并用、补泻同施的组方特点。辛与甘合，能够温阳；辛与苦合，亦能通降，所谓辛开苦降是也；酸与甘合则滋阴，酸与苦合则泄热。其配伍特点与三泻心汤有异曲同工之处，都具有调和的作用。但三泻心汤辛开苦泄，治疗痞证，专门应用于胃肠。而本方酸甘辛苦同施，为"治厥阴，防少阳，护阳明之全剂"，作用范围更加广泛。吴谦、章虚谷等皆强调乌梅丸是厥阴正治的主方。

本条自"蛔厥者，其人当吐蛔"至"其人当自吐蛔"，以及乌梅丸的组成、剂量、煎服方法等，亦见于《金匮要略·趺蹶手指臂肿转筋阴狐疝蛔虫病脉证治第十九》。

明清温病学家叶天士、吴鞠通等运用乌梅丸的组方原则，对该方进行加减化裁，灵活运用于治疗外感温热与内伤杂病之中，如椒梅汤、连梅汤等。此外，现代一些医家将处方简化为乌梅、黄连、川椒和甘草，治疗胆道蛔虫，取得很好的疗效。临床上也常见医者使用四逆散加乌梅、川椒治疗肝胆疾病，收到很好的治疗效果。

第 359 条：伤寒本自寒下，医复吐下之，寒格，更逆吐下，若食入口即吐，干姜黄芩黄连人参汤主之。

干姜黄芩黄连人参汤方

干姜　黄芩　黄连　人参各三两

上四味，以水六升，煮取二升，去滓。分温再服。

【注释】寒格：病证名。本上热下寒，更经吐下误治，导致寒热格拒，出现食入即吐的症状。

【释义】本条提出上热下寒，复吐下误治所致寒格吐逆的证治与方药。

关于首句"伤寒本自寒下"，历代伤寒注家们有不同的解释。清代吴谦在《医宗金鉴》里指出："经论中并无寒下之病，亦无寒下之文。玩本条下文，'寒格更逆吐下'，可知寒下之下字，当是格字，文义始属。"倘若斯言，寒格一证乃自行产生，而非"更逆吐下"所致，这与寒格因吐下误治而产生的病因病机不符。"寒下"是脾和大小肠的虚寒所引起的下利，而医复吐下之，则是因为病人有邪热在胃腑的缘故。"更逆吐下"的"逆"字点明吐下属于误治。本证实为上热下寒的厥阴病。如果医者单纯使用吐下的方法治疗，误吐伤胃，误下伤脾，导致脾胃更伤，下焦虚寒更甚，使寒热格拒更加严重，出现以吐逆为症状特点的寒格病证，应当使用干姜黄芩黄连人参汤清上泄热，温下通阳。

干姜黄芩黄连人参汤方

干姜 Rhizoma Zingiberis Officinalis ······················· 20 克

黄芩 Radix Scutellariae ································· 20 克

黄连 Rhizoma Coptidis ································· 20 克

人参 Radix Ginseng ································· 20 克

煎服方法：用 6 杯水，煎煮以上 4 味药物，直到剩下 2 杯。过滤，分 2 次温服。

食入即吐是胃热盛的表现，因此方中使用黄芩和黄连清上焦和胃腑之热，热除则呕吐自止。干姜辛温，温脾肾和下焦大小肠，佐以人参健脾补中益气。虽然本方四味药物的剂量相同，但因为黄芩和黄连都是寒凉药物，而温热药仅有干姜一味，所以寒凉药物的剂量两倍于热药，这直观和形象地说明本证的上热重于下寒，所以清热的寒凉药多。但为什么仲景在方名中将干姜列在首位，而不是黄芩或黄连呢？首先，这是寒格证，干姜温阳散寒，方证相合；其次，干姜在方中的作用除了温补脾肾和下焦之外，还能够借其辛开的作用，交通上下，消除寒热阴阳格拒的状态。清代黄宫绣《本草求真》在阐释干姜的功效时说"故凡因寒内入，而见脏腑痼蔽，关节不通，经络阻塞，冷痹寒痫，反胃隔绝者，无不借此以为拯救除寒"，这是仲景将干姜列在四药之首的重要原因。

干姜黄芩黄连人参汤好似一个精简版的乌梅丸，因为除黄芩之外的其余药物都见于乌梅丸。但两方的根本区别在于寒温不同。乌梅丸有大辛大热的附子、干姜、蜀椒、桂枝、细辛等，明显偏温性，温补脾肾之阳气，治疗下焦脾肾和大肠虚寒的蛔厥证以及阳虚引起的慢性腹泻；而本方药性偏寒凉，用于治疗寒格食入即吐的症状。此外，乌梅丸是治疗蛔虫证的专方，而干姜黄芩黄连人参汤则具有更加广泛的应用范围。

第 357 条：伤寒六七日，大下后，寸脉沉而迟，手足厥逆，下部脉不至，咽喉不利，唾脓血，泄利不止者，为难治，麻黄升麻汤主之。

麻黄升麻汤方

麻黄二两半（去节）　升麻一两一分　当归一两一分　知母十八铢
黄芩十八铢　萎蕤十八铢（一作菖蒲）　芍药六铢　天门冬六铢（去心）
桂枝六铢（去皮）　茯苓六铢　甘草六铢（炙）　石膏六铢（碎，绵裹）
白术六铢　干姜六铢

上十四味，以水一斗，先煮麻黄一两沸，去上沫，内诸药，煮取三升，去滓。分温三服。相去如炊三斗米顷，令尽，汗出愈。

【注释】下部脉：按三部九候的脉学理论，指寸关尺的尺部脉和足部的趺阳与太溪脉。

【释义】本条提出伤寒上热下寒，脾虚阳郁的证治与方药。

患伤寒病六七日，医者使用峻猛的药物泻下，导致阳气内陷，阴阳两伤。阴伤则肺的经络受损，故咽喉不利；肺热则灼伤脉络，所以唾脓血。手足厥逆并非少阴肾阳虚，而是阳气内陷，郁而不达四肢所致。下部脉不至是指足阳明胃经的趺阳脉和足少阴肾经的太溪脉触摸不及。本条的上热是指肺热，下寒是指脾寒，而非厥阴肝病。仲景提出难治是因为该证病机错综复杂，治疗上掣肘的因素很多，正如清代著名的《伤寒论》注家尤在泾所说："阴阳上下并受其病，虚实寒热混淆不清。欲治其阴，必伤其阳；欲补其虚，必碍其实，故难治。"

本证病情复杂，必须抓住疾病的主要矛盾进行治疗，其他次要矛盾则可迎刃而解。目前的主要病机是阳气郁结，因此应当使用发散阳气的麻黄升麻汤开郁化结，轻清宣散。

麻黄升麻汤方

麻黄（去节）Herba Ephedrae ·· 12 克

升麻 Rhizoma Cimicifugae ··· 6 克

当归 Radix Angelicae Sinensis ·· 6 克

知母 Rhizoma Anemarrhenae ·· 4 克

黄芩 Radix Scutellariae ··· 4 克

葳蕤 Rhizoma Polygonati Odorati ··· 4 克

芍药 Radix Paeoniae ···1.5 克

天冬 Radix Asparagi ···1.5 克

桂枝（去皮）Ramulus Cinnamomi ·······································1.5 克

茯苓 Sclerotium Poriae Cocos ··1.5 克

甘草（炙）Radix Glycyrrhizae Praeparata ·····························1.5 克

石膏（碎，绵裹）Gypsum Fibrosum ·····································1.5 克

白术 Rhizoma Atractylodis Marcrocephalae ····························1.5 克

干姜 Rhizoma Zingiberis Officinalis ······································1.5 克

煎服方法： 用 10 杯水，先煎煮麻黄数分钟，去沫，然后加入其余的药物，继续煎煮，直到最后剩下 3 杯药液。过滤，分 3 次温服，每次服药的间隔时间以将 5 公斤粳米煮熟所需要的时间为度。1 剂服完之后，汗出而愈。

本方以麻黄、升麻为君药，升阳发散，使郁阳得到伸展。由于麻黄发汗的力量很强，所以仲景在方后注中提到"汗出愈"，说明病人服用本方应当出汗。当归甘温，润燥养血，以助汗源，同时防止发散太过。这三味药是方中的主要药物，用量较重。知母、黄芩、葳蕤、天冬、石膏和芍药清肺热，养阴润燥，治疗咽喉不利和唾脓血。白术、干姜、茯苓、桂枝、炙甘草等温补脾阳，扶助中气，治疗泄利不止，脉不出的症状。这十一味药都是方中的佐使之药。

麻黄升麻汤的组方有三大特点：第一，该方的药物达到十四味，是《伤寒论》中药物最多的一个经方。第二，该方大部分药物的剂量都很小，甚至比麻黄桂枝各半汤和桂枝二越婢一汤的剂量都小。第三，主药和辅药在剂量上的差异非常大。以至于有的《伤寒论》注家认为该方不是张仲景的原创方，如柯韵伯说："其方味数多而分两轻，重汗散而畏温补，乃后世粗工之伎，必非仲景方也。"当然，这只是一家之言，大多数的医家还是认同这是仲景的原方。从版本考证的角度而言，《伤寒论》的别本《金匮玉函经》，以及《外台秘要》《千金翼方》都载有此方，说明并非是后人加上去的。

除了麻黄、升麻和当归的用量比较大之外，其他药物的用量很小，

如知母、黄芩、葳蕤用十八铢，其余的八味药均为六铢。这与本证属于阳气郁结和本方具有发散和上越的功效密不可分。清代著名温病学家吴鞠通在《温病条辨·治病法论》中说"治上焦如羽（非轻不举）"，可借用来诠释本方的用药特点。试想，如果使用石膏 50 克、天冬 30 克、葳蕤 30 克，那如何能够达到发越阳气的目的呢？因此药味虽多，但用量极轻，有助于发散郁结的阳气，体现仲景根据病情和治疗的需要来确定药物用量，用心良苦。

《伤寒论》寒温并用治疗寒热错杂的代表经方有好几个，它们有各自的治疗重点和应用范围。请见表 9-1。

方剂	治疗原理	应用
小柴胡汤（96）	寒热并用，重在和解少阳。	少阳证
半夏泻心汤（149）	寒热并用，重在和胃，调畅气机。	痞证
黄连汤（173）	寒热并用，重在调理中焦。	上热下寒
乌梅丸（338）	寒热并用，重在酸收。	蛔厥证
麻黄升麻汤（357）	寒热并用，重在升散，宣畅解郁。	寒热错杂，脾虚阳郁
干姜黄芩黄连人参汤（359）	寒热并用，重在降逆。	寒格证

四、厥阴病辨证

（一）辨厥热胜复

第 331 条：伤寒，先厥，后发热而利者，必自止；见厥复利。

【释义】本条以厥热症状出现的先后顺序推测虚寒下利的发作与休止。

厥为阴胜，热为阳复，厥热症状的交替出现预示正邪斗争的态势和阴阳的盛衰。伤寒病的四肢厥冷和下利代表虚寒一类的病机，因此这两个症状常同时出现。伤寒厥利是脾肾阳虚、阴寒内盛的表现。如果出现发热，在排除发热不是兼有外感，也非真寒假热证等之后，发热症状提示阳气来复。既然阳气来复，则四肢厥冷和下利的症状可得到缓解或消除。如果病人再出现四肢厥冷，这是阴寒盛的征兆，提示阴盛阳衰，病人随即也将出现下利。

厥热胜复，既是寒热的胜复，也是阴阳的胜复。阴阳胜复是病机，厥热胜复是临床表现。《素问·调经论篇》曰"阳虚则外寒，阴虚则内热，阳盛则外热，阴盛则内寒"，说明阴阳失调是导致寒热症状的基本病机。在阴阳、脏腑、气血、经络的病机变化中，唯有阴阳的偏盛和偏衰会出现或寒或热的症状。因此临床上病人凡有寒热症状，应当首选阴阳辨证方法，以辨别阴阳盛衰的证型和寒热的虚实状态。

第 336 条：伤寒病，厥五日，热亦五日。设六日当复厥，不厥者自愈。厥终不过五日，以热五日，故知自愈。

【释义】本条厥热相等预示阴阳之气相当，以厥停预测疾病将愈。

关于本条厥热的天数，在临床上不必拘泥，这只是仲景用来说明阴阳盛衰和病势进退的工具和比喻。厥热的基本原则是：阴盛则厥，阳复则热。如果发热的时间与厥冷的时间相等，说明阴阳之气相当。"不厥"说明病变未继续发展，预示疾病即将痊愈。

条文中提出"设六日当复厥，不厥者，自愈"，那么临床上有没有第六日不厥，反而出现发热的情况呢？这种可能性不能完全排除，尤其是出现阳复太过的病理变化的时候。另外，《伤寒论》第 394 条说"伤寒差以后，更发热，小柴胡汤主之"，说明临床上应当根据病人体质的强弱、寒热的轻重和邪气的羁留等各种因素来综合判断疾病的预后。

少阴病和厥阴病在临床上都会出现厥逆的症状，那么该如何进行鉴别呢？少阴病脾肾阳虚，出现四肢厥冷，但少阴病本身不会兼发热的症状，发热只会出现在少阴兼表证和真寒假热之中。厥阴病阴极阳生，故多兼发热的症状，这是最大的区别。厥阴病具有寒热错杂的特点，在这一方面与少阳病相类似。

第 342 条：伤寒厥四日，热反三日，复厥五日，其病为进。寒多热少，阳气退，故为进也。

【释义】本条提出厥多于热，阴盛阳衰，提示病进。

从病程上看，伤寒病历经十多日，其间厥冷和发热反反复复，交替发生，正气和邪气之间产生拉锯战。按照第 336 条"厥五日，热亦五日"提示阴阳之气相当的原则，本条厥四日，热仅为三日，所以仲景用了一个"反"字来表示事出意外，预示寒多热少，阴盛阳衰。果然，接下来连续出现五天的厥证。从总体上看，厥证共九日，而热证仅三日，说明阴盛阳衰，阳气不足，正气式微，故疾病加重或继续传变，预后欠佳。

第 334 条：伤寒，先厥后发热，下利必自止，而反汗出，咽中痛者，其喉为痹。发热无汗，而利必自止；若不止，必便脓血。便脓血者，其喉不痹。

【注释】其喉为痹：喉痹，病证名。以咽喉红肿疼痛，或干燥，有异物感，或咽痒不适，吞咽不利为特点。

【释义】本条提出阳气来复，以及阳复太过的喉痹和便脓血的病理变化。

伤寒疾病出现厥证和发热，这是厥阴病的典型表现。如果先出现厥证，然后出现发热，这是阳气来复的表现，下利必自止，疾病有望痊愈。如果这时在发热之外还出现汗出，这是反常的症状，提示阳复太过，热邪有上越和外越的趋势。汗出正是阳气外越，迫汗外出的结果；如果阳热之气上越，则会导致咽喉肿痛，出现喉痹。

如果仅发热而不出汗，这是阳热内郁不得外越的表现。阳热内郁，陷入下焦，下焦得阳气之助则下利必止。但是如果阳热太过，灼伤大肠的脉络，则会导致下利脓血。下脓血之后，热邪随脓血而出，不再在体内肆虐；且凡是病势向下向内的，在多数情况下也不会再向上和向外发越，因此不会再发生喉痹。仲景对病机和疾病发展趋势的预估和判断非常准确，值得我们借鉴。

汗出和喉痹是阳气外越和阳气浮越的表现，而利止或利不止便血是热邪下陷的症状，代表邪热的两种不同的传变途径，也代表着阳气来复，正气渐旺，尤其是汗出和便血还提示邪有出路，所以预后良好。

第 341 条：伤寒发热四日，厥反三日，复热四日，厥少热多者，其病当愈。四日至七日，热不除者，必便脓血。

【释义】本条辨厥阴病阳复病愈和阳复太过的两种转归。

本条中提到的厥热天数只是一个约略的数字，借以说明阴阳消长和厥热胜复的原理，不必拘泥。伤寒病发热四日，这是阳盛的表现，然后手足厥冷三日，比发热少一天，这是阴阳消长，阳盛阴退。接下来连续四天发热，这是厥少热多，阳气更旺的表现，说明疾病向好的方向发展，所以推测"其病当愈"。本条应当与第342条结合起来看："伤寒厥四日，热反三日，复厥五日，其病为进。寒多热少，阳气退，故为进也。"彼条热仅三日，厥反九日，所以是寒多热少，代表阳气虚弱，故主病进，与本条的情况正好相反。

如果从第四日到七日依旧是连续不断的发热，这是阳复太过的表现，病机演变走向另外一个极端，由寒转热。当邪热灼伤脉络的时候，病人则便脓血。

（二）辨除中证

第332条：伤寒，始发热六日，厥反九日而利。凡厥利者，当不能食；今反能食者，恐为除中。食以索饼，不发热者，知胃气尚在，必愈。恐暴热来出而复去也。后三日脉之，其热续在者，期之旦日夜半愈。所以然者，本发热六日，厥反九日，复发热三日，并前六日，亦为九日，与厥相应，故期之旦日夜半愈。后三日脉之而脉数，其热不罢者，此为热气有余，必发痈脓也。

【注释】

除中：古病名。除，消除的意思；中，即中焦，这里指胃气。胃气败绝，本当不能食，而反能食，这是胃气将绝的反常现象。

索饼：即以麦粉做成的类似面条的条索状食品。《释名·释饮食》曰："蒸饼、汤饼、蝎饼、髓饼、金饼、索饼之属皆随形而名之也。"

旦日：即次日，第二天。《左传·昭公五年》："日上其中，食日为二，旦日为三。"杨伯峻注："旦日者，日初出也。"

【释义】本条应用厥热胜复的方法辨疾病的进退以及辨疑似除中证。

根据仲景厥热胜复的原理，厥代表阴，热代表阳；先厥后热为病退，先热后厥为病进；热多厥少为阳复；厥多热少为阴胜。本条始为伤寒，病人发热六日，却厥九日，而且还出现下利，这是阴寒内盛，阳气衰退的表现。脾胃阳气虚弱，胃气不足，应该不能食，病人却反能食，提示有胃气来复和胃气将竭的两种可能。胃气来复是疾病向愈的征兆，而胃气衰竭则会引起"除中"的危候，属于"至虚有盛候"的假象。

如何进行鉴别呢？既然病人能食，那就不妨让病人进食，然后根据病人进食之后的反应来判断疾病的预后。具体的方法是：将煮烂的、容易消化的食物，如稀粥、面条等给病人喂食。张仲景的家乡在河南南阳地区，人们习惯进食面食一类的食物，所以仲景说"食以面饼"，其实其他软糯和容易消化的食物皆可。如果食面饼之后，没有突然出现发热，则知胃气尚在，病人可望康复。如果出现暴热，则胃气消耗殆尽，因此可以断定为除中证。这与阳明病篇使用小承气汤的试药法是同样的道理。无论是试药还是试食物，原理都一样，说明古代也有临床试验的方法。

在接下来的几天里医者应当继续观察病人的反应。如果三天之后，病人继续发热，那么可以断定病人将于明日的夜半时分痊愈。之所以如此地笃定，是因为病人手足厥冷九日，然后发热三日，加上病初的六日发热，也是九日，这样发热的天数与手足厥冷的天数相当，故可以期待次日的夜半痊愈。何以在夜半子时呢？因为夜半是阴极阳回的时候，夜半一阳生，病人得阳气之助，故尔痊愈。

另外一种情况是，如果明日夜半未愈，在接下来的三天中病人脉数，且发热不解，这是阳复太过的表现。火热之邪灼伤脉络，病人还会出现痈脓。这与第 334 和 341 条的原理是一致的。

第 333 条：伤寒脉迟，六七日，而反与黄芩汤彻其热。脉迟为寒，今与黄芩汤复除其热，腹中应冷，当不能食；今反能食，此名除中，必死。

【注释】彻：撤除，撤去，清除。"彻其热"指清除邪热。

【释义】本条提出伤寒脉迟，禁用寒凉药物的原则，以及"除中"证的病因、病机和预后。

伤寒病出现脉迟，这是阳气虚的表现。疾病迁延六七日，则脾肾阳气更加虚弱。从使用黄芩汤治疗来看，病史中当有下利。根据脉象和症状推断，此下利应为脾肾阳虚，阴寒内盛所致，可使用理中汤或四逆汤温阳散寒止泻。而医者反与黄芩汤清热止利，这是典型的误诊和误治，所以仲景用一个"反"字说明其错误性质。

黄芩汤见于《伤寒论》第172条，是太阳与少阳合病，少阳的火热之邪内迫大肠，出现下利。这种下利类似痢疾，通常还有肛门灼热、泻下黏滞之物、腹痛和里急后重等。而迟脉是阳热衰微，阴寒内盛的征兆，医者用黄芩汤治疗，完全是寒热不分，南辕北辙。误用寒凉药物治疗虚寒病证，导致阳虚更甚，此时应当腹中冷、喜温喜按。同时由于脾胃阳虚，中气不足，运化无权，病人当出现食欲减退或不欲食的症状。倘若如此，可用理中汤温补脾阳，散寒止泻。

如果病人反能食，这叫作"除中"，应当引起医者的高度警惕，说明误用寒凉药物，在脾气已虚的基础上导致脾阳更衰，胃气将竭，病情极其险恶。除中是"至虚有盛候"的表现，属于真虚假实，预后极差，仲景称"必死"。

（三）辨手足厥逆证

第337条：凡厥者，阴阳气不相顺接，便为厥。厥者，手足逆冷者是也。

【释义】本条提出厥证的病机和主要临床特点。

厥证的基本病机是阴阳之气不相顺接，其主要症状是手足逆冷。既然仲景提到阴阳气不相顺接，那么在正常情况下阴阳之气是如何交接的？为什么厥逆的症状总是发生在手足呢？这个问题涉及经络的循行和阴阳经脉的交接等经络理论，请见表9–2。

表9–2　手足十二经脉的循行路线和分布比较

经脉	循行路线和分布
手三阴经（太阴、少阴、厥阴）	从胸走手，分布于上肢的内侧。
手三阳经（太阳、阳明、少阳）	从手走头，分布于上肢的外侧。
足三阳经（太阳、阳明、少阳）	从头走足，分布于下肢的外侧。
足三阴经（太阴、少阴、厥阴）	从足走腹、胸，分布于下肢的内侧。
手三阴经与足三阴经	交会于胸部。
手三阳经与足三阳经	交会于头面部。
手足的阴经与阳经	交接于手足的末端。

经气的循行是按一条阴经然后一条阳经的规律进行循环交接。从表9-2可以看出，十二正经中的阴阳经脉交会于手足的末端。因此如果阴盛阳虚，阳气不能外达肢端，或热极阳气郁结，阴气不能到达四肢，皆可出现阴阳之气不相顺接的手足厥冷。此外，阴阳经脉在四肢末端交会顺接，如果阴气太盛格拒阳气于外，或阳盛将阴气格拒于外，出现寒热的真假症状，其假象出现的部位也以手足、肢端或头面部为多。正是因为指端是阴阳两经交会之处，具有交通阴阳，醒脑开窍，宣散风热，回阳救逆等功效，所以临床上常常在指尖十宣穴处采取刺络放血的方法救治临床急症，包括高热、昏迷、中暑、休克、惊厥等。

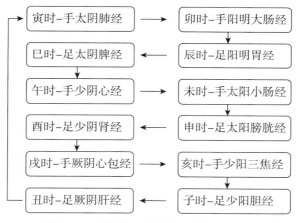

图9-2　手足十二经脉的经气循行规律

手足十二经脉的经气循行（图9-2）在寅时起于肺经，到丑时止于肝经，循环往复，如环无端。举例来说，手太阴肺经与手阳明大肠经交会于食指内侧端的商阳穴，这是阴阳两经的交会；手阳明大肠经与足阳明胃经在面部鼻翼旁的迎香穴相交会，这是两条阳经的交会，所以阴阳之气不相顺接的情况多发生在手足，而虚阳上浮的戴阳证常常发生在头面的部位，因为头为诸阳之会。这类症状发生的部位多与阴阳经脉循行的路线相关。

第335条：伤寒一二日至四五日，厥者必发热，前热者后必厥，厥深者热亦深，厥微者热亦微。厥应下之，而反发汗者，必口伤烂赤。

【注释】口伤烂赤：口腔生疮，红肿糜烂。

【释义】本条提出热厥的证治、病势预测和治疗禁忌。

伤寒数日，病人出现高热，随即手足厥冷，这在中医学中称为"热厥"。之所以出现热厥，是因为邪热深伏，阳气内郁，不能外达和温养四肢，所以出现手足的厥冷，这是真热假寒证。病人应当还有其他的里热症状，如手足冷但胸腹部灼热，谵语，神昏，口渴喜冷饮，面红而赤，大便干结，小便短赤灼痛，舌质红，苔黄燥，脉洪大滑数或沉实，等等。

辨厥热胜复一定要注意发热和手足厥冷症状出现的先后顺序。一般而言，如果先出现厥证然后才发热的，这是寒厥证，反之则为热厥证，即本条"前热者后必厥"的一类情况。同时仲景提出，发热与手足厥冷的轻重程度存在正相关的关系。热邪郁遏愈重，则手足厥冷愈甚；热邪郁遏较轻，则手足厥冷亦不严重。临床上可以通过手足厥冷的程度判断阳气郁遏的轻重，因为手足厥冷作为外部的客观症状可以被感受到，而阳气郁遏作为内在的病机则必须通过体表的症状和体征来分析和判断。

对于真热假寒的热厥证，属于阳明腑实者应该采用通腑泻实的下法进行治疗，使里实热的病机得到消除。如果是阳明经证的表里俱热而无腑实者，则宜采用清解的方法治疗，如第 350 条"伤寒脉滑而厥者，里有热，白虎汤主之"。

对于热厥证的治疗，千万不能使用辛温的药物进行发汗，否则会导致热邪更盛，出现口伤烂赤，心火和胃热炽盛的症状，且还会耗伤津液，产生其他的变证。

第 339 条：伤寒，热少厥微，指头寒，嘿嘿不欲食，烦躁。数日，小便利，色白者，此热除也。欲得食，其病为愈；若厥而呕，胸胁烦满者，其后必便血。

【释义】本条提出厥阴病热厥证的两种转归。

伤寒病出现轻微的热厥症状，手足的指（趾）端部分发凉而其余部位温度正常，这说明阳郁的情况不严重。由于肝胆郁热影响胃的功能，所以病人默默不欲饮食；阳郁不得舒展，所以出现烦躁。数日后如果小便正常，颜色清亮，说明郁热已经解除。同时病人胃气来复，食欲恢复正常，这是向愈的表现，预后良好。从仲景提出"小便色白"我们可以推测到之前的小便应当色黄，提示体内有郁热。

本证的另一个转归是病人手足厥冷加重，并伴呕吐，胸胁烦满，这是热邪转盛，肝失疏泄，胆经郁热。如果郁热灼伤脉络，其后还会出现便血的症状。

从本条的默默不欲饮食，烦躁，呕吐，胸胁烦满等症状，我们可以看到若隐若现、呼之欲出的少阳病症状。这是因为足厥阴肝经和足少阳胆经互为表里，如果足厥阴肝经出现郁热的病机，其症状可以通过与肝经相表里的阳经即少阳胆经表现出来，因此上述症状的出现与其病机和传变是相吻合的。

第 350 条：伤寒脉滑而厥者，里有热，白虎汤主之。

【释义】本条提出热厥证的脉象及其证治和方药。

判断本条属于热厥的主要依据是脉象。滑脉是阳脉和实脉的一种，主阳盛和实热证。由于热邪郁遏于里，阳气不达四肢，故出现手足厥逆。从仲景推荐白虎汤来看，这是热邪充斥全身内外的阳明经证。除了滑脉之外，病人还应该兼阳明经证的其他热象，如高热，大烦渴，大汗出，面红，舌质红，苔黄，胸腹部灼热，小便短赤灼痛等。因此，白虎汤清解里热，使阳气通达四肢，则厥逆可除。

仲景在第 335 条提出使用下法治疗阳厥，提示病机是阳明腑实，有燥屎形成，可选用大承气汤泄热通腑。由此可以看出热厥的病位大多在阳明经和腑，治疗应以清法和下法为主。这类手足厥冷的病证属于真热假寒的范畴。

第 353 条：大汗出，热不去，内拘急，四肢疼，又下利厥逆而恶寒者，四逆汤主之。

【释义】本条提出阳虚阴盛所致寒厥的证治和方药。

发汗伤阳，泻下伤阴。本条大汗出，导致阳气损伤，但原有的热证却迟迟未去。关于"热不去"的症状，历代《伤寒论》注释有争议。有的将其解释为大汗伤阳之后，虚阳外越。但仔细分析条文，似乎与病机不相吻合。首先，仲景说"热不去"，说明发热的症状在使用汗法之前就已经存在，而大汗伤阳之后，邪气反而趁身体虚弱之际，滞留不去。其次，如果"热不去"属虚阳外越的话，说明阴寒内盛比一般的阳虚症状更加严重，则应该使用通脉四逆汤通达内外，破阴回阳。

由于阴寒内盛，寒主收引，导致筋脉拘急，所以在内出现腹中拘急挛痛，在外出现四肢疼痛。脾肾阳虚，阴寒内盛，则下利，阳气不能外达，则出现四肢厥冷。阴盛阳虚则恶寒，此处的恶寒实际上是畏寒的表现。

如果说伤寒注家们对本条文的头两个症状存有争议的话，那么，对"下利，厥逆，恶寒"的看法则趋于一致，这是阳虚阴盛的寒厥无疑。因此这后三个症状成为辨证的关键。对于此阳虚阴盛，自当回阳救逆，散寒止泻，四逆汤是最佳的选择。

回到本条的首句，"大汗之后，热不去"，似乎寓示表证仍在，倘若如此，句尾的"恶寒"一症则也可看作是表证的恶寒。那么，在表证仍然存在的情况下，是否仍然可以使用四逆汤进行治疗？答案是肯定的。如果病人表里证俱在，且里虚甚者，应当先救其里。仲景在前面的条文中，已经有过不少类似的治例，如第92条说"病发热头痛，脉反沉，若不瘥，身体疼痛，当救其里，宜四逆汤"；第225条也说"脉浮而迟，表热里寒，下利清谷者，四逆汤主之"。临床上如果阳虚之人感受寒邪，外有表证，温燥的药物如干姜、附子散寒除邪，温通经络，不会碍邪。与之适成对照的是，养阴润燥的药物因其滋腻甘甜，容易生湿碍邪，不可在表证还未消除的情况下使用。

第354条： 大汗，若大下利而厥冷者，四逆汤主之。

【释义】本条提出误治伤阳导致厥逆的证治和方药。

大汗伤阳，大下复伤阴，均属误治，且峻下的药物本来就是苦寒之品，如大黄、芒硝等，其结果不但使在表的阳气受损，而且在里的阳气也岌岌可危，很快会导致亡阳，所以清代医家尤在泾说："此亦阳病误治而变阴寒之证。"阴寒内盛，阳气虚衰，不能温养四肢则四肢厥冷，所以必须使用四逆汤温补脾肾阳气，回阳救逆，散寒止泻。

临床上，像这种因为误治所导致的阳虚往往是一个急速恶化的过程，与伤寒疾病沿六经自然传变的过程相比，病变发展的速度更快，症状更加危急，需要及时地加以救治，否则会很快产生阴阳离决的危象。

与少阴病和厥阴病的许多条文一样，本条亦属变证和坏病的范畴。之所以未归入到太阳病变证和坏病中去，是因为这类变证和坏病更加具有少阴病或厥阴病的症状表现特点而已。

第351条： 手足厥寒，脉细欲绝者，当归四逆汤主之。

当归四逆汤方

当归三两　桂枝三两（去皮）　芍药三两　细辛三两　甘草二两（炙）　通草二两　大枣二十五枚（擘，一法十二枚）

上七味，以水八升，煮取三升，去滓，温服一升，日三服。

【释义】本条提出血虚感寒，经脉闭阻所致寒厥的证治和方药。

本条的手足厥寒，与少阴病和厥阴病中经常提到的厥逆、逆冷和厥冷有所不同。凡是带有"逆"字的，其病机皆涉及阴阳不相顺接，或阴阳格拒等，具有逆乱的特点，比单纯的手足厥寒或厥冷更加严重。"厥寒"和"厥冷"，意思相近。"冷"是病人的感觉，属主观症状；"寒"是客观的存在，也是"冷"的原因，具有病因学上的意义。至于有的伤寒论注家提出"逆冷者，寒深入脏；厥寒者，乃寒中于经"，可作参考。

脉细欲绝，是形容脉体细如丝线，几乎触摸不到。这和少阴病的脉微欲绝是有区别的。少阴病的提纲虽然提到"脉微细"，但微在前，细在后，且少阴病条文中提到"脉微"，远远多于"脉细"，这是因为少阴病脾肾阳虚，鼓动无力，故脉象多以脉微、脉暴微，或脉微欲绝为主。本证的脉细欲绝是血虚感寒，寒邪凝滞，气血运行不畅所致。因此本证的手足厥寒，既不属于脾肾阳虚、阴寒内盛的寒厥，也不属于热邪郁遏、阳气不能外达所致的热厥，而是血虚寒厥，应当使用当归四逆汤养血散寒，温通经络。

当归四逆汤方

当归 Radix Angelicae Sinensis ·················· 15 克

桂枝 Ramulus Cinnamomi ····················· 15 克

芍药 Radix Paeoniae ························· 15 克

细辛 Herba cum Radice Asari ·················· 15 克

甘草（炙）Radix Glycyrrhizae Praeparata ········· 10 克

通草 Caulis Mutong ························· 10 克

大枣（掰）Fructus Ziziphi Jujubae ··········· 4 颗或 15 克

煎服方法：用 8 杯水，煎煮以上 7 味药物，直到剩下 3 杯。过滤，温服 1 杯，日 3 次。

"当归四逆汤"的方名容易让人望文生义，误认为当归四逆汤是四逆汤加当归。其实正如前述，其基本病机不同，治法和方药也完全不一样。本方有两组作用不同、但相辅相成的药物。第一组中的当归，辛温味甘，集补血、活血、调血为一身，而且还有散血中寒气的功效，是方中的君药；配白芍滋阴养血，柔肝缓急，二药合用，增强养血的功效，因此白芍是辅助当归的臣药。第二组中的君药是桂枝，能够温经散寒，温通经络，促进气血在经络和血脉中的运行，细辛能够散寒通络，增强桂枝温通的作用，所以细辛是辅助桂枝的臣药。实际上本方是桂枝汤去生姜，加当归、细辛、通草而成，桂枝与白芍配伍能调和营卫。炙甘草和大枣是方中的佐药，补中益气，补充气血生化之源。在宋本《伤寒论》中，大枣的用量多达 25 枚，具有较强的养血益气的作用。木通是本方的使药，能够通行血脉。诸药共用，起到补养血气，通经散寒，通络止痛的作用。目前该方多用于治疗雷诺病，症见指尖受寒变白及冷痛，以及冻疮等。本方也用于内、妇外科的多种疾病之中。

第 352 条：若其人内有久寒者，宜当归四逆加吴茱萸生姜汤。

当归四逆加吴茱萸生姜汤方

当归三两　芍药三两　甘草二两（炙）　通草二两　大枣二十五枚（擘）　桂枝三两（去皮）　细辛三两　生姜半斤（切）　吴茱萸二升

上九味，以水六升，清酒六升和，煮取五升，去滓。温服五服。（一方，水、酒各四升）

【释义】本条提出血虚寒厥兼内有久寒的证治和方药。

本条属于杂病应无歧义。对于由血虚引起的寒厥，同时伴有长期的脏腑内寒之证，宜当归四逆加吴茱萸生姜汤温经散寒，养血通脉。

当归四逆加吴茱萸生姜汤方

当归 Radix Angelicae Sinensis ·· 9 克

芍药 Radix Paeoniae ··· 9 克

甘草（炙）Radix Glycyrrhizae Praeparata ································· 6 克

通草 Caulis Mutong ··· 6 克

大枣（擘）Fructus Ziziphi Jujubae ······························· 5 颗或 20 克

桂枝（去皮）Ramulus Cinnamomi ·· 9 克

细辛 Herba cum Radice Asari ·· 9 克

生姜（切）Rhizoma Zingiberis Officinalis Recens ················· 25 克

吴茱萸 Fructus Evodiae Rutaecarpae ······································· 20 克

煎服方法：用水和清酒各 6 杯，共同煎煮以上 9 味药物，直到剩下 5 杯。过滤，分 5 次温服（另一方水和清酒各 4 杯）。

本方实际上是当归四逆汤的加减方。当归四逆汤治疗肝经有寒，经络气血不通。本条文中称的"其人"应为第 351 条中的病患，故病人应当还有第 351 条提到的"手足厥寒，脉细欲绝"等症状。与上条不同的是，本条除了肝经的经寒之外，还有内脏的脏寒，即"其人内有久寒"，经、脏皆为寒所困。从新加的吴茱萸和生姜来看，内寒主要位于中焦的脾胃。吴茱萸辛，苦，热，归肝、脾和胃经，能够温中散寒，燥湿止泻，疏肝下气；生姜也能温中散寒，增强吴茱萸的散寒作用。该方温中祛寒，疏肝养血，散经脏之寒，内外皆治，对于虚寒胃痛、厥阴头痛，以及疝气疼痛都有较好的疗效。

既然本证是"内有久寒"，为什么不用干姜、附子一类温热的药物，大补脾肾之阳？这是由肝的生理和病理特点所决定的。肝藏血，体阴而用阳，喜柔肝缓急之品，忌温燥辛散类的药物。温燥辛热之品不但劫肝阴，而且容易扰动风火，所以各类肝病不宜使用姜附。

第 340 条：病者手足厥冷，言我不结胸，小腹满，按之痛者，此冷结在膀胱关元也。

【注释】关元：穴位名，属于任脉，在前正中线上，脐下 3 寸处，直刺 1 ～ 2 寸。

【释义】本条提出寒凝肝脉，经脉和脏腑俱寒的寒厥证。

病人手足厥冷，言明"不结胸"，这排除了寒实结胸的上焦病证。小腹部按之疼痛，说明病位在下焦。仲景归纳出其基本病机为"冷结膀胱"，其症状表现和治疗与太阳腑证的蓄水和蓄血证完全不同。本证虽言"冷结在膀胱关元"，其实质是厥阴肝寒，因为足厥阴肝经从前阴部入毛中，环绕阴器，抵小腹，所以男子疝气和女子少腹肿都属于厥阴肝经的经络病证。本证似可用当归四逆加吴茱萸生姜汤温通肝经，温阳散寒，通络止痛；也可在任脉上的中极、气海和关元等穴位处采用灸法温经散寒，针药结合，疗效更佳。

第 349 条：伤寒脉促，手足厥逆，可灸之。

【释义】本条提出阴盛阳衰，脉促厥逆，可使用灸法治疗。

促脉是脉来急数而又有不规则的间歇，多见于阳热亢盛。如果促脉与手足厥逆并见，则涉及寒热真假的辨证。如果是真寒假热，则灸法温阳散寒，但用无妨；如果是真热假寒，则属于热厥的范畴，断不可以使用灸法，否则会出现误用火法所导致的变证。因此促脉的主病成为辨证的关键。

明代医家李中梓在《诊家正眼》中说："促脉之故，得于脏气乖违者，十之六七，得于真元衰惫者，十之二三。"本条"伤寒脉促"，便属于"真元衰惫"的情况。病人手足厥逆，必脉促无力，举之脉急而促，按之无力而渐无，提示阴寒内盛，阳气虚衰，或虚劳垂危之疾。所以仲景采用灸法温阳散寒，温通经络。仲景未提到所灸的穴位，大抵不外气海、关元、命门等穴位。

尤在泾提出此处灸法的作用不是温阳散寒，而是引阳外出，治疗阳气郁结之证。他说："脉阳盛则促。手足厥而脉促者，非阳之虚，乃阳之郁而不通，灸之所以引阳外出。"这是建立在脉促为阳盛的认识基础之上的治法，似乎于理亦通。但倘若本证不是阴寒内盛，则使用灸法务必要小心，毕竟仲景在第116条中告诫的"微数之脉，慎不可灸"仍言犹在耳。

第355条：*病人手足厥冷，脉乍紧者，邪结在胸中，心下满而烦，饥不能食者，病在胸中，当须吐之，宜瓜蒂散。*

【注释】

脉乍紧者：乍，忽然。这里指脉忽然变紧。

邪结在胸中：指有形的停痰和食积等。

【释义】本条提出痰涎宿食结于胸中致厥的证治和方药。

痰涎宿食属于阴邪的范畴。病人出现手足厥冷，脉象忽然出现紧脉，这是痰涎宿食结于心下胃脘的缘故。《金匮要略·腹满寒疝宿食病脉证治第十》曰："脉紧如转索无常者，有宿食也。"宿食停聚于胃脘，胸阳被遏，不能外达四肢，则出现手足厥冷；气血运行不畅，则脉乍紧；实邪停滞则心中满；胸阳郁阻则心烦；宿食停聚则病人虽感饥饿却不能。由于痰涎宿食停留在心下，故应当采用《素问·阴阳应象大论篇》所说"其高者，因而越之"的治疗原则，使用瓜蒂散通过涌吐发越邪气，手足厥逆随之得到缓解。

本条与第 166 条瓜蒂散方的基本病机相同，都是胸膈有痰饮停聚所致，所以采用相同的方药治疗。其方解亦见 166 条。

第 356 条：伤寒，厥而心下悸，宜先治水，当服茯苓甘草汤，却治其厥。不尔，水渍入胃，必作利也。

【释义】本条提出水气内停，心悸兼厥的证治、方药和治疗顺序。

本证是因伤寒病而起，出现手足厥冷和心悸，这是水气内停的表现。水停心下则心悸，阳气被水气所郁遏，不能外达以温养四肢，则在心悸的同时出现手足厥冷。仲景提出本证的基本病机是水气内停，因此宜先治水。

治疗水气内停的方药在《伤寒论》中有五苓散、猪苓汤、真武汤，等等，为什么仲景选择茯苓甘草汤呢？这是因为本证的水气内停位于中焦的部位，即"心下悸"；水停中焦，津液能够上承，病人应当口不渴，使用茯苓甘草汤温中化饮，通阳利水。五苓散是水蓄膀胱，病位在下焦，有汗出而渴，小便不利。猪苓汤是治疗阳明病水热互结，或少阴病热化证阴虚兼水停的症状。真武汤是肾阳虚，水气内停，有少阴证候，都与本条没有关系。

再者，本条有手足厥冷和心下悸，为什么不先治手足厥冷呢？从病机上看，手足厥冷和心下悸都是水气内停的结果，所以水气去，则心悸和手足厥冷亦得到缓解，所谓"治水亦即治厥"。临床上只有抓住主要矛盾，问题才会迎刃而解。更重要的是，仲景认为如果不先治水的话，则水饮会漫延到下焦，渗入肠道，导致下利，产生变证，即"不尔，水渍入胃，必作利也"。

至于下一步如何治厥，有的注家认为，当水饮消除之后，心悸和手足厥冷都会缓解，便无须再用药治疗。但是其他一些注家认为，这类寒厥尚需使用四逆汤之类的方药温阳散寒，温通血脉，作为善后治疗。

以茯苓甘草汤作为基础方治疗水气内停的经方还有若干个，比较它们之间的区别有助于临床上更加准确地选择和应用，具体比较请见表 9-3。

表 9-3　含茯苓甘草的温阳化水方剂的比较

方剂名	药物组成	功效及应用
桂枝去桂加茯苓白术汤（28）	芍药，甘草，生姜，白术，茯苓，大枣	健脾益气，燥湿利水，治疗水气内停，经气不利。
茯苓桂枝甘草大枣汤（65）	茯苓，桂枝，甘草，大枣	温通心阳，化气行水，治疗心阳虚欲作奔豚。
茯苓桂枝白术甘草汤（67）	茯苓，桂枝，白术，甘草	温中健脾，利水降冲，治疗脾胃虚弱，水气上冲。
茯苓甘草汤（73）	茯苓，桂枝，甘草，生姜	温中化饮，通阳利水，治疗水停中焦，口不渴。

与茯苓甘草汤最接近的是茯苓桂枝甘草大枣汤和茯苓桂枝白术甘草汤。茯苓桂枝甘草大枣汤治疗心阳虚，欲作奔豚的证候，其人肚脐之下悸动不安，这是水气停在下焦，欲趁奔豚之气上凌于心，与本证的水气欲"渍入胃，必作利也"的病变趋势不相符合。且茯苓和桂枝的用量倍于茯苓甘草汤，其温通心阳的作用明显大于茯苓甘草汤。茯苓桂枝白术甘草汤是治疗脾胃虚弱，水气上冲，心下逆满，气上冲胸，起则头眩之证，疾病的态势也是向上。茯苓甘草汤与上述两方的共同点都有茯苓、桂枝和甘草，但一方有大枣，补气养血；一方有白术，健脾益气，而茯苓甘草汤有生姜，且生姜的用量是最大的。生姜温胃，利水消肿，使水湿之邪从小便而去，因此水气内停，心悸兼厥，茯苓甘草汤最为恰当。

少阴病和厥阴病讨论了不同厥证的辨证论治，现将它们归纳在一起，请见表 9-4。

表 9-4　不同厥证及其病机和证治

病证	病机和方药	条文
气厥	肝郁气滞，胃气不畅，阳郁致厥。四逆散。	318
脏厥	脾肾阳虚，阴寒内盛。四逆汤。	338
蛔厥	上热下寒。乌梅丸。	338
冷结	厥阴肝寒，阳气式微，寒凝肝经，结于膀胱关元。	340

· 516 ·

病证	病机和方药	条文
热厥	邪热深伏，阳气内郁，不能外达四肢，真热假寒。以白虎汤清解内热，或承气汤类泻下通腑。	335，339，350
寒厥	元阳衰竭，阴寒内盛，四肢厥逆。四逆汤、通脉四逆汤。	309，317 353，354
血虚致厥	阴血亏虚，不能濡养四肢。不可下，下之死。	347
血虚寒厥	血虚寒凝，血脉不畅，脉络阻滞而厥。当归四逆汤，或当归四逆加吴茱萸生姜汤。	351
痰食致厥	痰涎壅盛，食积停滞，胸阳郁遏，阳不外达。瓜蒂散。	355
水停致厥	水饮内停，阳气被遏，不能外达四肢。茯苓甘草汤。	356

（四）辨下利证

第358条： 伤寒四五日，腹中痛，若转气下趣少腹者，此欲自利也。

【注释】

转气：又称转矢气，病证名。自觉肠中有气体转动，时时矢气。

下趣少腹：趣，通"促"，《周礼·县正》曰："趣其稼事。"又通"趋"，如《诗·大雅》曰："左右趣之。"这里指矢气下迫少腹。

【释义】本条提出阴盛阳虚所致下利的先兆症状。

伤寒四五日，寒邪入里，筋脉拘急痉挛，失于温养则腹中痛。这种疼痛的性质是自觉腹中清冷，喜温喜按。若脾阳受损，清阳不升，反而下陷，则感觉有一股冷气直趋少腹部，病人感觉下腹部坠胀，腹中传来阵阵肠鸣声，这是下利的先兆。

《伤寒论》第214条讨论阳明病也提到转气，"因与承气汤一升，腹中转气者，更服一升；若不转气者，勿更与之。"这是病人服用小承气汤之后，在泻下药物的作用下，燥屎和浊气下趋的一种反应，属于实热证。而本条的转气是脾阳不足、寒邪下趋的虚寒证，二者有寒热虚实的不同。

《伤寒论》中有许多伴随声音的临床症状，如"鼻鸣""喘促""呕吐""转气"等，仲景在《金匮要略·肺痿肺痈咳嗽上气病脉证治第七》关于"射干麻黄汤"治疗哮喘的条文中，将哮证非常形象地描述为"咳而上气，喉中有水鸡声"。关于伴随声音的临床症状，其病机离不开三大基本要素：一是气机的逆乱，气机逆乱的方向既可以是向上的，也可以是趋下的；二是有痰饮、宿食及湿浊等阴邪内停，聚集在相关的部位如咽喉、肺部及胃肠等；三是有形的痰浊水湿等随逆气而动，产生伴随声音的临床症状。这也是中医提出哮喘病证除了有肺气上逆之外，必须以痰饮为"宿根"的缘由。请见表 9-5。

表 9-5　伴随声音的临床症状及其病机辨析

症状	病机
鼻鸣，喘促，喉中有水鸡声。	肺气上逆，扰动停聚于胸中、肺部、咽喉、鼻窍和息道的痰湿和水饮之邪。
呕吐，哕逆，呃逆，噫气，干呕。	胃气上逆，扰动停聚于胃中的痰饮、水湿，或宿食等。
汤入腹中，转矢气。	泻下药令腑气下行，搅动燥屎和浊气。
腹中雷鸣，下利。	阴寒内盛，脾气下陷，扰动停聚于肠中的水饮和浊邪。

第 363 条：下利，寸脉反浮数，尺中自涩者，必清脓血。

【注释】清脓血：清，通圊，这里是解大便的意思。即出现脓血大便。

【释义】本条讨论厥阴病阴虚阳盛所致热利的脉证。

厥阴的下利多以虚寒为主。从本证的寸脉"反浮数"，可知虚寒下利的脉象应当是沉迟，且细弱无力。寸脉为阳，浮数也为阳，说明本证阳热太过。而尺中涩者，尺为阴，涩为虚，说明本证还有阴虚的表现。阳盛阴虚，阴不制阳，邪热灼伤血络导致出血。《灵枢·痈疽》曰"寒气化为热，热胜则腐肉，肉腐则为脓"，故出现脓血大便。

第 365 条：下利，脉沉弦者，下重也。脉大者，为未止。脉微弱数者，为欲自止，虽发热不死。

【释义】本条提出厥阴下利的几种不同的脉象和预后。

本条提到的几种下利，实际上都是虚寒性的下利出现阳气来复的表现。第一种下利，脉象沉弦，沉主病在里，弦主病在肝。肝主疏泄，调畅气机。如果阳复太过，肝经湿热下注，气机壅滞，则见到里急后重的症状，病人还会有腹痛，肛门灼痛，泻下黏滞，便意不尽的感觉。这与第 371 和 373 条的白头翁汤证相类似。第二种下利，病人出现脉大，这是邪气鸱张的表现。邪气羁留肠中，则下利不会自止。第三种下利，出现脉微弱，这是邪气衰退的表现，脉数提示阳气来复，因此下利有望自止。此处的发热应该是微热，可视为阳复的征兆，与第 360 条所说"下利，有微热而渴，脉弱者，今自愈"具有相同的病机，所以预后较好。

第 367 条：下利，脉数而渴者，今自愈。设不瘥，必清脓血，以有热故也。

【释义】本条提出虚寒下利阳气来复和阳复太过的两种转归。

虚寒下利，脉象当为沉迟，或微细，而本条见到脉数而渴等阳热症状，这是阳气来复的表现。阳胜则阴退，故下利今自愈。如果症状不缓解，更见便脓血，这是阳复太过，热邪灼伤脉络，故大便带脓血。其病机为阳复太过，所以仲景说"以有热故也"。由此看来，阳气来复固然是好事，且预后不错，但内热盛亦可成为致病因素，产生新的变证。

值得指出的是，阳复太过主要导致血分而非气分的病变，如便血和便脓血等，这应与厥阴属肝，肝不藏血的病机有关。

第 371 条：热利下重者，白头翁汤主之。

白头翁汤方

白头翁二两　黄柏三两　黄连三两　秦皮三两

上四味，以水七升，煮取二升，去滓。温服一升。不愈，更服一升。

【释义】本条提出肝经湿热郁滞，下迫大肠所致的厥阴热利的证治和方药。

本条热利是肝经湿热郁滞，下迫大肠，所以称为厥阴热利。它和其他下利的区别首先是"里急"。病人在解大便之前出现下腹部不适，腹中拘挛，窘迫急痛，欲解出为爽的症状。然后是"后重"。当大便到达肛门的时候，病人在直肠、肛门周围出现一种重坠和坠胀的感觉，大便欲下不下，涩滞难行，常常有排便不尽的感觉。从大便的颜色和质地来看，通常是黏稠，色黄，不成形，夹有黏液，臭秽，常带脓血等。这是肝经湿热下注，气机壅滞，损伤脉络所致。其他的症状还包括腹痛，肛门灼痛，发热口渴，舌红，苔黄，脉弦数等。应当使用白头翁汤清热解毒，凉血止痢。

白头翁汤方

白头翁 Radix Pulsatillae Chinensis ·························· 15 克

黄柏 Cortex Phellodendri ····································· 20 克

黄连 Rhizoma Coptidis ······································· 20 克

秦皮 Cortex Fraxini ··· 20 克

煎服方法：用 7 杯水，煎煮以上 4 味药物，直到剩下 2 杯。过滤，温服 1 杯。若未愈，再服 1 杯。

白头翁清血分的热毒，专治湿热痢疾，或热毒泻痢，是方中的君药。黄连苦寒，清湿热，厚肠胃；黄柏清泄下焦的湿热，两药合用，辅助白头翁清利大肠的湿热，是方中的臣药。秦皮性寒，味苦涩，具有收涩止痢的功效，是方中的佐药。四药合用，清热解毒，凉血止痢，解除里急后重的症状。

本方目前用于治疗急、慢性细菌性痢疾，阿米巴痢疾及其他类型的痢疾辨属热毒内盛，具有下痢和便脓血等症，疗效显著。本方仅用于热毒或湿热所致下利，脾肾阳虚的虚寒下利则切忌使用。

《伤寒论》中治疗热利的经方有三个，首先是第 34 条的葛根黄芩黄连汤，其次为第 172 条的黄芩汤，再者是本条的白头翁汤。关于三方的比较和区别，请见表 9-6。

表 9-6　葛根黄芩黄连汤、黄芩汤与白头翁汤治疗热利的比较

方药	症状	病机与治法
葛根黄芩黄连汤（34）协热利	身热下利，胸脘烦热，喘促汗出，口干而渴，舌红苔黄，脉数或促脉。没有便脓血。	阳明里热夹表邪，以里热为主。表里双解，清热止利。清热利湿的作用强于黄芩汤。

方药	症状	病机与治法
黄芩汤（172） 太阳和少阳合病热利	湿热痢疾，泻下赤白黏秽，腹痛，里急后重，肛门灼热，舌红苔黄腻，脉弦数。	胆热，或肝胆湿热。痢疾初期，腹痛明显。清热利湿的作用逊于其他两方，但行气调血的作用较强。
白头翁汤（371） 厥阴热利	热毒痢疾，有腹痛，里急后重，肛门灼热，下痢脓血，赤多白少，渴欲饮水，舌红苔黄，脉弦数。	肝热下注，血分热毒，气机郁滞。本方清热利湿，解毒凉血的作用在三方中最强。现代用于治疗菌痢和阿米巴痢疾。

白头翁汤亦见于《金匮要略·呕吐哕下利病脉证治第十七》篇中，用于治疗热利下重之证。其条文内容、药物组成、剂量和煎服方法与本方同。

第373条：下利，欲饮水者，以有热故也，白头翁汤主之。

【释义】本条补充热利的另一辨证要点和方药治疗。

此条下利属于热利。病人渴欲饮水，这是里有热的表现，因此仲景说"以有热故也"。病人应当也有里急后重，肛门灼热，腹痛，发热，舌红，苔黄，脉弦数等。此条应当与第371条互参。

《伤寒论》六经疾病都有口渴的症状，但分别代表寒热虚实的不同，现挑选若干有代表性的口渴进行分析，说明症状鉴别诊断的重要性，请见表9-7。

表9-7 口渴的辨证举隅

症状	病机	治疗
太阳病，发热而渴，不恶寒者，为温病。若发汗已，身灼热者，名风温。（6）	发热和口渴由温热之邪引起。甫一发病，即出现口渴，这是温邪伤津的缘故。	辛凉药清解邪热，透邪外达，但不可过于寒凉，同时注重保护津液。使用温病方药治疗。
伤寒表不解，心下有水气，干呕，发热而咳，或渴，或利，或噎，或小便不利，少腹满，或喘者，小青龙汤主之。（40）	太阳病表有寒邪，里有水饮停聚，气化失司，不能化生津液，布散全身，故口渴。	发汗解表，温化水饮。方用小青龙汤。

症状	病机	治疗
中风发热，六七日不解而烦，有表里证，渴欲饮水，水入则吐者，名曰水逆，五苓散主之。（74）	气不化水，水不化津，津液不能布散所引起，虽然口渴，饮水不但不能缓解，相反还导致"水逆证"。	健脾燥湿，化气行水，兼以解表。方用五苓散。
大汗出后，大烦渴不解（26）；大渴，欲饮水数升（168）；口燥渴（169）；渴欲饮水（170）；渴欲饮水，口干舌燥（222）。	阳明病里热炽盛，耗伤津液。津液亏虚，病人欲饮水自救。	清泄里热，益气生津。方用白虎加人参汤。
若脉浮，发热，渴欲饮水，小便不利者，猪苓汤主之。（223）；少阴病，下利六七日，咳而呕渴，心烦不得眠者，猪苓汤主之（319）。	阳明病或少阴病，实热或虚热与水互结。	清热利水，养阴润燥。使用猪苓汤治疗。
阳明病，发热，汗出者，此为热越，不能发黄也。但头汗出，身无汗，剂颈而还，小便不利，渴引水浆者，此为瘀热在里，身必发黄，茵陈蒿汤主之。（236）	内有郁热，伤伐津液，故渴饮水浆。水浆既入，与湿相合，益增其湿，湿热交织。	清热利湿，散瘀退黄。使用茵陈蒿汤治疗。
少阴病，欲吐不吐，心烦，但欲寐，五六日，自利而渴者，属少阴也。虚故引水自救。若小便色白者，少阴病形悉具。小便白者，以下焦虚有寒，不能制水，故令色白也。（282）	脾肾阳虚，气化失司，下焦阳衰，不能蒸化津液，津液不能上承，则出现口渴，所谓"虚故引水自救"。这也是少阴病"自利而渴"的基本病机。	温阳散寒，化气生津。方用四逆汤。
厥阴之为病，消渴，气上撞心，心中疼热，饥而不欲食，食则吐蛔，下之利不止。（326）	寒热错杂，上热下寒。胃中有热，耗伤津液，故消渴。	泄热散寒，沟通上下，交通阴阳，安蛔止痛。方用乌梅丸。

第374条：下利，谵语者，有燥屎也，宜小承气汤。

【释义】本条提出阳明腑实，热结旁流的证治和方药。

病人下利，医者不能想当然地认为其必定属寒属虚，必须辨其寒热虚实的病机。脾肾阳虚所引起的虚寒下利应该见到下利清谷，肢冷脉微，腹中冷痛，喜温喜按等症状。今患者下利与谵语并见，这是阳明腑实证的表现，所以仲景说这是"有燥屎也"。通常如果是阳明腑实，实热内蕴，热从燥化，病人应该大便难才符合情理，为何反出现下利呢？此乃肠中有燥屎内结，腑气不通，逼迫津液从燥屎与肠道之间的缝隙而下。这类下利皆为清稀的粪水，不夹杂任何残渣，臭秽难闻，即中医所说的"热结旁流"。由于其清稀如水，如果不仔细询问其气味、颜色、质地和量以及兼夹症，很容易导致辨证失误。既然为阳明证，病人还应当有腹部满痛，拒按，日晡所潮热，舌苔黄燥，脉沉实等症状和体征。

从辨证和诊断的角度来看，阳明腑实证见下利清稀，这是"大实有羸状"的表现，辨证时必须特别仔细。对于"热结旁流"引起的下利，应当采取《素问·至真要大论篇》提出的"通因通用"的原则，使用小承气汤治疗。在病证危重的时候，使用大承气汤荡涤积滞，也是选择之一。

作为临床辨证论治的开山鼻祖和中医循证医学的大师，仲景善于抓住疾病最主要的症状进行辨证，即善于"捉证"，比如"热利下重者，白头翁汤主之"（371），"下利，欲饮水者，以有热故也，白头翁汤主之"（373），以及本条"下利，谵语者，有燥屎也。宜小承气汤"（374）。寥寥数语，非常精准地透过主要症状，抓住问题的实质和核心，牢牢掌握不同下利的基本病机。《伤寒论》是临床辨证和症状鉴别的典范，这是经典医学著作在历经上千年历史的沧桑却依然具有强大生命力的重要原因之一。

第366条：下利，脉沉而迟，其人面少赤，身有微热，下利清谷者，必郁冒，汗出而解，病人必微厥。所以然者，其面戴阳，下虚故也。

【注释】

面少赤：面色微红。

郁冒：病证名。郁：气机郁滞。冒：昏冒。指头晕目眩。

戴阳：病证名。阴寒盛极于下，阳气浮越于上，见面色如妆的阴阳格拒之证。

【释义】本条提出戴阳轻证可以通过郁冒作汗而解。

从360条到375条仲景集中讨论各种下利的病因、病机和辨证治疗。脾肾阳虚，阴寒内盛所致的少阴下利大多脉沉微，或脉微欲绝，但本条是沉而迟，说明阳虚的情况不太严重。"面少赤"和后面的"其面戴阳"，说明这是阴盛于下，阳浮于上的戴阳证。第317条的通脉四逆汤证提到"其人面色赤"，而本条是"少赤"，说明戴阳的程度较轻。身有微热，说明阳气尚未大虚，正气尚能抵抗邪气。正邪交争则出现郁冒，正盛邪退则汗出而解。但汗出伤阳，病人继之出现轻微的手足厥冷，这是肾阳虚衰的缘故，仲景称之为"下虚"。

本条中，病人能够郁冒汗出而解，全凭其阳虚不甚，正气尚可，能够在一定程度上抵御寒邪。但即便如此，郁冒汗出之时，病人也出现手足厥冷。这也是为什么少阴病禁汗吐下的根本原因。

第370条：下利清谷，里寒外热，汗出而厥者，通脉四逆汤主之。

【释义】本条提出阴盛格阳所致下利的证治和方药。

下利清谷是脾肾阳虚，脾气下陷，不能腐熟水谷，以及肾阳虚不能固摄所致。"里寒"是阳虚所引起的虚寒；"外热"则是阴寒内盛，格阳于外的虚阳所致。如果此时出汗，预示阳气将脱，阴阳行将离决。此类出汗以冷汗为主，病人四肢厥冷，脉微欲绝，病情危急，必须使用通脉四逆汤回阳救逆。方中附子和干姜的用量都很大，而且还使用生附子，增强回阳救逆的功效。考虑到药物安全性的问题，目前临床上很少使用生附子，病人必须在医生的指导下谨慎地使用这类毒性较大的药物。本条当与第317条通脉四逆汤证互参。

既然第366条的下利有虚阳上浮的戴阳证，而本条的下利有阴盛格阳的里寒外热证，因此我们有必要比较"戴阳证"和"格阳证"的异同。请见表9-8。

纵横《伤寒论》——《伤寒论》释义与方证比较及应用

表9-8　戴阳证与格阳证的区别

类别	戴阳证	格阳证
病因	发生在少阴病阶段，阴寒盛极。	病因基本相同，都是阴寒极盛。
病机	脾肾阳虚，阴寒盛于下，导致虚阳浮越于上。头面为诸阳之会。	阴寒盛极，将阳气格拒于外，阳气浮越于体表。
病位	阴寒盛于下，阳气格于上，包括头面部和咽喉等部位。	阴寒盛于内，阳气格于外的真寒假热，病位包括体表和四肢。

类别	戴阳证	格阳证
程度	戴阳证的症状主要出现在面部，病位比较局限，病证较轻。	格阳证的症状主要出现在体表，有全身的症状，病变较重。
区别	戴阳证不包括格阳证的其他症状。戴阳为阴阳上下不交。	格阳证包括戴阳证的主要症状。格阳为阴阳内外格拒。
症状	手足厥冷，下利清谷，脉微细，面红如妆，咽喉疼痛。	手足厥冷，下利清谷，脉微欲绝，其人身大热，反欲得衣被。
治疗	温阳散寒，交通上下。	回阳救逆，温阳散寒，沟通表里。
方剂	四逆汤、白通汤。	通脉四逆汤。
药物	干姜8克，附子1/2枚（7.5克），葱白2茎（8克）。	干姜20～30克，大附子1/2枚（7.5～10克），甘草15克。
方解	二方均以附子和干姜为主药。本方以葱白宣通上下，姜附的剂量小，不用甘草，以免牵制药性。	姜附剂量大，回阳救逆作用强，通达内外，交通阴阳。在霍乱病中本方还加猪胆汁，益阴和阳。

第 372 条：下利，腹胀满，身体疼痛者，先温其里，乃攻其表。温里宜四逆汤，攻表宜桂枝汤。

【释义】本条提出虚寒下利兼表证的治则和方药。

本条是表里同病。《伤寒论》关于表里同病的治疗原则是：大凡表里同病，里实而表未解的，当先解表，待表解之后再攻其里；如果是里虚而表未解的，则应当先温其里，后解其表。

下利是脾肾阳虚，阴寒内盛所致，表现为下利清谷，量多，无色，无气味。腹部胀满是由于阴寒内盛，寒凝气滞所致，喜温喜按，按之不痛，即《素问·异法方宜论篇》所说"脏寒生满病"。身体疼痛是表邪束缚，经气不利的表现。按照上述表里同病的治疗原则，应当先用四逆汤温里散寒，待里证消除，再用桂枝汤解表止痛。此条身体疼痛似为外感寒邪，经气不通，但即便有太阳表实证，也不能使用麻黄汤发汗解表，因为病人有脾肾阳虚和阴寒内盛的情况，经不起发汗峻剂，而使用疏风解表，调和营卫的桂枝汤治疗，仲景的用心良苦，于此可见一斑。

本条应当和第 91 条合参，以便加深对表里同病治疗原则的理解和临床应用。第 91 条曰："伤寒，医下之，续得下利清谷不止，身疼痛者，急当救里；后身疼痛，清便自调者，急当救表。救里宜四逆汤，救表宜桂枝汤。"本条的"下利，腹胀满"和第91条"下利清谷不止"的病机基本相同，都是脾肾阳虚，阴寒内盛，故治则和治法亦相同。

第364条：下利清谷，不可攻表，汗出必胀满。

【释义】本条提出表里同病，里虚为主的治则，以及误汗产生的变证。

下利清谷是脾肾阳虚的里虚寒证，如果兼有表证，必须先温里，后解表，乃为正治。若先攻表，汗出之后阳气更伤，里气更虚。寒凝气滞，浊阴不化，出现腹部胀满的症状。《素问·异法方宜论篇》提出"脏寒生满病，其治宜灸焫"，说明此类由虚寒引起的胀满适宜使用灸法和火针温阳散寒，促进气血的流通和气机的调畅。

本条应与第91条和372条互参，以便深刻理解如果不谨守表里同病的治疗原则，会导致相关的误治后果，本条的胀满只是坏病和变证的症状之一。

凡事也有例外。对于表里同病，里虚不甚的情况，仲景也先解其表，如第276条：太阴病，脉浮者，可发汗，宜桂枝汤。这是对疾病所处的阶段以及病位、病势等多种因素进行综合判断后的治疗方法。太阴为三阴之首，病变在中焦脾胃，阳虚不甚，症状远比少阴和厥阴病为轻，因而在此阶段及时解表比病变进入少阴和厥阴病阶段再解表所付出的代价更小。此外，对于表里同病，里虚而表未解，仲景还采取表里双解的治法，如301、302条，等等。各种治疗原则值得后学认真揣摩，方才能掌握仲景辩证论治的精髓。

下利的病证具有寒热虚实的不同，仲景在厥阴病中对其进行鉴别比较，告诫后学临床症状鉴别诊断的重要性。关于厥阴病各种下利的不同病机和证治，请见表9-9。

表9-9 "辨厥阴病脉证并治"中下利的症状鉴别诊断

症状表现特点	病机	治疗
伤寒四五日，腹中痛，若转气下趣少腹者，此欲自利也。（358）	欲作下利的先兆。脾肾阳虚，运化失司。	温阳健脾，散寒止泻。理中汤。

症状表现特点	病机	治疗
下利,脉沉而迟,其人面少赤,身有微热,下利清谷者,必郁冒,汗出而解,病人必微厥。所以然者,其面戴阳,下虚故也。(366)	戴阳兼下利证。	温阳散寒,交通上下,止泻。四逆汤、白通汤等。
下利清谷,里寒外热,汗出而厥者,通脉四逆汤主之。(370)	阴盛格阳下利。	回阳救逆,交通阴阳。通脉四逆汤。
热利下重者,白头翁汤主之。(371)下利欲饮水者,以有热故也,白头翁汤主之。(373)	厥阴热利。	清热解毒,燥湿止利。白头翁汤。
下利清谷,不可攻表,汗出必胀满。(364)下利,腹胀满,身体疼痛者,先温其里,乃攻其表。温里宜四逆汤,攻表宜桂枝汤。(372)	虚寒下利兼表证。	先温里,后解表。温里用四逆汤;解表用桂枝汤。
下利谵语者,有燥屎也。(374)	实热下利,热结旁流。	通腑泻实。小承气汤。

（五）辨呕哕证

第 378 条：干呕，吐涎沫，头痛者，吴茱萸汤主之。

【释义】本条讨论厥阴肝寒，浊阴随胃气上逆的呕吐证治和方药。

临床上将呕吐分为呕、吐和干呕。有声有物谓之呕，有物无声谓之吐，有声无物谓之干呕。本条干呕是由于肝寒犯胃，浊阴随胃气上逆所致。由于脾胃虚寒，气化不行，浊阴和水饮停于胃中，干呕时涎沫随胃气上逆而出。足厥阴肝经上达颠顶，与督脉会于头顶百会穴，是所有阴经中唯一到达头顶的经脉。厥阴肝寒，经气不利故头痛。吴茱萸归肝、脾和胃经，能够疏肝下气，散寒止泻，适宜于治疗呕吐、头痛、胃痛和泄泻等阴寒内盛，浊阴上逆的病证。吴茱萸汤也治疗泄泻，但偏重于呕吐。

本条亦见于《金匮要略·呕吐哕下利病脉证治第十七》，条文内容与本条同，仅方名改为"茱萸汤"。

《伤寒论》中关于"吴茱萸汤方"的条文共有三条，分别见于阳明、少阴和厥阴病中。虽然其症状有所不同，但病机基本一致，所以都用吴茱萸汤进行治疗，体现出"异病同治"的治疗原则。关于吴茱萸汤相关条文的比较，请见表9-10。

表9-10　吴茱萸汤相关的条文比较

条文	内容	病机
阳明病（243）	食谷欲呕，属阳明也，吴茱萸汤主之。得汤反剧者，属上焦也。	中焦阳虚，浊阴上逆。吴茱萸汤温中散寒，和胃降逆。
少阴病（309）	少阴病，吐利，手足逆冷，烦躁欲死者，吴茱萸汤主之。	肾虚肝寒，邪正剧争，吴茱萸汤温中降逆，交通阴阳。
厥阴病（378）	干呕，吐涎沫，头痛者，吴茱萸汤主之。	肝寒犯胃，浊阴上逆。吴茱萸汤温肝散寒，降逆止呕。

第377条：呕而脉弱，小便复利，身有微热，见厥者难治，四逆汤主之。

【释义】本条提出少阴呕逆的证治、方药及预后。

呕逆是胃气上逆的表现。如果呕逆而见脉弱，提示正虚。但属于阴虚还是阳虚尚需通过其他的症状尤其是小便情况才能判断。若为少阴热化证，症见呕渴，小便不利（如第226条和319条的猪苓汤证）；如果是阳虚，则为小便频数，色白清长（见第282条）。本条小便复利，知是阳虚所致。

病人"身有微热"存在若干可能性：一是兼有表证，发热是表证的典型表现，还可兼身体疼痛等症。对于表里同病，若有里虚应当先救里。二是阳气来复的征兆，说明疾病向好的方向发展。对于上述两种情况都必须温阳散寒，回阳救逆，故使用四逆汤温肾散寒，回阳救逆。当然，身有微热还有第三种可能性，那就是虚阳外越，这是由于阴寒内盛，阴盛格阳，导致真寒假热。倘若如此，则需使用通脉四逆汤。本条也是倒装句，"四逆汤主之"应接在"身有微热"之后。

按照仲景"厥热胜复"的理论，病人身有微热，这是阳胜；如果接下来出现手足厥冷，这是阴胜，代表疾病恶化，向危重的方向发展，所以仲景说"见厥者难治"。病人并非当下已经有此症状，而是仲景借此症状阐述厥热胜复的规律，预测本证的预后。

第 379 条：呕而发热者，小柴胡汤主之。

【释义】本条提出厥阴病转出少阳的证治和方药。

呕而发热，这是少阳郁热，胆胃不和，胃气上逆的表现。此条当与第 149 条互参："伤寒五六日，呕而发热者，柴胡汤证具，而以他药下之，柴胡证仍在者，复与柴胡汤。"少阳病的病机特点为郁、热和虚，两条的基本病机相同，皆可使用小柴胡汤和解少阳，降逆止呕。其区别在于本条未经误治，是由厥阴病转出少阳。

本条对我们的启示在于：第一，厥阴病当出现热和实的病机的时候，可以转出少阳，因为少阳和厥阴通过经络相连，具有表里经传变的病理联系，即"实则少阳，虚则厥阴"之谓。第二，厥阴病所引起的呕吐有寒热之分。如果是肝寒犯胃，浊阴上逆引起的呕吐，使用吴茱萸汤治疗；如果是肝胆郁热，胆胃不和引起的呕吐，则属于少阳病的范畴，使用小柴胡汤进行治疗。

第 376 条：呕家有痈脓者，不可治呕，脓尽自愈。

【释义】本条提出痈脓致呕的治疗禁忌。

若在胃及以上的部位出现痈脓，其所引起的呕吐是身体的一种自然康复过程，应该顺势而为，因势利导，利用其呕吐作为排泄病邪的方法，协助痈脓的排出，待痈脓去，则呕吐止。此时如果采用止呕的方法人为地进行干预，有如"闭门留寇"，不仅无效，而且还会因痈脓留滞体内，导致病情迁延，或病情加重，甚至产生变证。

这段条文虽然很短，但对临床治疗具有重要的指导意义。首先，医者应当充分利用人体正气和疾病的病位、病势，做到因势利导，顺势而为。比如，人体感受外邪会出现发热出汗；食入不洁或有毒的食物会出现上吐下泻；吸入粉尘或有害的烟雾会出现咳嗽、喷嚏，等等，这些都是身体的自我保护措施。其目的是通过出汗、呕吐、泄泻和咳嗽等方式排出病邪，恢复机体的正常。医者应该采取的治疗方法就是顺势而为，协助排邪。如果过早地止汗，治吐，收涩和止咳，会导致邪气羁留，同时也会导致气机的阻滞，出现胸闷、腹胀、痞满等，产生变证。医者应当充分调动人体自身的康复能力，减少对机体的人为干扰。仲景一句"不可治呕，脓尽自愈"体现出"道法自然"和"无为而治"的哲学和医学境界。

其次，这段条文也提示，临床治疗应当治病求本，不可见呕治呕。仲景言"不可治呕"，其潜台词是"当从脓治"，因为本条引起病人呃逆、呕吐的原因是痈脓。从中医标本的角度看，痈脓为本，呃逆、呕吐为标，治病必求其本。只有排除痈脓，才能最终脓尽呕止，否则不但呃逆、呕吐未止，还会因脓毒内留而引起变证。这是一种更加积极的治疗态度。

《金匮要略·呕吐哕下利病脉证治第十七》的首条即为本条，"夫呕家有痈脓，不可治呕，脓尽自愈"，内容与本条相同。

第380条：伤寒，大吐、大下之，极虚，复极汗者，以其人外气怫郁，复与之水，以发其汗，因得哕。所以然者，胃中寒冷故也。

【释义】本条提出伤寒误用吐下，阳虚胃寒而致哕。

伤寒疾病经过大吐大下之后，阳气损伤，津液丢失，病人极其虚弱。由于表卫不固，病人出汗甚多，邪气趁虚袭表，导致外气怫郁。一脉不和，周身不安。医者乃使用水疗，以资汗源，续发其汗，因而出现哕的症状。之所以如此，是因为上述汗、吐、下和水疗扰动胃气，损伤中阳，导致胃中虚冷。水属阴，其性寒，饮水入胃，两寒相逼，胃气上逆，于是出现哕证。

何以此处出现哕，而非呕吐？哕，又称干呕、呃逆，所谓"有声无物谓之哕"，是一种想吐又吐不出，或者仅仅吐出一些水样物质的症状。本证经过大吐大下之后，胃肠中已经空空如也，再无内容物，或仅仅剩下水液，故干呕无物。这是误治所造成的哕证。

考虑到病人经历了"大吐、大下"，目前身体"极虚"，再加上"极汗"，身体极度虚弱，其哕逆之声必有气无力，微弱低沉。从诊断学的角度来说，临床上通过哕逆的声音强弱可辨疾病的虚实，甚至预测疾病的预后。

至于治疗，仲景虽然没有出示方剂，但"胃中寒冷"的病机诊断已为治疗提供方向。《伤寒论》第378条曰"干呕，吐涎沫，头痛者，吴茱萸汤主之"，吴茱萸汤温中散寒，和胃降逆止呕，适合本证。至于理中汤和理中丸，虽然也可以治疗呕吐，尤其是病后喜唾涎沫，但偏重于温中健脾，以及偏重于治疗因脾阳虚所引起的下利，与本条"胃中寒冷"的病机和病位有所不同。

第381条：伤寒，哕而腹满，视其前后，知何部不利，利之即愈。

【释义】本条提出哕逆实证的辨证和治疗原则。

哕逆属于腑病，是胃气上逆的表现。胃与大肠和小肠直接相连，与膀胱通过三焦相通。如果在哕逆的同时又见腹满，这是下焦大小肠的气机不利，导致胃气上逆所引起的哕证。因此必须对下焦大小肠的症状进行分析和判断，辨其属于前阴或后阴的病证。如果是因为小便不利，导致气机壅塞，小腹部胀满，治当化气行水，促进气机的通畅；如果是因为腑气不通，秽浊积于肠中，引起腹满而胀，则当通腑泻实，通便消积。待腹满消除，则哕逆自愈。

笔者在临床上经常采用麻子仁丸或调胃承气汤治疗呃逆或长期胃酸反流兼便秘的症状，取得很好的疗效，甚至一些咳嗽气喘，肺气壅塞的病人在使用麻子仁丸后症状也得到缓解。这是在中医整体观和脏腑气机升降理论指导下的具体应用，也体现了中医"上病下治"的治疗治则。

作为宋本《伤寒论》六经病的最后一条，本条揭示了"诊断"和"辨证论治"的关系。临床上先有诊，后有断。首先，医者运用四诊的方法详尽地收集病人的资料。比如本条的"哕证"，医者认真地搜集前后二阴的症状表现，哕逆声音的大小强弱等，为分析疾病的病因、病机和病位提供准确的信息。其次，医者在获得大量临床资料和信息的基础上进行准确的辨证。本条哕逆是由下焦气机阻滞引起中焦的胃气上逆。虽然症状出现在上中二焦，但病位却在下焦的大小肠或膀胱。在辨证准确的前提下，或泄热通腑，或通利小便，从而达到降逆止呕的目的。本条也展示《内经》"上病下治"的中医治疗原则。

五、厥阴病的预后

第327条：厥阴中风，脉微浮，为欲愈；不浮，为未愈。

【释义】本条通过脉象的浮与不浮，判断厥阴病的预后。

风寒邪气侵入厥阴肝经，其脉本当沉而微，这是阴经受邪后的普遍反应。本条脉象微浮，浮为阳脉，这是阳气来复的表现，病人有向愈的希望。三阴经病证有一个规律：三阴病出现阳脉，预示正气渐增，寒邪渐退，阳胜邪去，预后良好。相反，如果脉不浮，说明阴寒内盛，阳气不能鼓动脉气，病人尚未痊愈。这也充分说明"有阳气则生，无阳气则死"的道理。

本条是以脉象辨预后的好坏。《伤寒论·辨脉法第一》关于脉象的规律提示"凡阴病见阳脉者生，阳病见阴脉者死"，此之谓也。阳脉通常指大、浮、数、动、滑等脉象，如本条的浮脉；阴脉包括沉、涩、弱、弦、微等脉象。若阳病见阴脉，提示正气虚弱，无以抗邪；或邪气内陷，脏腑受邪；或邪气与体内的有形之邪如痰饮、水气、瘀血或秽浊等互结，提示预后不良。

第 329 条：厥阴病，渴欲饮水者，少少与之愈。

【释义】本条提出厥阴病阳气来复，渴欲饮水的调护。

对于厥阴病出现的渴欲饮水，医者必须辨清口渴的病因病机。《伤寒论》第 326 条提到厥阴病的提纲时说："厥阴之为病，消渴。"这类因为肝失疏泄，木火上炎导致上热下寒的口渴，单靠少少饮水是达不到治疗目的的。本条的渴欲饮水，是厥阴寒证，邪去阳复，气化恢复的表现，也是疾病向愈的征兆。在疾病的恢复期，如果胃中津液不足，可以适当地少少饮水，待津液自生，胃气恢复，则疾病逐渐康复。但考虑到大病初愈，即便是饮水也只能少少与之，不可豪饮，以免损伤胃气，提示后期护理的重要性。

第 360 条：下利，有微热而渴，脉弱者，今自愈。

【释义】本条通过脉证结合，判断寒利的预后。

三阴病本不当出现发热的证候，如果少阴病出现发热，其实者或兼表证，或为热移膀胱；其虚者多为真寒假热，或为阳气渐旺，病趋痊愈。如果厥阴病出现发热，则或为上热下寒，或为厥热胜复，或为阳郁热厥，或为阳气来复，这增加了临床辨证的难度。本条虚寒下利，出现微热而渴，这是阳气来复的标志。此时应该注意口渴的程度和脉象的虚实。如果出现消渴，渴欲饮冷，脉壮实，这是阳复太过的表现，或是上热下寒的证候。如果口渴也像微热一样，仅仅表现为微渴，同时脉象亦弱，代表邪气消退，气化恢复，疾病康复有望。

临床上如果脉证相合，与疾病的病机相符，这类疾病多为顺候，预后较好，故仲景判断"今自愈"。

第361条：下利脉数，有微热汗出，今自愈。设复紧，为未解。

【释义】本条提出寒利自愈的脉证及脉复紧为未解的判断。

这条其实涉及厥阴病"厥热胜复"的理论。阴寒下利，如果见到数脉，这是阳气来复的表现，因为数脉属于阳脉。病人有微热汗出的症状，提示脉证相符。此处"微热汗出"的症状对于鉴别诊断十分重要，说明其既不是上热下寒的寒热错杂证，也不是阳复太过的实热证，更不是阴寒内盛的真寒假热证。在排除上述可能性之后，仲景推断这是正气渐盛的征兆，疾病可望自愈。假设脉象重现紧脉，提示阴进阳退，疾病处于邪正交争的阶段，病情尚未缓解，胜负仍处于未定之天。仲景在此处说"设复紧"，既指出本条症状关乎厥热胜复，还暗示脉数之前的脉象亦为紧脉，与本条下利属于脾肾阳虚，阴寒内盛的推测相吻合。

第348条：发热而厥，七日下利者，为难治。

【释义】本条提出厥阴病阳退阴进，预后不佳。

根据张仲景关于厥阴病厥热胜复的理论，先厥后热，为阳气来复，主病退；先热后厥，为阴寒更甚，主病进。本证先有发热，后出现手足厥冷，这是阳气不足，阴寒更盛的表现，是病进的标志。患者手足厥冷的状态持续达七天之久，提示阴寒内盛有加重的趋势。如果在七天里医者使用温补脾肾，回阳救逆的方药进行有效的治疗，仍然有康复的可能，尤其是如果病人在治疗期间出现微热之症，则预示阳气来复，邪去正胜。然而病人七天后出现下利，这是阴寒加重的表现，故仲景提出"为难治"。这个判断除了基于寒热和正邪双方力量的对比之外，还有一个关于病势的重要因素。疾病目前发展的趋势是阳气式微，正不胜邪，阴寒更甚，所以难治。

厥阴病以寒热错杂为特点。之前仲景讨论了肝热脾寒的上热下寒证、阴盛格阳的里寒外热证，以及阴寒盛于下、阳气浮于上的戴阳证，这些都是从人体上下、内外和表里的部位来辨别寒热阴阳的，具有空间和部位上的概念。仲景在厥阴病中提出的厥热胜复理论，包括先厥后热，或先热后厥等，则是从时间和先后顺序的概念上辨别寒热、虚实和阴阳变化，对判断正邪斗争的胜负、疾病发展趋势以及疾病的预后具有重要的指导意义。

第362条：下利，手足厥冷，无脉者，灸之。不温，若脉不还，反微喘者，死。少阴负趺阳者，为顺也。

【释义】本条提出从足部少阴和趺阳脉推断心肾阳虚，厥逆危证的预后。

下利和手足厥冷是脾肾阳虚、阴寒内盛的典型症状，脉象通常是沉而微细，或者脉微欲绝，但尚能触摸到脉搏的跳动。但本条无脉，这是心阳虚的表现，说明病情十分危急。在来不及煎煮和服用温阳散寒，回阳救逆的药物时，应当立即使用灸法回阳救逆。这种急救方法在古代十分盛行，比如扁鹊使用针灸并加温熨两胁的治疗方法治疗虢太子的"尸厥"证，令虢太子起死回生便是例证，说明针刺和灸法具有急救的功效。

如果使用灸法之后，脉象开始显现，这是心肾阳气回复的表现，病人有生还的希望。但本证在使用灸法后，病人手足冰凉，仍无脉动，且出现微喘的症状，这是肾气绝于下，肺气脱于上，心肺功能衰竭，病人几无生还的可能。

在病人极度衰竭的情况下，手部寸口的脉搏已经不可触及，这时应该触诊足部的少阴脉和趺阳脉，它们分别位于足少阴肾经的太溪穴和足阳明胃经的冲阳穴附近。根据仲景的急救经验，若趺阳脉强于少阴脉，则为顺证。历代注家对此的解释很多，如成无己用五行的生克原理来解释，肾为水，脾胃为土，土克水为顺证。有些《伤寒论》注家从先后天的关系来解释，肾为先天，脾胃为后天，如果趺阳脉强，则显示脾胃生化有源，后天能够补充和滋养先天。解释虽然于理亦通，但临床实际意义不大。其实，这与两个穴位所处的位置深浅有关，足少阴太溪脉的动脉位于较深的部位，而趺阳脉位于足背高处，其动脉位于皮下比较表浅的部位。在大多数的情况下，趺阳脉都强于太溪脉，代表胃气强盛，浅表的浮络、孙络气血充盈。在脏腑衰竭，精气消亡的病理情况下，趺阳脉散失，仅在深部的太溪部位可触及微弱的脉体，预示脉络空虚，胃气将绝，气血已竭。中医认为，有胃气则生，无胃气则死，揭示胃气的强弱在疾病预后中的重要性。趺阳脉强提示血脉尚未空虚，因此仲景提出"少阴负趺阳者，为顺也"。由于"少阴负趺阳"为脉之常态，故为顺。

仲景通过本条告诉我们，在病人手部寸口脉不可触及的情况下，可通过触诊足部的脉搏来判断疾病的预后。

纵横《伤寒论》
——《伤寒论》释义与方证比较及应用

第 368 条：下利后脉绝，手足厥冷，晬时脉还，手足温者生，脉不还者死。

【释义】本条论述下利后阳脱脉绝，候周时以肢温和脉象判断预后。

病人下利，缘于脾肾阳虚，阴寒内盛。脉绝是心阳亏虚，气血津液衰竭的症状，是下利伤阴，津液亏耗的结果。由于气血津液过度消耗，阳气一时脱绝，故手足厥冷和脉伏不见。这类症状多见于少阴病，如第 292 条说"少阴病，吐，利。脉不至者，灸少阴七壮"；第 315 条说"利不止，厥逆无脉，干呕，烦者，白通加猪胆汁汤主之"；第 317 条提出"利止，脉不出者，通脉四逆汤主之"，等等。

西汉著名的史学家司马迁在《史记》中用文学的形式描述了扁鹊使用灸法令虢太子起死回生的故事，与本条的描述十分相似。当扁鹊途经虢国时，听闻虢太子暴厥，已经丧失意识半日余。神识既无，太子厥逆无脉。扁鹊得悉病情后，认为虢太子尚有生还的可能。扁鹊提出：若检视病人"当闻其耳鸣而鼻张。循其两股，以至于阴，当尚温也"，并认为"若太子病，所谓尸厥者也"，因而扁鹊断定"太子未死也"。经过扁鹊及其弟子使用针刺和熨法进行抢救治疗，虢太子果然苏醒过来。

这个成功挽救患者生命的案例给予我们两点启示：第一，少阴病和厥阴病中有不少"手足厥冷""四肢逆冷"或"四逆"的条文，扁鹊提出"循其两股，以至于阴，当尚温也"的诊断方法对生命垂危和亡阳病人的抢救，以及预后的判断具有重要的临床指导意义。第二，扁鹊之所以在大家皆认为虢太子已死的情况下，力排众议，提出虢太子尚有生还的可能，与本条"下利后脉绝，手足厥冷，晬时脉还"的临床救治经验有重要的关系，暴厥的病人候周时仍然有生还的可能，对病人的救治不到最后一刻，千万别言放弃。扁鹊正是利用虢太子处于"假死"状态的这段时间，积极救治，力挽狂澜，最终挽救了病人的性命。

仲景的最后一句话对判断预后具有决定性的意义：手足温者生，脉不还者死。如果病人手足温暖，说明阳气尚存，仍有生机。如果病人厥逆无脉，这是阳绝阴亡，预后极差。

张仲景没有提出治疗的方药。根据少阴病的相关条文，本证可使用白通汤、四逆加人参汤、通脉四逆汤，以及针灸和火熨等方法回阳救逆，散寒止泻，或可挽救病家的性命。

第 343 条：伤寒六七日，脉微，手足厥冷，烦躁，灸厥阴，厥不还者，死。

【释义】本条提出阴盛阳绝的灸法治疗和预后。

伤寒六七日，病人脉微，这是阳虚阴盛的表现。阳虚不能温煦四肢，故手足厥冷。此时如果病人表现烦躁，存在多种可能性，医者需要仔细辨别。第一种可能性是阳气虽然虚弱，但是仍然能够与邪气抗争，所以出现烦躁。第二种可能性是真寒假热，烦躁是阴盛格阳的表现。第三种情况病人以躁烦为主，这是亡阳的前兆，代表疾病进入非常危重的时期和弥留的阶段。

厥阴的阴寒往往比少阴的阴寒更加凶险和严重，因为厥阴病是伤寒疾病的最后一个阶段，阳气已经消耗殆尽，应当急用灸法温灸厥阴经的穴位。仲景仅言"灸厥阴"，未提具体的穴位。后世伤寒注家有的主张灸大敦、行间、太冲或章门等厥阴经的穴位，但证诸临床，上述各穴的温阳效果不彰。也有人提出灸气海和神阙，虽然壮阳效果佳，且符合临床实际，但上述二穴均为任脉穴，有悖于仲景提出的"灸厥阴"的治法。笔者认为应该选取足厥阴肝经与督脉汇合于颠顶的百会为主穴，再加上任脉与足厥阴肝经的交会穴曲骨、中极和关元以及其他壮阳穴位。百会穴位于头顶，具有回阳救逆的功效，其温阳的效果比上述各穴更强更快。

若使用灸法后，病人仍然手足厥冷，这是阴阳离决的表现，病人几无生还的可能。

第 344 条：伤寒发热，下利，厥逆，躁不得卧者，死。

【释义】本条提出阴阳离决，精竭神越的危候。

本条有发热和厥逆的证候，涉及厥热胜复的理论和规则。厥为阴胜，热为阳复；先厥后发热为病退，预后良好；先热而后厥为病进，预后不佳。这在第 331、336、341、342 等条文中均有详述。本条从厥热的时间先后顺序来看，先有发热，然后有下利和厥逆，这是阴胜的表现，疾病进一步发展，阴盛阳衰，预后不佳。

如果此时出现躁而不得卧，这是阴精枯竭，阳气浮越于外，阴阳行将离决的表现。烦为心病，燥为肾病，躁比烦更加严重，预后更差，提示足少阴肾的精气消亡。而"不得卧"是形容"躁"的程度，这是神志病变中"假神"的表现，代表疾病最危急的阶段。

本条提到通过病人的精神状态判断疾病的预后，现将正常的神志表现和几种异常的神志状态进行比较，加深对条文的理解，请见表9-11。

表 9-11　得神、少神、失神和假神的区别

神志状态	症状和体征
得神 有神	两目转动灵活，明亮有神，面色红润，神志清晰，思维敏捷，表情自然，谈吐正常，声音洪亮，肌肉饱满，步履稳健，舌淡红，苔薄白，脉缓有力。提示精气充沛，体健神旺，是形神健康的表现，或虽病而精气未衰，易于康复，预后良好。
少神 神气 不足	两目呆滞，目光无神，面色萎黄，黯淡不荣，疲乏思睡，精神不振，反应迟钝，应答缓慢无力，少气懒言，肌肉松弛，瘦削痿软，舌体瘦小、淡白，少苔或舌苔干燥，脉细弱。提示脏腑功能减退，气血津液不足。多见于大病之后，或疾病恢复期的患者。
失神 无神	两目晦暗无光，眼球转动不灵活，面垢无华，精神萎靡不振，反应迟钝，意识模糊，应答几无，撮空理线，循衣摸床，声音低微，大小便失禁，形体羸瘦，骨枯发槁，或神昏谵语，狂躁迷乱。舌脉随虚实而不同。精枯神竭，预后不佳。
假神	原本处于精神极度衰弱疲惫的状态，突然转为神识清醒，精神亢奋，言语不休，烦躁不安，两颧泛红如妆，目似有光，但浮光外露；食量突增，哕逆频频，脉浮大无根。提示脏腑精气极度衰竭，正气将脱，阴阳行将离决，阴不敛阳，虚阳外越，这是病人临终前的征兆，属于"至虚有盛候"的真虚假实的表现。

第345条： 伤寒发热，下利至甚，厥不止者，死。

【释义】本条提出阴尽阳绝，阴阳离决的危候。

从厥热胜复的时间规律来看，先发热，后厥利，这是病进和预后不好的表现。在这段条文中，下利和厥逆都带修饰的副词，下利"至甚"，厥而"不止"，描述症状严重的程度，非一般的"下利清谷""手足厥冷"可比。这是阴阳离决的危候，且疾病出现了阴盛格阳，虚阳外越的真寒假热证。这段条文提出的阴寒内盛，阳气衰亡的临床表现是《伤寒论》所有条文中最严重的，故病人的预后极差。

第346条： 伤寒六七日不利，便发热而利，其人汗出不止者，死。有阴无阳故也。

【释义】本条讨论汗出不止的亡阳危候。

伤寒六七日，病人无下利，似乎病情稳定，阳虚不甚。病人突然出现发热并伴随下利症状，这是阴寒盛、阳气衰竭的表现，提示病情加重，预后不良。本条的出汗属于阳虚不固，此时如果急用四逆汤或参附汤，尚可挽救病人的生命。但如果病人大汗淋漓，且汗出不止，这是亡阳的表现。孤阴不长，独阳不生，病人有阴无阳，生命走到尽头。

第 369 条：伤寒，下利，日十余行，脉反实者，死。

【释义】本条提出证虚脉实，脉证不合，预后不良。

仲景在本条中虽然未明言伤寒下利是见于少阴病还是厥阴病的阶段，也无其他伴随症状协助鉴别下利的寒热虚实，但从每天十多次的泄泻便可断定病人的精气神和津液已然受到严重的损耗，此时脉象应该为沉、细、弱等虚脉。如果脉象反而出现实脉，这是脉证不合的表现。此时出现实脉有两种可能性：一是代表邪气盛。在正气极其虚弱的情况下邪气强盛，脉象壮实，其预后自然不佳。第二种情况更糟：病人气血津液枯竭，身体极度衰弱，脉象反而弹指有力，这是胃气将去的表现，所谓的"真脏脉见"，属于"至虚有盛候"的情况，病情更加危急，预后极差。本条的实脉便属于第二种情况。

关于虚实真假的临床鉴别，请见表 9-12。

表 9-12　因实致虚、因虚致实、真虚假实和真实假虚的症状鉴别

证候	临床表现
因实致虚 实证转虚	正邪斗争充斥在疾病发生、发展和传变过程的始终。邪气盛则实，精气夺则虚。在疾病的初期邪气盛，正气不虚，正邪斗争剧烈，表现为实的病证，如高热，大汗出，口渴喜饮，声高气粗，脉洪大滑数等。当疾病发展到中后期，邪气去而正气也虚，表现为气短懒言，精神疲乏，食欲减退，困倦思卧，舌淡苔白，脉细弱等。大部分疾病的发展变化都是一个实中夹虚、因实致虚和实证转虚的病变过程，存在虚实夹杂和虚实转化的病理变化。
因虚致实 本虚标实	无论外感和内伤都可以出现因虚致实的病理变化，其中以虚劳内伤最为常见。比如素体虚弱之人，经常气短乏力，自汗出，容易罹患外感，出现恶寒发热，头痛咳嗽等。在内伤疾病中，常出现气虚所致血瘀，或气虚引起的水液停聚，或血虚所致的血瘀，和胃肠津液不足所致的燥屎内结，腑气不通，以及阴虚血虚引起的风气内动，等等。由于这些实证都是由虚所致，所以又称为本虚标实证，属于虚实夹杂的范畴。

证候	临床表现
真实假虚	《景岳全书》曰"大实之病,反有羸状",即是指这类疾病。病人本有实邪结聚,却表现出虚弱的症状,临床上容易引起误诊和误治。《伤寒论》中的这类病证比比皆是,如阳明腑实证,燥屎内结,当见大便难,谵语,日晡所潮热等,却见下利清水,热结旁流。再如肠痈,本有热盛肉腐,化为痈脓,壅塞肠道等实证的病机,有腹痛拒按,腹肌硬结,大便难等,病人却呈现神情默默,身寒肢冷,困倦嗜卧,脉象沉伏或迟涩等虚寒脉证。但脉虽沉伏却触之有力,病人当有舌红苔黄燥或黄厚腻等体征。
真虚假实	虚弱和消耗性的疾病发展到极其严重的阶段,反而出现类似实证的假象。比如少阴疾病脾肾阳虚,阴寒内盛,病人下利清谷,脉微欲绝,身倦喜卧,疲乏无力等,却反而出现面色潮红,或面红如妆,甚至发热,如《伤寒论》第11条曰:"病人身大热,反欲得衣者,热在皮肤,寒在骨髓也。"再如"脏寒生满病",本为脾肾阳虚,阴寒内盛,但寒遏气机,导致腹部胀满,似阳明腑实。其真虚的病机可通过舌脉和躯干部位的触诊反映出来。

第375条: 下利后更烦,按之心下濡者,为虚烦也,宜栀子豉汤。

【释义】本条提出下利后虚烦的证治和方药。

本条下利可能是因为脾肾阳虚,阴寒内盛所致,或者是其他原因引起。下利后更烦,说明病人原来便有心烦,只是下利之后心烦的症状更加严重。烦和躁不同,烦为阳证,主病在心;躁为阴证,主病在肾。因此本证的心烦是邪热蕴结于胸中,既可以是阳复太过所致,也可以是原来便有邪热羁留。

邪热蕴结于胸中,可以见到实烦和虚烦,也可以形成痞证,还可以因邪热与有形的痰饮、水气或者宿食相结合,形成结胸证,或阳明腑实证,等等,需要进行鉴别。触诊在这里是非常重要的鉴别手段。如果按之心下柔软不痛,这是虚烦。如果按之疼痛且坚硬,或病人拒按,这是结胸的症状,等等。

本证按之心下濡,是虚烦的表现,乃无形的邪热扰乱胸膈,仲景建议使用治疗虚烦的代表方栀子豉汤清解无形的郁热。关于栀子豉汤证的其他内容,可与《伤寒论》太阳病第76～81条以及阳明病第221和228条互参。

《金匮要略·呕吐哕下利病脉证治第十七》有"下利后更烦,按之心下濡者，为虚烦也"的相同条文，只是最后一句"栀子豉汤主之"与本条"宜栀子豉汤"具有语气上的不同，本条更加婉转，带有商榷的口吻。

六、小结

厥阴病是伤寒疾病的最后阶段，邪正交争剧烈，寒热错杂，病情危重。厥阴病最基本的症状是四肢厥逆或手足厥冷，在宋本《伤寒论》总共 56 条条文中占 30 条之多。仲景将四肢厥逆的病机概括为："阴阳气不相顺接，便为厥。厥者，手足逆冷是也。"四肢内外侧为阴阳两经循行所过之处，手足末端是阴阳之经交接的地方，若阴阳之气不相顺接，症状多出现在手足和肢端的部位。仲景提出了治疗四肢厥逆的基本大法："诸四逆厥者，不可下之，虚家亦然。"对于实热所致的厥逆，仲景亦说"厥应下之"，说明治厥应当辨证论治，分清寒热虚实。对于上热下寒的蛔厥，应使用辛开苦降，寒热同施的乌梅丸；对于误用吐下所致的寒格证，应使用干姜黄芩黄连人参汤；若上热下寒，正虚阳郁，则用麻黄升麻汤清上温下，发越郁阳，养阴生津。

厥阴是伤寒疾病的危重和最后的阶段，阳气的存亡对于疾病的传变和预后具有至关重要的意义。仲景总结出厥热胜复的规律，并用以判断疾病的进退和预后：阴盛则厥，主病进，预后差；阳复则热，主病退，预后佳，这与"手足温者生，脉不还者死"和"有阴无阳者死"的病机是一致的。

本章内容的一大特点是对类证的鉴别诊断。手足和四肢厥逆，可见于真热假寒证之中，方用白虎汤，其厥逆的规律是"厥深者热亦深，厥微者热亦微"；对于脾肾阳虚所引起的厥逆，则用四逆汤或灸法回阳救逆；对于血虚寒凝经脉的厥逆证，使用当归四逆汤温通经脉，养血散寒；若兼有里寒者，则使用当归四逆加吴茱萸生姜汤温阳祛寒；又有痰食致厥者，使用瓜蒂散涌吐痰食，通阳回厥；或有水停致厥者，还需用茯苓甘草汤化气行水，布达阳气。

下利是三阴病常见的症状，更是厥阴病的主症之一，在总共 56 条条文中，含下利的条文占 28 条，达到一半。下利更成为判断阳气盛衰、辨厥热胜复和预后的重要依据。热利下重者，使用白头翁汤治疗；实热下利，热结旁流者，使用小承气汤泄热通腑。而对于阴盛格阳的下利，则使用通脉四逆汤回阳救逆。第 372 条还揭示了一条关于表里同病的治疗原则：大凡表里同病，里虚而表未解者，当先温其里，然后解其表，如本条，以及第 91、92、364 等。与之相对应的是第 36、37、38、48、56、234、235 条：里实而表未解者，当先解其表，待表解之后再攻其里。

此外，对于呕吐和哕逆的辨证治疗，如果肝寒犯胃，浊阴上逆致呕，使用吴茱萸汤温中降逆；少阴病阳虚阴盛，虚阳外越所致的呕吐，则用四逆汤；厥阴病转出少阳，呕而发热，当用小柴胡汤和解少阳。此外还有胃寒和胃满壅滞导致胃气上逆的哕逆，也应当辨明寒热虚实，随证治之。

厥阴病是伤寒疾病的最后阶段，疾病的预后也自然成为重中之重。在所有的 56 条条文中，涉及愈、难治、死等预后的条文多达 26 条，几乎占到厥阴病所有条文的一半，是少阴病涉及预后条文的两倍，这还不包括关于厥热胜复的病进、病退方面的推断和预测。本篇涉及死候的条文共有 9 条，也比少阴病涉及死候的条文多 3 条。尽管涉及预后的条文多寡不同，但对预后判断的标准与少阴病非常一致，即有阳气则生，无阳气则死，厥阴病第 368 条还说"手足温者生，脉不还者死"，强调阳气在人体生命和正邪斗争中的重要性。这也为后世"温阳学派"的崛起奠定了坚实和强大的基础。

第十章

辨霍乱病脉证并治

一、霍乱病概述

（一）《伤寒论》中的霍乱与现代医学霍乱病的区别

霍指"挥霍"，也有"霍然"的意思，乱指"缭乱"，"缭"与"撩"同。霍乱病证的特点是上吐下泻，挥霍撩乱而见于仓促和突然之间。霍乱的病名多次出现在《黄帝内经》中。如《素问·通评虚实论篇》曰"霍乱，刺俞傍五，足阳明及上傍三"，《素问·六元正纪大论篇》曰"土郁之发……民病心腹胀，肠鸣而为数后，甚则心痛胁䐜，呕吐霍乱"，《素问·本病论篇》曰"太阴所至，为中满霍乱吐下"，《素问·五常政大论篇》曰"热至，则身热吐下霍乱"，说明这是以太阴脾土和足阳明胃以及湿热为主的疾病，症状包括胸腹胀满，身热，以及呕吐泄泻等。《灵枢·五乱》曰"清气在阴，浊气在阳，营气顺脉，卫气逆行，清浊相干……乱于肠胃，是为霍乱"，进一步说明霍乱是气机逆乱的疾病，其病位包括脾胃和大小肠。后世把霍乱分为湿霍乱和干霍乱两种。湿霍乱以吐泻为主证，干霍乱是欲吐而不出、欲泻而不下。

西医也有霍乱的病名，它是由霍乱弧菌引起的一类传染性疾病。《内经》和《伤寒论》所讨论的霍乱，除了具备西医霍乱的症状表现之外，还包括了多种急性胃肠病变在内，所以无论是病名还是症状都更加宽泛。

（二）霍乱病纲要

第382条：问曰：病有霍乱者何？答曰：呕吐而利，此名霍乱。

【释义】本条以问答的方式提出霍乱病呕吐而利的病证特点。

仲景采用问答的方式，提出霍乱是以呕吐和泄泻为主要症状特点的一类疾病。金代伤寒注家成无己说："三焦者，水谷之道路。邪在上焦，则吐而不利；邪在下焦，则利而不吐；邪在中焦，则既吐且利，以饮食不节，寒热不调，清浊相干，阴阳乖隔，遂成霍乱。轻者止曰吐利，重者挥霍缭乱，名曰霍乱。"

为什么张仲景在伤寒六经病证之后，紧接着又讨论霍乱？首先，霍乱与伤寒同属外感疾病，也多由感受外邪所引起。其次，霍乱病证的初期，也有恶寒，发热，头痛，身疼等症状，这些症状与太阳病的表证有类似之处，所以仲景辟专章进行讨论和鉴别，并提出治疗的方药。还有一个非常重要的原因，霍乱的治疗与伤寒的治疗有共通之处，都以回阳救逆，益气生津为大法，治疗霍乱的基础方皆源自伤寒六经病证的经方，如桂枝汤、五苓散等治疗太阳病的方剂，以及四逆汤、理中丸、通脉四逆汤等治疗少阴病的方剂。

第 383 条：问曰：病发热头痛，身疼恶寒，吐利者，此属何病？答曰：此名霍乱。霍乱自吐下，又利止，复更发热也。

【释义】本条提出霍乱的表里同病以及症状表现。

霍乱为感受外邪而发病，因此也有类似太阳病的表证，如发热，头痛，身疼，恶寒等，这是外邪入侵，正气奋起抗邪的表现。与伤寒太阳病的不同之处在于，病人从疾病伊始便出现呕吐和泄泻的症状，这是典型的表里同病，所以仲景指出"霍乱自吐下"。由于是表里同病，所以当属于里证的泄泻停止后病人又出现以表证为主的发热症状。

现将太阳病中涉及吐泻的若干条文列出，以便与霍乱病的吐泻进行对比和鉴别，请见表 10-1。

表 10-1　太阳病涉及呕吐和下利的条文对比

条文	内容
第 3 条	太阳病，或已发热，或未发热，必恶寒，体痛，呕逆，脉阴阳俱紧者，名为伤寒。
第 4 条	伤寒一日，太阳受之。脉若静者，为不传；颇欲吐，若躁烦，脉数急者，为传也。
第 32 条	太阳与阳明合病者，必自下利，葛根汤主之。
第 33 条	太阳与阳明合病，不下利，但呕者，葛根加半夏汤主之。

从上表可以看出，尽管太阳病初期也可能有呕吐的症状，但仅以呕吐为主，不会呕吐和泄泻同时出现。当发生太阳阳明合病的时候，病

人会有下利或呕逆，如"太阳与阳明合病者，必自下利"（32），但不会呕吐和下利同时发生，如"不下利，但呕者"（33），更不会出现上吐下泻，挥霍撩乱的情况。这是中医伤寒与霍乱病的主要区别。

关于太阳病与霍乱病的区别，请见表10-2。

表10-2　太阳病与霍乱病的区别

类别	太阳病	霍乱病
病因	外感六淫邪气，以风邪和寒邪为主。	外感邪气，以湿邪为主。
病机	太阳经气不利，营卫失调。	清气在阴，浊气在阳，清浊相干。
病位	太阳表证。	表里同病。
脏腑	足太阳经和膀胱。	脾、胃、大、小肠和三焦。
症状	恶寒，发热，头痛，身疼，脉浮，或兼呕逆。若太阳与阳明合病，病人或兼呕吐或下利，但呕吐和泄泻不会同时发生。	发病伊始即出现剧烈呕吐和泄泻，二者同时并见，可兼恶寒，发热，头痛，身疼。发病的突然性以及呕吐和泄泻的剧烈程度是其特点。
脉象	浮缓或浮紧。	微涩脉。
治疗	祛风解肌，发汗解表，调和营卫，调畅经气。	表里双解，健脾燥湿，回阳救逆，益气生津。
方药	桂枝汤、麻黄汤等。	四逆加人参汤、五苓散、理中汤等。

二、辨伤寒与霍乱

第384条：伤寒，其脉微涩者，本是霍乱，今是伤寒，却四五日，至阴经上，转入阴必利；本呕，下利者，不可治也。欲似大便，而反失气，仍不利者，此属阳明也。便必硬，十三日愈。所以然者，经尽故也。下利后，当便硬，硬则能食者愈。今反不能食，到后经中，颇能食，复过一经能食，过之一日当愈。不愈者，不属阳明也。

【注释】

失气：即矢气，气体从肛门排出。与"转失气"同义。

颇：略微，稍稍。《史记·贾生列传》曰："颇通诸子百家之书。"

《徐霞客游记·滇游日记》曰："山界颇开。""颇能食"即稍稍能食。

【释义】本条提出伤寒与霍乱的区别，以及疾病的转归。

伤寒与霍乱的第一个区别是脉象不同。伤寒太阳病的脉象是浮缓或浮紧，而霍乱的脉象是微涩。这是因为霍乱病上吐下泻，丢失大量津液，脉道空虚的缘故。第二个区别是呕吐和泄泻出现的时间。霍乱是一发病即出现吐泻，津液耗伤严重，治疗起来比较棘手。伤寒的太阳病表证通常没有泄泻，偶尔有欲吐。太阳疾病传到三阴经之后，才会出现虚寒性的下利或吐利。第三个区别是霍乱病上吐下泻，呕吐和泄泻同时出现。伤寒疾病呕吐和泄泻同时出现的情况见于三阴病，三阳病较少。第四个区别是主兼证不同。霍乱的主证是吐泻，其他的症状如头痛、发热、身疼、恶寒等都是兼证；而伤寒太阳病以头痛、发热、身疼、恶寒等为主证，吐或下利都是兼证或者是太阳与阳明或太阳与少阳的合病所致。第五个区别是霍乱疾病在发生和发展的过程中，虽有类似太阳病、阳明病、少阴病，甚至厥阴病的症状表现特点，但发病非常迅速，传变速度极快，突破了"计日传经"的伤寒疾病传变的特点。

回到本条。若病人欲似大便，但仅有矢气，大便不出，这是阳明病的表现。其大便必干燥和硬结，这是因为吐泻之后，胃肠津伤的缘故。必须经过十余天的调养将息，促使气化功能恢复正常，胃中津液渐生，病人逐步康复。

下利常常导致气津两伤，胃肠津伤则大便干燥，脾胃气伤则不欲进食。疾病的发展取决于胃气的恢复情况，具体有下述几种可能性：第一种，如果病人正常进食，说明胃气来复，病人会很快康复。第二种，病人不能食，说明胃气尚未恢复正常，必须等待六七日，通过药食调养培补胃气，再过一日之后疾病有望康复。第三种，又过一日，病人仍然没有痊愈，仲景说这不是胃中津气不足的问题，也不再属于阳明病的范畴。仲景以《伤寒论》第10条"风家，表解而不了了者，十二日愈"的伤寒疾病的病程来辨其属伤寒还是霍乱，提出"过之一日当愈。不愈者，不属阳明也"。

之所以仲景在本条中将霍乱病与阳明病联系起来，是因为霍乱吐泻之后，胃中津液匮乏，津亏肠燥，邪气易于热化和燥化，导致大便干燥，腑实壅塞。由此看来，霍乱病在外应解表，在内当救里，补津液，助胃气，预防发生类似阳明腑实证的情况。

三、霍乱病的治疗

（一）阴竭阳亡证

第 385 条：恶寒，脉微而复利，利止，亡血也，四逆加人参汤主之。

四逆加人参汤方

甘草二两（炙）　附子一枚（生用，去皮，破八片）　干姜一两半
人参一两

上四味，以水三升，煮取一升二合，去滓。分温再服。

【释义】本条提出霍乱阳亡、液脱和血尽的证治及方药。

霍乱疾病是表里俱病，所以当病人出现恶寒的时候，必须辨明其是属于表证的恶寒还是里证的畏寒。如果是表证，除了恶寒外，病人还应当有发热、头痛、身疼等症状，如第 383 条所述。本条虽然恶寒，但并无发热和其他表证，加上脉微，这是里证无疑。由于霍乱病上吐下泻，在短时间内丢失了大量津液，气随津脱，阳随液亡。阳气的进一步亡失，导致本已停止的下利再次发作，形成恶性循环，致使津枯血竭，元阴元阳衰亡。

此处的"利止"有两种可能性：第一种是阳气来复。阳气旺则能固摄津液，故下利停止。这是疾病向好的方向转变。如果是这样，除了利止之外，病人还应当有微热、口渴等症状。本条不属于这种情况。第二种可能性是津亏液耗。在突然、剧烈的呕吐泄泻后，津液大量丢失，化源不足，来不及补充更多的液体，利止是津液枯竭的结果，预示疾病继续恶化，朝着坏的方向进一步发展。当此之际，必须使用四逆加人参汤益气生津，回阳救逆。

四逆加人参汤方

甘草（炙）Radix Glycyrrhizae Uralensis ························· 15 克

附子（生用，去皮，碎）Radix Lateralis Aconiti Carmichaeli　1/2 枚或 7.5 克

干姜 Rhizoma Zingiberis Officinalis ························· 10 克

人参 Radix Ginseng ·································· 8 克

煎服方法：用 3 杯水，煎煮以上 4 味药物，直到剩下 1 杯又 1/5 杯。过滤，分 2 次温服。附子生用有大毒，必须在医生指导下使用。

本方是四逆汤加人参。四逆汤中的附子、干姜和炙甘草补肾中阳气，起到回阳救逆的作用。加人参益气健脾，生津止渴，补充化源。人参也大补元气，增强四逆汤的功效。其实，四逆汤加人参已经应用在伤寒少阴病的治疗中，如第 317 条。彼处人参出现在通脉四逆汤的加减化裁中，仲景曰："利止而脉不出者，去桔梗，加人参二两。"本方人参的用量为一两。人参剂量的大小应视病情的轻重而定。

（二）表里不和证

第 386 条：霍乱，头痛，发热，身疼痛，热多欲饮水者，五苓散主之。寒多不用水者，理中丸主之。

理中丸方

人参 干姜 甘草（炙） 白术各三两

上四味，捣筛，蜜和为丸如鸡子黄许大。以沸汤数合和一丸，研碎，温服之。日三四，夜二服。腹中未热，益至三四丸，然不及汤。汤法：以四物依两数切，用水八升，煮取三升，去滓。温服一升，日三服。若脐上筑者，肾气动也，去术加桂四两；吐多者，去术，加生姜三两；下多者，还用术；悸者，加茯苓二两；渴欲得水者，加术，足前成四两半；腹中痛者，加人参，足前成四两半；寒者，加干姜，足前成四两半；腹满者，去术，加附子一枚。服汤后，如食顷，饮热粥一升许，微自温，勿发揭衣被。

【注释】

脐上筑：形容脐上悸动不安，如物捣杵。筑：捣动。《说文解字》曰："筑，捣也。"

食顷：吃一顿饭的时间。

【释义】本条提出霍乱的表里寒热证治和方药。

如前所述，霍乱是表里同病。因此本条的头痛，发热，身疼痛是表证未解。至于里证，则有属寒和属热的不同。一种是病人自觉热甚，欲饮水，这是湿邪郁遏三焦的表现，气化不行，气机升降失常，病人还当有小便不利的症状。对于这种表里同病，应当用五苓散解表散邪，化气行水，使邪气从表而散，湿邪从小便而去，达到表里双解的目的。

第二种情况是病人寒多，口不渴，不欲饮水，这是脾胃阳气不足，中焦虚寒，寒湿内盛，病人可有腹中冷痛，或腹满等，应当使用理中丸温中散寒，健脾益气。

理中丸方

人参 Radix Ginseng ·························· 45 克

干姜 Rhizoma Zingiberis Officinalis ·········· 45 克

甘草（炙）Radix Glycyrrhizae Praeparata ········ 45 克

白术 Rhizoma Atractylodis Macrocephalae ········ 45 克

服用方法： 将以上 4 味药物碾成粉，过筛，加蜂蜜制成如鸡子黄大小的药丸（每丸约 15 克重）。服用前先将 1 颗药丸捣碎，取 1 杯沸水，加入捣碎的药末，待其溶化后搅匀，温服 1 杯。白天服 3 次，晚上服 2 次。服药后如果腹中没有热感，可渐增至 3～4 丸。药丸的功效不如汤剂快捷。

煎服方法： 先将以上 4 味药物切细，然后用 8 杯水煎煮，直到剩下 3 杯。过滤，温服 1 杯，日 3 次。

加减： 若脐上悸动，这是肾阳虚所致，当去白术加肉桂（Cortex Cinnamomi Cassiae）20 克；若呕吐甚，去白术加生姜（Rhizoma Zingiberis Officinalis Recens）15 克；若泄泻严重，仍保留白术；心悸者，加茯苓（Sclerotium Poriae Cocos）10 克；若渴欲饮水，加白术到 60 克；腹中痛者，增加人参的用量到 20 克，畏寒者，增加干姜的用量至 20 克；腹满者，去白术加炮附子（Radix Aconiti Praeparata）1/3 枚（约 5 克）。附子有毒，须在医生指导下使用。服药后片刻，食热粥 1 碗，病人可微发热。勿揭衣被，保暖避寒。

理中丸由四味药物组成。干姜温中散寒，补益脾胃的阳气，是方中的君药。人参健脾益气，生津止渴，滋补化源，加强干姜对中焦的补益作用，是方中的臣药。白术健脾益气，增强人参补气的功效，同时还有燥湿的作用，是方中的佐药。炙甘草和中益气，健脾养胃，调和诸药，为方中的使药。仲景介绍了理中丸的两个剂型，一个是丸药，丸者缓也，适合病情较缓，需要久服药物者；如果需要增强功效则可使用汤剂。元代医学家王好古在《汤液本草·东垣用药心法》中说"大抵汤者'荡'也，去大病用之；散者'散'也，去急病用之；丸者'缓'

也，不能速去之，其用药之舒缓而治之意也"，指出了汤、散、丸三者的区别。

仲景在本方的服用方法上有两点值得注意：一是关于服药后的反应。病人服药后须感到腹中发热，如若不然，可以加大剂量至三到四倍，或者将丸药换成汤药，以增强疗效，直到腹中出现热感。第二是服药之后，稍事休息，然后服用一碗热粥，勿揭衣被，以保持全身暖和，其目的在于健脾益胃，温养中气。

关于本方的加减法，如果肚脐上悸动，这是肾阳虚，水气上冲，当去白术，加肉桂四两。如果呕吐严重，则去白术，加生姜三两和胃止呕。如果下利严重，这是脾虚引起的水湿下趋，当保留白术以健脾益气，燥湿止泻。若心下悸，这是水气凌心，可加茯苓淡渗利水，宁心安神。若渴欲饮水，缘于津液不得输布，应当重用白术补脾气，助气化，行津液。腹中痛属脾气虚弱者，应加重人参的用量以健脾益气。腹中寒冷者，加干姜温中祛寒。腹满属阴寒内盛者，去白术，加附子辛温通阳，消除满胀。

《金匮要略·胸痹心痛短气病脉证治第九》有"人参汤"，其药物组成、剂量和煎煮方法与本方同，用于治疗"胸痹心中痞，留气结在胸，胸满，胁下逆抢心"的病证。

第 387 条：吐利止而身痛不休者，当消息和解其外，宜桂枝汤小和之。

【注释】消息：斟酌的意思。《隋书·礼仪志五》曰："今之玉辂，参用旧典，消息取舍，裁其折中。"

【释义】本条论述霍乱病里已和，而表未解的证治和方药。

第 386 条提出使用五苓散和理中丸治疗寒热两型霍乱病：如果热多欲饮水，使用五苓散治疗。五苓散具有表里双解的功效，病人服药后表里证皆去。寒多不饮水者，使用理中丸治疗。理中丸温中散寒，缓解吐利等里证。但因理中丸毕竟不是表里双解剂，病人吐利虽解，但表证未去，身痛不休，这时就当斟酌治法，回过头来解表。这与第 372 条所说"下利腹胀满，身体疼痛者，先温其里，乃攻其表。温里宜四逆汤，攻表宜桂枝汤"是一脉相承的。

由于病人吐利之后津液耗伤，正气受损，因此对表证的治疗不能使用麻黄汤一类的发汗峻剂，应当使用桂枝汤调和营卫，通络止痛，祛邪解肌。这实际上也是霍乱病的善后调理方法。

（三）阴阳两虚证

第388条：吐利，汗出，发热，恶寒，四肢拘急，手足厥冷者，四逆汤主之。

【释义】本条提出吐利表里俱病，先救其里的证治与方药。

关于本条的发热和恶寒，一些《伤寒论》注家将其解释为阳气虚，表卫不固，或者阳虚阴盛的真寒假热症状。由于霍乱本有表里俱病的基本病机，本条的发热恶寒，还是解释为表证比较妥帖。因为倘若没有兼表证，则使用四逆加人参汤更能温阳散寒，益气生津；如果是真寒假热证，则应当使用通脉四逆汤。

本条展示霍乱表里俱病，而见里虚，当先救其里。这对于以吐泻为主要临床特征同时又兼表证的霍乱来说，是为正治，也与仲景关于六经病的治疗一脉相承。本条上吐下泻，耗伤气津，表卫不固，则出汗。发热，恶寒，是表证未去的征象，应当与脉象结合起来判断。吐泻使津液损伤太过，甚至影响到阴血，导致筋脉肌肉失养，出现四肢拘急痉挛。津液严重丢失的病人容易出现这类症状。病人手足厥冷，这是阳气虚弱，阴寒内盛的表现。霍乱吐泻导致阴阳两虚，气津亏耗，同时表证未去的复杂病机。因此在治疗原则的选择上，孰先孰后，先治表还是先治里，先救阴还是先温阳，都成为决定治疗成败的关键问题。

在先治表还是先救里的问题上，《伤寒论》第372条已然给出答案：表里同病，里虚甚者，当先救里；本条里证出现四肢拘急，手足厥冷，辨属阴阳两虚，治疗应当先温阳还是先养阴？答案是必须先温补阳气。阳气旺则气化行，气化行则津液生，津液能够濡养四肢百骸，则拘急止；其次，阳气回复才能固摄津液，防止阴液的进一步损耗，所以温补阳气便抓住了疾病的主要矛盾。当然，临床上还有一条非常重要的治疗经验，那就是"阳易复，阴难填"。补益阴精非一朝一夕之事，医者必须抓住问题的关键，才能使问题迎刃而解。本条若无表证，则四逆加人参汤更加适合，能在温阳散寒的同时益气生津，兼顾阴阳气血。

（四）真寒假热证

第389条：既吐且利，小便复利而大汗出，下利清谷，内寒外热，脉微欲绝者，四逆汤主之。

【释义】本条讨论吐利导致阳亡液脱，出现真寒假热的证治与方药。

病人既吐且利，津液大量损耗，应当见到小便困难，而本条却出现小便复利，一方面说明病人的确曾经经历过小便不利的阶段，是霍乱吐利的结果。另一方面，在吐利导致津液严重丢失的情况下，是什么原因导致小便复利呢？唯一的可能性是阳气虚衰，不能固摄津液所致。接下来的"大汗出"和"下利清谷"两个症状证实此乃脾肾阳虚，阴寒内盛，固摄无权，津亏液脱。"下利清谷"一症与"既吐且利"的下利在病机方面具有本质上的区别。"下利清谷"是由于脾肾阳虚所致，而"既吐且利"是霍乱的主证，责之饮食不洁或感受寒湿或湿热之邪，二者有寒热虚实的不同。病人内寒外热，这是真寒假热的格阳证，脉微欲绝便是最好的注脚，因此仲景建议使用四逆汤治疗。不少《伤寒论》注家认为，本条属于亡阳的危候，应该加大附子和干姜的用量，使用通脉四逆汤治疗，否则病人很快会进入阴阳离决的危重阶段。

第390条：吐已下断，汗出而厥，四肢拘急不解，脉微欲绝者，通脉四逆加猪胆汁汤主之。

通脉四逆加猪胆汁汤方

甘草二两（炙） 干姜三两（强人可四两） 附子大者一枚（生，去皮，破八片） 猪胆汁半合

上四味，用水三升，煮取一升二合，去滓，内猪胆汁。分温再服。其脉即来。无猪胆，以羊胆代之。

【注释】吐已下断：指吐利因胃肠中无物而停止。

【释义】本条讨论霍乱吐下导致阳亡阴竭的证治和方药。

病人既不吐也不泻，病情似乎呈现出好转的迹象。倘若如此，病人当脉静身凉。而本证却汗出而厥，说明病情有加重的趋势。所以此处的不吐不泻，实际上是津亏阴竭的表现，病人已经吐无所吐，泻无所泻，这是病情进一步恶化的标志。

汗出而厥是脾肾阳虚，阴寒内盛的表现。阳气亡失，表卫不固，因而汗出。阴精枯竭，不能濡养筋脉四肢，故见四肢拘急痉挛。脉微欲绝，这是阴阳离决的征兆，比前面各条都更加严重，需使用通脉四逆加猪胆汁汤回阳救逆，引阳入阴。

通脉四逆加猪胆汁汤方

甘草（炙）Radix Glycyrrhizae Praeparata ·························· 15 克

干姜（体质壮实者可 30 克）Rhizoma Zingiberis Officinalis ·········· 20 克

附子（生，去皮，碎）Radix Aconiti Lateralis ·················· 2/3 枚或 10 克

猪胆汁 Pig bile ······························· 10 毫升

煎服方法：用 3 杯水，煎煮以上 4 味药物，直到剩下 1 杯又 1/5 杯。过滤，加入猪胆汁，搅匀，分 2 次温服。脉搏应时复还。若无猪胆，亦可用羊胆代替。附子生用有大毒，须在医生的指导下使用。

通脉四逆汤重用干姜和附子温阳散寒，回阳救逆。猪胆汁苦寒，引姜、附等大辛大热之品入阴，以防止病人由于阴寒过盛，对药物产生格拒的反应，是"从治"方法的具体应用。这是通脉四逆汤与通脉四逆加猪胆汁汤的区别。

与四逆加人参汤比较，本方的回阳救逆的功效更强，同时还包含"从治"的疗法，主要用于疾病极其危重的阶段。四逆加人参汤除了温补脾肾之外，还有较强的益气生津的作用，用于霍乱吐泻之后，阳气不足，气津两伤的较轻的病证。

《伤寒论》使用猪胆汁入药的经方包括白通加猪胆汁汤和本方通脉四逆加猪胆汁汤。二者的区别在于：前方的干姜和附子的剂量比后方小，所以回阳救逆的功效不如后方强，但因为有葱白，所以其破阴回阳，宣通上下和治疗阴阳格拒的效果强于后方。此外前方人尿和猪胆汁的用量大于后方，减少阴寒之体对温热药物所产生的格拒反应。通脉四逆加猪胆汁汤的温补脾肾，回阳救逆，力挽狂澜的作用大于前方。

（五）霍乱病愈后饮食调理

第 391 条：吐利，发汗，脉平，小烦者，以新虚不胜谷气故也。

【注释】

脉平：脉象平和。

新虚：指因吐利和发汗之后导致的身体虚弱。

【释义】本条提出霍乱吐泻之后，应当注意饮食调理。

经过霍乱吐下以及发汗解表的治疗之后，病人脉象平和，说明邪气已随汗吐下而去，疾病即将痊愈。如果在康复的过程中，病人略感心烦不适，这是因为吐利发汗之后，正气虚弱，脾胃的运化功能尚未恢复正常，尚不能完全消化水谷所致。仲景将本条作为"辨霍乱病脉证并治"的最后一条寓含深意：霍乱病上吐下泻，除导致津液的严重损伤外，还影响脾胃和大小肠对水谷的腐熟、运化和转输功能，因此在疾病的康复期间，饮食调理对霍乱吐泻的病人尤为重要。

本条还应当和《伤寒论》的最后一条，第 398 条结合起来看："病人脉已解，而日暮微烦，以病新差，人强与谷，脾胃气尚弱，不能消谷，故令微烦，损谷则愈。"在疾病康复期间，宜少食多餐，进食容易消化的食物，尤其是稀粥一类的流质饮食。不要进食生冷、辛辣及其他刺激性的食物。这些都有助于正气的恢复和脾胃运化功能的迅速康复，其意义已经远远超过了单纯对伤寒、霍乱等疾病的调护，而具有更加普遍的意义，适用于所有内外伤疾病后期的饮食调理。

四、小结

本章共 10 条条文，头两条提出霍乱吐利相兼的主证以及该病具有发病急骤、上吐下泻、挥霍缭乱等症状特点。疾病虽然有发热头痛、身痛恶寒等类似太阳病的外感表证，也有脏腑功能紊乱的"自吐下"的里证。第三条讨论霍乱与伤寒的异同，提出霍乱不按伤寒六经进行传变，主要影响胃肠的功能。前三条是对霍乱的症状特点和病因病机的认识。

仲景提出对霍乱的辨证应当根据口渴与否判明其寒热属性：热多而渴欲饮水的，治以五苓散化气行水，表里双解；寒多而不口渴的，则用理中丸温中散寒，健脾益气。如果吐利止，霍乱已而表未解，则使用桂枝汤祛风解表，调和营卫。这对后世将霍乱病按照热证和寒证进行辨证治疗奠定了重要的基础。

由于霍乱甫一发病便出现剧烈吐泻的症状，导致病人气和津液大量亡失，很快出现气津两伤，亡阴亡阳以及真寒假热等病理改变。对于津伤阳亡之证，仲景创制四逆加人参汤回阳救逆，益气生津；四肢拘急厥冷，内寒外热，使用四逆汤治疗；阳亡阴竭者，使用通脉四逆加猪胆汁汤回阳救逆，交通阴阳。从四逆加人参汤和通脉四逆加猪胆汁汤的方名和药物组成来看，它们是在治疗少阴病的四逆汤和通脉四逆汤的基础上发展出来的新方，说明霍乱病具有与少阴病阴阳亡失相同的基本病机，同时说明霍乱病比少阴病更加严重，既有的治疗少阴病的经方已经不敷使用，故仲景对经方进行加减化裁以应对更加复杂和更为严重的病情。

最后一条提出：霍乱病经过吐泻之后，病人正气不足，脾胃虚弱，运化、吸收和转输水谷精微的功能减退。若饮食水谷不得消化，病人则出现微烦不适的症状，提示霍乱恢复期的饮食调理非常重要。

张仲景对霍乱病的辨证施治，丰富和发展了《伤寒论》的辨证治疗体系，扩展了经方的临床应用范围，成为《伤寒论》的重要组成部分。

第十一章

辨阴阳易差后劳复病脉证并治

一、阴阳易和差后劳复病概要

（一）阴阳易与接触传染

"阴阳易"是一个古病名。《汉英医学大词典》的解释是："伤寒病因房事而使男女双方互相传染的现象。男患者传给女方称阳易，女患者传给男方称阴易。"伤寒病在疾病后期及康复阶段，尽管邪气已经式微，但余邪未尽，仍具有传染性，如果病人此时与异性发生性交，那么患者的疾病就可以传染给健康的对方。其中，男传女叫作"阳易"，女传男称为"阴易"，合称"阴阳易"。

仲景在伤寒六经病和霍乱病之后为什么要讨论"阴阳易"的疾病？这是为了警示伤寒大病初愈，气血未复，正气尚虚，余邪羁留，在疾病康复期应该减少房事活动，慎守养生保健的规则，避免患者精气更虚，延误康复的时机，以及预防疾病的传染。

对"阴阳易"的讨论在今天仍然具有重要的现实意义。首先，阴阳易是中国古代医家对于疾病传染最早的认识，男可传女，女可传男，是疾病在人与人之间的传播。其次，它揭示密切接触和性交是"阴阳易"的重要传播途径，这也与现代医学关于传染性疾病通过接触或者体液进行传播的认识是不谋而合的，但中医的认识早了上千年。再者，中医提倡在疾病康复期间，患者应适当地减少或减轻体力劳动，以及减少房事活动，这对于康复保健具有非常积极的意义。

"阴阳易"与"房劳复"是两个既不相同但又有关联的疾病。其不同之处在于"房劳复"是新病或大病初愈，身体仍然处于虚弱的状态，病人不避房事，导致自身原有疾病的复发，但未将疾病传与密切接触的人。"阴阳易"是病人通过密切接触和交媾的方式将自身疾病传与他人；"房劳复"是针对所有的疾病，而"阴阳易"特指伤寒疾病。其相同之处是："阴阳易"与"房劳复"都发生在疾病的后期或康复阶段；两病都有交媾的个人史；两病所讨论和治疗的对象都为患者本人。

（二）导致疾病复发的基本原因

在疾病的康复阶段或大病初愈，由于气血尚未恢复到正常水平，身体处于比较虚弱的状态，如果饮食失调，起居失常，劳作过度，皆可导致疾病复发。其中，由于劳力过度而发的称为劳复；因为饮食不调而复发的称为食复；新病之后因房劳过度而复发，称为房劳复。伤寒疾病后期，病人在正气虚弱的同时，常常伴随邪气的羁留，存在余邪未尽的情况。如果病邪毒气依然强盛的话，便可将邪气传给与其有交媾行为的健康异性，这是"阴阳易"。

仲景在本章中讨论了阴阳易和发热、腰以下水气、胸上有寒，以及余热不清，气液两伤等瘥后劳复及食复疾病的辨证和治疗，拓宽了伤寒疾病的治疗范围，并将辨证施治的原则和方法延续和拓展到疾病的恢复和痊愈阶段，同时强调病后饮食起居调护的重要性，体现了中医治疗和调养并重的疾病康复原则。

二、阴阳易的证治

第 392 条：伤寒，阴阳易之为病，其人身体重，少气，少腹里急，或引阴中拘挛，热上冲胸，头重不欲举，眼中生花，膝胫拘急者，烧裈散主之。

烧裈散方

妇人中裈，近隐处，取烧作灰。

上一味，水服方寸匕，日三服。小便即利，阴头微肿，此为愈矣。妇人病，取男子裈烧服。

【注释】

阴阳易：是指通过接触和体液传播的一类疾病，男传女称为"阳易"，女传男叫作"阴易"，合称"阴阳易"。易：交易、变易、易手的意思。

裈：又作裩，音 kūn 昆，指贴身的内裤。

眼中生花：即视物昏花。

【释义】本条提出阴阳易的证治与方药。

病人本患伤寒疾病，在疾病后期因男女间的房事活动而将所患疾病传与异性，叫作"阴阳易"。《伤寒论》中与本条"阴阳易之为病"相类似的句式仅有六条，分别见于伤寒六经疾病的提纲，如"太阳之为病，脉浮、头项强痛而恶寒""阳明之为病，胃家实是也""少阳之为病，口苦，咽干，目眩也"等。本条使用相同的句式，说明仲景将"阴阳易"置于与六经病并列的地位，体现出仲景对该病的重视程度，本段条文也可视作是"阴阳易"的提纲。

伤寒病后期，余邪未尽，精气不足，男女交媾损伤阴精，令正气虚衰，精神疲惫，病人气虚，短气，身体疲乏沉重。肾中精气亏虚，导致寒邪随肝肾之经直袭阴器，出现少腹拘挛，甚至牵引阴部痉挛，这是寒邪内陷的结果。如果挟热邪，则热上冲胸部。后世据此将阴阳易分为寒热两型。至于"头重不欲举，眼中生花"，这是精气大泄，肝肾阴精不足的表现。《灵枢·大惑论》曰"五脏六腑之精气，皆上注于目而为之精"，本条"头重不欲举，眼中生花"是典型的肝肾不足，阴精衰竭的表现。膝关节和股胫是肝肾经脉所过之处，为阴精所养。精气亏虚，则膝关节和股胫疲软乏力，或拘急痉挛。

后世医家对"阴阳易"有丰富的认识。如晋代葛洪说："阴易病，男女温病差后，虽数十日血脉来和，尚有热毒，与之交接者即得病，曰阴易。杀人甚于时行，宜急治之。"隋代巢元方曰："阴阳易病者，是男子妇人伤寒病新差未平复，而与之交接得病者，名为阴阳易也。其男子病新差未平复，而妇人与之交接得病者，名为阳易；其妇人病新差未平复，而男子与之交接得病者，名为阴易。若二男二女并不相易，所以呼为易者，阴阳相感动，其毒度着如人之换易也。"《医学心悟·伤寒兼症》曰："男子病新瘥，与女子接，其病遂遗于女；女子病新瘥，与男子接，其病遂遗于男，名曰阴阳易。"后世多附和这样的观点，也有的注家将"阴阳易"称为"女劳复"或"伤寒变证"等。

由上所知，发生"阴阳易"必须具备几个条件：一是传染者具有伤寒疾病的病史，疾病虽然已经进入恢复期，但余邪未尽，仍具有传染性；二是男女之间通过交媾，导致疾病感易，揭示病邪通过体液和接触等方式进行传播；三是"若二男二女并不相易"，说明一般的接触并不会染邪。

关于"阴阳易"的症状表现特点，请见表 11-1。

表 11-1 "阴阳易"的症状辨析

条文	症状表现	病机
头重不欲举，眼中生花，膝胫拘急。	头重，无力抬举，眼中干涩，视物昏花，视力下降。膝关节拘急不适，小腿酸软乏力，不欲活动。	肝肾不足，阴精亏虚。
少腹里急，或引阴中拘挛。	少腹拘急痉挛，自觉不适或隐痛，或牵引阴茎、睾丸或阴户胀满不适，或拘挛不舒，甚或阴头微肿。	寒凝肝脉，经气郁滞。
其人身体重，少气。	全身沉重乏力，四肢酸软困倦，无精打采，气短懒言。	肺脾气虚
热上冲胸	胸中郁闷，似热气上冲，口干，口渴，小便不利。	实热内壅

阴阳易的治疗方法比较特殊。治疗时剪取妇人贴身穿戴的内裤数片，烧成灰烬。每次取 2 克，加水混匀温服，一日 3 次。服后小便通利，阴茎微肿，这是痊愈的征候。若妇人病，剪取男子贴身穿戴的内裤数片烧成灰烬，服法与男子病相同。

关于"烧裤散"的作用机制，一些医家引用中医"同气相求"的理论进行解释，认为"烧裤散"能够"以浊引浊"，引导毒邪从阴窍而出，待余毒散尽，则疾病可愈。至于"烧裤散"的科学意义和实用价值，目前众说纷纭。李时珍《本草纲目》裤裆附方中特别提出应使用"久污溺衣烧灰"，说明"裤裆散"的药效不在裤裆的本身，关键在于其附着的残留物上。古人没有每天洗澡和洗内衣裤的卫生条件和生活习惯，所以内裤上积存了不少的分泌物和残留物，包括男子的精液、女子的阴道分泌物，以及小便的残留物等。现代的研究证实：男子的精液含多种氨基酸离子、脂质、碳水化合物、蛋白质、果糖、前列腺素等高能聚合物；女子阴道分泌液中也含有血清、蛋白酶、溶酶体、白蛋白、淀粉酶、抗糜蛋白酶等，推测其治疗作用与上述分泌物和残留物有关。也有的认为这与"以物寄情"的心理安慰疗法有关。

一直以来，中国和东南亚民间有使用"香灰"治病的传统和习俗。

如果家中有孩童生病，长辈会去寺庙里跪求香灰，带回家兑水给病童喝，据说可以疗疾。这与本条"烧裈散"的服用方法类似。道家疗疾也多使用此类治法。这类处方和疗法的临床价值有待进一步的科学研究得出结论。即便证实其没有科学依据，也可以看成是古人所做的有益的尝试，瑕不掩瑜，丝毫不会影响《伤寒论》的科学性和实用价值。

三、疾病复发后的治疗

（一）瘥后劳复证

第 393 条： 大病差后，劳复者，枳实栀子豉汤主之。

枳实栀子豉汤方

枳实三枚（炙） 栀子十四个（擘） 香豉一升（绵裹）

上三味，以清浆水七升，空煮取四升，内枳实、栀子，煮取二升，下豉，更煮五六沸，去滓。温分再服。覆令微似汗。若有宿食者，内大黄如博棋子大五六枚，服之愈。

【注释】

清浆水：将淘米的泔水久贮，其味变酸后称为"清浆水"。

博棋子：又称六博棋子。六博棋是古代棋戏的一种，在春秋战国和秦汉时期非常盛行。据文物出版社 1981 年出版的《云梦睡虎地秦墓》记载：棋盘为长方形，正面阴刻规矩纹，还用红漆绘四个圆点。棋子有两种：一种为长方形，一种为方形，共有十二颗，均涂黑漆。

【释义】本条提出大病瘥后劳复和食复的证治与方药。

大病初愈，病人的阴阳之气尚未平复，气血仍然虚弱，脾胃功能也未完全恢复正常，此时容易出现劳复和食复的病变。劳复的"劳"包括体力劳作、脑力劳动以及房劳活动。体力劳动伤阳气，脑力劳动伤神气，房事活动伤精气。劳复导致阴精和阳气受损，鼓动余邪肆虐，病人在气阴两虚的同时，出现虚烦不眠，微发热，胸腹胀满，或神疲体倦，食欲不振，消瘦乏力等症状。

食复是指疾病初愈，脾胃仍然虚弱，因饮食失节而导致疾病复发，包括饮食不节，过度饱食，或食入油腻及难以消化的食物、或饮酒、不避生冷等。劳复和食复都是导致疾病复发的诱因，因此应当加强疾病恢复期中的保健护理，消除导致疾病复发的各种因素，同时将重点放在治疗疾病的复发病证上面，不可恣意采用补阳、益气、滋阴、补血的治法。如果妄投补益之品，会导致邪气闭郁，羁留体内，迁延缠绵，影响疾病的康复，应当使用枳实栀子豉汤清热除烦，解郁行气。

枳实栀子豉汤方

枳实（炙）Fructus Aurantii Immaturus ························· 1.5 枚或 25 克

栀子（掰）Fructus Gardeniae Jasminoidis ····················· 7 颗或 10 克

淡豆豉（绵裹）Semen Sojae Praeparatum ····················· 60 克

煎服方法：将清浆水 7 杯，烧开空煮，直到剩下 4 杯，然后加枳实和栀子，继续煎煮，直到最后剩下 2 杯，加入淡豆豉，再煮几分钟，然后过滤，分 2 次温服。盖上衣被稍稍取汗。若有宿食，酌加 2～3 块如博棋子大小的大黄（每块约 5.5 克重）。

枳实栀子豉汤为治疗"大病差后，劳复"而设。枳实能够宽中行气，消除积滞，有推陈出新的作用，为方中的君药；栀子清热除烦，是治疗虚烦的主要药物，为方中的臣药。豆豉宣散透邪，协助栀子清热除烦，与栀子合为栀子豉汤，是方中的佐使药。此方的煎煮用水非常考究，必须使用清浆水煎煮药物。清浆水的制作是将煮熟的米饭浸泡于冷水之中数小时，待其发酸的时候将米饭捞出，用其浆水煎煮药物。也有将淘米泔水久贮，其味变酸后作为清浆水使用。在煎煮的时候，先将适量的清浆水在未放入任何药物的情况下空煮到剩下一半多一点的时候，再将枳实和栀子放入煎煮。这种煎煮方法可以增强清浆水的调和脾胃、宣畅气机、解烦渴和化滞物的功效。与栀子豉汤相比较，淡豆豉在本方中的用量是前方的两倍半，其目的是增强清宣胸膈，解郁除烦的作用。而且淡豆豉最后才下，仅仅煎煮五六沸，以便更好地发挥其轻清升宣的治疗作用。

对于食复，由于其病机基本与"劳复"相同，故可使用相同的处方，加入大黄荡涤肠胃中的积滞，令余邪从大便而去。

本方的药物与栀子厚朴汤仅一味之差，但主治和功效各不相同，请见表 11-2。

表 11-2　枳实栀子豉汤与栀子厚朴汤的比较

类别	栀子厚朴汤	枳实栀子豉汤
病因	伤寒误用汗吐下，或误加温针，导致邪气内陷。	瘥后气虚血弱，作劳妄动，导致劳复。
病机	邪热内陷，郁于胸膈，气机不畅，三焦气机不利。	余热未尽，郁于胸膈，上扰心神。
症状	虚烦不得眠，心中懊侬，腹满，卧起不安。	心烦，发热，脘腹胀满，甚或腹痛，大便不通。
病位	胸膈和脘腹部。	以胸膈上焦为主。
治疗	清热除烦，宽中消满。	清宣郁热，宽中除烦。
方药	栀子 14 个，厚朴 12 克，枳实 4 个。	栀子 14 个，枳实 3 个，淡豆豉 30 克。
方解	本方以行气为主，清热为辅，重在调畅气机。	以清宣透达为主，行气为辅。淡豆豉是栀子豉汤用量的两倍多。

（二）瘥后发热证

第 394 条：伤寒差已后，更发热，小柴胡汤主之。脉浮者，以汗解之；脉沉实者，以下解之。

【释义】本条讨论伤寒瘥后更发热的证治与方药。

伤寒瘥后发热，有几种可能性：一种是余邪未尽的发热，一种是劳复和食复引起的发热，还有热盛伤阴的阴虚发热等，临床必须遵循辨证论治的原则，对症状进行仔细的分析和鉴别，分别采用不同的治疗方法。如果伤寒瘥以后，只见发热，无表里证，诊断为邪在少阳，需采用和解少阳的治法，宜小柴胡汤和解少阳，升降气机。如果脉浮，发热，兼恶寒，出汗等，这是病后体虚，表卫不固，复感外邪，应当以汗解之。如果脉沉，兼日晡所潮热，便秘，腹胀等，则需使用下法。

由于本条小柴胡汤的症状只有"更发热"一条，且不是柴胡证的典型症状，难以按"伤寒中风，有柴胡证，但见一证便是，不必悉具"的原则进行辨证，因此只能使用排除法对条文进行分析。首先，伤寒实证发热主要出现在三阳经，这将六经的辨证范围缩小到三经；其次，本条的后半句"脉浮者,以汗解之;脉沉实者,以下解之"提示太阳病和阳明病。排除太阳病和阳明病之后,剩下少阳病,因此"更发热"属于少阳病无疑。

392、393和394条条文均涉及伤寒瘥后复发热的证治,具体辨析请参见表11-3。

表11-3 伤寒瘥后复发热的病因、病机和治疗辨析

类别	症状	治疗
太阳瘥后发热	发热,恶寒,头痛,身疼,脉浮。	桂枝汤调和营卫。
阳明瘥后发热	发热,腹满,大便难,有燥屎,脉沉滑实。	调胃承气汤通腑泻实。
少阳瘥后发热	寒热往来,默默不欲饮食,胸胁胀满,脉弦。	小柴胡汤和解少阳。
劳复发热	发热,心烦懊恼,腹满,脉细数。	枳实栀子汤。
食复发热	发热,纳呆,脘腹胀满,脉滑。	枳实栀子汤加大黄。
房劳发热	身重,少气,热上冲胸,少腹里急,或引阴中拘挛,头重不欲举,眼中生花,膝胫拘急。	烧裈散。

（三）瘥后水气证

第395条：大病差后,从腰以下有水气者,牡蛎泽泻散主之。

牡蛎泽泻散方

牡蛎（熬） 泽泻 蜀漆（暖水洗去腥） 葶苈子（熬） 商陆根（熬） 海藻（洗去咸） 栝楼根各等分

上七味,异捣,下筛为散,更入白中治之,白饮和服方寸匕,日三服。小便利,止后服。

【释义】本条提出大病瘥后水热停聚于腰以下部位的证治与方药。

张仲景在《金匮要略·水气病脉证并治第十四》中提出:"诸有水者,腰以下肿,当利小便;腰以上肿,当发汗乃愈。"这是仲景在充分掌握人体水液代谢的规律,尤其是水液排泄途径的基础上提出的治疗大法。水液的排泄不外通过肺主呼吸和宣发以及肾主水和司二便的功能,通过出汗和呼气，尤其是通过小便和大便排泄得以完成，其中小便是最主要的水液排泄方式。仲景根据《内经》"开鬼门""洁净腑"的理论，提出采用发汗和利小便的方法治疗水气停聚的疾病。此外仲景还开创性地创制逐水消肿的治疗方法，让停聚的水液通过大便排泄，增加了水湿之邪的去路。这类方剂如十枣汤、大陷胸汤和三物白散等。

大病瘥后出现"从腰以下有水气"的症状，临床必须判明寒热虚实的病机。从仲景用药的情况看，其病机主要为湿热壅滞于下焦，气化不利，水湿不行，水气停聚于腰以下的部位。临床可见到下肢浮肿，按之有凹陷，皮肤肿胀光亮，大便不利，小便短少，腹胀，舌有齿痕，苔厚腻。如果兼热邪，则苔黄，脉多沉实等，应当使用牡蛎泽泻散豁痰降逆，逐水泄热，软坚散结。

牡蛎泽泻散方

牡蛎（熬）Concha Ostrae ·· 等分

泽泻 Rhizoma Alismatis Orientalis ·································· 等分

蜀漆（暖水洗去腥）Folium Dichroae Febrifugae ·············· 等分

葶苈子（熬）Semen Descurainiae seu Lepidii ·················· 等分

商陆根（熬）Radix Phytolaccae ···································· 等分

海藻（洗去咸）Herba Sargassii ···································· 等分

瓜蒌根 Radix Trichosanthis Kirilowii ······························ 等分

服用方法：将以上 7 味药物分别捣为细末，过筛，再放入臼中，研为极细末。用米汤冲服 2 克粉末，日 3 次。若小便通利，停服余药。

方中的牡蛎和海藻可以软坚散结，行水消肿；葶苈子宣降肺气，泄水消肿；泽泻泄热，渗湿利水。四药合用，可以宣泄上下，通利三焦水道，合为君药。蜀漆和商陆根豁痰泄热，祛逐水饮，为方中的臣药。瓜蒌根生津止渴，防止津液损伤太过，同时也可以清热，为本方之反佐。本方具有行水、泄水、利水、逐水的功效，攻逐水饮的力量较强，适用于水热结于下焦所致的水肿。使用散剂延缓其药力，减轻其副作用，同时用米汤调服以保护胃气。由于本方的副作用较强，故仲景说"小便利，止后服"，中病即可，不可多服、久服。

本方为热证和实证而设，并不适合虚证和寒证引起的水湿停聚，否则会犯"虚虚实实"之戒，加重病情。根据临床经验，本方的效力间于一般的利水方剂和十枣汤之间，目前多用于治疗肝硬化所致的腹水和下肢水肿，疗效较好。

（四）瘥后多唾证

第396条：大病差后，喜唾，久不了了，胸上有寒，当以丸药温之，宜理中丸。

【释义】本条提出大病瘥后胃中虚寒喜唾的证治和方药。

大病之后，肺气虚弱，不能司上焦的水液运化与转输，导致水气停聚；或中焦脾胃阳气虚弱，不能敷布津液，使津液停聚在中上二焦，导致喜唾痰涎，正所谓"脾为生痰之源，肺为贮痰之器"。此类寒饮应当见到涎唾稀薄，病人喜温喜暖，畏寒，四肢不温，口不渴，食欲不佳，小便清长等症状。治疗宜用理中丸补益脾胃阳气，温肺化饮。

从仲景使用理中丸的方药来看，其病机为中焦虚寒，脾胃阳虚，故使用理中汤温补脾胃，摄纳津液。如果偏于肺，如《金匮要略·水气病脉证并治第十四》说"上焦有寒，其口多涎"，出现虚寒肺痿，用甘草干姜汤治疗。如果病情较重，痰涎唾沫呈咸味，根据五行理论"肾主唾""肾味咸"，属肾阳不足，摄纳无权，宜温补脾肾阳气，固摄津液，如四逆汤等。总之，喜唾不外肺脾肾的阳气不足，气不化津，温阳化气，摄津固唾是基本的证治要领。这是从整体观的角度分析和判断喜唾的病机与证治。

在临床实践中，理中丸也常常用于治疗妊娠恶阻出现的恶心喜唾，以及癌症病人在化疗期间出现的恶心多涎的症状。

（五）邪热羁留，气津两伤证

第397条：伤寒解后，虚羸少气，气逆欲吐，竹叶石膏汤主之。

竹叶石膏汤方

竹叶二把　石膏一斤　半夏半升（洗）　麦门冬一升（去心）　人参二两　甘草二两（炙）　粳米半升

上七味，以水一斗，煮取六升，去滓，内粳米，煮米熟，汤成，去米。温服一升，日三服。

【注释】羸：音 léi 雷，瘦弱困顿的意思。《说文解字》："羸，瘦也。"

【释义】本条提出伤寒解后气津两伤，余热未尽的证治与方药。

伤寒疾病大病初愈，病人气血虚弱，形疲神倦。"虚羸"言其形，是指精血津液不足，形体羸弱消瘦的身体形状。"少气"言其神，是指疲倦乏力，气短懒言，精神疲惫，喜卧思睡的精神状态。这是气津两伤的表现。由于余邪未尽，胃津不足，导致胃气上逆，所以病人还有欲吐的症状。治疗应当益气生津，清泄郁热，降逆止呕，方用竹叶石膏汤。

竹叶石膏汤方

竹叶 Folium Bambusae ·························2/3 把或 8 克

石膏 Gypsum Fibrosum ························· 80 克

半夏（洗）Rhizoma Pinelliae Ternatae ············· 15 克

麦冬 Tuber Ophiopogonis Japonici ·············· 30 克

人参 Radix Ginseng ····························· 10 克

甘草（炙）Radix Glycyrrhizae Praeparata ··········· 10 克

粳米 Semen Oryzae Nonglutinosae ·············· 30 克

煎服方法：用 10 杯水，煎煮头 6 味药物，过滤，然后加入粳米，继续煎煮直到米熟汤成。捞出米团，温服 1 杯，日 3 服。

本方竹叶和石膏清热除烦，是方中的君药。人参益气，麦冬养阴生津，是方中的臣药。半夏降逆和胃止呕，是方中的佐药。配以甘草和粳米补益中气，健脾养胃，补充气血津液的生化之源。诸药合用，共收清热生津，除烦止渴，益气和胃的功效。

在临床上，本方不但用于"伤寒解后，虚羸少气"的恢复期治疗，而且广泛用于温病和其他热病，包括放疗和化疗后期气阴两伤，余热未尽和胃气上逆的症状。

本方实际上是白虎加人参汤，以竹叶代替知母，加麦冬和半夏组成，其与白虎加人参汤的区别请见表 11-4。

表 11-4　白虎加人参汤与竹叶石膏汤的比较

类别	白虎加人参汤	竹叶石膏汤
阶段	太阳病服桂枝汤，汗不如法；阳明经证，大汗出，大烦渴。	伤寒病后期，疾病初愈；或温病及其他热性疾病的后期。
病因	实热壅盛。	余热未尽。

类别	白虎加人参汤	竹叶石膏汤
病机	阳明实热，气津两虚。	余热未尽，气津不足，胃气上逆。
症状	大汗出，大烦渴不解，脉洪大；渴欲饮水，无表证者；伤寒无大热，口燥渴，心烦，背微恶寒；大渴，舌上干燥而烦，欲饮水数升；渴欲饮水，口干舌燥。	伤寒解后，虚羸少气，气逆欲吐。其他症状还包括发热，心烦失眠，口渴欲饮，舌红苔黄，少津，脉细数等。
治法	清解邪热，益气生津。	清解余邪，益气生津，降逆止呕。
方药	知母，石膏，炙甘草，粳米，人参。	竹叶，石膏，半夏，麦冬，人参，炙甘草，粳米。
区别	阳明经证，邪热仍然炽盛，气津耗伤。	伤寒或温病后期，气津两伤，虚羸少气，兼胃气上逆。

（六）瘥后饮食调理

第 398 条： 病人脉已解，而日暮微烦，以病新瘥，人强与谷，脾胃气尚弱，不能消谷，故令微烦，损谷则愈。

【释义】本条提出大病瘥后的饮食调理。

大病瘥后，病人脉象平和，这是邪气已去的正常现象，然而病人在傍晚时分出现微烦的症状。导致"日暮微烦"的原因是大病初愈，脾胃的运化功能尚未完全恢复，不能正常地腐熟和消化水谷。日中阳气盛，日暮则阳气衰，阳气衰微导致脾胃功能更加虚弱，饮食积滞，郁而生烦。仲景解释这是因为"脾胃气尚弱，不能消谷"，而"人强与谷"，脾胃受累，饮食积滞，气机不畅，郁而生烦。仲景认为此症状无需治疗，"损谷则愈"。这说明在疾病康复期间由于脾胃虚弱，应加强饮食调理，宁可少食多餐，不可"强与谷"，使脾胃功能得到恢复和加强。

除了减少饮食的量之外，病人在康复期间还应该进食容易消化的食物和流质食物，尽量不吃生冷、油腻、坚硬和煎炸的食品，以免轻者影响身体的康复，重者导致食复。

"损谷则愈"不仅仅是疾病康复期间的饮食调理原则，而且是重要的养生和疾病防治原则，对于预防和治疗许多与饮食相关的疾病，如高血脂、高血压、高血糖、肥胖、痛风等代谢性疾病具有重要的指导意义，这在物质丰富导致营养过剩的现代社会更加具有现实意义。"损谷则愈"也是减少对身体人为干扰，达到无为而治的重要的康复原则。

四、小结

本章一共 7 条条文，其中 3 条冠以"伤寒"之名，体现出本章内容与伤寒六经疾病的连贯性。另有 4 条冠以"大病差后"或"病新瘥"，说明本章的内容不局限于伤寒疾病，也包含其他的疾病，从而扩大了本章的应用范围。

对于"阴阳易"的讨论在今天仍然具有重要的现实意义。一方面，"阴阳易"是中国古代医家对于"接触传染"的最早的认识，男可传女，女也可传男；其次，密切接触和性生活是"阴阳易"的重要传播途径，这也与现代医学对传染性疾病有关传播途径的认识不谋而合；第三，在疾病的康复期间，适当地减少或减轻体力劳动以及房事活动对于康复保健具有积极的意义。"阴阳易"与"房劳复"的疾病性质不一样。"阴阳易"是一个接触传染的过程，而"房劳复"是新病初愈，不避房事，导致病情复发，但未传与他人，其关键的区别点在于"易"与"复"。至于烧裈散的科学价值和临床意义，今人不必轻率地加以肯定或否定，应当留待今后继续研究。

对于劳复和食复的治疗，一方面应消除引起疾病复发的原因，另一方面应积极治疗疾病复发后的症状。前者主要通过饮食调理，劳逸结合，起居有度等，以避免疾病的复发；后者则需采用辨证论治的方法使用药物治疗。仲景提出的治疗原则是"脉浮者，以汗解之，脉沉实者，以下解之"，伤寒瘥后发热辨属少阳者以小柴胡汤和解少阳，与伤寒六经疾病的治法无异。对于劳复引起的郁热，出现胸闷，懊憹，脘腹痞胀，食少纳呆等，使用枳实栀子豉汤清宣胸膈的郁热；若有积滞者，加大黄行气活血通腑；如果仅在日暮之时出现微烦辨属轻证者，则只需减少食物的摄入量即可。

对于腰以下的水气停聚，须逐水泄热，利尿固阴；"脾为生痰之源，

纵横《伤寒论》
——《伤寒论》释义与方证比较及应用

肺为贮痰之器"，对于肺脾虚寒引起的多唾，胸上有寒，用理中丸温中健脾，培土生金，敛津止涎；对于伤寒解后，余热未尽，气阴两伤者，则用竹叶石膏汤清解余热，益气生津。竹叶石膏汤被后世广泛用于治疗温病、暑病和其他热性疾病的后期余热未尽，兼气阴两伤的证候。

从仲景用方上看，本章既有治疗伤寒六经疾病的方药，如小柴胡汤和理中汤等，也有为劳复郁热、水气停聚和气津两伤专门创立的方剂，如枳实栀子豉汤和竹叶石膏汤等，祛邪而不伤正，扶正而不留邪，为中药方剂在疾病的康复和护理中的应用提供了示范和指导。

张仲景在《伤寒论》的最后两章中讨论了与伤寒疾病具有类似症状的霍乱病，以及患伤寒和其他疾病的病人在康复期间的饮食、起居、劳作及养生保健的原则，丰富和完善了伤寒疾病辨证施治的内容，创立了康复期疾病的证治和方药，对疾病的后期调理与康复提出了重要的指导原则，使之成为《伤寒论》不可或缺的重要组成部分。

附录

一、《伤寒论》条文与内容摘要索引

编制本索引的目的是方便读者能够快速搜索《伤寒论》条文。条文摘要提供每段条文的核心内容，也有助于理解宋本《伤寒论》上下条文之间的内在联系。

条文	页码	条文内容摘要
1	111	太阳病提纲，提出太阳病的基本脉证。
2	114	提出太阳中风表虚证的主要脉证。
3	116	提出太阳伤寒表实证的主要脉证。
4	122	根据感邪时间的长短与脉证合参辨别太阳病的传变。
5	123	太阳病未见阳明和少阳证，为不传。
6	119	提出伤寒和温病的区别、风温的脉证以及误治产生的变证。
7	125	提出阳证和阴证的鉴别要点以及预后。
8	123	提出太阳病自愈的时间和原因，以及预防传变的针灸治疗。
9	128	提出太阳病欲解时为上午 9：00 到下午 3：00。
10	129	提出太阳病的痊愈时间。
11	127	本条以发热恶寒的矛盾表现辨寒热的真假。
12	131	太阳中风的病机、证治及方药 ——桂枝汤。
13	137	太阳中风证的主要表现及证治和方药。
14	150	太阳中风兼项背强痛，经气不利的证治及方药——桂枝加葛根汤。
15	138	太阳病误下后，表证仍在，病势向上，正欲抗邪的证治和方药。
16	148	提出桂枝汤属于发汗轻剂，不可用于太阳伤寒表实证。
16	227	阐述坏病产生的原因和治则，并提出桂枝汤不适用于治疗坏病。
17	149	以酒客为例，提出素有中焦湿热之人不可服用辛甘而温的桂枝汤。

条文	页码	条文内容摘要
18	152	提出风邪引发哮喘宿疾，导致喘促不宁的治法与方药。
19	150	桂枝汤不能用于治疗里有实热之人，否则必吐脓血。
20	153	发汗太过致表卫不固，阳虚汗漏，表邪不解的证治及方药——桂枝加附子汤。
21	155	太阳病误下后，表证未解，胸阳不振的证治及方药——桂枝去芍药汤。
22	156	太阳病误下，表证未解，兼胸阳不足的证治与方药——桂枝去芍药加附子汤。
23	185	太阳邪郁轻证的三种转归及证治和方药——桂枝麻黄各半汤。
24	139	提出针药并用，治疗太阳中风感邪甚，服桂枝汤后烦不解者。
25	187	太阳病服桂枝汤后的两种转归及证治与方药——桂枝二麻黄一汤。
26	240	桂枝汤汗不如法导致阳明热盛，气津两伤的证治与方药——白虎加人参汤。
27	189	针对表寒里热轻证，采取表里双解轻剂的证治和方药——桂枝二越婢一汤。
28	253	太阳经气不利，头项痛，水气内停的证治及方药——桂枝去桂加茯苓白术汤。
29	263	伤寒兼体虚，误用汗法的变证及其证治与方药——甘草干姜汤与芍药甘草汤。
30	265	针对第29条误汗变证的证治作出进一步解释和说明。
31	172	提出太阳伤寒兼项背强痛的证治及方药——葛根汤。
32	174	提出太阳阳明合病出现下利的证治及方药。
33	174	太阳阳明合病，出现呕逆的证治与方药——葛根加半夏汤。
34	241	表证误下，邪气内陷，表里俱热，协热下利的证治方药——葛根黄芩黄连汤。
35	159	太阳伤寒表实证的证治与方药——麻黄汤。
36	161	太阳与阳明合病，以太阳为主，病位在上者，宜先解表。
37	161	提出太阳病的三种转归及表证未解的证治与方药。

条文	页码	条文内容摘要
38	175	太阳伤寒表寒里热的证治、方药和大青龙汤的禁忌证——大青龙汤。
39	179	太阳伤寒表寒里热，水湿郁阻的证治和方药。
40	181	提出太阳伤寒表邪未解兼水气内停的证治与方药——小青龙汤。
41	185	伤寒表未解兼里有水气的证治与方药，及根据服药后渴与不渴判断疗效。
42	140	提出太阳表证的治则，以及脉浮弱的治法与方药。
43	152	太阳病误下，导致肺气上逆而表邪未解的证治与方药——桂枝加厚朴杏子汤。
44	141	提出太阳表证宜汗忌下的治疗原则和解外的证治与方药。
45	141	提出太阳病汗下之后，若表证仍在，当须解表的证治与方药。
46	162	补充说明太阳表实证的证治，以及服用麻黄汤后的两种反应。
47	163	阐述太阳伤寒表实证因鼻衄而解。
48	190	提出太阳病发汗不彻可能出现的两种转归和证治。
49	166	提出里虚不可发汗的治疗原则。
50	167	阐述营血不足，虽有伤寒表实证，仍不可发汗。
51	163	以脉代证，提出太阳表实证的证治与方药。
52	164	脉浮数，倘若无汗，仍可使用麻黄汤。
53	142	使用桂枝汤治疗内伤杂病的自汗症，扩大桂枝汤的临床应用范围。
54	144	提出使用桂枝汤治疗和预防发热、自汗出的内伤杂病。
55	165	阐述太阳伤寒失治致衄，仍可用麻黄汤发汗解表。
56	145	以小便的颜色辨头痛的表里证，其属表者，宜桂枝汤。
57	146	提出伤寒病发汗后若余邪未尽，仍从汗解的证治与方药。
58	209	提出"阴阳自和"是疾病向愈的关键。
59	210	以气化正常，津液恢复，小便通利作为判断外感疾病预后的依据之一。

条文	页码	条文内容摘要
60	223	阐述汗、下之后阴阳两虚的变证。
61	258	误治之后肾阳虚所致烦躁的证治与方药——干姜附子汤。
62	158	发汗太过，营卫虚弱的证治与方药——桂枝加芍药生姜各一两人参三两新加汤。
63	238	发汗之后，邪热壅肺，汗出而喘的证治与方药——麻黄杏仁甘草石膏汤。
64	244	发汗过多，损伤心阳的证治及方药——桂枝甘草汤。
65	249	误汗致心阳虚，水气发动，欲作奔豚的证治及方药——茯苓桂枝甘草大枣汤。
66	254	汗后脾虚气滞，痰湿内阻，腹胀满的证治与方药——厚朴生姜半夏甘草人参汤。
67	251	伤寒病误用吐下，脾阳虚水气上冲的证治与方药——茯苓桂枝白术甘草汤。
68	267	太阳表证发汗后出现阴阳两虚的证治与方药——芍药甘草附子汤。
69	259	发汗或泻下之后，阳气损伤，气阴不足的证治与方药——茯苓四逆汤。
70	223	汗不如法，伤及阳气与津液，导致虚实不同的两种变证及治法与方药。
71	197	太阳病发汗太过的两种转归和膀胱蓄水证的证治和方药——五苓散。
72	199	本条补充第71条的脉证，提出太阳经腑同病，气化不利的证治与方药。
73	200	水蓄中焦和水蓄下焦的症状鉴别要点及证治与方药——茯苓甘草汤。
74	199	太阳膀胱蓄水重症之"水逆证"的证治与方药。
75	243	发汗太过导致心肾阳虚和形寒饮冷伤肺的病机。
76	231	汗、吐、下后郁热结胸，虚烦不眠的证治与方药——栀子豉汤及类方。
77	234	汗下之后，热郁胸中，气机不利的证治与方药。

条文	页码	条文内容摘要
78	234	伤寒误下致火郁心中，气血不利，心中结痛的证治和方药。
79	235	误下致邪热内陷，郁热袭扰胸膈兼腹满的证治——栀子厚朴汤。
80	236	伤寒误下之后，郁热上扰胸膈，兼中焦虚寒的证治与方药——栀子干姜汤。
81	237	提出栀子豉汤的禁忌证，即素体中焦虚寒者，不宜服用本方。
82	260	太阳病误汗，导致阳虚水泛的证治与方药——真武汤。
83	168	以咽喉干燥为例，提出风热肺燥，以及阴液虚亏者，禁止发汗。
84	168	提出久患淋病，下焦蕴热兼阴虚之人，不可发汗。
85	168	提出久患疮疡，阴血不足的人虽有表证，不可发汗。
86	169	经常鼻衄之人，肝血亏虚，不可发汗，否则导致肝风内动，心神失守。
87	170	提出长期气虚血弱者禁用发汗，否则会导致阴阳两虚。
88	171	素患阳虚自汗，不可更发汗，否则致心阴阳气血虚及证治与方药——禹余粮丸。
89	171	提出中焦虚寒，禁用汗法。
90	228	根据表里证确定汗下的先后顺序和轻重缓急，若汗下失序，则为误治。
91	229	太阳病误下后，应根据表里证的轻重缓急确定治疗的先后顺序和方药。
92	230	本条强调表里同病，若里虚者治当救里的原则。
93	211	论述太阳阳明合病的治疗顺序，以及汗下失序所致眩冒的证治。
94	212	提出战汗的预后及通过脉象确定汗、下的治疗顺序和方药。
95	147	再次论述太阳中风的病因病机、证治和方药，并强调桂枝汤的祛风作用。
96	398	提出少阳病的证治和方药——小柴胡汤。
97	401	少阳病的病因、病机和证治与方药，以及少阳转属阳明的证治与方药。
98	406	提出少阳疑似证和小柴胡汤的使用禁忌。

纵横《伤寒论》
——《伤寒论》释义与方证比较及应用

条文	页码	条文内容摘要
99	402	提出三阳合病，从少阳而解的证治与方药。
100	403	提出少阳兼中焦虚寒应先补益脾胃，后和解少阳，以及证治与方药。
101	403	提出少阳病的辨证要点，及误下后续服小柴胡汤的反应。
102	255	提出外感伤寒兼素有里虚，心脾不足，气血亏虚的证治与方药——小建中汤。
103	409	少阳兼里实证的证治与方药——大柴胡汤。
104	412	少阳兼里实误下后，用和解少阳与泄热通下的轻剂善后——柴胡加芒硝汤。
105	212	本条提出阳明病误治后的脉证、治法和方药。
106	202	太阳腑证蓄血轻证的证治与方药——桃核承气汤。
107	414	伤寒误下邪入少阳，枢机不利，烦惊谵语的证治和方药——柴胡加龙骨牡蛎汤。
108	214	本条提出肝乘脾土，当刺期门的针灸治疗。
109	214	提出肝盛侮肺，宜刺期门以疏肝理气的针灸治疗。
110	306	太阳病误用火疗之后产生的变证，以及自愈的机理。
111	307	太阳中风误用火劫发汗的变证及其预后。
112	246	火疗劫汗，心阳虚惊狂的证治与方药——桂枝去芍药加蜀漆牡蛎龙骨救逆汤。
113	308	表证兼阴津不足，不可使用火疗，须发汗而解。
114	309	太阳病误用火攻，火邪下迫，引起便血的变证。
115	309	提出温病或太阳病表里俱热，误用灸法致火邪上逆的变证。
116	310	误用灸法治疗虚热和表证所造成的多种变证。
117	247	因烧针误治导致心阳虚所致奔豚气的证治与方药——桂枝加桂汤。
118	244	误治后心阳虚，阳失潜藏所致烦躁的证治与方药——桂枝甘草龙骨牡蛎汤。
119	311	提出太阳伤寒，使用温针强发其汗，导致惊恐的神志症状。

条文	页码	条文内容摘要
120	224	论述太阳病误吐，导致胃中虚寒的变证。
121	225	提出太阳病误吐伤津，导致阳明病胃中燥热。
122	225	误汗伤阳，导致胃中虚冷和真寒假热的变证。
123	226	太阳病误经极吐下，发生传变后的证治与方药，及与小柴胡汤证的鉴别。
124	204	太阳腑证蓄血重症的病因病机及证治与方药——抵当汤。
125	206	强调小便自利和发狂是蓄血证的主要诊断要点及蓄血证的证治与方药。
126	206	以小便通利与否鉴别蓄水和蓄血，并提出蓄血轻证的证治与方药——抵当丸。
127	201	本条从病变部位和症状上鉴别水蓄中焦和水蓄下焦。
128	271	讨论结胸证的症状和脉象特征。
129	287	讨论脏结的症状、舌脉和预后。
130	288	提出脏结属脏气虚寒，阴寒凝结之证，禁用攻下之法。
131	273	讨论结胸与痞证的成因，以及热实结胸于上的证治与方药——大陷胸丸。
132	283	提出结胸证脉浮大禁用下法的原则。
133	283	提出结胸证的预后。
134	274	讨论表证误下出现结胸与发黄的两种转归和证治与方药——大陷胸汤。
135	276	讨论未经误治的结胸证的证治与方药。
136	277	少阳阳明并病的证治以及与大结胸证的鉴别。
137	278	太阳病复汗下后，出现类似阳明腑实证但实为大结胸证的证治与方药。
138	279	小结胸病的证治和方药——小陷胸汤。
139	280	提出太阳病素有水饮，误下之后产生结胸或协利等变证。
140	272	以脉测证，提出太阳病误下之后的各种变证及其脉象。

条文	页码	条文内容摘要
141	281	水结于表、水蓄膀胱与寒实结胸的病机证治与方药——文蛤散与三物小白散。
142	284	提出太阳少阳并病，慎不可发汗，应当使用针灸治疗。
143	416	经水适来，热入血室的证候及针刺治疗。
144	417	热入血室，经水适断，寒热发作如疟状的证治与方药。
145	417	提出经水适来，热入血室的治疗禁忌和自愈证。
146	408	提出太阳少阳并病轻证的证治与方药——柴胡桂枝汤。
147	413	少阳病兼中焦虚寒，气不化津的证治与方药——柴胡桂枝干姜汤。
148	405	鉴别阳微结与纯阴结的脉证异同，并提出阳微结的证治与方药。
149	293	少阳证误下的三种转归及其证治与方药——半夏泻心汤。
150	285	提出太阳少阳并病，误下造成结胸，证似太阴病的变证。
151	289	讨论痞证的成因与辨证要点。
152	311	疑似太阳中风和结胸证的水饮内停及其证治与方药——十枣汤。
153	302	太阳病误汗，导致心下痞，复加烧针的两种预后。
154	290	提出热痞的脉证、治疗与方药——大黄黄连泻心汤。
155	292	热痞兼阳虚的证治与方药——附子泻心汤。
156	300	提出水气不化，小便不利，心下痞的证治与方药。
157	295	脾胃虚弱，水气不化所致痞证的证治与方药——生姜泻心汤。
158	297	提出脾胃虚弱，痞利俱重的病因、病机、证治与方药——甘草泻心汤。
159	299	伤寒误下，下利痞硬，复下后利遂不止的证治与方药——赤石脂禹余粮汤。
160	303	伤寒汗吐下后，阳气不足，水气上冲，筋脉失养，久而成痿的变证。
161	301	伤寒病经汗吐下之后，所致痰气痞的证治与方药——旋覆代赭汤。
162	239	误下之后，邪热壅肺，汗出而喘的证治与方药。

附录

条文	页码	条文内容摘要
163	257	反复误下后脾阳虚而表证未解所致协利的证治与方药——桂枝人参汤。
164	291	热痞兼太阳中风表证应当根据标本缓急，先解表后治痞的证治与方药。
165	411	提出少阳兼阳明腑实出现热结旁流的证治和方药。
166	313	病在上焦，症状与太阳中风证相似的疾病的证治与方药——瓜蒂散。
167	288	本条辨三阴脏结的危证及预后。
168	334	伤寒吐下之后，热蕴于里，阳明经证气津两伤的证治与方药。
169	334	阳明经证气津两伤的证治与方药。
170	335	阳明病的治疗禁忌，以及热盛津伤的证治与方药。
171	285	提出太阳少阳并病的针刺治疗和禁忌。
172	286	太阳少阳合病所致下利和呕吐的证治与方药——黄芩汤和黄芩加半夏生姜汤。
173	304	上热下寒，腹痛欲吐的证治与方药——黄连汤方。
174	192	本条论述风湿而见表阳虚的证治和方药——桂枝附子汤，去桂加白术汤。
175	195	风湿痹阻关节和筋骨，表里阳气俱虚的证治和方药——甘草附子汤。
176	332	辨阳明经证表里俱热的脉象和证治与方药——白虎汤。
177	268	论述伤寒病表证已解，心阴阳气血虚弱的证治与方药——炙甘草汤。
178	270	讨论结代脉的阴阳属性及其预后。
179	324	讨论阳明病的病因和基本病机。
180	323	提出阳明病的提纲。
181	325	太阳病经汗吐下导致津液亏虚，津伤化燥，转属阳明的病机变化。
182	327	提出身热，汗自出，不恶寒，反恶热是阳明病的外证临床表现。

条文	页码	条文内容摘要
183	327	阳明病早期非典型症状的辨证要点。
184	328	承接上一条，解释阳明病恶寒自罢的原因。
185	325	提出太阳汗出不彻和伤寒内热盛转入阳明的机理。
186	323	提出阳明病的主脉。
187	427	提出太阴病或发黄，或不发黄，或转属阳明的病机传变。
188	326	本条根据出汗的特点辨伤寒转系阳明病。
189	367	提出阳明病表证未解，里实未成，禁用下法。
190	368	以能食和不能食辨别阳明病的寒热虚实。
191	369	阳明病胃肠虚寒的病机和临床表现。
192	367	阳明经证胃气强盛，水湿邪气随战汗而解。
193	329	提出阳明病的症状缓解时间为下午 3：00 到晚上 9：00。
194	369	胃中虚冷者，禁用下法，否则导致中焦气机逆乱的哕证。
195	385	提出阳明病胃寒，欲作谷疸的病机和症状。
196	374	以无汗和其身如虫行皮中的症状辨阳明病的虚证。
197	374	阳明病中焦虚寒，呕咳肢冷，头痛无汗，水饮上逆的病证。
198	375	讨论阳明中风，热邪上扰头部和胸咽的病证。
199	380	阳明病湿热郁阻中焦，肝胆疏泄失调所引起的阳黄证。
200	380	阳明病误用火法，内热炽盛，与湿邪相合而发黄。
201	329	以非典型的阳明病脉象阐释阳明病的病机。
202	386	辨阳明经证，热在血分欲作鼻衄的病证。
203	364	讨论津液亏虚导致大便硬的病机，及根据小便的量推测大便坚硬的程度。
204	366	提出频繁呕吐者，不可单纯使用泻下的治法。
205	366	讨论阳明病心下硬满禁用下法及误治后的病证与预后。
206	367	阳明经证不得使用下法，否则误下后会导致湿热发黄。
207	340	提出阳明腑证，内热实烦的证治与方药。

附录

条文	页码	条文内容摘要
208	357	提出表证未解，不可使用攻法的治则，以及大小承气汤的不同适应证。
209	361	大小承气汤的证治，以及误下后的变证。
210	372	辨谵语和郑声的虚实性质以及预后。
211	373	通过脉象辨别亡阳所致谵语的预后。
212	346	阳明腑实重证和正虚邪实的治法、方药及预后。
213	342	阳明病多汗伤津，胃燥肠实的证治与方药——小承气汤。
214	360	提出阳明腑实轻证的治法和里虚不可下的禁忌证。
215	352	以能食与不能食鉴别阳明病大便硬和燥屎内结及其治疗与方药。
216	387	阳明病热入血室的症状和针刺期门的治法。
217	353	本条提出表里同病的治则、治法和方药。
218	343	阳明病误汗，导致表虚里实证。
219	333	本条提出阳明经证里热炽盛的证治、方药与禁忌。
220	344	二阳并病，而太阳证罢，阳明腑实，燥屎已成的证治与方药——大承气汤。
221	330	阳明病误治后产生的变证，以及下后热留胸膈的证治与方药。
222	335	阳明里热炽盛，耗伤津液的证治与方药。
223	336	阳明病水热结于下焦的证治与方药——猪苓汤。
224	337	猪苓汤的使用禁忌证，即汗出多者不可使用猪苓汤利小便。
225	370	表热里寒，下利清谷的格阳证及其治疗。
226	371	讨论胃中虚冷，胃失和降，饮水致哕的病证。
227	386	辨阳明气分热盛，迫血妄行，发为衄血。
228	331	阳明病经证误下后病人的反应，及邪热郁于胸膈的证治与方药。
229	404	少阳阳明并病，阳明腑实未成，当用小柴胡汤，从少阳而治。
230	405	少阳阳明合病，以少阳为主，阳明热不盛，仍用小柴胡汤从少阳而治。
231	375	提出三阳合病，兼湿热黄疸的证治与方药。

纵横《伤寒论》
——《伤寒论》释义与方证比较及应用

条文	页码	条文内容摘要
232	376	提出阳明中风的治疗，以及"关格"的预后。
233	356	津亏肠燥，大便欲解不得的外治法——蜜煎导方、土瓜根方、猪胆汁方。
234	377	讨论阳明病兼太阳中风表虚证，当先解表的证治与方药。
235	377	提出阳明病兼太阳伤寒表实证，当发汗解表的证治与方药。
236	380	阳明病湿热瘀阻于里，导致阳黄的病机、证治与方药——茵陈蒿汤。
237	387	讨论阳明蓄血的证治与方药。
238	354	辨阳明病可下与不可下，以及可再下的证治与方药。
239	352	讨论阳明腑实，燥屎内结的临床表现。
240	379	提出阳明腑实兼阳明中风的证治与方药。
241	347	大下之后，若燥屎复结，仍可再下的病机、证治和方药。
242	347	由于小便不利，导致大便时难时易的非典型燥屎内结的证治与方药。
243	371	关于阳明病寒热致呕的鉴别，及胃寒致呕的证治与方药——吴茱萸汤。
244	364	提出太阳病的几种传变途径，和对口渴的辨析与治法和方药。
245	373	讨论汗出过多，导致津液不足，大便变硬的阳明腑证病机。
246	374	从脉象进一步讨论阳明病胃热津伤的病机。
247	354	提出脾约证的证治与方药——麻子仁丸。
248	338	太阳病汗不如法，转属阳明腑证的证治与方药——调胃承气汤。
249	340	伤寒病吐后伤胃，导致阳明腑实轻证的证治。
250	343	太阳病汗吐下误治伤津，导致热结成实的阳明腑实证的证治与方药。
251	362	辨阳明证的发展变化和大小承气汤的适应证。
252	348	阳明腑实证导致肝肾阴虚，须急下存阴的治则与方药。
253	349	阳明腑实证发热汗多，应当急下以存阴的治则与方药。
254	349	阳明腑实重症，应当急下以通腑的治则与方药。
255	351	提出实证腹满的证治与方药。
256	352	本条辨阳明少阳合病，宿食内停的脉证、治法与方药。
257	389	阳明腑实证邪热与瘀血互结的证治与方药。

附录

条文	页码	条文内容摘要
258	389	承上条提出下后出现便脓血的变证。
259	384	讨论寒湿发黄所致阴黄的证治及其禁忌。
260	382	提出湿热发黄所致阳黄的症状特点和证治与方药。
261	382	湿热发黄，既不在里也不在表的证治与方药——栀子柏皮汤。
262	383	提出阳黄兼表证的证治与方药——麻黄连轺赤小豆汤。
263	396	提出少阳病口苦，咽干，目眩的提纲。
264	397	少阳中风经证的表现、治疗禁忌以及误治后的变证。
265	397	提出少阳病的脉象、少阳病不可发汗的治禁、和误汗后的变证及转归。
266	402	提出太阳病未经误治，传入少阳的证治与方药。
267	407	提出少阳病误治后出现变证的治疗原则。
268	418	提出三阳合病的脉证。
269	419	提出伤寒病由表入里的证候表现。
270	419	根据能食不呕的表现判断少阳病未传入三阴经。
271	420	提出少阳病欲愈的脉象。
272	398	本条提出少阳病症状缓解的时间为早上 3：00 到 9：00。
273	426	提出太阴虚寒证的辨证提纲。
274	428	提出太阴中风的主证和欲愈的脉象。
275	429	提出太阴病症状缓解的时间为晚上 9：00 到早上 3：00。
276	430	本条提出太阴病兼表证的证治与方药。
277	429	提出太阴病的主证、病机、治则和方药，及与少阴病的鉴别——四逆汤类方。
278	428	太阴病传变的多种途径以及疾病向愈的征兆和机理。
279	430	表证误下，气血不和及里有实热的证治与方药——桂枝加芍药汤和加大黄汤。
280	433	太阴病脾胃虚弱，攻伐的药物应当减量。
281	438	提出脉微细，但欲寐为少阴病提纲。
282	439	少阴病下焦虚寒，自利而渴的病机和辨证。
283	440	辨少阴病亡阳和阴盛格阳的脉证。
284	478	提出少阴病火劫伤津的变证。

条文	页码	条文内容摘要
285	441	少阴病无论是寒化证还是热化证皆禁用汗法。
286	442	提出少阴病阴阳两虚，不可采用汗下的攻伐治疗。
287	459	提出少阴病寒去阳回，正胜邪退的脉证及预后。
288	459	少阴病下利止，手足温者预后良好。
289	460	根据少阴病"时自烦，欲去衣被"判断阳气来复，预后良好。
290	461	通过脉象阳微阴浮推断少阴病预后良好。
291	441	提出少阴病的症状缓解时间为晚上 11：00 到早晨 5：00。
292	457	提出少阴病阳气来复的预后和灸法治疗。
293	477	少阴病由阴转阳，移热膀胱，继而便血的传变。
294	479	提出少阴病下厥上竭，伤阴动血的变证。
295	461	提出少阴病纯阴无阳的危候。
296	461	提出少阴病阴盛阳衰的危候。
297	462	提出阴竭于下，阳脱于上的少阴病危候。
298	463	提出少阴病阳绝神亡的危候。
299	464	提出少阴病肾不纳气的危候。
300	464	提出少阴病阴阳离决的危候。
301	469	提出少阴兼表证的证治与方药——麻黄细辛附子汤。
302	471	提出少阴病兼轻微表证的证治与方药——麻黄附子甘草汤。
303	466	提出少阴热化证心肾不交的证治与方药——黄连阿胶汤。
304	456	提出阳虚寒湿的症状特点和艾灸及药物治疗。
305	448	少阴寒化证寒湿阻络，身痛和骨节痛的证治与方药——附子汤。
306	453	少阴病虚寒下利滑脱，便脓血的证治与方药——桃花汤。
307	455	承接第306条，补充腹痛，小便不利等桃花汤的主治病证。
308	457	少阴病下利便脓血，可采用针刺治疗。
309	453	提出少阴病吐利烦躁，正邪剧争的证治与方药。
310	480	提出少阴病阴虚咽痛的证治与方药——猪肤汤。
311	481	提出少阴病火热邪气引起红肿咽痛的证治与方药——甘草汤和桔梗汤。
312	482	少阴病咽部创伤溃疡，声不出，不能言的证治与方药——苦酒汤。

条文	页码	条文内容摘要
313	483	少阴病寒客咽喉，痰凝气结所致咽痛的证治与方药——半夏散及汤方。
314	445	提出真寒假热的戴阳证的证治与方药——白通汤。
315	446	提出阴盛戴阳，服热药发生呕吐格拒的证治及其预后——白通加猪胆汁汤。
316	447	少阴病阳虚水泛，三焦气水不利的证治与方药。
317	444	少阴病阴盛格阳的证治与方药——通脉四逆汤。
318	472	少阴病，阳气郁结导致四肢厥逆的证治——四逆散。
319	468	少阴病阴虚有热，水气不利的证治与方药。
320	474	提出少阴病真阴枯竭，应当急下以救阴的证治与方药。
321	476	少阴病里实热结旁流，火炽津亏，急下存阴的证治与方药。
322	476	少阴病腑实壅塞，燥土克伐肾水，当急下存阴的证治与方药。
323	442	少阴病脉沉阳微，应从速回阳救逆的治法与方药——四逆汤。
324	443	少阴病阳虚寒饮与胸中寒实的鉴别和证治。
325	458	提出少阴病阳虚气陷的症状特点和灸法治疗。
326	492	提出厥阴病上热下寒的提纲。
327	531	通过脉象的浮与不浮，判断厥阴病的预后。
328	494	提出厥阴病症状自然缓解的时间为早上1：00到7：00。
329	532	提出厥阴病阳气来复，渴欲饮水的调护。
330	493	厥阴病阳虚阴盛引起的厥证以及素体虚弱之人禁用下法。
331	501	以厥热症状出现的先后顺序推测虚寒下利的发作与休止。
332	504	应用厥热胜复的方法辨疾病的进退以及辨疑似除中证。
333	505	提出伤寒脉迟，禁用寒凉药物，以及"除中"证的病因、病机和预后。
334	503	提出阳气来复，以及阳复太过的喉痹和便脓血的病理变化。
335	507	提出热厥的证治、病势预测和治疗禁忌。
336	502	厥热相等预示阴阳之气相当，以厥停预测疾病将愈。
337	506	提出厥证的病机和主要临床特点。
338	494	辨脏厥与蛔厥的区别，以及蛔厥的证治与方药——乌梅丸。
339	508	提出厥阴病热厥证的两种转归。

纵横《伤寒论》
——《伤寒论》释义与方证比较及应用

条文	页码	条文内容摘要
340	513	提出寒凝肝脉，经脉和脏腑俱寒的寒厥证。
341	503	辨厥阴病阳复病愈和阳复太过的两种转归。
342	502	本条提出厥多于热，阴盛阳衰，提示病进。
343	536	提出阴盛阳绝的灸法治疗和预后。
344	536	提出阴阳离决，精竭神越的危候。
345	537	提出阴尽阳绝，阴阳离决的危候。
346	537	讨论汗出不止的亡阳危候。
347	493	提出血虚致厥禁用下法。
348	533	提出厥阴病阳退阴进，预后不佳。
349	513	提出阴盛阳衰，脉促厥逆，可使用灸法治疗。
350	509	提出热厥证的脉象及其证治和方药。
351	510	提出血虚感寒，经脉闭阻所致寒厥的证治和方药——当归四逆汤。
352	512	提出血虚寒厥兼内有久寒的证治和方药——当归四逆加吴茱萸生姜汤。
353	509	提出阳虚阴盛所致寒厥的证治和方药。
354	510	提出误治伤阳导致厥逆的证治和方药。
355	514	提出痰涎宿食结于胸中致厥的证治和方药。
356	515	提出水气内停，心悸兼厥的证治、方药和治疗顺序。
357	499	提出伤寒上热下寒，脾虚阳郁的证治与方药——麻黄升麻汤。
358	517	提出阴盛阳虚所致下利的先兆症状。
359	497	上热下寒，复吐下误治所致寒格吐逆的证治与方药——干姜黄芩黄连人参汤。
360	532	通过脉证结合，判断寒利的预后。
361	533	提出寒利自愈的脉证及脉复紧为未解的判断。
362	533	提出从足部少阴和趺阳脉推断心肾阳虚，厥逆危证的预后。
363	518	厥阴病阴虚阳盛所致热利的脉证。
364	526	提出表里同病，里虚为主的治则，以及误汗产生的变证。
365	518	提出厥阴下利的几种不同的脉象和预后。
366	523	提出戴阳轻证可以通过郁冒作汗而解。

条文	页码	条文内容摘要
367	519	虚寒下利阳气来复和阳复太过的两种转归。
368	535	论述下利后阳脱脉绝，候周时以肢温和脉象判断预后。
369	538	提出证虚脉实，脉证不合，预后不良。
370	524	提出阴盛格阳所致下利的证治和方药。
371	519	肝经湿热郁滞，下迫大肠所致的厥阴热利的证治和方药——白头翁汤。
372	525	提出虚寒下利兼表证的治则和方药。
373	521	补充热利的另一辨证要点和方药治疗。
374	522	提出阳明腑实，热结旁流的证治和方药。
375	539	提出下利后虚烦的证治和方药。
376	529	提出痛脓致呕的治疗禁忌。
377	528	提出少阴呕逆的证治、方药及预后。
378	527	讨论厥阴肝寒，浊阴随胃气上逆的呕吐证治和方药。
379	529	提出厥阴病转出少阳的证治和方药。
380	530	提出伤寒误用吐下，阳虚胃寒而致哕。
381	531	提出哕逆实证的辨证和治疗原则。
382	544	以问答的方式提出霍乱呕吐而利的病证特点。
383	545	提出霍乱的表里同病及其症状表现。
384	546	提出伤寒与霍乱的区别，以及疾病的转归。
385	548	提出霍乱阳亡、液脱和血尽的证治及方药——四逆加人参汤。
386	549	提出霍乱的表里寒热证治和方药——理中丸及汤。
387	551	论述霍乱病里已和，而表未解的证治和方药。
388	552	提出吐利表里俱病，先救其里的证治与方药。
389	553	讨论吐利导致阳亡液脱，出现真寒假热的证治与方药。
390	553	讨论霍乱吐下导致阳亡阴竭的证治和方药——通脉四逆加猪胆汁汤。
391	554	提出霍乱吐泻之后，应当注意饮食调理。
392	559	提出阴阳易的证治与方药——烧裈散。
393	562	提出大病瘥后劳复和食复的证治与方药——枳实栀子豉汤。
394	564	讨论伤寒瘥后更发热的证治与方药。

条文	页码	条文内容摘要
395	565	提出大病瘥后水热停聚于腰以下部位的证治与方药——牡蛎泽泻散方。
396	567	提出大病瘥后胃中虚寒喜唾的证治和方药。
397	567	提出伤寒解后气津两伤，余热未尽的证治与方药——竹叶石膏汤。
398	569	提出大病瘥后的饮食调理。

二、《伤寒论》条文和方证比较索引

本索引的条文和方证比较条目分别用"文""表"和"图"表示，按照汉语拼音音节索引表进行排列，将以同一个字开头的字和词放在一起，便于检索。同音节的字则其第二字亦按汉语拼音音节索引表进行排列，以此类推。括号里的数字是《伤寒论》的条文号码，括号外的数字是本书的页码。

附录

C

纵横《伤寒论》

——《伤寒论》释义与方证比较及应用

纵横《伤寒论》

——《伤寒论》释义与方证比较及应用

附
录

Z

三、《伤寒论》单一脉和复合脉索引

本索引将《伤寒论》中的单一脉和复合（相兼）脉按照汉语拼音音节索引表

进行排列，便于检索。同音节的字其第二字亦按汉语拼音音节索引表进行排列，以此类推。括号里的数字是《伤寒论》的条文号码。不带加号的是单一脉，带加号的是复合脉。有时同一种脉象在条文中既有单一脉又有复合脉，如浮（37）和浮细（37+），或不同的复合脉出现在同一条文中，如沉紧（140+）和沉滑（140+）。

脉诊学上的二十八脉包括：浮、沉、迟、数、滑、涩、虚、实、长、短、洪、微、紧、缓、弦、芤、革、牢、濡、弱、散、细、伏、动、促、结、代、大（一作疾）。《伤寒论》共有二十六种脉象，其中二十四种脉象与上述脉象相同（包括大脉和疾脉）。《伤寒论》中有小、急脉，无革、牢、濡、散和伏脉。

C

长脉（274+）

沉脉（61+、62+、67+、92、124+、125+、128、129+、135+、140+、140+、148、148+、218、266+、285+、300+、301、305、323、357+、365+、366+、394+）

　　－沉迟脉（62、357、366）

　　－沉滑脉（140）

　　－沉结脉（125）

　　－沉紧脉（67、135、140、148、266）

　　－沉实脉（394）

　　－沉微脉（61）

　　－沉弦脉（365）

迟脉（50、62+、98+、134、143、195、208、225+、234、324+、333、357+、366+）

　　－迟浮弱（98）

促脉（21、34、140、349）

D

大脉（25+、26+、30+、132+、186、231+、268+、365）

代脉（177+、178）

动脉（134+、178）

短脉（211）

F

浮脉（1、6、12+、16+、29、30+、37、37+、38+、39+、42+、45、46+、47+、49+、50+、51、52+、55+、57+、71、72+、98+、108+、112、113、115、116、128、129、132+、134+、138+、140、140+、151+、154、166、170、174+、176+、187+、189+、201、201+、221+、223、225+、227、231、231+、232、235、

240+，244+，246+，247+，257+，268+，276，278+，290+，327，363+，
394）

    –浮迟脉（225）

    –浮大脉（30，132，268）

    –浮动数脉（134）

    –浮滑脉（138，140，176）

    –浮缓脉（39，187，278）

    –浮紧脉（16，38，46，47，50，55，108，151，189，201，221）

    –浮芤脉（246）

    –浮弱脉（12，42，98+）

    –浮涩脉（247）

    –浮数脉（49，52，57，72，257，363）

    –浮细脉（37）

    –浮虚脉（240）

    –浮虚涩脉（174）

H

洪脉（25+，26+）

    –洪大脉（25，26）

滑脉（138+，140+，140+，176+，214+，256+，350）

    –滑疾脉（214）

    –滑数脉（256）

缓脉（2，23，39+，178，187+，244+，278+）

    –缓浮弱脉（244）

J

急脉（4+，86+）

    –急紧脉（86）

疾脉（214+）

结脉（125+，177+，178）

    –结代脉（177）

紧脉（3，16+，38+，46+，47+，50+，55+，67+，86+，108+，113+，129+，135+，
140，140+，148+，151，151+，189+，192，201+，221+，266+，283，
287，355，361）

－弱涩脉（286）

虚脉（174+，240+，347）

四、《伤寒论》病证、病机与辨证索引

本索引按照汉语拼音音节索引表进行排列，将同一个字开头的字和词放在一起，便于检索。同音节的字其第二字和词亦按汉语拼音音节索引表进行排列，以此类推。索引中顶格的为基本病证、病机或辨证，退格的为同一基本内容下的引文。括号内的数字是《伤寒论》的条文号码。

B

半在里半在外（148）

暴热来出而复去（332）

被火气劫（284）

奔豚、奔豚气（65，117）

痹（116，174，334）

必有表，复有里（148）

便血、清血（84，106，114，125，140，258，293，306，307，308，334，339，341，363，367）

表（10，29，34，40，43，44，48，51，56，91，93，134，148，152，164，170，176，234，372）

表证（46，61，124，170）

表里证（74，252，257）

    －表解里未和（152）

    －表里不解（163）

    －表里俱热（168，176）

    －表里俱虚（93，153）

    －表里实（49）

    －表热里寒（176，225）

    －表虚里实（217，218）

病（6，7，11，12，17，30，51，52，53，58，68，69，92，98，109，116，131，141，152，158，166，167，179，180，183，185，203，231，251，285，317，339，341，342，355，383，393，395，396，398）

病发于阳（7，131）

病发于阴（7，131）

病进（342）

病人、病患、病者（11，54，75，81，89，122，239，240，242，244，257，283，338，340，355，366，398）

病如（166）

病形（30，282）

病在膈上（141）

病在膈下（141）

病在里（285）

病在胸中（355）

病在阳（141）

病证（12）

并病（48，142，150，171，220）

不传（4，5，8）

不尿（关格）（232）

不胜谷气（391）

不属阳明（384）

不在里，仍在表（56）

C

柴胡汤病证、柴胡汤证、柴胡证（101，103，104，123，149，251，267）

产妇（174）

瘢痕（6）

怵惕（221）

除中（332，333）

传（4）

喘（34，35，36，40，41，43，63，75，111，162，189，208，210，212，218，221，235，242，362）

喘家（18）

疮家（85）

腠理开（97）

D

大便硬、大便难、不大便、不更衣、不下、燥屎（56，104，105，110，111，

惊痫（6）

酒客（17）

酒客不喜甘（17）

久虚（196）

厥逆、厥证（29，30，38，148，197，219，294，295，296，298，305，309，
315，317，318，324，330，331，332，334，335，336，337，338，339，
340，341，342，343，344，345，347，348，349，350，351，353，354，
355，356，357，362，366，368，370，377，388，390）

厥热胜负（331，332，334，335，336，341，342，344，345，348）

厥阴病（326，327，328，329）

厥阴中风（327）

K

咳（40，41，96，197，198，284，316，318，319）

客气动膈（134，221）

客气上逆（158）

客热（122）

口干、口渴（6，26，40，41，71，72，73，74，96，97，98，99，109，111，
113，137，147，156，168，169，170，209，222，223，224，227，236，
244，282，319，321，326，329，360，367，373，386）

狂（106，112，124，125，192）

L

劳复（393）

羸人（152）

羸者（141）

冷结膀胱关元（340）

里（56，91，92，93，148，151，152，153，168，208，218，285，372）

里寒外热（317，370，389）

里急（127）

里热（124，136，168，176，350）

里未和（93）

里虚（49，214）

两阳相熏灼（111）

附录

属胃（248，265）

属阳明（97，240，243，384）

水不胜谷气（192）

水谷不别（191）

水结胸胁（136）

水逆（74）

水气（174，316，395）

水渍入胃（356）

数为客热，不能消谷（122）

宿食（233，241，256，393）

随经（124）

T

太过（245）

太阳病、太阳证、太阳病证（1，2，3，4，6，8，9，12，13，14，15，16，20，21，23，24，27，31，34，35，37，38，42，43，44，45，46，47，48，71，82，93，94，95，103，106，110，111，114，119，120，121，123，124，125，127，134，137，139，140，152，153，163，181，185，220，244，248，250，251，266，279）

太阳柴胡证（251）

太阳伤寒（119）

太阳少阳并病（142，150，171）

太阳少阳合病（172）

太阳随经（124）

太阳阳明（179）

太阳阳明并病（48，220）

太阳阳明合病（32，33，36）

太阳中风（12，38，111，152）

太阴病（187，273，274，275，276，277，278，279，280）

太阴中风（274）

头汗（111，134，136，147，148，216，228，236）

头痛（1，8，13，28，35，56，92，110，134，140，142，152，197，265，378，383，386）

吐蛔（89，326，338）

附
录

胃中冷（89，191）

胃中水竭（110）

胃中虚（158）

胃中虚冷（122，194，226）

胃中有邪气（173）

胃中有燥屎（215，217，238）

胃中燥（213，224）

胃中燥烦实（179）

卫气不共荣气谐和（53）

卫气不和（54）

卫行脉外（53）

痿（160）

温病（6）

无血（125）

无阳（27）

无阳则阴独（153）

X

悉入在里（148）

喜唾（396）

喜忘（237）

系在太阴（187，278）

下焦虚寒，不能制水（282）

下厥上竭（294）

下利、泄利（32，34，40，76，91，98，104，105，110，123，134，139，141，
150，152，157，158，159，163，165，168，172，205，210，212，225，
256，258，273，277，278，280，282，283，284，287，288，292，295，
296，300，306，307，308，309，310，314，315，316，317，318，319，
321，325，326，331，332，334，338，344，345，346，348，353，356，
357，358，360，361，362，363，364，365，366，367，368，369，370，
371，372，373，374，375，382，383，384，385，386，388，389，391）

下虚（366）

小便不利（6，20，28，40，59，71，96，98，107，110，111，125，126，127，
134，147，156，175，189，191，192，195，199，200，203，206，223，

余证（232）

哕（98，111，194，209，226，231，232，380，381）

Z

再经（8）

脏腑相连，其痛必下（97）

脏寒（277，338）

脏结（128，129，130，167）

脏厥（338）

脏无他病（54）

谵语（29，30，105，107，108，110，111，113，142，143，145，210，211，212，213，214，215，216，217，218，219，220，221，265，267，284，374）

证（16，30，232，302）

正气（97）

正邪分争（97）

正阳阳明（179）

郑声（210）

痓（85）

中风（2，12，38，74，96，101，111，143，144，152，158，189，190，231，264，274，290，327）

中寒（190，191）

转入少阳（266）

转入阴（384）

转属（48，181，185，244）

转系阳明（188）

自汗（6，12，29，49，53，54，109，120，182，203，219，233）

自和（245）

纵（108）

五、《伤寒论》方剂索引

关于《伤寒论》的方剂数量，目前学术界持两种观点，一是根据高保衡等人在《伤寒论序》中提出"总二十二篇，证外合三百九十七法，除重复，定有一百一十二方"；一是根据朱肱于《类证活人书》中所言"张仲景伤寒方一百一十三首"。本书根据宋本《伤寒论》进行统计，共113方（方剂总数115，禹余粮丸、土瓜根方阙如，余113首）。

本索引按照汉语拼音音节索引表进行排列，将同一个字开头的字和词放在一起，便于检索。同音节的字其第二字亦按汉语拼音音节索引表进行排列，以此类推。括号里的数字是《伤寒论》的条文号码，括号外的数字是该方剂在本书中有方解的页码。

纵横《伤寒论》
——《伤寒论》释义与方证比较及应用

附
录

附1:《伤寒论》方剂药味数目索引

上八味（33，40，104，157，262）

上九味（146，177，352）

上十味（338）

上十二味（107）

上十四味（357）

凡113首。

附2：《伤寒论》方剂煎药用水量索引

本索引按照煎药用水量及煎取量由小到大进行排序。

以水一升，煎七沸，内散两方寸匕，更煮三沸（313）

以水一升，煮一丸（126）

以水一升半，取八合（152）

以水二升，煮取一升（131）

以水三升，煮取一升（29，61，64，311，314，315）

以水三升，煮取一升二合（29，385，390）

以水三升，煮取一升五合（29，29，311）

以水三升半，煮取一升半（79，80）

以水四升，煮取一升二合（208）

以水四升，煮取一升半（76，76，76，261）

以水四升，煮取二升（73，104，223）

以水五升，煮取一升五合（68，318）

以水五升，煮取一升八合（23）

以水五升，煮取二升（25，27）

以水五升，煮取二升半（118）

以水五升，煮取三升（69，124）

以水六升，煮取二升（134，138，159，174，174，303，359）

以水六升，煮取三升（67，175）

以水六升，清酒六升和，煮取五升（353）

以水七升，煮米令熟（306）

以水七升，煮取二升（63，243，371，393）

以水七升，煮取二升半（106）

以水七升，煮取三升（12，20，21，22，43，100，117，146，162，279，279，
302）

以水八升，煮取二升（34）

以水八升，煮取三升（28，82，304，351，386）

以水八升，煮取四升（107）

以水九升，煮取二升半（35）

以水九升，煮取三升（38，163）

以水一斗，煮米熟汤成（26，176，397）

以水一斗，煮取二升（208）

以水一斗，煮取三升（14，31，33，40，65，66，149，157，158，161，172，172，262，301，357）

以水一斗，煮取五升（310）

以水一斗，煮取六升（173）

以水一斗二升，煮取三升（37，62，112，147，236）

以水一斗二升，煮取六升，去滓再煎（103）

以清酒七升，水八升，煮取三升（177）

以苦酒渍乌梅一宿，去核，蒸之五斗米下，饭熟捣成泥，和药令相得（338）

六、《伤寒论》药物与剂量索引

　　该索引将《伤寒论》中的药物按照汉语拼音音节索引表进行排列，便于检索。同音节的字其第二字亦按汉语拼音音节索引表进行排列，以此类推。同一药物的剂量按照由轻到重排序，方便查阅。括号里的数字是《伤寒论》的条文号码。括号中重复的数字代表该条文有若干方剂使用同一药物。

　　本书共统计到93味药物，括号条文带"+"号者表示该药物出现在方后的药物加减中；带"-"号的是处方已经佚失，仅留药物名。括号中数字重复者，代表该条文中有若干方剂重复使用该药物。

B

巴豆（141）

　　– 巴豆一分（141）

白粉（310）

　　– 白粉五合（310）

白蜜、蜜、食蜜（131，233，247，310，338，386）

　　– 白蜜两合（131）

纵横《伤寒论》
——《伤寒论》释义与方证比较及应用

淡豆豉（76，76，76，166，393）

  – 香豉一合（166）

  – 香豉四合（76，76，76）

  – 豉一升（393）

当归（338，351，352，357）

  – 当归一两一分（357）

  – 当归三两（351，352）

  – 当归四两（338）

E

阿胶（177，223，303）

  – 阿胶一两（223）

  – 阿胶二两（177）

  – 阿胶三两（303）

F

茯苓（28，40+，65，67，69，71，73，82，96+，107，223，304，318+，357，386+）

  – 茯苓六铢（357）

  – 茯苓十八铢（71）

  – 茯苓一两（223）

  – 茯苓五分（318+）

  – 茯苓一两半（107）

  – 茯苓二两（73，386+）

  – 茯苓四两（40+，67，69，96+）

  – 茯苓三两（28，82，304）

  – 茯苓半斤（65）

附子（20，22，29，29+，30，40+，61，68，69，82，155，174，174，175，301，302，304，314，315，317，318+，338，385，386+，390）

  – 附子一枚（20，22，29，40+，61，68，69，82，155，301，302，314，315，318+，385，386+）

  – 大附子一枚（29+，317，390）

  – 附子二枚（175，304）

  – 附子三枚（174，174）

－清酒七升（177）

R

莞花（40+）

　　－加莞花，如一鸡子，熬令赤色（40+）

人尿（315）

　　－人尿五合（315）

人参（26，37，62，66，69，96+，104，107，146，149，157，161，163，173，
　　177，243，304，317+，338，359，385，386，386+，397）

　　－人参一两（66，69，104，385）

　　－人参一两半（107，146）

　　－人参二两（161，173，177，304，317+，397）

　　－人参三两（26，37，62，149，157，163，243，359，386）

　　－人参四两半（96+，386+）

　　－人参六两（338）

S

商陆根（395）

　　－商陆根等分（395）

芍药（12，14，20，23，25，27，28，29，31，33，40，43，62，68，82，96+，
　　100，103，117，141+，146，172，172，247，279，279，280，303，304，
　　317+，318，351，352，357）

　　－芍药六铢（357）

　　－芍药十八铢（27）

　　－芍药一两（23）

　　－芍药一两六铢（25）

　　－芍药一两半（146）

　　－芍药二两（14，31，33，172，172，303，317+）

　　－芍药十分（318）

　　－芍药三两（12，20，28，40，43，68，82，96+，103，117，141+，304，
　　　　351，352）

　　－芍药四两（29，62）

　　－芍药六两（100，279，279）

　　－芍药半斤（247）

附录

纵横《伤寒论》

——《伤寒论》释义与方证比较及应用

- 枳实四枚（79，103）
- 枳实五枚（208）
- 枳实十分（318）
- 枳实半斤（247）

栀子（76，76，76，79，80，236，261，393）
- 栀子十四个（枚）（76，76，76，79，80，236，393）
- 栀子（肥）十五个（261）

猪胆汁（233，315，390）
- 猪胆汁半合（390）
- 猪胆汁一合（315）
- 猪胆（大）一枚（233）

猪肤（310）
- 猪肤一斤（310）

猪苓（71，223）
- 猪苓十八铢（71）
- 猪苓一两（223）

竹叶（397）
- 竹叶二把（397）

梓白皮（262）
- 梓白皮一升（262）

七、《伤寒论》治则、治法与服药宜忌索引

本索引将《伤寒论》的治则治法与服药宜忌按照汉语拼音音节索引表进行排列，将以同一个字开头的字和词放在一起，便于检索。同音节的字其第二字亦按汉语拼音音节索引表进行排列，以此类推。括号里的数字是宋本《伤寒论》的条文号码。索引中顶格的为基本内容，退格的为同一基本内容下的引文。

A

按法治之（30）

B

白饮和服方寸匕（313，318，395）

半日服尽（262）

不为逆（149）

不下更服（124）

不须啜粥（14，35）

不中与（16，98，149）

    – 本渴饮水而呕者，柴胡不中与也（98）

    – 此为坏病，桂枝不中与之（16）

    – 此为痞，柴胡不中与之（149）

C

柴胡汤证具，而以他药下之（149）

柴胡证仍在者，复与柴胡汤（149）

常须识此，勿令误也（16）

彻其热（333）

重与（30）

重发汗（29，75，88，137，203，211）

除其热（333）

初服（24，175，208，147，174）

    – 初服得微汗则解（175）

    – 初服桂枝汤，反烦不解（24）

    – 初服汤当更衣，不尔者尽饮之；若更衣者，勿服之（208）

    – 初服微烦，复服汗出便愈（147）

    – 初一服，其人身如痹，半日许复服之（174）

啜热稀粥一升余，以助药力（12）

刺（24，108，109，142，143，171，216，308）

    – 刺大椎第一间、肺俞、肝俞（142）

    – 刺大椎、肺俞、肝俞（171）

    – 刺风池、风府（24）

    – 刺期门（108，109，142，143，216）

    – 刺之小瘥（231）

此非其治也（104，105）

此误也（29）

此以附子、术并走皮内，逐水气未得除（174）

D

附录

N

内谷道中，以手急抱，欲大便时乃去之（233）

难治（129，153，178，214，294，348，357，377）

　　– 得此脉者必难治（178）

　　– 见厥者，难治（377）

　　– 脉反微涩者，为里虚也，为难治（214）

　　– 面色青黄，肤瞤者难治（153）

　　– 七日下利者，为难治（348）

　　– 舌上白苔滑者难治（129）

　　– 下厥上竭，为难治（294）

　　– 泄利不止者，为难治（357）

逆（6，38，38，44，48，76，90，120，209，359）

　　– 本发汗，而复下之，此为逆也。若先发汗，治不为逆（90）

　　– 本先下之，而反汗之，为逆；若先下之，治不为逆（90）

　　– 服之则厥逆、筋惕肉瞤，此为逆也（38）

　　– 更逆吐下（359）

　　– 水药不得入口，为逆（76）

　　– 下之为逆（44，48）

　　– 一逆尚引日，再逆促命期（6）

　　– 以医吐之所致也，此为小逆（120）

O

呕家不可用建中汤，以甜故也（100）

P

平旦服（152）

Q

强发汗（294）

强人半钱匕，羸者减之（141）

强人可大附子一枚、干姜三两（29）

强人一钱匕，羸者服半钱（152）

强与谷（398）

强责少阴汗（284）

77，78，79，80，90，91，93，94，98，101，103，104，105，107，118，
123，126，131，132，134，137，139，140，147，149，150，151，152，
153，156，158，159，160，161，162，163，164，168，181，189，195，
212，215，216，217，219，220，221，228，237，238，240，241，244，
250，252，253，254，255，256，257，266，267，273，279，320，321，
322，326，335，347，357，359，380，394）

   –病发于阳，而反下之（131）

   –病发于阴，而反下之（131）

   –大下（59，78，80，164，241，357，380）

   –但阴脉微者下之而解（94）

   –火逆下之（118）

   –急下之（252，253，254，320，322）

   –厥应下之（335）

   –脉实者，宜下之（240）

   –下少病不除者，明日更服，加半钱（152）

   –下之若早，语言必乱（217）

   –下之太早（131）

   –下之则和（131）

   –下之则死（132）

   –先此时极吐下（123）

   –医二三下之（98）

   –以汤下之（105）

下血乃愈（124）

先其时发汗（54）

先食，温服五合，日三服，当微利（106）

先食，饮服十丸，日三服，稍加至二十丸（338）

先温其里，乃攻其表（372）

先治水（356）

小便当利，尿如皂荚汁状，色正赤，一宿腹减，黄从小便去（236）

小便利，止后服（395）

消息和解其外，宜桂枝汤小和之（387）

须大陷胸汤者，方用前第二法（149）

须下者，过经乃可下之（217）

与（24，25，29，37，37，56，70，81，88，98，100，101，103，117，123，
136，141，141，141，149，156，159，168，172，214，229，231，232，
240，249，250，251，266，311，315，333）

于寒湿中求之（259）

欲解外者，宜桂枝汤（44）

欲救邪风者，宜桂枝汤（95）

欲知之法，少与小承气汤，汤入腹中，转失气者，此有燥屎也（209）

余如桂枝法将息（35）

余如桂枝法将息及禁忌，诸汤皆仿此（14，31）

熨其背而大汗出（110）

Z

增桂令汗出（30）

针足阳明（8）

知犯何逆，以法治之（267）

絷絷微似有汗者益佳（12）

昼三夜二（173）

猪苓汤利小便（224）

主之（12，13，14，20，21，22，26，28，29，32，31，33，34，35，38，40，
41，43，46，55，61，62，64，65，66，67，68，69，71，72，73，74，
76，76，76，77，78，79，80，82，96，97，98，99，100，101，102，
104，105，107，112，118，124，125，134，135，136，137，138，144，
146，147，149，152，154，155，156，157，158，159，161，163，165，
168，169，170，172，173，174，174，175，176，177，208，212，213，
214，219，221，222，223，225，228，236，243，247，248，260，261，
262，279，279，301，303，304，305，306，307，309，310，312，313，
314，315，316，317，318，319，338，350，351，353，354，357，359，
370，371，373，377，378，379，385，386，386，388，389，390，392，
393，394，395，397）

追虚逐实，血散脉中（116）

作甘草干姜汤（29）

作如桂枝法，复如柴胡法（146）

八、《伤寒论》若干药量折算方法的比较

《伤寒论》古方中的药物剂量包括使用度量衡的计量和容量单位如两、斤、升、合、尺、铢、分、方寸匕、钱匕，和对天然药物进行计数的枚、个、茎、把、梧桐子大、鸡子大、博棋子大等，以及按照一首方剂中药物的比例进行计量，如等分等。《伤寒论》的大多数药物以"两"作为计量单位，因此确定《伤寒论》的"两"与现代计量单位"克"的换算公式对于准确理解张仲景的用药特点、指导经方的使用和提高经方的疗效具有重要的意义。

目前学术界对于《伤寒论》用药剂量与现代计量单位的换算方法可谓是百花齐放，百家争鸣，今试将几种折算方法进行比较和分析，提出一种最能反映《伤寒论》方药的真实用药剂量，又切合目前临床用药实际的汉今用药剂量折算方法。

（一）1 两折合 1.6 克

这是以"神农秤"和"十黍为一铢"作为理论依据提出的一种换算方法，即1两间于 1～2 克。该换算方法盛行于日本汉方医学的古方派之间，如小岛古学在称量 3840 枚日本产的秬黍后，依据神农之秤"十黍为一铢"，测算出 1 两为 1.305 克，或 1.418 克。日本人丹波元坚《药治通义》引用了小岛古学《经方权量考》的研究，支持此说，并提出："张仲景方云某药几铢、某药几两……皆当从神农之秤而为正矣。"他如丹波元简、大冢敬节（1.2 克）、栗岛行春（1.6 克）、龙野一雄（1.0 克）等均持类似的观点，成为目前日本汉方所使用的常用剂量。

1986 年王伊明氏考校马王堆出土的黍子与当代黍子在形状大小方面基本一致，测量经过风干处理后的当代黍子数据，称量 240 粒黍的重量，测得饱满的黍重 1.5～1.6 克，不饱满的黍重 0.8～0.9 克，平均重 1 克左右，经过换算提出汉代的 1 两折合现今 1.1 克左右，推断当时的 1 两合 1.0～1.6 克，佐证了这一观点。

然而，"十黍为一铢"的"神农之秤"折算方法与按照《汉书·律历志》所说的"一龠容千二百黍，重十二铢"推算出百黍为一铢存在着十倍的差距。学者认为"十黍为一铢"当为"十黍为一累，十累为一铢"之误。"神农秤"之说虽然肇始于陶弘景，定名于孙思邈，但不少学者认为中国古代医药度量衡中不存在所谓的"神农秤"，张仲景、陶弘景以及孙思邈使用的也不是"神农秤"。

（二）1 两折合 3 克

这是对当代影响极为深远的古今药物剂量换算方法。20 世纪 50 ～ 90 年代的不少《伤寒论》教科书将 1 两定为 3 克，1 升折合为 60 ～ 80 毫升（或 18 ～ 30 克），如 1964 年成都中医学院编写的《伤寒论讲义》提出："关于剂量的标准，古今不一，汉时以六铢为一分，四分为一两，即二十四铢为一两。处方应用时，一方面根据前人考证的量制计算，更重要的是依据临床实践。凡论中一两者，折今约一钱。"1979 年出版的湖北中医学院主编的《伤寒论选读》，以及后来的几版统编教材《伤寒论讲义》都沿用这一折算方法。《药典》和《中药大词典》使用的也是这一折算方法。请见附表 1。

附表 1　古今剂量折算表

汉代剂量	折合中药秤十六两制剂量	折合米制克剂量
一两	一钱	3 克
一升	六钱至一两	18 至 30 克
一方寸匕	二至三钱	6 至 9 克
一钱匕	五分至六分	1.5 至 1.8 克

注：摘引自李培生、刘渡舟《伤寒论讲义》（上海科学技术出版社 1985 年）

将《伤寒论》的 1 两定为 3 克的理论依据是明代李时珍在《本草纲目》中提出的"今古异制，古之一两，今用一钱可也。古之一升，即今之二合半也"。清代汪昂在《汤头歌诀》中说"大约古用一两，今用一钱足矣"。这是受宋代多用散剂，剂量偏小的影响所致。如果按此说折算经方，则《伤寒论》方剂中药与水的比例明显与实际不符。尤其是诸如小柴胡汤、茵陈蒿汤等使用一斗二升水，煎熬区区几十上百克的中药，与临床实际不符。

（三）1 两折合 6.96 克

这是将《中国度量衡史》提出东汉 1 两折算现今 13.92 克的数字减半得出的结论。其理论依据来源于唐代苏敬所著的《新修本草》。《新修本草》成书于唐显庆四年，即公元 859 年。书中说："古秤皆复，今南秤是也。晋秤始，后汉（即东汉）末以来，分一斤为二斤，一两为二两耳，金银丝绵，并与药同，无轻重矣。古方唯有仲景而已涉今秤，若用古秤作汤，则水为殊少，故知非复秤，悉用今者耳。"该

纵横《伤寒论》——《伤寒论》释义与方证比较及应用

理论认为东汉时期有药秤，为当时常用秤的二分之一，所以《伤寒论》中的 1 克应当减半。

1959 年出版的中医研究院编的《伤寒论语译》和 1974 年出版的《金匮要略语译》两书均采用这一折算方法。

（四）1 两折合 8 克

陈家骅以《金匮要略·腹满寒疝宿食病》篇乌头桂枝汤方后的煎煮法为根据，推算出东汉的 1 斤合今之 126 克，1 两合 8 克。其依据是方后记载"后一味，以蜜二斤，煎减半，去滓，以桂枝汤五合解之，令得一升"，认为 1 斤蜜的容积为 0.5 升（五合），根据东汉 1 升合今之 198 毫升，则 0.5 升为 99 毫升。又测得生蜜比重为 1.27 克 / 毫升，于是推算出上述结果。其论文《经方药量管窥》刊于《浙江中医杂志》，属于理论探讨，临床上采用此折算方法的不多。

（五）1 两折合 9.375 克

此项根据孔继涵《同度记》汉粟米法考据所得，受到章太炎的推崇，认为汉粟米法考据"最为精审"。章太炎的《医论》第八集在《论汤剂轻重之理》"古一两今在二钱到三钱间者为近"，即 7.5 ～ 11.25 克。章氏并在《论宋人煮散之得失》《古汤剂水药重量比例说》与《伤寒论若干方重量与水之折合》等论述中，提出"汉一两当今二钱五分"，即 9.375 克的结论，并将之作为伤寒方在临床使用的折算标准。

（六）1 两折合 10 克

黄英杰在其论文《<《伤寒论 > 用药剂量及其相关问题的研究》中提出：《伤寒论》的 1 两应为 10 克。这是他对半夏与射干等药物进行实测之后得出的结果。半夏实测结果为《伤寒论》1 两在 7.64 ～ 12.0 克，平均为 10.02±0.74（标准差）克。射干实测为 1 两 7.80 ～ 13.69 克，平均为 10.745 克左右。半夏与射干的实测结果互证《伤寒论》1 两大约等于 10 克左右，并以此验证和支持杨绍伊、陈修园等将伤寒方 1 两换算为 3 钱的理论，验证其研究结果与医家的结论相似。

（七）1 两折合 13.8 克

丘光明《中国历代度量衡考》提出西汉每斤合 248 克（1 两合 15.5 克），新莽时期每斤合 238 克（1 两为 14.875 克），东汉每斤合 220 克（1 两为 13.75 克），其结论是通过对东汉出土文物中两件标示权重的文物进行推论得出的。丘氏根据自铭一斤八两铜权和百一十斤石质权来折算 1 斤的量值分别为 222 克和 218 克，采用算术平均法得 1 斤合 220 克，1 两则为 13.75 克。这个结论也《中国科学技术史·度量衡卷》中。傅延龄等通过史籍考据排除了东汉时期使用大制、小制的可能，证明东汉时期只有一种官定的度量衡，并确认东汉时期的 1 斤为 220 克，1 两约为 13.8 克。戴子秾、王志行等借由考证与实际量测的结果，亦支持 1 两为 13.75 的折算方法。

（八）1 两折合 13.92 克

吴承洛《中国度量衡史》记载东汉 1 两折为现今 13.92 克。吴承洛将清末吴大澄以货币校得新莽 1 两为 13.674644 克，和刘复以新莽嘉量测得新莽 1 两为 14.1666 克的这两个数字进行平均，得出新莽 1 两为 13.92 克，并认为东汉承用新莽之制。这个折算方法在 20 世纪 60 ~ 70 年代使用较为广泛，如 1973 年出版的《中医名词术语选释》、1970 年由中医研究院、广州中医学院主编及全国多所中医学院协编的《简明中医辞典》及 1977 年江苏新医学院编的《中药大辞典·附篇》均采用这一折算方法。三版《方剂学》统编教材专辟"古方药量考证"，并引用南京药学院 1960 年版的《药剂学》关于"历代衡量与秤的对照表"，也使用这一换算方式。请见附表 2。

附表 2　历代衡量与秤的对照表

时代	古用量	折合市制	折合克	古容量	折合市制	折合毫升
秦代	一两	0.5165 市两	16.14 克	一升	0.34 市升	340 毫升
西汉	一两	0.5165 市两	16.14 克	一升	0.34 市升	340 毫升
新莽	一两	0.4455 市两	13.92 克	一升	0.20 市升	200 毫升
东汉	一两	0.4455 市两	13.92 克	一升	0.20 市升	200 毫升
魏晋	一两	0.4455 市两	13.92 克	一升	0.21 市升	210 毫升
北周	一两	0.5011 市两	15.66 克	一升	0.21 市升	210 毫升
隋唐	一两	1.0075 市两	31.48 克	一升	0.58 市升	580 毫升
宋代	一两	1.1936 市两	37.30 克	一升	0.66 市升	660 毫升
明代	一两	1.1936 市两	37.30 克	一升	1.07 市升	1070 毫升
清代	一两	1.194 市两	37.31 克	一升	1.0355 市升	1036 毫升

来源：南京药学院 1960 年版《药剂学》"历代衡量与秤的对照表"

（九）1两折合 15.625 克

柯雪帆在《〈伤寒论〉和〈金匮要略〉中的药物剂量问题》一文中提出 1 两等于 15.6 克，其依据是中国国家计量总局编写的《中国古代度量衡图集》。该图集对出土的汉代各种权进行实测，最轻的 1 斤等于 235.8 克，最重的 1 斤为 270 克，多数为 250 克。其中藏于中国历史博物馆的东汉考古文物"光和大司农铜权"，是东汉官制的权衡器具，铸于光和二年闰二月二十三日，即公元 179 年，正是张仲景在世的年代。其重 2996 克，按照秦汉度量衡制的单位量值和权的量级程式，此权应为十二斤权。据此推算，东汉时期 1 斤应折算为 249.7 克，约等于 250 克，而 1两则为 15.6 克。从铭文可知，此权为当时中央政府为统一全国衡器而颁布的标准，因此"光和大司农铜权"还原了东汉时期真实的衡制，也被学术界认为是推算汉制的权威标准。范文澜《中国通史简编》中载汉代 1 两为 15.6 克，仝小林、穆兰澄等在《〈伤寒论〉药物剂量考》中认为《伤寒论》中的 1 两等于 15.6 克，皆与此相同。王笑青、林大勇等人例举近年来相关论述，结合文献，从煎药、配伍、护理方法等方面分析，支持柯雪帆等人关于仲景时代的 1 两折合现代 15.625 克的观点，认为符合时代背景，安全有效，对继承、创新仲景学说及现代临床应用具有指导意义。李宇铭按汉代剂量 1 两等于现代 15 克折算经方剂量，治疗约 300 例病案，大部分疗效显著，体现了经方"一剂知，二剂已"的速效。

综上，汉今药量折算方法往往随着考古的新发现和新的权衡器具的出土而改变；且剂量有逐年增大的趋势。这是汉今药量折算研究的基本规律。

（十）1两为 15 克，实际剂量因方而定

囿于李时珍和汪昂关于"1 两用 1 钱"的折算方法，长久以来《伤寒论》经方的用量一直偏小。这一折算标准建立在明代汤剂"一剂一服"的基础上，系误解了李时珍"古之一两，今用一钱"的真义。明代李中梓在《伤寒括要》一书中对其有详细的解释，曰："《千金》《本草》，皆以古三两为今之一两，古三升为今一升，可为准则。盖衡数以二十四铢为两，汉制六铢钱，四个为一两，宋制开元钱，十个为一两，大约三分之一耳。且仲景汤液并分三次服，则轻重止得三分之一，而服法又得三分之一，岂非古之一两，仅得今之一钱乎。局方纲目概以今之五钱，作为一剂，则失之太少。"

但从另一个角度来看，如果 1 两等于 15.6 克，则仲景方剂的剂量明显偏大，也与临床实际不符。如麻黄汤使用麻黄 3 两，折合 46.8 克，这是一个相当大的剂量。如果按照小柴胡汤中"柴胡半斤"的剂量，则更是不可想象。因此，在讨论

《伤寒论》剂量折算的时候，还必须根据该方的煎服法进行调整，活用剂量折算的方法。北京中医药大学郝万山教授提出"今天的一剂药，用经方的一次治疗量即可"。以《伤寒论》麻黄汤的煎服方法为例，原方提出：以水九升，煎取两升半，温服八合，并采用与桂枝汤相同的服法："若一服汗出病差，停后服，不必尽剂。"经过这样的折算，麻黄汤的一次治疗量大约为麻黄15克，桂枝10克，甘草5克，杏仁9克，与目前临床的用药习惯基本吻合。郝万山教授还提出：应当注意的是，经方每剂药并不都是三次的治疗量，也有顿服者，如干姜附子汤、桂枝甘草汤等，就是一次治疗量，应当按原量直接折算为公制。还有分两次、四次、五次服者，则分别是两个、四个、五个治疗量，今应分别取其二分之一、四分之一和五分之一。这是一个原则性和灵活性相结合的《伤寒论》剂量换算方法，体现出实事求是的原则，既反映了古今剂量的历史变迁，同时也符合今天的临床实践。尤其重要的是，这种古今剂量的折算方法保留了经方中药物的剂量比例、药物与煎药用水的对应关系，且完全遵循经方提出的煎服方法。

笔者将汉今药物剂量换算方法应遵循的基本原则总结为"以结果为导向，以疗效为标准，以保持原方药物比例为准绳，兼顾个人的用药习惯"。根据成都中医药大学陈潮祖教授关于"汉晋时期1两约合现制15克"的观点，以及郝万山教授提出的汉今药物换算方法，笔者将《伤寒论》方剂中的一两确定为15克，并按《伤寒论》中每一处方的煎服方法（如顿服、再服、三服、四服、五服等）进行相应的剂量再换算，使之有规律可循，同时也符合目前临床上对经方剂量的使用习惯。调整后的剂量多为5、10、15克等多个梯次，方便操作，同时保留经方中各药物之间的比例关系。

本书将收集到的汉今重量、容量和长度折算公式以及《伤寒论》部分药物折算公式进行整理，列出"汉今药物剂量折算"作为临床参考，请见附表3。

附表3　汉今药物剂量折算表

类别	东汉（《伤寒论》时期）	现代
重量	1斤＝16两	250克或250毫升
	1两＝24铢	15.625克
	1铢	0.65克
	1撮	2克
	1圭	0.5克

类别	东汉（《伤寒论》时期）	现代
重量	1 方寸匕 =2 刀圭	金石 2.74 克，药末 2 克；草木类药末 1 克
	0.5 方寸匕 =1 刀圭 =1 钱匕	1.5 ～ 1.8 克
	1 分	3.9 ～ 4.2 克
容量	1 斗 =10 升	2000 毫升
	1 升 =10 合	200 毫升
	1 合 =2 龠	20 毫升
	1 龠 =5 撮	10 毫升
	1 撮 =4 圭	2 毫升
	1 圭	0.5 毫升
长度	1 丈 =10 尺	231 厘米
	1 尺 =10 寸	23.1 厘米
	1 寸 =10 分	2.31 厘米
	1 分	0.231 厘米
中药	半夏（Rhizoma Pinelliae Ternata）1 升	130 克，14 枚 =12.5 克
	槟榔（Semen Arecae Catechu）1 枚	7 克
	赤小豆（Semen Phaseoli Calcarati）1 升	158 克
	大腹皮（Pericarpium Arecae Catechu）1 段	5 克
	大黄（Radixet Rhizoma Rhei）如博棋子大	10.93 克
	大枣（Fructus Zizyphi Jujubae）30 颗	100 ～ 120 克，1 颗 4 克
	淡豆豉（Semen Dojae Praeparatum）1 升	117 克
	附子（Radix Lateralis Aconiti Carmichaeli）1 枚	大 20 ～ 30 克，小 15 克
	瓜蒌（Fructus Trichosanthis）1 枚	46 克

类别	东汉（《伤寒论》时期）	现代
中药	厚朴（Cortex Magnoliae Officinalis）1尺	30 克
	粳米（Rice）1 升	176 克
	鸡子黄（Ovum Gallus Domesticus Flavus）1 枚	15 ～ 20 克
	僵蚕（Bombyx Batryticatus）10 条	5 克
	麻子仁（Semen Cannabis Sativae）1升	100 克
	麦冬（Tuber Ophiopogonis Japonici）1升	90 克
	虻虫（Tabanus）1 升	16 克，6 只 2 克
	芒硝（Mirabilitum）1 升	120 克
	石膏（Gypsum）如鸡子大	40 克
	水蛭（Hirudoseu Whitmania）7 只	10 克
	蜀椒（Pericarpium Zanthoxyli Bungeani）1 升	50 克
	桃仁（Semen Persicae）100 粒	30 克
	葶苈子（Semen Descurainiaeseu Lepidii）1 升	60 克
	乌梅（Frusctus Pruni Mume）100 颗	90 克
	乌头（Radix Aconiti）1 枚	大 5 ～ 6 克；小 3 克
	薤白（Bulbus Allii）1 升	24 克
	杏仁（Semen Pruni Armeniacae）1 升	112 克，10 颗 =4 克
	梧桐子（Semen Firmianae）1 粒 = 黄豆大	0.2 克
	五味子（Fructus Schisandrae Chinensis）1 升	50 克
	吴茱萸（Fructus Evodiae）1 升	50 克

类别	东汉（《伤寒论》时期）	现代
中药	郁李仁（Semen Pruni）20 粒	1 克，半升 =70 克
	枳壳 1 枚	18 克
	枳实（Fructus Immaturus Citri Aurantii）1 枚	1.5 克
	栀子（Fructus Gardeniae Jasminoidis）10 枚	15 克，14 个 20 克
	梓白皮（Cortex Catalpae Ovatae）1 升	150 克
	竹叶（Herba Lophatheri Gracilis）1 握	12 克

来源：根据柯雪帆教授和其他公开发表的论文资料整理，仅供参考。

参考文献

［1］赵有臣.汉唐医方度量衡考［J］.辽宁省中医研究院，1983.

［2］程先宽，韩振蕴，范吉平，等.《伤寒杂病论》剂量溯源、传承及展［J］.中华中医药杂志.2006，21（3）.

［3］王伊明.为古方权量正本清源［J］.北京中医学院学报，1986，9（2）：10.

［4］仝小林."神农秤"质疑［J］.中华医史杂志，1996，26：251–252.

［5］李培生，刘渡舟.伤寒论讲义［M］.上海：上海科学技术出版社，1985.

［6］江苏新医学院.中药大辞典［M］.上海：上海科学技术出版社，1977.

［7］中医研究院.伤寒论语译［M］.北京：人民卫生出版社，1959.

［8］中医研究院.金匮要略语译［M］.北京：人民卫生出版社，1974.

［9］傅延龄，宋佳，张林.论张仲景对方药的剂量只能用东汉官制［J］.北京中医药大学学报，2013，36：365–369.

［10］陈家骅.经方药量管窥［J］.浙江中医杂志，1981，5.

［11］章太炎.章太炎医论［M］.北京：人民卫生出版社，2006.

［12］黄英杰.《伤寒论》用药剂量及其相关问题的研究［D］.北京中医药大学，2007.

［13］丘光明，丘隆，杨平，等.中国科学技术史：度量衡卷［M］.北京：科学出版社，2001.

［14］戴子秾，王志行，等.伤寒论中之两如何换算成现今之克［J］.中医药杂志，2016，27（1）：1-7.

［15］吴承洛.中国度量衡史［M］.北京：商务印书馆，1993.

［16］中医研究院.中医名词术语选释［M］.北京：人民卫生出版社，1973.

［17］中医研究院，广州中医学院，等.简明中医辞典［M］.北京：人民卫生出版社，1979.

［18］江苏新医学院.中药大辞典［M］.上海：上海科学技术出版社，1979.

［19］许济群，王绵之.方剂学［M］.上海：上海科学技术出版社，1985.

［20］柯雪帆，赵章忠，张玉萍，等.《伤寒论》和《金匮要略》中的药剂量问题［J］.上海中医药杂志，1983，12：36-38.

［21］范文澜.中国通史简编［M］.北京：商务印书馆，2010.

［22］仝小林，穆兰澄，姬航宇，等.《伤寒论》药物剂量考［J］.中医杂志，2009，50：368-372.

［23］王笑青，林大勇，等.《伤寒论》中药物剂量的折算［J］.中华中医药学刊，2007，25（3）：591-592.

［24］李宇铭.原剂量经方治验录［M］.北京：中国中医药出版社，2014.

［25］李中梓.李中梓医学全书［M］.北京：中国中医药出版社，1999.

［26］郝万山.汉代度量衡制和经方药量的计算［J］.中国中医药现代远程教育，2005，3（3）.

［27］陈潮祖.中医治法与方剂［M］.北京：人民卫生出版社，2002，3.